Franz Sitzmann

HYGIENE

Springer

Berlin
Heidelberg
New York
Barcelona
Budapest
Hongkong
London
Mailand
Paris
Singapur
Tokio

Franz Sitzmann

HYGIENE

Ein Lehrbuch für die Fachberufe
im Gesundheitswesen

Mit 29 Abbildungen
und 105 Tabellen

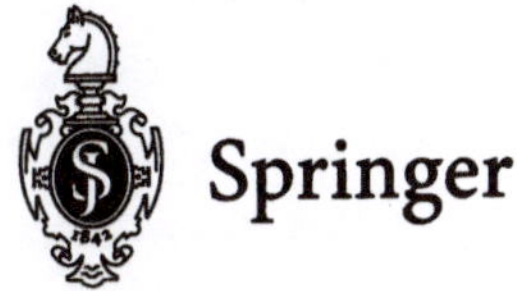

Springer

Franz Sitzmann

Gemeinschaftskrankenhaus Herdecke
Beckweg 4
D-58313 Herdecke

Die Deutsche Bibliothek – CIP-Einheitsaufnahme

Sitzmann, Franz:
Hygiene : ein Lehrbuch für die Fachberufe im Gesundheitswesen /
Franz Sitzmann. – Berlin ; Heidelberg ; New York ; Barcelona ;
Budapest ; Hongkong ; London ; Mailand ; Paris ; Singapur ; Tokio :
Springer, 1999

ISBN 978-3-540-64642-6   ISBN 978-3-642-59927-9 (eBook)
DOI 10.1007/978-3-642-59927-9

Herstellung: PRO EDIT GmbH, D-69126 Heidelberg
Umschlaggestaltung: de'blik Berlin
Satzherstellung: STORCH GmbH, D-97353 Wiesentheid

SPIN: 10632972   23/3134-5 4 3 2 1 0 – Gedruckt auf säurefreiem Papier

Vorwort

Hygiene ist ein Wissenschaftsbereich, der sich mit Themen befaßt, die im Alltag von Medizin und Pflege der Gesundheit des Menschen zuträglich sein sollen. Somit kann sich Hygiene nicht nur mit der „Bekämpfung" von Infektionskrankheiten befassen und ihre beruflichen Vertreter als „Bakterienpolizisten" betätigen. Zunächst besteht eine wesentliche Funktion des Ausbildungs- und Weiterbildungsfaches Hygiene darin, ein Staunen für diesen Mikrokosmos in und um uns zu erzeugen. Wir leben mit und durch die Mikroorganismen und haben es durch unsere Arbeit und unser Leben in der Hand, fördernde oder schädliche Bedingungen für ein gedeihliches Miteinanderleben zu schaffen. Denn Praktiken, bei denen Bekämpfung, wie Bakteri*zidie*, also Tod um jeden Preis, verfolgt werden, zeigen ihre Ergebnisse in Resistenzen, nicht beeinflußbaren Infektionen usw. Hygiene mit ihrem viel umfassenderen Vorbeugecharakter muß an Bedeutung gewinnen, wenn wir beobachten, daß wir uns in der Behandlung einzelner Patienten mit multiresistenten Keimen bereits in einer Post-Antibiotika-Ära befinden.

Gleichfalls für den Arbeitsbereich Hygiene im Krankenhaus, ambulante Pflege und Altenheim ist es notwendig, daß die Mitarbeiter am Krankenbett und in den Leitungsgremien bei ihrer Arbeit den sich neu entwickelnden Aufgaben gerecht werden.

- Neue Kontrollaufgaben definieren sich für die Pflegenden im Rahmen des Outsourcing unterstützender Krankenhausdienste gegenüber dem privatwirtschaftlich orientierten Reinigungsunternehmer, etwa bei der Ausführung der laufenden Scheuer-Wisch-Desinfektion bei septischen Patienten und der Abschlußdesinfektion, einer durch Fremdbetriebe geführten Krankenhaus- und Spülküche, Zentralsterilisation, Zytostatikaaufbereitung und vieles andere. In den Organisationsfragen sollten auch Probleme der Gestaltung der Arbeitsabläufe enthalten sein, so daß dem Patienten *gedient* wird. Rhythmusfragen einer hygienischen Tagesgestaltung sind somit angesprochen.
- Neue Aufgaben für das Pflegemanagement entstehen durch das Abfragen der Aufbereitungsqualität fremd gewaschener OP-Textilien (z.B. Tensid- und Eiweißgehalt der aufbereiteten Bauchtücher), Bettwäsche (Leistungszertifikate), Baumwollwindeln (Tensidrückstände).
- Marketinggesichtspunkte der Krankenhäuser, aber auch die Würdigung der Selbständigkeit des Patienten führen zu einem veränderten Umgang mit Lebensmitteln auf der Krankenstation z.B. durch Frühstücks- und Abendbrotbüffets.

- Die Zusammenarbeit für die Mitarbeiter des Krankenhauses mit einer hausfremden Apothekendienstleistung, mit Wartungsaufgaben einer Gebäudetechnik als Fremddienstleistung verändert sich.

Schließlich müssen sich die gesellschaftlich relevanten Kräfte fragen lassen, welche Vorhaltequalität sie zukünftig finanzieren wollen. Werden in wahrer Regelungswut nur Richtlinien, Verordnungen, Gesetze formuliert und geändert ohne Feedback über die praktische Umsetzung, oder wird es den Gesundheitseinrichtungen gestattet und finanziert, einen Hygienestandard vorzuhalten, der dem Menschen zuträglich ist?

Hygiene hat mit Finanzen, im wesentlichen aber mit der Motivation der Mitarbeiter zu tun. Beide Bereiche sind nicht unabhängig voneinander; so kann eine ausreichende hygienische Betreuung Schwerkranker nicht von schlecht ausgebildeten, durch arbeitsmäßige Überbelastung beanspruchte Mitarbeiter erwartet werden. Weitere Aspekte betreffen den oft in solchen Situationen festzustellenden unzureichenden persönlichen Schutz vor gesundheitlichen Gefahren. Dabei ist Hygiene wie viele andere Lebensbereiche ein Gebiet, wo es auf die Verantwortung für meinen eigenen Körper genauso wie für andere ankommt. Das läßt sich bei unseren Ernährungsgewohnheiten, dem Umgang im Straßenverkehr, bei den Genußmitteln wie Rauchen und Alkohol beobachten, ebenso bei unserer Berufsarbeit, die gleichfalls eigen- und fremdschädigend wirken kann.

Hier muß Arbeit in der Hygiene ansetzen: am Appell an die Verantwortung für meine Gesundheit und mein Leben *und* das Leben anderer, im Krankenhaus eben für unsere Patienten und Kollegen. Hier heißt es Motivation und Wissen schaffen, nicht durch Verbote, Gebote oder Dienstanweisungen. Das gelingt mehr oder weniger, Beständigkeit ist erforderlich. Es geht um die Entwicklung einer zukunftsweisenden Pflege und Medizin, die hygienische Fragestellungen berücksichtigt. Die Entwicklung professioneller therapeutischer Beziehungen ist gefragt, die die Eigenständigkeit des Patienten in seiner Gesundheitsverantwortung fördern und seine Ressourcen besser nutzen. Anschauliches Beispiel ist die Anleitung des querschnittgelähmten Patienten, zukünftig die gefürchteten Komplikationen und früheren Todesursachen seiner Erkrankung, z.B. Harnwegsinfekte, Druckgeschwüre, zu vermeiden.

Nicht lediglich als Feigenblatt, Vorzeigeobjekt oder als Thema für eine Vortragsrede auf dem Hygienekongreß schließt ein solches Hygieneverständnis täglich neue Bemühungen um Fragen und Antworten des Miteinanderumgehens, der Menschenwürde, der Sprachhygiene, des Umgangs mit Sterbenden und Verstorbener sowie die Verminderung struktureller Gewalt gegen Patienten und Mitarbeiter in unseren Einrichtungen des Gesundheitswesens ein.

Herdecke, im Sommer 1998   Franz Sitzmann

Inhaltsverzeichnis

1	**Aufgabengebiete der Hygiene**	1
1.1	**Einführung**	1
1.1.1	Teilgebiete der Krankenhaushygiene	2
1.1.2	Bedeutung des hygienischen Verhaltens	2
1.2	**Einflüsse auf die Krankenhaushygiene**	5
1.2.1	Wohnhygiene	5
1.2.2	Sozialhygiene	8
1.2.3	Sozialmedizin	8
1.3	**Gestaltungsaufgaben der Pflegenden**	12
1.3.1	Patientenzimmer	13
1.3.2	Umgang mit dem Patienten	13
1.3.3	Pflege bei Sterbenden und eine Kulturaufgabe bei Verstorbenen	14
	Weiterführende Literatur	16
2	**Persönliche Hygiene**	17
2.1	**Ansteckungsängste**	18
2.2	**Händehygiene**	19
2.2.1	Einführung	19
2.2.2	Guter Rat der Großmutter: „Beherrsche Deine Hände"	22
2.2.3	Beachte Prinzipien der Distanzierung	23
2.2.4	Eine Hand wäscht die andere – aber richtig!	23
2.2.5	Setze deine Haut nicht aufs Spiel – Vom richtigen Abtrocknen	25
2.2.6	Desinfektion der Hände	26
2.3	**Mit heiler Haut davonkommen – Hautpflege … nicht nur für Frauen!**	32
2.3.1	Einführung	32
2.3.2	Hautzustände mit ihren Merkmalen	32
2.3.3	Hautschutz	33
2.3.4	Hautpflegematerialien – Gesundheit ist auch Hautsache	34

2.4   **Unverträglichkeiten von Schutzhandschuhen** 37

2.4.1   Einleitung 37
2.4.2   Das hand-gemachte Latexproblem 37
2.4.3   Vorbeugendes Handeln 41
2.4.4   Kreuzreaktionen beachten 42
2.4.5   Lagerfehler 43
2.4.6   Naturlatexallergenfreie medizinische und pflegerische Versorgung   43

2.5   **Wasser und Seife – Wie sieht es aus mit der Körperpflege?** 46

2.5.1   Einführung 46
2.5.2   Körperpflege 49

2.6   **Weit weg vom Schmutz – vom Hygieneprinzip der Distanzierung** . 60

2.6.1   Bauliche Schutzmöglichkeiten 60
2.6.2   Kleidung 62
        Weiterführende Literatur 65

3   **Allgemeine Maßnahmen** 68

3.1   **Professionelle Hausreinigung im Krankenhaus und Altenheim** . . 68

3.1.1   Wirkungen professioneller Hausreinigung 68
3.1.2   Unterstützung der Hausreinigung durch ätherische Öle 81
3.1.3   Reinigungschemie – einige Gesichtspunkte zur Wirkung
        und Bewertung 84
3.1.4   Hygienischer Umgang mit Wäsche
        (Bettwäsche, Windeln, Bauchtücher u.a.) 90

3.2   **Hygiene, besonders auf den ersten Stationseinsatz bezogen** 96

3.2.1   Bettenmachen, Waschschüssel und Steckbecken –
        alltägliche pflegerische Maßnahmen und Hygiene 97
3.2.2   Putzen, scheuern, wischen – Umgang mit Desinfektionsmitteln . . 103
3.2.3   Hygiene in der ambulanten Pflege und Altenpflege 108
3.2.4   Riechgalerie 120
3.2.5   Gezielte chemische Desinfektion 121
3.2.6   Vermeiden von Infektionen durch Kanülenstichverletzungen 125

3.3   **Desinfektion** 126

3.3.1   Ein paar unvermeidliche Definitionen 126
3.3.2   Physikalische Desinfektionsmethoden 128
3.3.3   Nichts bleibt ungeregelt: Listen der DGHM, des RKI,
        der DVG sowie eine HD-Liste und eine zur Tuberkulose 131
3.3.4   Gesichtspunkte zur Auswahl chemischer Desinfektionsmittel 133
3.3.5   Wirkstoffe zur Haut- und Schleimhautantiseptik 143
3.3.6   Antiseptische Wundbehandlung 146

3.4 Kochtopf oder Autoklav: einiges zur Sterilisation 155

3.5 Isolierung von Infektionspatienten 163

3.5.1 Geschichtliche Aspekte 163
3.5.2 Begriffe und verschiedene Arten der Isolierung 164
3.5.3 Beispiele für krankheitspezifische Isolierungsverabredungen 169
3.5.4 Alte und „neue" Infektionskrankheiten 187
3.5.5 Schutz des Berufsnachwuchses 192
Weiterführende Literatur 193

4 Ein-Blick in die klinische Mikrobiologie 195

4.1 Einleitung 195

4.2 Formen und einige physiologische Grundlagen der Bakterien ... 199

**4.3 Wichtige Erreger nosokomialer Infektionen
und Aspekte zur pflegerischen Prävention** 202

4.4 Mikrobielle Normalbesiedlung des Menschen 213

**4.5 Widerstandsfähigkeit (Tenazität) von Mikroorganismen
und einige praktische hygienische Konsequenzen** 219

4.5.1 Welche Lebensbedingungen nutzen Mikroorganismen
für ihr Überleben? 219
4.5.2 Beispielhafte praktische Konsequenzen aus dem Wissen
um die Überlebensfähigkeit von Mikroorganismen 225
4.5.3 Besonders zu beachtende Gefahrenpunkte 228

**4.6 Entnahme und Zwischenlagerung von mikrobiologischem
Untersuchungsmaterial** 231

4.6.1 Entnahme der unterschiedlichen Untersuchungsmaterialien 232
4.6.2 Wohin mit mikrobiologischen Proben? 236

4.7 Mikroorganismen als Waffen – biologische Kriegsführung 237
Weiterführende Literatur 239

**5 Verhütung und pflegerische Beeinflussung
krankenhauserworbener Infektionen
(Nosokomialinfektionen = NKI)** 241

5.1 Einführung 241

5.1.1 Physiologischer Schutz vor Mikroorganismen
und unser Zusammenleben 241
5.1.2 Wichtige Erregerreservoire von Krankenhausinfektionen
und ihre Übertragungswege 246
5.1.3 Häufigkeit krankenhauserworbener Infektionen
mit Hauptgruppen von nosokomialen Infektionen (NKI) 252

5.2 Abteilungsübergreifende vorbeugende Maßnahmen (Beispiele) . . 256
5.2.1 Harnwegsinfektionen 256
5.2.2 Pneumonie 269
5.2.3 Postoperative Wundinfektionen 296
5.2.4 Bakteriämie/Sepsis 304
5.2.5 Gastrointestinale Infektionen 318
5.2.6 Durch Blut übertragbare Infektionen 334
5.2.7 Pflegerische Unterstützung der Infektionsprävention
in Therapie- und Bewegungsbecken 346
5.2.8 Prävention von Infektionen bei Patienten mit Tumorkrankheiten . 351

5.3 Abteilungsbezogene Vorbeugung krankenhauserworbener
Infektionen 365
5.3.1 Anästhesie und Hygiene 365
5.3.2 Verhalten im OP 370
5.3.3 Sinnvolle Hygiene- und Desinfektionsmaßnahmen
in Geburtshilfe und Pädiatrie 382
5.3.4 Lebensmittelhygiene und hygienisches Verhalten in der Küche . . . 398

5.4 Zusammenfassung 415
Weiterführende Literatur 417

6 Alles was Recht ist: Organisatorische und rechtliche
Grundlagen der Hygiene 419

6.1 Organisation der Krankenhaushygiene 419

6.2 Nichts soll Abfall werden, was verwertet werden kann 422

6.3 Bundesseuchengesetz 428

6.4 Thanatologie 429
6.4.1 Todesfeststellung 430
6.4.2 Umgang mit Verstorbenen – Aufbahrung Verstorbener 432
6.4.2 Recht zur Bestattung, Pflicht zur Bestattung:
Von der Geburt eines toten Kindes 434

6.5 Hygienerelevante Auswirkungen des Mutterschutzgesetzes
und der Gefahrstoffverordnung 437

6.6 Rechtliche Grundlagen der Lebensmittelhygiene 440

6.7 Zivilrechtliche und strafrechtliche Relevanz von Hygienemängeln 443
Weiterführende Literatur 446

Literatur 447

Sachverzeichnis 475

KAPITEL 1

Aufgabengebiete der Hygiene

1

Inhaltsverzeichnis

1.1   **Einführung**   *1*
1.1.1   Teilgebiete der Krankenhaushygiene   *2*
1.1.2   Bedeutung des hygienischen Verhaltens   *2*

1.2   **Einflüsse auf die Krankenhaushygiene**   *5*
1.2.1   Wohnhygiene   *5*
1.2.2   Sozialhygiene   *8*
1.2.3   Sozialmedizin   *8*

1.3   **Gestaltungsaufgaben der Pflegenden**   *12*
1.3.1   Patientenzimmer   *13*
1.3.2   Umgang mit dem Patienten   *13*
1.3.3   Pflege bei Sterbenden und eine Kulturaufgabe bei Verstorbenen   *15*

Weiterführende Literatur   *16*

1.1
Einführung

Hygiene leitet sich von *Hygieia,* der in der griechischen Mythologie verehrten Göttin der Gesundheit ab, von der Wortbedeutung wird damit eine der Gesundheit zuträgliche Kunst oder Wissenschaft gemeint. In ihrer Zeit verkörperte *Hygieia* die Prävention von Erkrankungen. Diese Grundaussage der Vorsorge ist bis heute mit dem Begriff der Hygiene verbunden, womit Hygiene als *die* pflegerische Aufgabe anzusehen ist.

→ **Definition**

Modifiziert nach *Wrbitzky* (1996) läßt sich Hygiene so definieren: Sie umfaßt das Erkennen aller Faktoren, welche die Gesundheit des einzelnen oder der Bevölkerung beeinflussen, sowie die Entwicklung von Grundsätzen für den Gesundheits- und Umweltschutz. Dazu gehört die Erarbeitung und Anwendung von Methoden zur Erkennung, Erfassung, Beurteilung sowie Vermeidung schädlicher Einflüsse.

Zunächst noch eine Klarstellung: Es ist eine Tautologie, d.h. ein weißer Schimmel oder das Dasselbe-Sagen, von einem Arbeitsgebiet Hygiene und Umweltschutz zu sprechen. Hygiene ist ein sehr weit gefaßtes Fachgebiet, das sich in weitere Teilgebiete aufteilen läßt:

Krankenhaushygiene umfaßt:

- Infektionsschutz, Verhütung und „Bekämpfung" übertragbarer Krankheiten, aber auch nosokomialer Infektionen,
- Umwelthygiene,
- Lebensmittel- und Ernährungshygiene,
- Psychohygiene („Humanität im Krankenhaus", Sprachhygiene),
- Arbeitsmedizin (z.B. Umgang mit Schadstoffen),
- Sozialmedizin, Soziologie.

1.1.1
Teilgebiete der Krankenhaushygiene

Umwelthygiene. Sie beinhaltet die Beziehung zwischen Gesundheit und Umwelt, einschließlich der Epidemiologie, also dem Vorkommen und der Verbreitung sowie den Ursachen von infektiösen und nichtinfektiösen Krankheiten. Als einzelne Subpopulation der gesamten Bevölkerung befaßt sich die Epidemiologie in der *Krankenhaushygiene* auch mit dem Auftreten von Infektionen während und kurz nach einem Krankenhausaufenthalt (*Nosokomiale Infektionen* oder Hospitalinfektionen = NKI).

Psychohygiene. Sie umfaßt Maßnahmen zur Verhütung von psychischen bzw. psychosomatischen Krankheiten. Damit spielt sie sich im Vorfeld von physischen (somatischen) Erkrankungen ab und hat eine bedeutende Funktion in der Entstehung von Komplikationen während des Krankenhaus- oder Altenheimaufenthaltes (s. Kap. 5). Im Sinne der Lebensgestaltung stellt sich dieser Bereich der Hygiene als eine wesentliche pflegerische Aufgabe dar, sie zeigt sich in der Umgebungsgestaltung, der Vermeidung eines abwertenden und verächtlichmachenden Sprachgebrauchs (Sprachkultur) und in der Entwicklung einer therapiegemeinschaftsfördernden Arbeitsatmosphäre.

Sozialhygiene. Sie befaßt sich mit dem geschaffenen und gestalteten sozialen Umfeld und der Auswirkung auf die menschliche Gesundheit.

1.1.2
Bedeutung des hygienischen Verhaltens

Die Bedeutung hygienischen Verhaltens des einzelnen Mitarbeiters kann aus vielerlei Aspekten, d.h. Sichtweisen, betrachtet werden:

Persönlicher Bereich des Mitarbeiters. Probleme der Akzeptanz von Verabredungen und Verhaltensbarrieren als Ursache von Hygienedefiziten machen den moralischen Hintergrund der Hygiene deutlich, wenn beispielsweise die Probleme um die Händehygiene (s. Kap. 2.2) betrachtet werden. Ein weiteres verhaltensbedingtes Beispiel: Trotz des Hygienegrundsatzes „Im Krankenhaus gehört nichts auf den Fußboden, außer Füßen und Rädern" werden immer wieder schmutzige Bettwäsche abgelegt, ein leeres Essenstablett oder der Nachttopf auf den Fußboden gestellt (s. Kap. 3.2.1).

Hygiene hat ebenso eine Bedeutung im Sinne des Gesundheitsschutzes für den Mitarbeiter, beispielsweise bei der Pflege der Haut der Hände.

Mit den Augen des Patienten. Krankenhauserworbene Infektionen

- verursachen ihm zusätzliche Schmerzen,
- sie fördern psychische Belastung durch eine Isolation,
- lösen Angst vor Folgeschäden aus,
- bringen Ungewißheit der Heilung mit sich,
- zwingen den Patienten zum Verzicht auf seine häusliche Umgebung,
- verursachen ihm finanziellen Mehraufwand und verlängerte Arbeitsunfähigkeit (dadurch finanzielle Einbußen für die Familie),
- können Todesursache sein durch weitergehende Komplikationen.

Von den Auswirkungen für die Klinik. Nosokomiale Infektionen

- machen evtl. eine Intensivbehandlung erforderlich,
- fördern eine Selektionierung resistenter Hospitalkeime mit der Konsequenz erhöhter Kosten für antimikrobielle Substanzen,
- lassen seit dem Gesundheitsstrukturgesetz 1996 mit der Finanzierung durch Fallkostenpauschalen deutliche Defizite entstehen,
- führen zu Verweildauerverlängerungen mit Nachteilen in den Budgetverhandlungen mit den Kostenträgern,
- führen während der Behandlung durch erhöhtes Müllaufkommen zu weiteren Kosten für Sortieraufwand, Logistik, Verbrennung oder Deponierung.

Gesellschaftliche Bedingungen krankenhauserworbener Infektionen.

- Eine größere Vorhaltung von Betten ist erforderlich, was zu finanziellem Mehraufwand für die Gemeinschaft führt.
- Es besteht eine bedeutsame Wechselbeziehung zu unserer Umwelt, Mitwelt und Nachwelt.

Bereits an dieser Stelle muß auf die gesellschaftliche Verantwortung hingewiesen werden, mit denen u.a. umwelthygienische Schäden auf die Verursacher, d.h. auf den Menschen, zurückwirken (Tabelle 1.1). Durch Veränderungen der Luft, des Wassers, des Bodens und der Nahrungsmittel, aber auch durch zivilisatorische Einwirkungen wie Lärm und „Pferchungsdruck" geraten dabei mit den Menschen auch Haus-, Nutz- und Versuchstiere unter ökologischen Streß. Dies läßt sich am Beispiel der Intensivtierhaltung, ihrer Veränderung der Fütterung mit human-

Tabelle 1.1. Faktoren, die die Ausbreitung von Infektionskrankheiten fördern. (Mod. nach Exner 1996, Domann 1997)

Faktoren	Beispiele
Ökologische Veränderungen durch den Menschen	Abholzung von Regenwäldern (hämorrhagisches Fieber, Bau von Staudämmen (Schistosomiasis)
Urbanisierung mit Begünstigung von Nagetieren, Erhöhung der Exposition	Lassa-Fieber Hantavirus-bedingte Erkrankung
Lebensverhältnisse (Migration in Städte) und Verhalten der Menschen	Flüchtlingsströme (Durchfallerkrankungen), Sexualverhalten (sexuell übertragbare Infektionskrankheiten wie Aids)
Internationaler Reiseverkehr und Handel	Verbreitung von Krankheitsüberträgern wie Mücken (Malaria), Kontamination der Lebensmittel mit Salmonellen
Technologie und Industrie	Klimaanlagen und Warmwassersysteme (Legionella pneumophilia), Umgang mit Lebensmittel und Tierhaltung
Massenlebensmittelherstellungstechnologie mit Ermöglichung der Kontamination von Fleisch	Enterohämorrhagische Escherichia coli
Änderung im Tierfutterherstellungsprozeß (Tierkadavermehl für vegetarische Rinder)	Verbreitung des Rinderwahnsinns (BSE, scrapieinfizierte Schafe zur Verwertung als Tiermehl für Rinderfütterung)
Mikrobielle Adaption und Veränderungen (Antibiotikaresistenzen)	Falscher, ungezielter, zu häufiger Einsatz von Antibiotika bei Menschen, ebenso durch antibiotikahaltige Tiermastpräparate → Selektionsdruck → Resistenzbildung, Übertragung der Resistenzen innerhalb der Bakterienwelt
Zusammenbruch von Gesellschaftssystemen (Veränderungen in Reiseverkehr, sozialen Verhältnissen und Gesundheitssystemen)	Ehemalige Sowjetunion (Diphtherie)

wirksamen Medikamenten aus der Gruppe der Antibiotika belegen. Antibiotikaresistente Mikroorganismen lassen sich inzwischen durch die Fütterung und medikamentöse Beeinflussung der Aufzucht der Tiere bei unseren Patienten nachweisen.

Im Sinne der Vorbeugung eines problematischen Fatalismus angesicht solcher Erscheinungen ist das folgende Zitat zu sehen: „... Krankheiten, gleichgültig, ob sie beim einzelnen Menschen auftreten oder in der menschlichen Gesellschaft epidemisch, sind vielfach … Reaktionen auf … Ausartungen, die vom gesundheitlichen Standpunkte aus vielleicht als weniger schlimm angesehen werden, die aber vom moralischen oder von einem geistigen Standpunkte aus dennoch als sehr schlimm angesehen werden. Man darf dasjenige, was da gesagt wird, nur nicht etwa auf die Heilkunde oder auf die Hygiene anwenden. Das wäre ganz falsch. Krankheiten muß man heilen. In der Hygiene muß man menschenfördernd tätig sein. Da darf man nicht etwa sagen: Ich will erst prüfen, ob es vielleicht dein Karma ist, daß du diese Krankheit hast, dann muß ich sie dir lassen …" (Steiner 1920).

Fragt man, wie es zu derartigen Bedrohungen hat kommen können, stößt man auf die gewohnte Entwicklungsgeschichte so vieler Umweltprobleme.

Die Ursachen für Fehlentwicklungen sind:

- *Problemdruck,* d.h. meist wirtschaftlicher Druck.
- Dieser führt zu *Anpassungsversuchen aus begrenzter Sichtweise.*
- Nicht bedachte *Nebenwirkungen erzeugen neue Probleme.*
- Daraus werden (wiederum aus begrenzter Sichtweise) *neue Maßnahmen* abgeleitet, die dann wiederum zusätzliche Schwierigkeiten schaffen.
- *Wiederholungen mit Eskalation* führen dazu, daß Hemmungen und Betroffenheit schwinden.
- Es entstehen als Ergebnis *Verhältnisse, die keiner gewollt hat.*

1.2
Einflüsse auf die Krankenhaushygiene

Es wurde bereits darauf hingewiesen, wie sich weitergehende hygienische Bereiche auf die Krankenhaushygiene auswirken. Einschränkend sollen nur einige Beispiele tangierender Bereiche der Krankenhaushygiene geschildert werden.

1.2.1
Wohnhygiene

Die Aufdeckung und Behebung der umfangreichen Einflußmöglichkeiten der Wohnsituation auf die Gesundheit der Menschen durch biologische, chemische und physikalische Schädigungsfaktoren hat sich die Wohnhygiene zur Aufgabe gemacht. Dabei hat sich die Geschichtswissenschaft stark mit Fragen der sozialen Schichtung und ihren Folgen auf die Gesundheit beschäftigt. Der Begriff „Ungleichheit gegenüber Krankheit und Tod" verweist auf den Umstand, daß die Unterschichten eine kürzere Lebenserwartung hatten als die oberen Schichten (Vasold 1994). Die Erklärung läßt sich nicht allein darin finden, daß degenerative Krankheiten bevorzugt schwer körperlich arbeitende Menschen betrafen, die harte Handarbeit verrichteten; es hat auch mit dem Auftreten von Infektionskrankheiten zu tun.

In den Häusern aus Stein der eher reichen Bevölkerung konnten sich die Ratten als Überträger der Beulenpest nicht so gut halten. Geringere Wohndichte behinderte die Ausbreitung des Fleckfiebers über die Läuse, seltener durch Flöhe, in Familien der höheren Stände. Als „soziale Krankheiten" galten die Cholera. Sie wird durch unsauberes Trinkwasser übertragen. Bereits bevor Robert Koch 1883 den Erreger der Cholera fand, war der lange Verbleib der Fäkalien in den Abortgruben als Übertragungsmöglichkeit erkannt. Fäkale Flüssigkeit sickerte in alte Trinkwasseranlagen, so daß in den Städten die Abortgruben durch Kanalisation ersetzt und die Trinkwasserzufuhr erneuert wurde. Allgemein ging darauf die Cholera- und Typhushäufigkeit zurück, ausgenommen z.B. in den armen Hamburger Stadtvierteln, in denen die Menschen ihr Trinkwasser aus den Fleeten schöpften.

Eine Beziehung zu diesem Thema ist in der Redensart „non olet – Geld stinkt nicht" zu finden. Es ist eine Wortprägung, die auf eine Anekdote von Kaiser Vespasian (regierte von 60–79) zurückgeht, der seinem die von ihm eingeführte Steuer auf Aborte mißbilligenden Sohn Titus die daraus gewonnenen Goldstücke mit der Frage unter die Nase hielt, ob ihr Geruch ihm unangenehm sei. Dazu muß man wissen, daß das römische Haus mittels Bleiröhren an das städtische Wasserleitungsnetz angeschlossen war, also direktes Fließwasser hatte. Eine Latrine war in der Regel in jedem Haus vorhanden, manchmal mit richtiger Wasserspülung (Blanck 1976).

Aber es gibt auch Krankheiten, die sich im 20. Jahrhundert in besser entwickelten Gesellschaften, also in den reicheren Ländern Nord- und Mitteleuropas und in Nordamerika ausbreiteten, so die Kinderlähmung. Ebenso die Grippeepidemie von 1918, die innerhalb weniger Wochen mehr Menschen tötete, als während des 1. Weltkrieges innerhalb 4 Jahren starben. Wer 1918 gut genährt und – d.h. nach dem harten Kohlrübenwinter in der Regel gleichbedeutend – wohlhabender war, dessen Chancen, die Grippe zu überleben, waren geringer als die eines schlechter ernährten Menschen. Es starben überwiegend Zwanzigjährige, vorwiegend Füllige, Frauen im Verhältnis zu Männern 10 : 7, v. a. an den Sekundärinfektionen. Die Vermutung geht dahin, daß die wohlhabenderen Kranken bisher mit weniger Schmutz in Berührung gekommen waren und weniger Abwehrkräfte gegen Erreger entwickelt hatten.

Finanzielle Not, verbunden mit Wohnungselend, mindert auch in unseren Tagen die Überlebenschance. In Entwicklungsländern starben 1996 mehr als 11 Mio. Kinder in einem Lebensalter unter 5 Jahren. Da diese Zahl für uns nicht besonders anschaulich ist, hier eine Umrechnung: In jeder Minute sterben 21 Kinder durch Armut, medizinische Unterversorgung, Hunger und mangelhafte hygienische Zustände. Die häufigsten Todesursachen aller Armen in den Entwicklungsländern sind Infektionen und parasitäre Infektionen (43%), während in den reichen Industrieländern dies nur für 1,2% der Verstorbenen die Todesursache war (Abb. 1.1). Nachstehend sind verschiedene Einflußgrößen für wohnhygienische Bereiche zusammengefaßt.

Die wohnhygienischen Einflußmöglichkeiten auf die Gesundheit (geändert nach Sonntag 1995) sind:

- Siedlungsdichte/soziales Umfeld;
- allgemeine Wohnraumbedingungen;

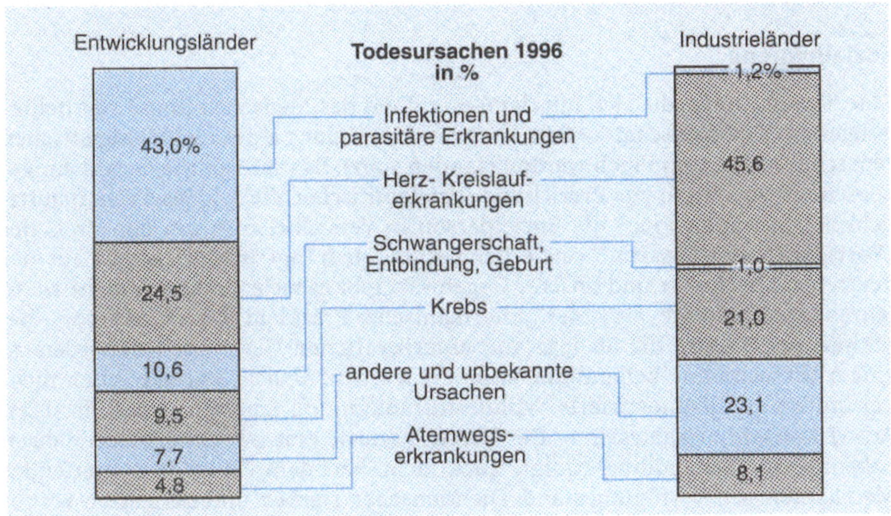

Abb. 1.1. Finanzielle Not mindert die Überlebenschance

- Lichtverhältnisse;
- Luftinhaltsstoffe:
  - Allergene,
  - Mikroorganismen, z.B. Pilze, Bakterien,
  - chemische Schadstoffe,
  - CO_2, Gerüche;
- Lärmprobleme (Verkehrslärm);
- physikalische Behaglichkeitswerte:
  - Raumtemperatur,
  - relative Luftfeuchtigkeit,
  - Luftbewegung;
- Baustoffe:
  - chemische Schadstoffe, z.B. Formaldehyd, PCB,
  - Radioaktivität;
- Unfallgefahren;
- sonstige Faktoren (z.B. Heimtierhaltung mit Einfluß auf die Mikroflora des Haushalts und der Allergiegefahren).

1.2.2
Sozialhygiene

Eine Sozialhygiene, die sich mit der Gesundheit des Menschen und ihren Bedingungen in der Gesellschaft befaßt, kann bei Anwendung eines rein biologistischen Menschenbildes zum Fluch werden (Linden 1997). Es muß auf die Gefahr hingewiesen werden, wenn zur Erreichung sozialpolitischer Ziele („Gesellschaftsnützlichkeit", Sitzmann 1990) die Einzelperson in Versuche, auch um den Preis des „Fortschritts der Medizin", sowie Behandlung gedrängt wird. Beispiele aus der deutschen Geschichte und unserer Gegenwart gibt es viele: Erst nach mehr als 50 Jahren entschuldigte sich der amerikanische Präsident (Wieland 1997) bei schwarzen Bürgern, die ab 1932 von amerikanischen Gesundheitsbehörden zu einem Versuch ohne Behandlung animiert wurden. Absicht war, die ihnen nicht bekannte, aber diagnostizierte Syphiliserkrankung im Langzeitversuch in ihren Auswirkungen zu analysieren. Der Versuch wurde erst in den siebziger Jahren bekannt, eine Behandlung erfolgte auch nicht, nachdem Penizillin als rettendes Medikament zur Verfügung stand. Die Menschen starben und infizierten vorher Frauen und Kinder, ohne ihr Wissen.

Es geht nicht nur darum, auf solche oder ähnliche moralische Mißstände hinzuweisen, sondern nach der zugrunde liegenden Bewußtseinslage zu fragen, die es den Menschen unmöglich macht, soziale Mißstände, die zu physischen und psychischen Krankheiten führen, überhaupt wahrzunehmen.

1.2.3
Sozialmedizin

Sozialmedizin befaßt sich mit den spezifischen Wechselwirkungen zwischen dem der Gesundheit dienenden System (z.B. die Berufspersonen, die Einrichtungen), dem gesellschaftlichen Gesamtsystem und dem einzelnen Menschen. Dabei müssen auch Überlegungen zum Gesundheits- und Krankheitsbegriff entwickelt werden. Für Pflegende, die täglich mit Menschen in dem Kontinuum von „Gesund – Krank" umgehen, ist es zur Entwicklung eines eigenen Pflegeverständnisses wichtig, mehr über das Gesundheitsverständnis zu wissen und diese Überlegung in die Arbeit mit einzubeziehen. Ist Krankheit als Defekt anzusehen, oder kann sie als Entwicklungschance des Menschen erlebt werden? Kann eine Krankheit, nicht nur bei einem Kind durch eine Kinderkrankheit, einen seelischen Entwicklungsschritt anregen? Haben der Pflegende und der Therapeut aus einem mechanistischen Krankheitsbegriff heraus die Aufgabe, den „defekten Apparat" Mensch mit seiner Infektion durch Viren oder Bakterien wieder zum Funktionieren zu bringen? Ist es berechtigt, bei Krankheiten nach dem „Warum", d.h. dem Kranksein als einer Botschaft, zu fragen? Denn: „Es muß betont werden, daß die Feststellung einer nosokomialen Infektion noch nichts darüber aussagt, ob eine Infektion durch krankenhaushygienische Maßnahmen vermeidbar gewesen wäre oder nicht, d.h. es wäre ein Fehler, bei nosokomialen Infektionen a priori auf hygienisches Fehlverhalten des medizinischen Personals zu schließen und damit die krankenhauserworbene Infektion einer krankenhausverschuldeten iatrogenen gleichzusetzen." (Kappstein 1997) An einem Fallbeispiel soll dies verdeutlicht werden.

Fallbeispiel: Möglicher Entwicklungsprozeß zum Hospitalismus, d.h. einer nosokomialen (= krankenhauserworbenen) Infektion

Der Patient hatte einen Unfall mit Schädelfrakturen und hohem Blutverlust. Die Folgen sind körperliche Schwäche (= herabgesetzte Körperresistenz); herabgesetzte psychische Resistenz; durchbrochener natürlicher Schutz (Verletzung).

Operative und pflegerische Maßnahmen sind nicht nur Hilfen und Voraussetzung zur Heilung, sondern gleichzeitig Möglichkeiten für die Übertragung einer Infektion.

Die Verwendung von Antibiotika kann eine Infektion oft beseitigen, gleichzeitig aber die Immunabwehr schwächen, so daß eine Infektion durch eine andere abgelöst wird. Außerdem sind gerade die häufigsten Krankenhauskeime mittlerweile gegen viele Antibiotika mehr oder weniger resistent geworden.

Der Patient lebt in einer Umgebung, die trotz aller Bemühungen i.allg. seine psychische Widerstandskraft nicht gerade stärkt. Er muß mit fremden Menschen das Zimmer teilen, seine persönliche Freiheit ist stark eingeschränkt.

Dazu kommt, daß in einem Krankenhaus aus dessen Situation heraus natürlicherweise viel mehr pathogene (krankmachende) Keime vorhanden sind als anderswo. Blitzblank kann nicht heißen: keimfrei!

Die Mehrzahl der Infektionen (ca. 70%) werden durch körpereigene Keime des Patienten ausgelöst, weiterhin werden Infektionskeime von außen an den Patienten herangetragen.

Dies kann – in eher seltenen Fällen – durch Besucher geschehen (z.B. bei einem Schnupfen oder bei Grippe), häufiger jedoch durch pflegerische oder ärztliche Maßnahmen. Weitaus seltener als allgemein angenommen wird, gelangen Keime vom Fußboden oder aus der Luft direkt zum Patienten. Zusammenfassend ist zu sagen, daß das Infektionsrisiko im Krankenhaus bezüglich bestimmter, schwer zu kontrollierender Keimarten höher ist als außerhalb des Krankenhauses, da im Krankenhaus eine

- *anormal hohe Zahl von anormal anfälligen Menschen in einer*
- *Umgebung mit anormal hoher Konzentration von Keimen bei*
- *„idealen" Möglichkeiten der Übertragung*

vorhanden sind.

Dazu ist zu ergänzen: „Die Krankheit des Menschen ist nicht, was sie schien, ein Maschinendefekt – sie ist nichts als er selbst, besser: seine Gelegenheit, er selbst zu werden." (Viktor von Weizsäcker) Dies darf nicht als Absolution für Hygienemängel verstanden werden.

Krankenhaushygiene umfaßt in einem weiten Sinne Gebiete:

- der Umwelthygiene,
- des Infektionsschutzes, der Verhütung und „Bekämpfung" übertragbarer Krankheiten, aber auch nosokomialer Infektionen,
- der Lebensmittel- und Ernährungshygiene,
- einer Psychohygiene („Humanität im Krankenhaus", Sprachhygiene),
- der Arbeitsmedizin,
- der Sozialmedizin und Bereiche der Soziologie.

Unter Berücksichtigung des Bildes des Menschen als Grundlage der Pflegearbeit schließt eine Krankenhaus*hygiene* (ausdrücklich sind auch die weiteren Arbeitsbereiche von Pflegenden zu berücksichtigen) die verschiedenen Bereiche der *Prävention* mit ein:

- Unterstützen der Lebensprozesse, wo Menschen Hilfe brauchen, sei es als Gesundheitsbildung oder -förderung, im wachen Wahrnehmen und Beobachten von Lebenskräften (Ressourcen), im Bewußtwerden von Risiken und Verhüten von Gefahren (= primäre und sekundäre Prävention).
  - Dabei geht *primäre Prävention* von der Vorstellung aus, daß vorbeugende Maßnahmen bei einem Gesunden Erkrankungen weniger wahrscheinlich machen.
  - *Sekundäre Prävention* geht von der Existenz von Risikofaktoren und der Erkennbarkeit von Frühformen von Krankheiten aus. Die Kenntnis der Risikofaktoren ermöglicht eine Individual- oder Hochrisikostrategie der Prävention (z.B. Verhütung von Zahnerkrankungen; Seidel 1995).
- Definitionsgemäß wird unter der *tertiären Prävention* nur die Rehabilitation verstanden. Aus einem erweiterten Pflegeverständnis von Hygiene muß ergänzend dabei das Vermitteln und Begleiten in Krisensituationen des Lebens gesehen werden, wo es Menschen nicht (mehr) selber möglich ist, mit den Aufgaben zurechtzukommen und/oder neue Lebenswirklichkeiten erarbeitet werden müssen, sei es als Leben mit Krankheit, mit bedingter Gesundheit, mit Behinderung. Auch die Gestaltung des Sterbens und menschengemäße Betreuung Verstorbener kann hier gesehen werden.

An einigen Beispielen zum Essen und Trinken mit der großen Bedeutung für die Entstehung von Krankheiten und der Komplikationsdichte von Zweiterkrankungen während einer Krankenhausbehandlung soll auf Widersprüche in unserem persönlichen und gesellschaftlichen Verhalten hingewiesen werden.

Es ist festzustellen: Je geringer das Einkommen, desto schlechter die Ernährung, desto schlechter der Gesundheitszustand. Die Ernährungssituation der armen Bevölkerung war früher durch einen Mangel an Energie und Eiweiß gekennzeichnet. Heute werden zuviel Fett, Cholesterin und Salz, aber zuwenig Vitamine und Mineralstoffe aufgenommen. Der Gedanke der Prävention durch gesunde Ernährung ist bei einem niedrigen Sozialhilferegelsatz für Nahrungsmittel nicht zu realisieren, eine bedarfsdeckende vollwertige Ernährung kann damit nicht eingekauft werden. Zusätzlich fördert noch das Statusdenken den Konsum von Fleisch. Hinter dem Verzehr von viel Fleisch kann sich der Wunsch nach Zugehörigkeit zu einer höheren sozialen Schicht verbergen. Obwohl die

Ernährungswissenschaften seit Jahren ständig das Hohe Lied von Vitaminen und Mineralstoffen singen, ist festzustellen, daß in Haushalten mit geringem Einkommen sehr wenig Obst und Gemüse und viel Fleisch gegessen wird. Und mit synthetischen Vitaminen kann die Schutzfunktion vor Krebsentstehung unserer pflanzlichen Nahrung (Glomp 1997) nicht ersetzt werden. Die Vollwertküche ist nicht durch preisgünstige Vitaminpillen und Zusätzen zu Lebensmitteln ersetzbar! Der Teufelskreis schließt sich, wenn Ernährungsaufklärung und -beratung in der heutigen Form nur den eher interessierten und aufgeklärten Teil der Bevölkerung erreicht.

Als Leistungsförderer im Futter von Schweinen und „Batteriegeflügel" ist eine Reihe von Antibiotika zugelassen. Dies führt über die Nahrungskette zu zunehmenden Resistenzentwicklungen bei gesunden Menschen. Die Behandlung von Krankheiten, die bisher gut behandelbar waren, z.B. Durchfallerkrankungen, bakterielle Hirnhautentzündung oder Lungenentzündungen, wird dadurch erschwert und das weltweit (EB 1997).

Gesundheitliche Vorbehalte richten sich weiterhin gegen die trotz Widerständen und Boykottaktionen eingeführte Gentechniknahrung (Novel-Foods). Neben anderen Problemen wird beim Novartis-Mais (Firma Novartis, ehemals Ciba-Geigy, Basel) ein sog. Resistenzgen gegen einige Antibiotika „eingebaut". Wenn dieses Gen von Bakterien aufgenommen wird, sind sie durch die Medikamente nicht mehr abzutöten. Da der Gentransfer im Darm des Menschen nicht ausgeschlossen ist, kann die Genübertragung im Darm passieren. Auf diese Weise können letztlich Krankheitserreger resistent gegen die wichtigen Antibiotika werden (Koch 1997).

Gefahren für unser Trinkwasser bestehen durch die Konzentration von Östrogenen und östrogenartig wirkenden Chemikalien wie Pestizide und polychlorierte Biphenyle (PCB) sowie sowie weitere Arzneimittelrückstände (Tabelle 1.2). Über die Ausprägung der durch Wissenschaftler beobachteten Abnahme der Spermienqualität gibt es weiterhin divergierende Meinungen. Einerseits werden geographische und ethnische Unterschiede konstatiert sowie fehlende Daten moniert (Lerchl 1996), andererseits stellt das Umweltbundesamt fest (Hoffmann 1996), daß die aus der internationalen Epidemiologie vorliegenden Daten zur Verminderung der Spermienproduktion, die Zunahme der Zeugungsunfähigkeit, von Hodentumoren und von Hodenhochstand bei Kindern und Tieren (Böhm 1997) wenig umstritten sind. Hinsichtlich der auslösenden Faktoren besteht jedoch Unklarheit, und Forschungsergebnisse sollen in 2–3 Jahren vorliegen. In Frage kommen unter anderem synthetische Östrogene, die insbesondere über Ausscheidungsprodukte der „Pille" ins Trinkwasser gelangen, Pflanzenöstrogene (hier wurde z.B. vor einseitiger Ernährung mit Soja gewarnt) und eine ganze Palette von Umweltchemikalien wie Pestizide, Alkylphenole, Phthalate als Weichmacher in PVC und PCB – und „… die Chemieindustrie nimmt diese Hypothese sehr ernst …" (Böhm 1997). Bekanntlich stehen auch DDT und sein Metabolit DDE im Verdacht, durch Bindung an den Östrogenrezeptor bei der Frau Brustkrebs auszulösen.

Die Trinkwasserwasserbelastung erklärt sich einmal aus dem Versickern von bodengebundenen Schadstoffen (Pestizide, Dünger etc.) mit dem Regenwasser sowie der Wasserlöslichkeit der organischen Luftschadstoffe, wie den leichtflüch-

Tabelle 1.2. Problematische Anreicherungen im Trinkwasser

Substanzen	Literatur	Wirkungen (Beispiele)
Alkylphenole	Wallhäußer 1995	Desinfektions- und Konservierungsmittel, starkes Protoplasmagift: bakterizid, fungizid, toxisch
Betablocker	Hoffmann 1996	Organspezifische: z.B. Herz (Verminderung der Kontraktilität, Abnahme der Herzfrequenz)
Clofibrinsäure	Hoffmann 1996	Lipidsenker mit den Nebenwirkungen: Gerinnungsstörungen, Potenzstörungen, Haarausfall
Diclofenac	Hoffmann 1996	Antirheumatikum
Östrogene	Lerchl 1996 Fakten 1996	Bei Menschen: vermutete Abnahme der Spermienzahl und verringerte Fertilität bei Fischen: starke Zunahme von weiblichen Fischen Störung der Fortpflanzungsfähigkeit bei Vögeln und Reptilien
Phthalate als Weichmacher in PVC und PCB sowie als Vergällungsmittel in Alkohol, z.B. von Parfüm	Römpp (1995) Hoffmann (1996) BgVV (1996)	Sie sind nahezu ubiquitär! Geringe akute Toxizität, aber langfristig eindeutig karzinogen, teratogen, embryotoxisch Nachweisbar in Säuglingsnahrung
Pestizide Sammelbezeichnung für Substanzen zur Bekämpfung von Pflanzen und Tieren, sog. Unkräuter und Schädlinge		Hierzu gehören auch Antimykotika Anreicherung in der Nahrungskette

tigen chlorierten Kohlenwasserstoffen und aromatischen Kohlenwasserstoffen (Benzol, Toluol etc.). Somit wirkt sich der Sommersmog 2fach schädigend aus (Rink et al. 1997).

1.3
Gestaltungsaufgaben der Pflegenden

Denken, Fühlen und Wollen sind 3 Seelenqualitäten, die nicht getrennt voneinander wirken, sondern in ihrem Zusammenwirken den reichen Inhalt des Seelenlebens des Menschen bilden. „Leib und Seele können im gewöhnlichen Leben nicht getrennt voneinander betrachtet werden. Hieraus ergibt sich die Aufgabe, die Seele des Menschen mitzupflegen." (Bay 1995) Dieser hygienische, also der Gesundheit des Menschen nicht nur bei psychischen Erkrankungen zuträgliche Arbeitsbereich der Pflegenden soll durch einige Beispiele kurz angesprochen werden.

1.3.1
Patientenzimmer

Farbe. Weiß bedeutet Einsamkeit, Sterilität und Leere.

- Welche Farbe ist dem Patientenzimmer, den Fluren angemessen?
- Haben Sie schon einmal den Unterschied im Beurteilen des Hautkolorits bei weißer und farbiger Bettwäsche getestet?
- Kann die Zimmerdecke mit Pastelfarben aufgelockert gestaltet werden, evtl. durch Lasieren, um damit eine farbige Struktur der sonst eintönigen Deckenfläche zu erhalten?

Variabilität des Zimmers. Die Forderung geht nach einem individuellem Territorium des Patientenplatzes.

- Läßt sich durch eine räumliche Aufteilung ein Minimum an Intimität auch im Mehrbettzimmer erreichen?

Funktions- oder Wohlbefindenscharakter.

- Kann das Zimmer trotz notwendiger Funktionalität durch wohnlichen Charakter dem Wohlbefinden dienen?
- Gibt es eine Ablösung der „'Naßzelle'" durch eine Erweiterung der Duschmöglichkeiten, auch aus infektiologischen Gründen?
- Welcher Zimmerschmuck ist angebracht? Es kann das letzte Bild sein, das der Patient in seinem Zimmer sieht, auf dem er mit seinen Augen auf Wanderung geht (Abb. 1.2).
- Ist es dem Patienten möglich, auch für seinen vorübergehend kurzen Aufenthalt eine persönliche Gestaltung vorzunehmen?
- Kann er einen Blick aus dem Fenster werfen?
- Riecht das Zimmer frisch, oder verbraucht oder muffig, und sticht das Desinfektionsmittel in die Nase?

1.3.2
Umgang mit dem Patienten

Pflege-Jargon. Es geht um Formen der subtilen Gewalt, um verfügendes Denken und Reden (Sitzmann 1989). Ist dies zu ändern? Das ist kein philologisches Pro-

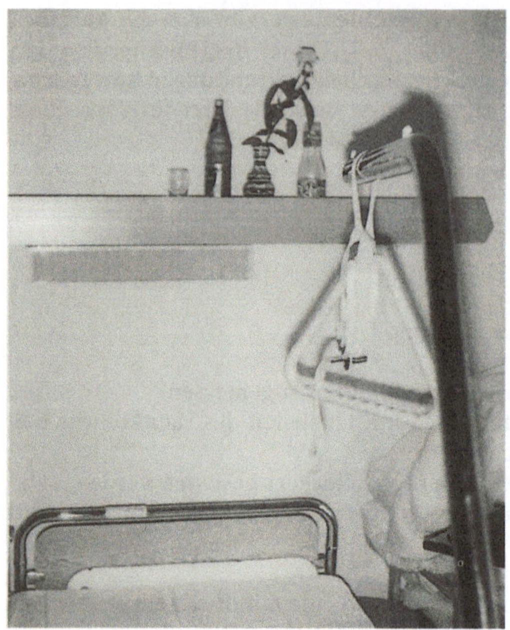

Abb. 1.2.   Letzter Anblick

blem sondern ein Problem für den Umgang von Mensch zu Mensch. Die soziale Problematik hängt innigst zusammen mit der Sprache. Es ist eine Wahrheit, daß da, wo Sprache in Dekadenz ist, das Menschentum selbst gefährdet ist. Gewalt beginnt im Kopf, aber auch im Herzen und in der Sprache (Remschmidt 1993).

Formen subtiler Machtausübung und damit Gewaltanwendung (Schützendorf 1994) gegenüber Patienten oder Heimbewohnern gibt es heute in der täglichen Arbeit durch sprachliche Mittel, z.B. durch

- bewußtes Überhören von Patientenwünschen,
- Beschimpfungen (verbal oder averbal),
- Bevormundungen.

Der gegenwärtig zu beobachtende Verfall der Sprachformen zur lärmenden Phrase, zum Schlagwort, zur nichtssagenden Floskel läßt die Frage stellen, wie die Sprache zu retten ist. Kann sie durch Schweigen, Zurücktreten in Stille verbessert werden? Ist es der tastende Gebrauch der Worte und das Hören hinter den Worten, was Hilfe bringen kann? Kann eine Kultur des Redens und Zuhörens sowie der einfühlsamen Aufmerksamkeit für andere erzieherisch erreicht werden? Muß vielleicht zukünftig die Sprache nicht mehr dafür dasein, um *sich* mitteilbar zu machen? Kann es sein, daß es Aufgabe ist, hören zu lernen; also nicht das Sprechen zu verbessern, sondern ein neues Hören zu lernen und zu lehren? (Sitzmann 1997a)

1.3.3
Pflege bei Sterbenden und eine Kulturaufgabe bei Verstorbenen

Aus unseren Lebensbereichen wird der Tod erst seit wenigen Jahrzehnten verbannt. In unseren Städten stirbt man im Krankenhaus oder still und einsam in der Wohnung. Möglichst keinen Sterbeprozeß unter den Augen der Lebenden, die ja dann begreifen könnten, daß es eine Endlichkeit dieses Lebens gibt.

Die Art, wie heute Verstorbene in der Mehrzahl der Kliniken, Altenheime, vom Bestatter und auf dem Friedhof behandelt werden, spiegelt das Bewußtsein vom und das Verhältnis zum Tod, wie es allgemein ist, wider. Krankheit, Alter und Tod werden als Lebenserfahrung und Realität gemieden, anonymisiert, verheimlicht, verdrängt.

Hier ist ein Aufgabenbereich der Pflegenden, sich zunächst selbst auf die Begleitung Sterbender und die Betreuung Verstorbener vorzubereiten und die begleitenden Menschen (Angehörige, andere Berufsgruppen) in den Betreuungsprozeß mit einzubeziehen. Durch die Hospizbewegung und hilfreiche Literatur (Sitzmann 1997b) kann dies möglich sein, zum Wohl der Berufspersonen und der weiteren Menschen.

? Praxisanfrage

Welche Hilfen können sie zur Beantwortung folgender Fragen von Eltern in der Pädiatrie geben?
- Warum haben Sie keine Musik im Inkubator?
  - Die eigentliche pränatale (frühkindliche) Entwicklung ist noch nicht abgeschlossen.
  - Spezielle Musik- oder Ruhewünsche, bezogen auf die jeweilige Stimmungslage des Neugeborenen, können von ihm noch nicht allgemeinverständlich geäußert werden.
  - Ein Inkubator erzeugt eine gleichmäßige Geräuschkulisse. Musik o.ä. müßte lauter als diese technischen Geräusche sein. Im Schlaf reagiert der Mensch auf Lärmbelastung wesentlich empfindlicher als im Wachzustand.
- Warum soll eine Mutter beim Stillen oder „Känguruhen" ihres (frühgeborenen) Kindes nicht Musik hören?
  - Zwiesprache zwischen Erwachsenen und physiologischer Frühgeburt (des neugeborenen Menschen) ist auf Ruhe und Ungestörtheit angewiesen.
  - Der Grad der subjektiven Belästigung durch Geräusche ist sehr unterschiedlich.
  - Herzschlag und andere rhythmischen Geräusche des Erwachsenen haben eine beruhigende (sedierende) Wirkung auf den jungen Menschen (im Uterus, aber auch in der frühen postnatalen Phase). Sie werden schlechter wahrnehmbar.

- Warum sind Walkman, Radioapparate und Fernsehen nicht erlaubt?
  - Argumentationsversuch: Auch Fleisch mit Gabel und Messer einem Neugeborenem zu füttern ist nicht altersentsprechend.

Bei Verkehrslärmbelastung im Schlaf wurden beim Erwachsenen eine verstärkte Freisetzung von Adrenalin, also einem NNM-Hormon mit vasokonstriktorischer Wirkung (Blutdrucksteigerung), beobachtet (Ising 1994).

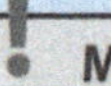

> **Merke**
> „Aufmerksamkeit ist Leben." (Sitzmann 1995)

- Kaum ein Ort ist ohne Radio, Recorder, Fernseher,
- kaum ein Gang ins Kaufhaus, in Einkaufspassagen, U-Bahnhöfen, Restaurants o.ä. ist möglich, bei dem nicht ständig leise Musik im Hintergrund tönt, unterbrochen von Ansagen.

Dadurch ist eine zweifache Wirkung zu beobachten:
- Ohne Geräuschpegel kann man nicht mehr sein, der Mensch fühlt sich einsam ohne Hintergrundgeräusch (Medienabhängigkeit),
- das richtige Zuhören wird verlernt.

Mit richtigem Zuhören ist das Eingehen auf das, was man hört, gemeint; ein Sich-mit-dem-Gehörten-Verbinden, also eine innerlich aktive Zuwendung zum Anderen praktizieren.
Ein anderer Sachverhalt wird im Beobachten der Aktivitäten beim Zuhören deutlich: Wir neigen den Kopf und wenden ihn einem Sprechenden zu, um besser hören zu können. Wir müssen tätig werden, um zu hören, und diese innere Aktivität hat die Ruhe zur Voraussetzung.

Weiterführende Literatur

Bay F (1995) Menschenkundliche Grundlagen einer durch Anthroposophie erweiterten Pflege. In: Heine R, Bay F (Hrsg) Pflege als Gestaltungsaufgabe. Hippokrates, Stuttgart, S 29

Blanck H (1976) Einführung in das Privatleben der Griechen und Römer. Wissenschaftliche Buchgesellschaft, Darmstadt, S 39

Kappstein I (1997) Epidemiologie übertragbarer Krankheiten. In: Daschner F (Hrsg) Praktische Krankenhaushygiene und Umweltschutz. Springer, Berlin Heidelberg New York Tokyo, S 22

Seidel H-J (1995) Gesundheitsbildung und Krankheitsverhütung. In: Reinhardt G, Seidel H-J et al. (Hrsg) Ökologisches Stoffgebiet. Hippokrates, Stuttgart, S 178f.

Sonntag H-G, Hingst V (1995) Wohnhygiene. In: Reinhardt G, Seidel H-J et al. (Hrsg) Ökologisches Stoffgebiet. Hippokrates, Stuttgart, S 436

Sitzmann F (1997a) Mit wachen Sinnen ... auf Sprachhygiene achten. Elemente einer Sprachkultur in Pflege, Medizin und Gesellschaft. In: Zegelin A (Hrsg) Sprache und Pflege. Ullstein-Mosby, Wiesbaden

Sitzmann F (1997b) Aufbahrung und Abschiednehmen. Die Schwester/Der Pfleger 2: 157–162

Persönliche Hygiene

2

Inhaltsverzeichnis

2.1 Ansteckungsängste 18

2.2 Händehygiene 19
2.2.1 Einführung 19
2.2.2 Guter Rat der Großmutter: „Beherrsche Deine Hände" 22
2.2.3 Beachte Prinzipien der Distanzierung 23
2.2.4 Eine Hand wäscht die andere – aber richtig! 23
2.2.5 Setze deine Haut nicht aufs Spiel – Vom richtigen Abtrocknen 25
2.2.6 Desinfektion der Hände 26

2.3 Mit heiler Haut davonkommen – Hautpflege ... nicht nur für Frauen! 32
2.3.1 Einführung 32
2.3.2 Hautzustände mit ihren Merkmalen 32
2.3.3 Hautschutz 33
2.3.4 Hautpflegematerialien – Gesundheit ist auch Hautsache 34

2.4 Unverträglichkeiten von Schutzhandschuhen 37
2.4.1 Einleitung 37
2.4.2 Das hand-gemachte Latexproblem 37
2.4.3 Vorbeugendes Handeln 41
2.4.4 Kreuzreaktionen beachten 42
2.4.5 Lagerfehler 43
2.4.6 Naturlatexallergenfreie medizinische und pflegerische Versorgung 43

2.5 Wasser und Seife – Wie sieht es aus mit der Körperpflege? 46
2.5.1 Einführung 46
2.5.2 Körperpflege 49

2.6 Weit weg vom Schmutz – vom Hygieneprinzip der Distanzierung 60
2.6.1 Bauliche Schutzmöglichkeiten 60
2.6.2 Kleidung 62

Weiterführende Literatur 65

2.1
Ansteckungsängste

Als Freund und Feind erleben die Menschen Mikroorganismen. Da sie mit dem bloßen Auge nicht zu sehen sind, befällt auch die aufgeklärte Gesellschaft die Angst. In den 50er und 60er Jahren war man der euphorischen Meinung, Infektionskrankheiten bald völlig ausgerottet zu haben. Diese Ansicht hat nur wenige Jahre überstanden. Nicht nur in den Medien werden Berichte über die Rückkehr der Seuchen und Meldungen über die Entdeckung „neuer" Krankheitserreger (s. Kap. 3.5.4) wie Heeresberichte verfaßt: von Massakern und entsetzlichen Gemetzeln ist die Rede, von Feinden, Killern und Invasoren. Selbst nüchterne Wissenschaftler lassen sich zu waffenklirrender Metaphorik hinreißen, wenn es um „die letzten Feinde" des Menschen geht: die Bakterien, Viren und andere Kleinstlebewesen. Auf und in unserem Körper tobt der Krieg. Und tatsächlich erscheint das Bild vom Krieg im Körper auf den ersten Blick stimmig. Da gibt es Feinde und Verbündete, Angriff und Verteidigung, Fremd und Selbst.

Doch die Kooperation von Mensch und Erreger klappt einwandfrei. Den Ohnmachtsphantasien des Menschen stehen Verhaltensweisen gegenüber, die Krankheitserregern den Weg ebnen. Mit ihrer Verwandlungs- und Anpassungskunst reagieren sie auf Antibiotika, industrielle Tierhaltung, weltweiten Handel, Verstädterung, Kriege. Der Mensch fördert die Gefahrenentwicklung durch Mikroorganismen, lange Zeit aus Unwissen, heute vielfach gegen eindeutigen wissenschaftlichen Rat.

Heute kann man in der Klinik oft den Eindruck haben, daß die vorbeugende Hygiene (Kontaminationsschutz mit Handschuhen oder Instrumenten = Prinzip der „non-infection") oder die hygienische Händedesinfektion nochmals erfunden werden müßten.

In erster Linie ist der Mensch selber dafür verantwortlich, daß Infektionen ihren Schrecken bis heute nicht verloren haben. Jeder kann für seinen persönlichen Bereich zur Verhütung von Infektionskrankheiten durch geeignete prophylaktische Maßnahmen, wozu wesentlich die persönliche Hygiene gehört, beitragen.

 *Praxisanfrage einer Pflegedienstleitung*

Das Kind eines Mitarbeiters der Zentralsterilisation hat Scharlach. Sein Rachenabstrich ist positiv. Wie soll er sich verhalten?

Antwort
A-Streptokokken sind ausnahmslos hochempfindlich gegenüber Penizillin, erwachsene Kranke mit positivem Rachenabstrich werden 10 Tage lang mit Penizillin behandelt, bei Penizillinallergie mit Erythromycin.

24 h nach Beginn der Chemotherapie des Patienten dürfen positive Kontaktpersonen im Krankenhaus wieder arbeiten.

2.2
Händehygiene

2.2.1
Einführung

„Seine Hände in Unschuld waschen": Diese Redewendung verwendet jemand, der beteuern will, daß er an einer Sache nicht beteiligt war und darum nicht zur Verantwortung gezogen werden kann. Er will klarstellen, daß er mit bestimmten Vorgängen nichts zu tun hat.

Die Wendung geht auf mehrere Stellen in der Bibel zurück. Die bekannteste ist sicherlich die bei Matthäus 27,24, wo es von dem römischen Statthalter Pilatus, der seine Unschuld am Tod Jesu beteuert, heißt: „(Er) ließ sich Wasser geben, wusch sich vor den Augen der Menge die Hände und sagte: Schuldlos bin ich an diesem Blut. Ihr habt es zu verantworten ..." (Ogilvie 1996, S. 69)

Auch in Psalm 26, einem „Gebet zur Rettung der Unschuld", heißt es in Vers 6: „Ich wasche meine Hände in Unschuld und halte mich, Herr, zu deinem Altar ..." Die an beiden Stellen verwendete Beteuerungsformel hat ihren Ursprung in einer alttestamentarischen Vorschrift (Duden 1993, S. 395).

Beim Thema Händehygiene haben viele die Vorstellung: Davon habe ich schon ‚ne Menge gehört!, und verhalten sich nach dem Motto: „Ich höre, was ich hören will – und nicht was Du sagst!" (Sitzmann 1995)

Trotz Wissen um die Bedeutung der Händehygiene im Hinblick auf nosokomiale Infektionen gibt es nur geringe Unterschiede bei der Händehygiene von Laien und professionell im Krankenhaus Tätigen. Das ist zu beweisen: Denn wer kennt ihn nicht, den Spruch: „Nach dem Stuhlgang und vor dem Essen, Hände waschen nicht vergessen." Und wie sieht die Realität aus? In einer Untersuchung (Der Spiegel 1988, S. 74) wurde nach Stuhlkeimen auf den Händen von Pflegenden, Ärzten und auf Klobrillen gesucht. Hier das Ergebnis der Untersuchung.

Stuhlkeime und andere Krankheitserreger fanden sich auf den *Händen* von

- 10% der Pflegenden und
- 42% der Ärzte,
- aber nur auf 5,2% der *Klobrillen* (von Autobahnraststätten, Krankenhäusern und Büros).

Abgesehen von den Klobrillen, ein paar Gedanken zur Interpretation der Stuhlkeimbefunde auf den Händen: Bei den Tätigkeiten der Pflegenden gelangen am ehesten *fremde* Stuhlkeime beim Betten und Lagern an die Hände. Interessant wäre die Herkunft der Stuhlkeime auf den Händen der Ärzte gewesen, auch über ihr Arbeitsgebiet sagt die Untersuchung nichts aus.

In Presseberichten werden immer wieder Beobachtungen auf Toiletten geschildert, bei denen sich herausstellt, daß sich Frauen eher die Hände waschen als Männer, unabhängig davon, ob es sich um ein „großes oder kleines Geschäft" handelte. Insgesamt jedoch wird das Waschbecken zu selten benutzt. Das zeigen auch Abklatschbefunde von Küchenmitarbeitern während der Ausgabe des Essens am Portionierband. Obwohl die Mikroorganismen, auch pathogene Erreger auf den Händen, nach einiger Zeit auf der Haut absterben (Kap. 4.7), genügt die kurze Zeitspanne von der Kontamination bis zum Absterben der Keime, um sie unter günstigen Umständen weiter zu verbreiten.

Diesen mehr anekdotenhaften Beispielen lassen sich Aspekte für ethische Handlungskonflikte beifügen. Zunächst ist die Frage, wie wir unsere Blicke schärfen können für unsere „Alltagsethik" (Rimpau 1996). Eine mentale und verbale Tendenz, „seine Hände in Unschuld zu waschen", wenn ein Patient eine nosokomiale Infektion erleidet, wird beobachtet. Dazu gehört auch der Umgang miteinander: zwischen Professionellen und ihrem Klientel, insbesondere unter dem Gesichtspunkt der Vermeidung von Komplikationen. Wenn wir wissen, daß sich durchschnittlich 32% aller nosokomialen Infektionen durch effektive Überwachungs- und Kontrollprogramme, d. h. durch konsequente Prävention und entsprechendes Mitarbeiterverhalten, vermeiden lassen (Haley et al. 1981), wird die Bedeutung des persönlichen und kollektiven Verhaltens besonders auf dem Gebiet der Händehygiene deutlich.

Es ist ein humanitäres Problem, denn die Folgen für den betroffenen Patienten reichen von zusätzlichen Leiden, Verlängerung des Krankenhausaufenthaltes bis zu tödlichen Infektionen. Bereits Epiktet, ein griechischer Philosoph (50–140 n. Chr.) wies auf die erschreckende Kluft zwischen Vernunft und Wille, also den Konflikt zwischen Erkennen einer Gefahr und dem entsprechenden Handeln, hin. Eine Verpflichtung zum „guten Handeln" läßt sich aus dem folgenden, ein Jahrhundert alten Beispiel (ZEIT-Magazin Nr. 32, 4.8.95) ableiten.

Abgerackert für die Hygiene – ins Irrenhaus?

War er geisteskrank? Meist wird es heute noch so gesehen. Aber auch im Lexikon wird es nicht erwähnt, daß er in einer „Irrenanstalt" starb. Soll dies verheimlicht werden?
Gut ein Jahrhundert nach seinem Tod in der Irrenanstalt spürte ein hartnäckiger Biograph die Krankenakten auf, die bis dahin so gut wie unberührt in einem Archiv gelegen hatten, weil sie nicht zur Einsicht freigegeben waren.
Zunächst ist da das „Ärztliche Zeugnis", das von 3 Fachkollegen ausgestellt war: „Unterfertigte bestätigen hiermit, daß der ... seit 3 Wochen mit einer dahin gehenden Störung seines Gemüthslebens behaftet ist, welche einer Seits die Entfernung von seiner gewohnten Umgebung und aus seiner Berufsthätigkeit, andererseits eine geeignete Aufsichtigung und ärztliche Behandlung in sich schließt; – was in einer Anstalt für Gemüthskranke am sichersten erreicht werden kann: – daher die Unterfertigten für dessen Unterbringung in der Staats-Irrenanstalt einrathen."
Auffallend ist, daß dieses Zeugnis, mit dem er in die Psychiatrie eingewiesen wurde, keine Diagnose enthielt. Der Patient wußte gar nicht, wo er hinkam; man hatte ihm gesagt, es sei ein Sanatorium, wo er für einige Zeit ausspannen könne, weil er sich müde und überarbeitet fühlte. Wo er sich dann wirklich befand, wurde ihm aber sehr schnell klar, denn das Fenster war vergittert. Als er wieder raus wollte und man ihn daran hinderte, bekam er einen Wutanfall, was ihm aber nichts nützte. Die Wärter waren stärker und steckten ihn in die Zwangsjacke.
Zu Auseinandersetzungen kam es mehrmals: Dunkelkammer als Therapieversuch. Die Diagnose scheint sich für seine Ärzte aus seiner Reaktion darauf ergeben zu haben: „Tobsucht". So erfolgte eine Mißhandlung ohne Untersuchung, die Einstufung als Geisteskranker, nur aus seinem Widerstand heraus.
Die Krankengeschichte zeigt aber auch, daß er nicht geisteskrank war. Vielmehr war er vielen in der letzten Zeit als unerträglich erschienen, da (noch, oder auch heute noch?) viele nicht an seine Methode glauben wollten, mit der er eine gefürchtete und häufige Erkrankung eingeschränkt und die Todesrate von Patientinnen stark herabgesetzt hatte.

In seiner Enttäuschung hat er uneinsichtigen ärztlichen Kollegen in offenen Briefen angedroht, sie als Mörder hinzustellen, wenn sie seiner Lehre nicht folgen würden. Immer mehr schlossen sich seinem Verfahren an, und es schrieb ihm ein Kollege: „Vergessen Sie übrigens nicht, verehrtester Freund, daß Sie vorwiegend die Stimmen Ihrer Gegner vernehmen, nicht aber erfahren, wie viele sich von Ihnen belehren lassen."
Auch eine sichere Auskunft über seinen Tod, zu dem es am vierzehnten Tag, einem Sonntag, abends, in der Anstalt kam, geben die Krankenpapiere. Im Alter von 47 Jahren starb er infolge einer Verletzung, die ihm vermutlich bei einer Auseinandersetzung mit einem Wärter zugefügt wurde und die zu einer Sepsis führte. Er starb also an eben jener Krankheit, gegen die er seit Jahren gekämpft und vor der er Tausende gerettet hat.
Wer war's?
Antwort in der Fußnote

Heute kann man in der Klinik oft den Eindruck haben, daß die vorbeugende Hygiene (Kontaminationsschutz mit Handschuhen oder Instrumenten=Prinzip der „non-infection"), gleichermaßen eine konsequente Händehygiene, nochmals erfunden werden müßte. Noch einmal mit einem solchen Opfer?

Seine Hände in Unschuld waschen: Bei der Händehygiene ist es nicht mit Absichtserklärungen oder Unschuldsbeteuerungen getan, die tägliche Praxis des aktiven Tuns entscheidet über den Erfolg.

Alle Vorschriften sind einzuhalten – in der Hygiene verbietet sich jedoch Dienst nach Vorschrift!

Vielfach besteht die Auffassung, daß sich durch Dienstanweisung o.ä. Hygieneverhalten ändern läßt. Es wird erwartet, daß das Einschalten der Klinikverwaltung einschließlich einer Maßregelung der Betroffenen bei Nichteinhalten der Hygieneregeln wirkungsvoll ist. Andererseits wird vom Arbeitgeber angeordnet, was schon an Körperverletzung grenzt, z.B. wird der Mitarbeiterin in der Nachtwache eines Altenheimes durch Arbeitsvertrag aufgetragen, nach jeder Manipulation an den Windeln der Bewohner eine hygienische Händedesinfektion durchzuführen. Bei 25 Bewohnern und 4 Kontrollgängen in der Nacht würde das eine Frequenz von 100 Desinfektionsvorgängen in 8 h bedeuten, dabei nicht berücksichtigt eine evtl. erforderliche Händewaschung. Solch rigide Vorstellungen, ohne Bedenken alternativer Distanzierungsmöglichkeiten (Tragen von Schutzhandschuhen) machen deutlich, daß es nicht damit getan ist, in der Hygiene Dienst nach Vorschrift zu fordern oder durchzuführen!

In der Hygiene geht es um das Aufdecken ethischer Hemmungsmechanismen. „Ethisch werden heißt, wahrhaft denkend werden." (Rimpau 1996, S. 5) Damit ist Ethik eine Auseinandersetzung zwischen Wollen und Erkennen, und es lassen sich die 3 Gegner aufzeigen, mit denen sich Ethik auseinanderzusetzen hat:

Es war der ungarische Geburtshelfer Ignaz Semmelweis (geboren 1. 7. 1818 in Ofen, heute zu Budapest, gestorben 13. 8. 1865 in Wien), der „Retter der Mütter". Er erkannte schon als Assistenzarzt an der ersten Gebärklinik in Wien die Ursache des Puerperalfiebers, die Schmierinfektion durch die Hände des die Gebärende Untersuchenden, und entwickelte zunächst eine Händedesinfektionsmethode mit Chlorkalk. Den wissenschaftlichen Nachweis seiner Methode erbrachte später die Bakteriologie.

- mit der Gedankenlosigkeit (z.B. „Vergessen"),
- mit egoistischer Selbstbehauptung (z.B. „Durch mich wird schon nichts passieren"),
- mit Vorstellungen der Gesellschaft (z.B. der Realisierung krankheitsvorbeugenden Verhaltens).

Fraglich ist, Lösungen auf dem Gebiet der Hygiene in der Idee der reinen Kontrolle oder technischen Zwangslösungen zu suchen; es kommt darauf an, mittragende Verantwortung zu fördern.

Ist Einbildung in unsere mitteleuropäische Hygienekultur angebracht?
Bewunderswert sind kulturelle Entwicklungen als Gewohnheiten im Bereich der Händehygiene. Sie sind sicher nicht aus vordergründig hygienischen Motiven entstanden. Oft sind es kultisch verankerte Bräuche, die eine hygienische Wirkung haben.

Beispiele
- *Reiseeindrücke aus Tiblissis/Georgien: In der großen Not der Bedürftigkeit wird nicht vergessen, der ambulanten Krankenschwester eigens erwärmtes Wasser über die Hände zu gießen und dazu Seife und Handtuch zu reichen.*
- *Im Mittelmeerraum und Arabien ist es Brauch, daß Frauen die Hände und Fingernägel mit **Lawsonia inermis**, besser bekannt als Hennastrauch, färben. Diese Pflanze enthält Gallotannine, also Gerbstoffe, die medizinisch innerlich und äußerlich als Adstringens Verwendung finden und mit ihrer eiweißfällenden Wirkung eine gewisse antiseptische Wirkung haben.*
- *Für Türken ist es Gegenstand ihres Nationalstolzes, daß sie bereits ihre Kanalisation, ihre Badehäuser, ja sogar ihre Toiletten hatten, während im mittelalterlichen Paris rechts und links der Straßen die Abwässer entlangflossen und ihre Majestät Ludwig XIV. auf einem Nachttopf thronte, wenn sie Audienz hielt.*
- *Für den Mohammedaner ist es Brauch, die linke Hand zur Wasserreinigung nach der Ausscheidung zu benutzen und die rechte Hand zum Gruße zu reichen sowie damit zu essen.*

Also, soweit ist es nicht her mit unserer mitteleuropäischen Waschkultur und unserem hochentwickelten Hygienestandard.

Es sind sehr simple, meist händische Hygienemaßnahmen, die – richtig ausgeführt – eine wesentliche Funktion bei der Prävention nosokomialer Infektionen haben. Eine große Anzahl verschiedener Probleme kann auf relativ einfache Weise gelöst werden.

2.2.2
Guter Rat der Großmutter: „Beherrsche Deine Hände"

Mit diesem Ratschlag, nicht ständig die Finger in den Haaren, den Nasenlöchern oder sonstwo im Gesicht zu haben, wird an Gewohnheiten appelliert, die in der

Krankenhausküche, beim Verbandwechsel, sterilen Absaugen und Warten vor der Verkehrsampel zu beobachten sind.

Diesen Rat möchte man auch den Mitarbeitern im OP und in anderen Reinraumbereichen zurufen, die den benutzten Mund-Nasen-Schutz um den Hals hängen haben und nach der wohlverdienten Pause wieder hochziehen. Nach Verlassen des Saales muß der Mund-Nasen-Schutz sofort abgeworfen werden.

Eine Beobachtungsaufgabe, uns selbst oder unsere Mitmenschen für eine Weile bewußt auf die Wirkorte von Händen und Fingern zu kontrollieren, macht uns die hygienische Relevanz deutlich. Eindrücklich ist mir immer wieder die Konsequenz und Selbstdisziplin, die meine benachbarten Kolleginnen in der Bakteriologie mit ihren Händen praktizieren. Wenn sie ihre Hände ständig unkontrolliert hantieren lassen würden, wären Kontaminationen zuhauf und Schlimmeres abzusehen.

2.2.3
Beachte Prinzipien der Distanzierung

No-touch-Technik (s. Kap. 2.6) kann in der Klinik nicht nur durch aufwendige technisch-apparative Lösungen (u.a. Schleusen, „life-island") erreicht werden, sondern auch durch wenig aufwendiges Benutzen von Instrumenten und Handschuhen zum Kontaminationsschutz bei den verschiedenen Tätigkeiten. Unsere Schutzkleidung gehört genauso dazu, wie das Beherzigen des Mottos: „Auf den Fußboden des Krankenhauses gehört nichts außer Rollen und Füßen." Das Steckbecken, Essenstablett, die schmutzige Bettwäsche usw. sollen eben nicht erst auf den Boden abgelegt werden und dann beim Aufheben Hände und Kleidung kontaminieren.

2.2.4
Eine Hand wäscht die andere – aber richtig!

Eine bereits im Altertum in einem Vers des Dichters Epicharmus (gestorben um 450 v. Chr.) benutzte Weisheit: „Die Hand wäscht die Hand; gib etwas und nimm etwas", wurde nach Seneca zitiert: „Manus manum lavat" (Büchmann 1914). Bei Goethe heißt es dazu in einem Gedicht:

Wie du mir, so ich dir
Mann mit zugeknöpften Taschen
Dir tut niemand was zulieb:
Hand wird nur von Hand gewaschen;
Wenn du nehmen willst, so gib!

Dieses geflügelte Wort, im übertragenen Sinn auf das richtige Händewaschen verwendet, spielt für die Krankenhaushygiene eine wichtige Rolle. Das selbstverständliche Händewaschen nach dem Toilettenbesuch und vor dem Essen ist eine der wichtigsten Hygienemaßnahmen in der täglichen Routine in Gemeinschaftseinrichtungen ebenso wie im Haushalt oder auf Reisen. Es stellt den Normalfall der Händehygiene dar.

Die ewige Streitfrage in Deutschland, ob Händewaschen oder Händedesinfektion zur Vermeidung von Erregerübertragung und Prävention krankenhauserworbener Infektionen effektiver ist, stellt sich in angloamerikanischer Literatur und Klinikpraxis nicht. Händehygiene wird hier meist mit dem Begriff „Händewaschen" gleichgesetzt, in konkreten Fällen mit antiseptischer Seife ausgeführt. Aufgrund fehlender vergleichender klinischer Studien (Kappstein u. Daschner 1997, S. 394) zum effektiven Händewaschen oder der Händedesinfektion zeigt sich bei Treffen internationaler Fachgesellschaften, daß in der Diskussion um die Händehygiene die Problematik der Compliance gegenüber der vergleichenden Bewertung von Produkten in den Vordergrund gerückt ist (CI 1997, S. 252). Es kann also bei der Händehygiene in Abwandlung des Werbeslogans nicht heißen: „Es gibt viel zu tun – lassen wir's liegen", sondern: „Was zählt ist die Tat." Ein Aspekt, der in diesem Zusammenhang vielleicht kaum Beachtung gefunden hat, ist, daß in einigen moslemischen Ländern aus fundamentalistischen Gründen die Akzeptanz von alkoholischen Desinfektionsmitteln äußerst gering ist.

Thema einer hygienischen Unterweisung zum Händewaschen muß sein:

- Die richtige Wassertemperatur (unbedingt unter 40 °C). Wärmeres Wasser entfettet die Haut stärker.
- Der Reduktionsfaktor (RF) im Vergleich zur Händedesinfektion. Im Experiment kann ermittelt werden, daß beim normalen Händewaschen RF von 2 $\log_{10}$ Keimen, beim Waschen mit antiseptischer Seife von 2–3 $\log_{10}$ und bei der Anwendung alkoholischer Händedesinfektionsmittel ein RF von 3–4 $\log_{10}$ erreicht werden. Entsprechend dem oben ausgeführten Vergleich globaler Hygienebemühungen ist die *tatsächlich ausgeführte* Händehygiene bedeutsamer als der labormäßig ermittelte RF. Für Hochrisikobereiche (OP, Neonatologie, Intensivpflege usw.) ist die Bedeutung des höheren RF durch Alkoholanwendung relevant.
- Die Wichtigkeit des gründlichen Abspülens der Tensidreste. Getestet werden kann dies durch mechanisches Weiterwaschen nach dem Abspülen: Entstehen noch Schaumbläschen, befinden sich noch zuviel hautschädigende Tensidreste auf den Händen.
- Das rekontaminationsfreie Abdrehen des Wasserhahns mit dem benutzten Papierhandtuch (Abb. 2.1).
- Wasser ist unser wichtigstes Nahrungsmittel. Deshalb darf es nicht verschwendet werden. Dies kann geschehen bei der präoperativen Handwaschung, die mit intensivem hautschädigendem Bürsten oft noch zu lange ausgeführt wird.

Häufiges Waschen der Hände, verbunden mit einer qualitativ schlechten Waschsubstanz und mangelnder Hautpflege, wirkt vielfach schädigender auf die Haut als konsequente Händedesinfektion. „Wenn die Hände viermal in der Stunde gewaschen werden, ist die Zeitspanne nicht ausreichend, daß sich die physiologischen Parameter jeweils wieder auf ihr Ausgangsniveau normalisieren." (Mäkela 1993, S. 101) Zusätzlich spielt in den Kliniken eine Rolle, wer für den Einkauf zuständig ist: Alles, was auf die stark strapazierten und berufsnotwendigen

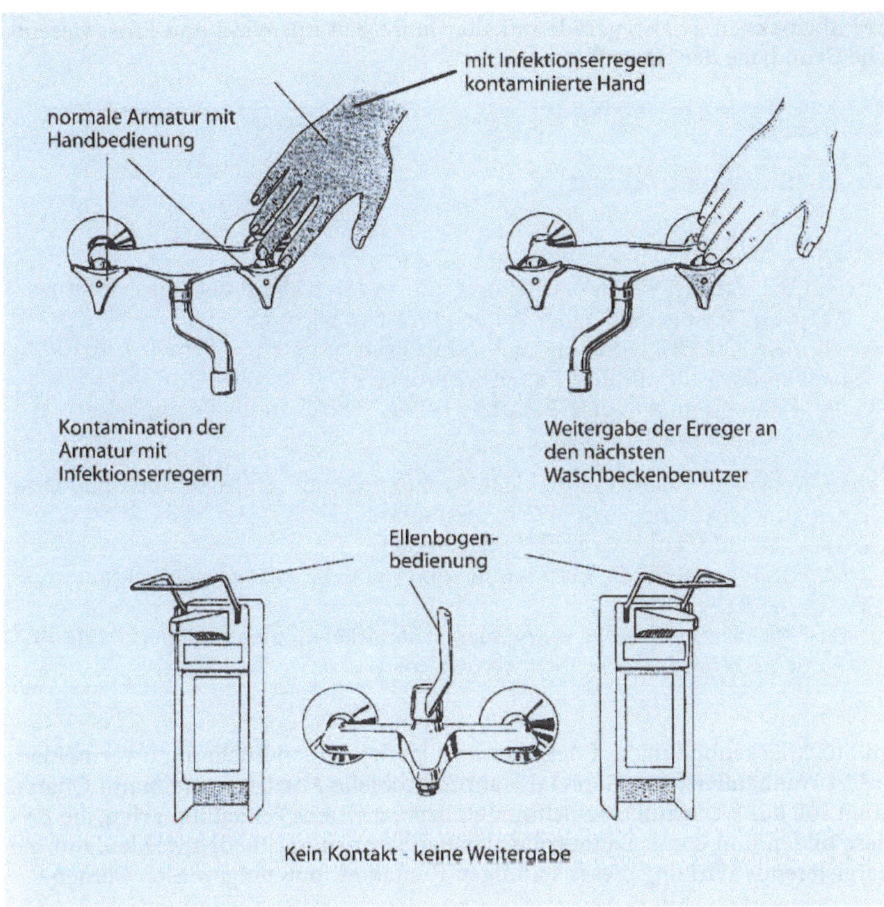

Abb. 2.1. Kontaminationsmöglichkeiten bei und nach dem Händewaschen

Hände der Mitarbeiter gegeben wird, sollte dem Einflußbereich und fachlichen Know-how der Apotheke obliegen. Keinesfalls ist es richtig, ein hochwertiges Desinfektionsmittel einzukaufen und die Waschlotion durch die Wirtschaftsabteilung günstigst abhandeln zu lassen. Unverträglichkeiten einer billig produzierten Waschlotion können dann dem gleichfalls angewandten Händedesinfektionsmittel angelastet werden.

2.2.5
Setze deine Haut nicht aufs Spiel – Vom richtigen Abtrocknen

Eine Verbindung besteht hier zur Händepflege und der Vermeidung von Hautirritationen (Kap. 2.3). Alkoholische Händedesinfektionsmittel auf die nicht sorgfältig getrocknete Hand gegeben, fördert die Schädigung der Haut. Ein gründliches Abtrocknen ist also gerade in kalter Jahreszeit mit Wind und Frost wesentliche Grundlage der Hautpflege.

> **! Beachte**
>
> **Vom richtigen Abtrocknen**
>
> Sicher ist es richtig, daß
>
> - Textilhandtücher besser trocknen als Papiertücher, und das richtige Abtrocknen ist gerade in der kalten Jahreszeit wichtig;
> - ich mehr Oberflächenlipide und damit Restschmutz mit dem Textilhandtuch entferne als mit dem Papierhandtuch;
> - die Hautbelastung nach Benutzen eines Textilhandtuchs niedriger ist (Schmidt u. Kramer 1996).
>
> *Aber:* Haben Sie schon einmal gut funktionierende Stoffhandtuchspender erlebt? Was wird einem auf WC in Restaurants, Hotels usw. nicht alles zum Abtrocknen auf textiler Grundlage zugemutet.
> *Und:* Den Wasserhahn kann ich nur mit dem Papierhandtuch kontaminationsfrei abdrehen!
> Deshalb plädiere ich für Einmalpapierhandtücher, die nach Benutzung in die Altpapiersammlung gegeben werden.

Um Stockfleckenbildung auf den Baumwollaufwickelhandtüchern zu vermeiden, fordert Wallhäußer (1995, S. 185) die antimikrobielle Ausrüstung (z.B. mit Quats). Damit soll das Wachstum von Schimmelpilzen, meistens Penicilliumarten, die Zellulase bilden und damit Baumwolle abbauen können, vermieden werden. Auf die allergisierende Wirkung dieses ständigen Kontaktes muß hingewiesen werden.

2.2.6
Desinfektion der Hände

Ziele

Die Ziele einer effektiven Händehygiene sollen in Tabelle 2.1 aufgezeigt werden.

Eine indikationsbezogene Gegenüberstellung von Händewaschen und Händedesinfektion soll eine Hilfe für die Praxis sein. Sie kann niemals abschließend sein.

- Wesentliche Gelegenheiten für kontaminationsarmes Händewaschen, z.B.
  - vor und nach Dienstende,
  - nach WC-Benutzung,
  - vor dem Essen,
  - bei sichtbarer Verschmutzung,
  - nach dem Naseputzen sowie Husten und Nießen mit der Hand vor Mund und Nase.

Tabelle 2.1. Ziele, um die Übertragung von Mikroorganismen durch die Hände zu vermeiden

Indikation	Ziele
1. Hände sind mögliche Überträger für *transiente Flora:* wechselnde Keime, durch Kontakt erworben, locker auf der Haut liegend, an Hautfett und Schmutz gebunden, besonders unter Nägeln. Teilweise erfolgt eine Anpassung an die Umgebung, d.h., sie können resistent werden. *Vor* (wahrscheinlicher) Kontamination der Hände, z.B. Verbandwechsel bei infizierter Wunde	*Hände sauber halten:* No-touch-Methode Berührungsloses Arbeiten: Instrumente statt Finger Handschuh: unsteril, rechtzeitig entfernt!
Nach (wahrscheinlicher) Kontamination der Hände Zum Beispiel nach Kontakt mit Körperflüssigkeiten/Sekreten	*Hände sauber machen:* Keimeliminierung Händewaschen Hygienische Händedesinfektion
Vor und *nach* invasiven Eingriffen Kontakt mit dem Bereich von Eintrittsstellen von Kathetern, Drainagen …	Hygienische Händedesinfektion trotz Handschuhbenutzung
2. Hände sind mögliche Infektionsquelle durch *residente Flora:* das ist die normale Hautflora in relativ konstanter Population in Keimzahl und Zusammensetzung, Gleichgewicht zwischen Abnahme durch Waschen, Reibung und Absterben sowie Zunahme durch Vermehrung. Vor operativen Eingriffen oder Kontakt mit einem resistenzgeschwächten Patienten	*Hinderung der Keimabgabe* Kurzes Händewaschen *mit* chirurgischer Händedesinfektion Sterile Handschuhe
3. Infizierte Hand ist mögliche Infektionsquelle durch Infektionserreger, z.B. eitriger Prozeß an den Fingern	Verband und/oder Verzicht auf infektionsgefährdende Tätigkeit bis zur Heilung der Wunde

- Wesentliche Gelegenheiten für hygienische Händedesinfektion, z.B.
- wegen möglicher Undichtigkeit der Handschuhe auch nach Tragen von Handschuhen und starker Kontaminationsmöglichkeit (endotracheales Absaugen),
- vor invasiven Maßnahmen (Manipulation am Blasenkatheter, Infusionsbesteck u.a.),
- vor Kontakt mit abwehrgeschwächten Patienten,
- vor dem Herstellen von Infusionen, Injektionen usw.

Arbeit schändet nicht – und macht oft schmutzig!

Genauso, wie niemand ein Auto reparieren kann, ohne ölig-schwarze Hände und Kleider zu bekommen, kann niemand mit Schmutz, Bakterien, Viren u.a. in Kontakt kommen, ohne daß danach auf Händen und Kleidung Mikroorganismen zu finden wären.

Mikroorganismen an Händen und Kleidung eines Pflegenden, eines Arztes oder eines Mitarbeiters in der Küche sind also genauso normal und gehören zum Beruf wie das Öl an Händen und Kleidern des Mechanikers.

Genauso aber, wie das Reinigen der Hände bei einem Wechsel zu einer anderen Beschäftigung, z.B. vom Motor und Bremsen reparieren zur Probefahrt, zur Selbstverständlichkeit gehört, muß doch eigentlich auch eine Entfernung von Mikroorganismen nach einer Arbeit und vor einer neuen Arbeit selbstverständlich sein. Da die Mikroben aber nicht sichtbar sind, müssen wir mit *Kopfarbeit, also Denken, die Anläße bestimmen,* bei denen das *Waschen mit Wasser und Seife ausreicht,* und andere *Gelegenheiten,* in denen *unbedingt desinfiziert werden muß.*

Hygienische Händedesinfektion

Bei der Standardeinreibemethode für die hygienische Händedesinfektion, bei der es um eine Beseitigung von Kontakt- und Schmierkeimen (transiente Flora, s. unten) von der Hautoberfläche geht, wird zunächst eine genügende Menge Desinfektionsmittel in die hohlen, trockenen Hände gegeben. Entsprechend Tabelle 2.2 wird das Präparat 30 s in die Hände bis zu den Handgelenken eingerieben. Für die Einwirkzeit müssen die Hände feucht bleiben, d.h., es muß evtl. erneut Händedesinfektionsmittel auf die Hände gegeben werden.

Effektive Händehygiene setzt eine intakte Haut voraus, das gilt insbesondere für die Händedesinfektion. Bei Kontakt eines alkoholischen Desinfektionsmittels mit geschädigter Haut entstehen Schmerzen, die dann oft als Zeichen eines schlechten Desinfektionsmittels vermutet werden.

MRSA und die Wirksamkeit von alkoholischen Händedesinfektionsmittel. Die Bedeutung einer sachgerechten Durchführung der hygienischen Händedesinfektion im Zusammenhang von MRSA (methicillinresistente Staphylococcus aureus) ist bekannt. Der Hauptübertragungsweg ist die transient besiedelte Hand der Mitarbeiter (Näheres siehe Kap. 4.5).

Grob verschmutzte Hände

Eine Auseinandersetzung zwischen Meinungsbildnern im Bereich der Hygiene wird darüber geführt, wie man sich verhält, wenn die Hände grob verschmutzt sind (z.B. durch Sputum, Stuhl). Es sind lebensfremde Richtlinien des ehemaligen Bundesgesundheitsamtes aus dem Jahr 1980, vom RKI 1996 (S. 7) nochmals veröffentlicht, die vor dem Waschen mit Wasser und Seife erst eine „Reinigung mit desinfektionsmittelgetränktem Zellstoff- oder Wattebausch" sowie eine anschließende 2malige Händedesinfektion fordern. Stuhl oder Blut soll also zunächst, zwangsläufig oberflächlich, mit desinfektionsmittelbenetztem Zellstoff o.ä. abgewischt, dann 2mal mit Desinfektionsmittel in die Hände eingerieben, um erst

Tabelle 2.2. Gegenüberstellung des Vorgehens bei den Verfahren der Händehygiene

Präoperative Händedesinfektion	Hygienische Händedesinfektion	Händedekontamination
1. Hände (am besten bereits in der Umkleide) kurz (maximal 1 min) mit Seife gründlich waschen. Weiche Bürste nur an den Nagelfalzen anwenden. Auf das Waschen sauberer Hände vor der Alkoholanwendung verzichten	1. Bei massiver Verschmutzung Hände mit einem desinfektionsmittelgetränkten Papiertuch reinigen, anschließend Hände waschen	1. Händedekontaminationsmittel auf die trockenen Hände geben
2. Auf Nagellack wegen Bakterienreservoir in Sprüngen des Lacks verzichten	2. Auf saubere, trockene Hände Desinfektionsmittel geben	2. Dekontaminationsmittel während der gesamten Einwirkzeit (30 s) in die Hände einreiben
3. Gründliches Abtrocknen mit keimarmen Handtüchern	3. Desinfektionsmittel während der gesamten Einwirkzeit (30 s) in die Hände einreiben und Hände damit feucht halten	3. Hände unter fließendem Wasser waschen bzw. abspülen
4. Ausreichende Menge des Desinfektionsmittels auf die Hände geben		4. Hände abtrocknen
5. Desinfektionsmittel während der gesamten Einwirkzeit (zwischen 3 und 5 min) in die Hände einreiben		
6. Zwischen den Operationen Handschuhe ausziehen (Hautschutz)		

dann mit einer Seifenwaschung optisch vollständig entfernt zu werden. Korrekt und praktikabel wird eine solch eklige Prozedur so ausgeführt, daß

- zunächst grober Schmutz mit einem Papiertuch vorsichtig entfernt wird; dieses sollte desinfektionsmittelgetränkt sein;
- anschließend eine sorgfältige Waschung mit Wasser und Seife erfolgt, um optisch saubere Hände zu bekommen. Dabei soll eine Kontamination der Umgebung weitgehend vermieden werden.

Ausnahmsweise sollte hier dem Waschen eine alkoholische Händedesinfektion angeschlossen werden, um eine bessere Keimreduktion zu erzielen. In anderen Fällen sollte eine Kombination von Waschung und anschließender Hautdesinfektion im Bereich der hygienischen Händedesinfektion aus Hautschutzgründen unterbleiben. Durch solche Anwendungsfehler kommt es zu Hautschäden.

Händedekontamination

Hierbei werden Präparate eingesetzt, die eine gleichzeitig reinigende und desin-fizierende Wirkung haben. Bei sorgfältiger Durchführung ist ein Ergebnis wie bei der Händedesinfektion zu erwarten. Wie oben ausgeführt, werden in vielen europäischen und angloamerikanischen Ländern auch im medizinisch-pflegeri-schen Bereich Händedekontaminationsmittel („surgical scrub") verwendet. In Deutschland wird diese Methode im Lebensmittelbereich, insbesondere in Küchen von Altenheimen und Krankenhäusern angewendet.

Eine Gegenüberstellung des Vorgehens bei den verschiedenen Verfahren der Händehygiene finden Sie in Tabelle 2.2.

„Jeder Mensch baut sich seine Wahrheit selbst", sagt der Kommunikationsforscher Paul Watzlawick und zeigt damit auch auf die Diskussionsmöglichkeiten über eine korrekt ausgeführte Händehygiene. Welche Überprüfungsmöglichkeiten der Wirksamkeit, Akzeptanz und Anwendung händehygienischer Prinzipien gibt es?

Fluorosept-Test

Es ist sehr eindrucksvoll, Professionellen, die jahrelang *„ihre"* Händedesinfektion durchgeführt haben, Schwachstellen ihrer Praxis der Händedesinfektion erken-nen zu lassen. Dazu ist der Fluorosepttest (Buchrieser et al. 1996, S. 12) sehr gut geeignet.

Beschreibung: In der von ihnen in der Praxis gewohnten Art und Weise desin-fizieren die Probanden ihre Hände mit einer alkoholischen Lösung, die einen Flu-oreszenzindikator enthält. In einem dunklen Raum werden die Hände unter UV-Licht auf Benetzungslücken untersucht. Die Schwachstellen sind überwiegend identisch mit der in der Literatur genannten (s. Tabelle 2.3), obwohl zu erwarten ist, daß gerade bei einer Demonstration die Desinfektionspraxis sorgfältiger als üblich ist.

Ziel: Effektive hygienische Händedesinfektion nach dem Motto: Wenn schon, denn schon … (Tabelle 2.3; Buchrieser et al. 1996, S. 12)

Mikrobiologischer Abklatschtest

Der mikrobiologische Abklatschtest ist, weil erheblich zeitverzögert, weniger ein-drücklich. Erst nach Tagen ist das Ergebnis zu präsentieren, das optische Ergeb-

Tabelle 2.3. Desinfektionslücken (Benetzungslücken) bei der Einreibetechnik

Hautpartie	Areal	Lücken [%]
Handfläche	Fingerkuppen	30,5
	Daumen	11,3
	Handteller	8,0
Handrücken	Daumen	48,5
	Finger	23,4
	Handrücken	23,0
Fingerzwischenräume		14,4

nis zeigt Umweltkeime und pathogene Keime zusammen, nur eine Fachauswertung vermittelt die Gefahrenmomente in mehr abstrakter, weil schriftlicher Form.

Es werden Abklatschuntersuchungen mit Fertigplatten (Kasein, Sojamehl, Natriumchlorid, Lezithin, Polysorbat und Agar) für die Kultivierung von Mikroorganismen durchgeführt. Eindrucksvoll ist die Untersuchung einer Haarsträhne, möglichst von einem Kollegen, der gewohnheitsmäßig seine Haare aus dem Gesicht streift.

> **! Zur Erinnerung**
>
> Nosokomiale Infektionen in Krankenhaus, Altenheim und anderen Pflegeeinrichtungen werden nicht verursacht durch
> - die vielverdächtigte Klimaanlage,
> - den Fußboden,
> - die anatolische Putzfrau,
>
> sondern durch
> - mangelhaftes Händewaschen und -desinfizieren,
> - falsche Vorbeugung und Behandlung mit Antibiotika,
> - ungenügende Disziplin im OP,
> - schlechte Operationstechnik.

Klein Bubi hat zur Intensität des Händewaschens auch so seine Erfahrungen:

Klein Bubi kommt mit ganz schwaaze Hände von Spielen und soll sich vorn Essen ersma tüchtig die Hände waschen. Wie er sich gerade mit grau-matschigen Seifenhänden über das Handtuch hermachen will, fragt Mamma ganz böse: „Das sollen gewaschene Hände sein?"

Da sagt Klein Bubi ganz empört: „Waate doch, bis ich sie abgetrocknet hab!"

Abschließend sollen nochmals *Prinzipien der Händehygiene* zusammenfassend dargestellt werden.

- Händereinigung:
  - Ziel: Schmutz entfernen;
  - Methode: Gründliches Waschen mit Flüssigseife, sorgfältig abspülen, Vermeiden der Rekontamination am Wasserhahn durch Benutzung eines Einmalhandtuchs beim Wasserabdrehen, Haut sorgfältig trocknen!
  - Keimreduktion: bis 99% (RF 2), Keimabtötung nicht oder nur langsam gegeben.
- Händedekontamination:
  - Ziel: Reinigung und Desinfektion in einem Arbeitsgang, insbesondere im Küchenbereich;
  - Keimreduktion: ≥99,97% (RF 3,5);
  - Einwirkzeit: 30 s.
- Hygienische Händedesinfektion:
  - Ziel: Eliminierung von Erregern übertragbarer Erkrankungen mit meist alkoholbasierten Produkten;
  - Methode: Präparat in den Händen verreiben bis zur vollständigen Trocknung;

- Keimreduktion: etwa 99,99% (RF 4), Keimabtötung gegeben;
  - Einwirkzeit: 30 und 60 s.
- Händepflege:
  - Ziel: Schutz vor Austrocknung; Pflege (Rückfettung), besonders in Arbeitspausen und arbeitsfreier Zeit; im Winter im Freien Handschuhe tragen: Schutz vor widrigen Wind- und Wettereinflüssen;
  - Methode: individuelles Pflegemittel.
- Kontaminationsschutz:
  - Ziel: Vermeidung einer Kontamination, um Keimübertragung (Kreuzinfektion) zu reduzieren;
  - Methode: Distanzierung: Einmalhandschuhe (nach Benutzung Händedesinfektion), Benutzung von Instrumenten (No-touch-Methode).

2.3
Mit heiler Haut davonkommen – Hautpflege ... nicht nur für Frauen!

2.3.1
Einführung

Die Häute der Mitarbeiter unterscheiden sich – diese banale Beobachtung wird meist nicht genügend bedacht. Einmal wird dieses Thema auch in Lehrbüchern viel zu gering geachtet, andererseits heißt es meist nur, daß Pflege wichtig ist, da geschädigte Haut nicht mehr desinfizierbar ist. Eine geschädigte Haut – besonders der Hände – ist aber auch nicht mehr in der Lage, die vielfältigen und wunderbaren Erfahrungen und Sinneseindrücke zu erleben. Bei Hautschäden zeigt es sich deutlich, daß wir mehr als 5 Sinne (Sitzmann 1995, S. 49) haben, wenn wir allein die Hautsinne Druck- und Berührungssinn, Temperatursinn, Schmerzsinn und die Tiefensensibilität betrachten.

Hautpflege ist nicht nur Frauensache – das zeigt sich bei alternder Haut, bei der es zu einer Abnahme der Elastizität kommt; und dies muß schon den Jungen des starken Geschlechtes verdeutlicht werden. Und: die Haut wird nicht „faul" durch sorgfältige Pflege, wie es immer noch einige Dermatologen vermitteln. Die Funktion der verschiedenen Hautdrüsen, hier insbesondere der Talgdrüsen, muß unterstützt werden, um die Elution (das Herauswaschen der schützenden Fettschicht) durch die aktive Chemie auszugleichen. Es ist Hautpflege zur Vermeidung von Dermatosen.

2.3.2
Hautzustände mit ihren Merkmalen

Daß sich die Haut der Menschen unterscheidet, zeigt sich an den Bedürfnissen einer individuellen Hautpflege. Wir beobachten unterschiedliche Hauttypen (Tabelle 2.4). Auf die Hände läßt sich das nachfolgende Schema nur begrenzt anwenden; es trifft eher auf die Gesichtshaut und die Haut des Körperstammes zu. Große Bedeutung an den Händen hat eher die Hyperhidrose mit nachfolgender Empfindlichkeit.

Tabelle 2.4. Verschiedene Hautzustände und ihre Merkmale

Beobachtungen/ Eigenschaften	Normale Haut bis Mischhaut (bei der Mischhaut bestehen nur leichte Abweichungen vom Normalzustand)	Fett-feuchte Haut (seborrhoisch)	Trocken-fettarme Haut (sebostatisch; eher auch an der Haut der Hand festzustellen)
Glattheit	Glatt und geschmeidig	Haut wirkt dick und derb	Haut oft dünn, durchscheinend, unregelmäßig gespannt bis gefältet und zart, Neigung zu Hautrissen und zur Frühalterung
Sensibilität		Sensibel	Hochsensibel
Porengröße	Kleine Poren sind erkennbar	Eher grobporige Haut	Poren nicht sichtbar
Hautglanz	Ohne Fettglanz	Bei starker Schweißproduktion wie ölglänzend, starke Schuppenbildung, Hauttalg von fester, wachsartiger Konsistenz	Glanzlos, trockene feine Schuppen, matt bis rauh
Farbe	Rosig	Weißlich bis blaß	Unterschiedliche Färbung benachbarter Areale als Folge ständiger Empfindlichkeitsreaktionen, oft gerötet

Es kann deshalb keine „Stationscreme-Dose für alle" geben, die jedem Bedürfnis entgegenkommt und eine suffiziente Hautregeneration ermöglicht. Mit etwas Geduld und Geschick dürfte auf dem großen Markt der Handelsmarken, vorzugsweise des Wasser-/Öl-Typs für jeden Hauttyp ein akzeptiertes Pflegematerial zu finden sein. Obwohl das Pflegeprinzip nicht völlig vom Hautschutzprinzip zu trennen ist, ist doch der Hautpflege außerhalb der Arbeitszeit eine große Bedeutung beizumessen. Zirka 40 Wochenarbeitsstunden stehen 128 Wochenstunden gegenüber, die zur Hautpflege genutzt werden können. Einige Hinweise sollen helfen, den individuell richtigen Hautschutz und die Hautpflege zu finden.

2.3.3
Hautschutz

Mangelnder Hautschutz und fehlerhafte Anwendung von Reinigungs- und Desinfektionsmitteln führt zu einer großen Zahl von Berufserkrankungen. Vorbeugend muß es deshalb Anliegen aller Anwender sein, das Problem zu verringern und das persönliche Leid der Betroffenen zu verhindern.

Die Hautbarriere, die unseren Körper vor Einwirkungen der Umwelt schützt, wird im wesentlichen durch das Stratum corneum (Hornschicht) gebildet. Dieses besteht aus abgestorbenen Hornzellen, die durch eine Art „Kittsubstanz" aneinandergefügt werden und so den Schutzwall unserer Haut bilden. Während die Hornzellen schädigende Einwirkungen meist ohne größeren Schaden überstehen, ist die Kittsubstanz für Schadstoffexposition von außen anfällig. Sie besteht aus Moleküllagen, u.a. aus Fetten, Ceramiden und Cholesterin (Barrierelipide), die selbst mit Wasser ausgewaschen werden können. Deshalb gilt es, schädigende Substanzen soweit wie möglich fernzuhalten und Fehler bei der Anwendung von Detergenzien und Desinfektionsmittel zu vermeiden (s. Kap. 3.3.4).

Hautschutzfördernde Maßnahmen sind:

- Unterstützung der natürlichen Regeneration durch Hautpflegeprodukte.
- Spezielle Hautschutzsalben: Sie sind im Pflegebereich nur an manchen Arbeitsplätzen möglich (z.B. Zentralsterilisation). Die Anwendung von Hautschutzstoffen (z.B. Taktodor® mit einem Gerbstoff Eucoriol®) unter sterilen Handschuhen nach der chirurgischen Händedesinfektion sollte wegen mangelnder Erfahrung im Sterilbereich auf sonst nicht lösbare Unverträglichkeiten beschränkt bleiben. Erfahrungen außerhalb des Sterilbereichs liegen vor (Mitchell 1989, S. 182).
- Schutzhandschuhe unterschiedlicher Materialien (s. Kap. 2.4): Sie sollten grundsätzlich nicht länger getragen werden als erforderlich. Die Praxis z.B. von Mitarbeitern in OP oder Labor, Handschuhe auch in Arbeitsphasen ohne Schutznotwendigkeit zu tragen, fördert zunächst die Wasseranreicherung, Quellung und Exsikkation der Haut und führt zu Mazerationen. Dies kann Hautirritationen und Allergieentwicklung auslösen. Auch das Unterziehen saugfähiger Baumwollhandschuhe reduziert nur kurzfristig diese Gefahren.
- Sorgfältige Beachtung von Handhabungshinweisen.

Zum Hautschutz sind also Maßnahmen zur Vorbeugung bei noch gesunder Haut (z.B. vor hautschädigenden Arbeiten) geeignet.

2.3.4
Hautpflegematerialien – Gesundheit ist auch Hautsache

Es sind Maßnahmen zur Regeneration „nach der Arbeit" gemeint, die der Haut Fettstoffe, Wasser und feuchtigkeitsbindende Substanzen zuführen. Die zugeführten Fettstoffe können teilweise verlorengegangene Kittsubstanz der Hornschicht ersetzen und damit die natürliche Barrierefunktion der Haut gegenüber äußeren Noxen wiederherstellen.

Aus diesem Wissen heraus sollten eher keine mineralischen Öle aus dem Raffinationsprozeß von Erdöl (Silikon und Paraffinöl) verwendet werden. Sie haben den Vorteil, nicht ranzig zu werden, auf der Haut führen sie jedoch zu einer starken Abdichtung der Hautporen. Eine beispielsweise sinnvolle Anwendung: Bei tiefen Temperaturen im Winter Lippen mit Vaseline einzufetten, schützt vor Wärme- und Feuchtigkeitsverlust (Bienstein 1990). Damit wird jedoch auf das

Wirkprinzip hingewiesen und auf einen nicht korrekten Einsatz solcher Materialien in temperierten Räumen und der übrigen Jahreszeit, wo es zum Hitzestau unter den mineralischen Ölen kommt. Durch den Paraffin- oder Silikonfilm verdickt sich die in ihrem Gleichgewicht gestörte, dünne Lippenhaut. Sie wird weniger geschmeidig, spannt und löst sich schließlich. Um das unangenehme Gefühl loszuwerden, wird nachgecremt – ein Teufelskreis, den viele als „Labello-Sucht" kennen: einmal mit einem Erdöl-Lippenstift angefangen, kann man nicht mehr damit aufhören (Arnold 1997, S. 47). Eine physiologischere Wirkung wird durch pflanzliche Öle mit Heilpflanzenauszügen und einem Zusatz reiner ätherischer Öle erreicht. Die in Kap. 5.2.8 empfohlene Lippenpflege (Unguentum leniens nach DAB 6) beruht auf folgendem Rezept: Bienenwachs, Walrat, Mandelöl, Rosenöl und Wasser (Hunnius 1966, S. 715). Die dünne Haut auf den Lippen wird dadurch nicht in ihrem Feuchtigkeits- und Wärmehaushalt negativ beeinflußt.

Bei Johannes 12 wird uns anschaulich die Salbung der Füße Jesu mit Nardenöl, einem ätherischen Öl aus Blüten, geschildert: „Und das ganze Haus war erfüllt vom Wohlgeruch des Salböls."

Basisbestandteile sämtlicher Cremes und Lotionen sind Wasser und Öl. Zur Vermischung müssen sie unter ständigem Umrühren erwärmt und mit Emulgatoren gelöst werden. Der Emulgator hat hydrophile (wasseranziehende) und hydrophobe (wasserabweisende) Bestandteile. Je nach Emulsionstyp und Herstellungsverfahren wird bestimmt, ob es sich beim Endprodukt um eine Wasser-in-Öl- oder Öl-in-Wasser-Emulsion handelt (Heinhold 1995). Ihr Anwendungszweck ist das Wiederherstellen des durch Witterungs- und Umwelteinflüsse (dazu gehört das Waschen) beeinträchtigten Fett- und Säureschutzmantels (Tabelle 2.5).

Wie erkennt der Laie, ob es sich um eine Wasser-in-Öl- oder Öl-in-Wasser-Lotion bzw. -Creme handelt?

- Perlt das Wasser auf der frisch eingecremten Hautstelle ab, dann hat die Pflegesubstanz eine leichte Abdeckung gebildet. Somit handelt es sich eher um eine Wasser-in-Öl-Creme.
- Zieht das aufgetragene Produkt sofort ein, nimmt es Wasser auf und erscheint leicht milchig, dann ist es zu keiner spontanen Verbindung gekommen. Es handelt sich um ein Öl-in-Wasser-Produkt.

Empfehlungen

Bei stark strapazierter rauher Händehaut kann eine gute Hautcreme als intensiv pflegende Handmaske verwendet werden. Hände, die zu rissiger Haut neigen, kann man vor und nach starker Beanspruchung, z.B. Gartenarbeit, mit dem *Weleda® Fußbalsam*, einem wässrig-alkoholischen Auszug aus Myrrhe und Ringelblume (Calendula), Erdnußöl und Wollwachs behandeln. Eine andere Form ist, die Hände am Abend stärker einzucremen, über Nacht mit einem darübergezogenen Baumwollhandschuh einwirken zu lassen, und man hat am Morgen weiche und geschmeidige Hände (z.B. mit einer *Weleda® Hautcreme* mit Heilpflanzenauszüge von Stiefmütterchen, Kamille und Calendula). Andererseits sind Kräuter als potente Allergene bekannt, eine individuelle Abschätzung ist erforderlich.

Tabelle 2.5. Hautpflege und unterstützende Heilmittel bei Hautläsionen

	Öl-in-Wasser-Emulsion	Wasser-in-Öl-Emulsion
Herstellungs-prinzip	Tröpfchenförmige Verteilung von Öl in Wasser	Tröpfchenförmige Verteilung von Wasser in Öl
Merkmale	Milchartig, läßt sich einfach verteilen, dringt schnell und tief in die Haut ein, wirkt weniger klebrig und bildet keinen Fettfilm.	Butterartig, dringt nur langsam in die Haut ein, bleibt an der Oberfläche, ein guter Fett- und Wassermantel wird über die Haut gezogen, der die Haut vor Austrocknung schützen soll, ergibt einen Schutzfilm, körpereigene Feuchtigkeit kann nicht so leicht entweichen, sie bleibt in der Haut, läßt sich schlecht abwaschen
Anwendungs-gebiete	Normale und leicht fettige Haut Tagsüber O/W-Emulsionen mit Feuchthaltefaktoren Nach dem Duschen eincremen	Trockene Haut Bei Normalhaut gut als Nachtcreme mit höherem Anteil an pflegenden Komponenten. Im Winter ganztägig W/O-Emulsionen verwenden gegen Witterungseinflüsse und um die Wasserabgabe der Haut zu verringern
Produktbeispiele mit persönlicher Erfahrung	Weleda® Citrus Hautgel Baktolan®-Creme-Lotion Bode Silonda® Henkel Bepanthen® Roche Handemulsion Wala® Handcreme	Coldcream® Weleda pH5-Eucerin® Hand-Intensivpflege Baktolan®-Hautcreme Bode Silonda® lipid Henkel

Im Winter braucht die Haut besonderen Schutz wegen:

- Kälte: unterhalb von 8 °C ist die Funktion der Talgdrüsen herabgesetzt;
- Wechsel von innen und außen (kaltes Winterwetter und geheizte, lufttrockene Räume): bedeutet Streß für die Haut und fördert Hautschädigung;
- trockene Luft mit eisigem Wind: negative Wirkung auf Haut;
- häufiger Wechsel der Temperaturen und Wetterlagen;
- erhöhte Schadstoffkonzentration der Luft bei feuchtkalten, nebligen Verhältnissen: Belastung eher für die Gesichtshaut.

Hautschutz im Winter bedeutet, konsequent auf die jeweilige Situation und Person abgestimmte, hochwertige Pflegemittel anzuwenden sowie die Mode der wärmebewahrenden Handschuhe im Freien wieder aufleben zu lassen. Die Jahreszeit spielt für die Haut der Pflegenden eine mindestens genauso wichtige Rolle wie der Verkauf von Saisonartikeln.

2.4
Unverträglichkeiten von Schutzhandschuhen

2.4.1
Einleitung

Dermatose ist die allgemeine Bezeichnung für eine Hautkrankheit. Im Berufsfeld der Pflegenden gibt es neben der erblichen Disposition eine Reihe von beruflichen Ursachen dafür. Unter den Berufskrankheitenmeldungen, also dem Verdacht auf Bestehen einer Berufskrankheit, stehen seit wenigen Jahren die Hautkrankheiten an der ersten Stelle mit über einem Drittel aller Berufskrankheitenanzeigen (Rimmele-Schick 1997).

2.4.2
Das hand-gemachte Latexproblem

Eine latexbedingte allergische Kontakturtikaria wurde erstmals 1979 beschrieben (Nutter 1979). Während zuerst die durch sensibilisierte Lymphozyten verursachte *verzögerte Reaktion* (Typ-IV-Allergie) im Vordergrund stand, steht in den 90er Jahren der international zu beobachtende deutliche Anstieg der *Soforttypreaktion* (Typ-I-Sensibilisierung) mit häufig schweren Verlaufsformen im Blickpunkt.

Zur Vorbeugung genügt es inzwischen nicht mehr, Präventivmaßnahmen auf dem Gebiet der *medizinischen Einmalhandschuhe* zu ergreifen, vielmehr ist in Kliniken und anderen Gesundheitseinrichtungen bei einzelnen bekannten Risikopatienten eine *naturlatexallergenfreie medizinische und pflegerische Versorgung* sicherzustellen. Ergänzt werden muß die *Vorbeugung auf Risikogruppen* von Patienten, die besonders prädestiniert für den Erwerb einer Naturlatexallergie sind, sowie die Beachtung von Kreuzreaktionen zwischen bestimmten Latexproteinen und Proteinen in unterschiedlichen Nahrungsmitteln.

Es sind hand-gemachte Probleme, die wir bei der Anwendung von Latexmaterialien beobachten können. Ohne Kopf und Verstand wurden Latexhandschuhe eingesetzt, um der wachsenden Sorge um die Bedrohung durch HIV und Hepatitis B im Krankenhausumfeld zu begegnen. Durch das häufigere und längere Tragen von Handschuhen, insbesondere qualitativ minderwertiger Produkte mit verkürzter Auswaschzeit der Proteinkonzentration, stieg das Allergierisiko drastisch (Tabelle 2.6). Die immer größer werdende Zahl der Betroffenen zwingt zum Handeln. Dabei reicht Freiwilligkeit nicht mehr aus: Inzwischen vertritt zumindest die Landesanstalt für Arbeitsschutz Nordrhein-Westfalen die Ansicht, daß der Latexhandschuh als Gefahrstoff im Sinne der Gefahrstoffverordnung des Chemikaliengesetzes gilt (Broschüre Mai 1997). Der Gebrauch gepuderter Latexhandschuhe ist mit Erscheinen der TRGS 540 (Stand Dezember 1997) untersagt.

Eine weitere Gefahr stellt der häufigere Genuß exotischer Früchte (Kiwi, Banane, Eßkastanie, Avocado, Pfirsich, Mango, Melone, Ananas, Tomate, Kartoffel) dar, die mit den Latexallergien kreuzreagieren können.

Tabelle 2.6. Ursachen der Zunahme der Typ-I-Allergien gegen Latex

Ursachen	Vorbeugende Möglichkeiten
1. Änderung der Herstellungsverfahren, insbesondere bei Untersuchungshandschuhen (Verkürzung der Auswaschzeiten, dadurch höhere Latexproteinkonzentrationen) = Billigprodukte, Massenware	Latexalternativen nutzen: Geprägte LDPE-Folien-Handschuhe für einfache, hygienisch eher unproblematische Tätigkeiten (Zahnprothese, Urinflasche, Urinbeutel leeren, Verband lösen …) Vinyl-(PVC-)Handschuhe für Reinigungs- und Desinfektionsarbeiten Copolymer (steril und unsteril)
2. Häufigere Anwendungen seit den 80er Jahren (Aids) und Zunahme der Tragezeiten von Latexhandschuhen, jedoch nicht verbunden mit verbesserter Pflegedisziplin der Haut	Handschuhfreie Phasen Latexalternativen nutzen Proteinreduzierte oder latexfreie Einmalhandschuhe für Atopiker bereitstellen Puderfreie Latexhandschuhe Konsequente Händepflege nach dem Ausziehen und Waschen Haut*schutz*salben vor dem Tragen von Handschuhen in einzelnen Arbeitsbereichen
3. Bessere Kenntnisse (und Vorsorge?) bei den Mitarbeitern, Gesundheitsaufklärung	Differenzierte Anwendung der Handschuhe Ozoneinwirkung (Lagerzeiten)
4. Optimierung der Diagnostik	

Als besonders gefährdet für Latexsensibilisierung gelten heute:

- pflegerische Mitarbeiter mit 6–11% (Baur 1997, S. A-1499),
- Mitarbeiter im Dentalbereich,
- einige Patientengruppen bis 50% (Patienten mit Spina bifida, traumatisch Querschnittgelähmte),
- insbesondere Menschen mit atopischer Diathese (genetische Disposition zu Überempfindlichkeitsreaktionen) und besonders Menschen mit Handekzemen anderer Ursache (durch die defekte Barrierefunktion der Haut wird eine transkutane Allergenpenetration gefördert).

Da Latex sich aber auch in Gegenständen des täglichen Lebens in großer Zahl (Briefmarken, Briefumschläge, Kaugummi, Matratzen, Kondome, Radiergummi, Tür- und Fensterdichtungen) findet, ist von der Latexsensibilisierung auch die übrige Bevölkerung, wenn auch in sehr viel geringerem Umfang, betroffen.

Die Bestandteile der Latexhandschuhe sind für verschiedene Sensibilisierungen verantwortlich (Tabelle 2.7).

Tabelle 2.7. Gefährdungen durch Bestandteile von Latexhandschuhen

Bestandteile	Gefährdung
Rohlatexmilch (Wasser und Kautschuk) und 1–2% Proteine	Proteine für Typ-I-Sensibilisierung verantwortlich
Zusatzstoffe, Additive (zur Verbesserung der Trageeigenschaft, Verzögerung der Alterung, Verminderung der Durchlässigkeit wie Vulkanisatoren, Akzeleratoren, Antioxidanzien, Farbstoffe u.a.	Verursachen meist die Typ-IV-Allergie
Möglich ist ein Haften der Latexallergene (z.B. Gummiverlängerungsfaktor) am *Maisstärkepuder* mit erhöhter Raumluftkonzentration	Ursache für Soforttypreaktionen

Reaktionen auf Schutzhandschuhe

Grundsätzlich lassen sich nichtallergische und allergische Naturlatexreaktionen unterscheiden.

Irritative Kontaktdermatitis (nichtallergisch)

Nicht alles, was wie eine Allergie aussieht, ist auch eine. Eine große Zahl von Hautreaktionen durch Handschuhbenutzung ist auf andere Ursachen zurückzuführen (selten pseudoallergische Reaktionen, häufig kumulativ toxisches Kontaktekzem; Tabelle 2.8).

Weitere handschuhunabhängige Schädigungsfaktoren der Haut sind:

- Wasser: Es trocknet die Haut aus, häufiges Waschen gefährdet sie in ihren natürlichen Schutzfunktionen.
- Alkalische Stoffe und antibakterielle Bestandteile in Seifen und Handwaschmitteln: Damit wird der natürliche Säureschutzmantel zusätzlich zerstört. So strapazierte Haut reagiert eher überempfindlich und gereizt auf chemische Substanzen.
- Heftiges Bürsten der Haut kann zu kleinen Verletzungen führen.
- Alkoholische Desinfektionsmittel: Sie schädigen die Haut, wenn sie in die noch feuchte Haut eingerieben werden.

Tabelle 2.8. Ursachen und Entstehungsfaktoren einer irritativen Kontaktdermatitis

Ursachen irritativer Kontaktdermatitis	Entstehungsfaktoren
Druck- und Schwitzurtikaria	Anlagebedingt, verursacht durch mehrstündig getragene Handschuhe
Irritativ-ekzematöse Hautreaktionen: z.B. Okklusionseffekte	Luftabschluß verändert die Haut. Die Hornschicht weicht auf, es kommt zu Mazerationen. Zusatzstoffe aus den Handschuhen können leichter in die Oberhaut eindringen
Zum Beispiel Handschuhpuder	Trocknet die Haut aus und kann als mechanischer Effekt der Puderpartikel Reizungen auslösen Verschiebt den pH-Wert in den basischen Bereich
Zum Beispiel Desinfektionsmittel	Es gibt keinen Handschuh, der gegen alle Chemikalien schützt!

Allergisches Kontaktekzem vom Spättyp (verzögerter Typ der Überempfindlichkeit – Typ IV)

Die Symptome bleiben in der Regel auf lokale Hautreaktionen beschränkt.

Die *Sensibilisierungsphase* vor dem erstmaligen Erscheinen von Symptomen ist verschieden lang, sie kann Tage oder Jahre dauern. Mindestens einer der vielen Zusatzstoffe, die bei der Herstellung von Handschuhen eingesetzt werden, führte zu den ersten Symptomen:

- Rötung,
- Schwellungen,
- Bläschen (zunächst trockene, schuppende, gerötete Haut mit Papeln, Vesikeln, dann folgt Nässen, Juckreiz mit 12–48 h Latenzzeit nach Allergenkontakt).

Besonders betroffen sind Handrückenflächen und Fingerknöchel oder beispielsweise der Mundbereich beim Einsatz von Narkosemasken. Erst im hochgradig sensibilisierten Stadium sind die Ekzeme nicht mehr auf einzelne Stellen beschränkt, sondern verteilen sich über den ganzen Körper (Gesicht, Rücken, Bauch, Brust oder Arme).

Allergische Soforttypreaktion (Überempfindlichkeit des Soforttyp – Typ I)

Auch bei einer Soforttypallergie ist die Sensibilisierungsphase individuell unterschiedlich lang. Die Symptome zeigen sich nach dem entscheidenden Tag der Sensibilisierung, aber meist völlig überraschend innerhalb von wenigen Minuten oder Sekunden. Sie können ausgelöst werden durch

- Hautkontakt (dermale Auslösung, z.B. beim Tragen von Handschuhen),
- Schleimhautkontakt (rektale Untersuchung, digitale Anreizung beim traumatisch Querschnittgelähmten, zahnärztliche Behandlung),
- Inhalation von Latexproteinen oder
- Allergenaufnahme durch parenteralen Kontakt (z.B. Infusionsstopfen, Infusionssystem, Spritzenkolben).

Das Ausmaß der allergischen Reaktionen wurde in 4 Schweregrade (Krogh u. Maibach 1981) eingeteilt, von denen das Stadium IV, der anaphylaktische Schock, eine lebensbedrohliche Komplikation darstellt (Tabelle 2.9).

Tabelle 2.9. Schweregrade der Latexallergie. (Nach von Krogh u. Maibach 1982)

Stadium	Organsysteme	Symptome
I	Haut	Lokalisierte Urtikaria (flächiges Erythem, Quaddeln)
II		Generalisierte Urtikaria (Lidödeme, Lippenschwellungen)
III	Schleimhaut	Allergische Rhinitis, Konjunktivitis, Asthma bronchiale allergicum
IV	Herz und Gefäße	Anaphylaxie (Sekunden bis Minuten nach Kontakt mit allergenen Substanzen): tiefe Hypotonie, Abnahme von Herzminutenvolumen, Bronchospasmus, Kehlkopfödem, Konvulsionen, in schwersten Fällen Herz- und Atemstillstand

2.4.3
Vorbeugendes Handeln

Hautschutz – Hautpflege. Von Bedeutung ist, daß v. a. die Entstehung eines irritativ-toxischen Handekzems (irritative Kontaktdermatitis) mit Störung der Permeabilitationsbarriere vermieden wird, da die dabei erleichterte Penetration von Allergenen einer Sensibilisierung Vorschub leisten kann.

Vermehrte Nutzung von Latexalternativen. Es besteht eine Forderung des Bundesgesundheitsministeriums nach naturlatexfreien Medizinprodukten (Anonym 1997a), sie wird aus Preis- und Sicherheitsgründen kurzfristig nicht zu realisieren sein (Wolf 1997). Alternativhandschuhe stehen z.Z. (Ende 1997) aus folgenden Materialien zur Verfügung:

- Kunstgummihandschuhe:
  - Styrol-Ethylen-Butylen-Styrol,
  - Styrol-Butadien-Kautschuk,
  - Polychloropren (Neoprene),
  - Nitril-Kautschuk;
- Kunststoffhandschuhe.

Eine beispielhafte, nicht abschließende Indikationsliste zur Verwendung verschiedener Handschuhmaterialien vermittelt Tabelle 2.10.

Ungepuderte Latexhandschuhe. Gepuderte Handschuhe haben fast immer einen alkalischen pH-Wert, d.h. Werte bis pH 10,4 (Heese 1997, S. 83), der zu Irritationen der Haut führen kann. Der Einsatz ungepuderter Handschuhe mit einem sehr niedrigen Naturlatexproteingehalt – möglichst weniger als 30 Mikrogramm Protein pro Gramm Handschuhe nach der modifizierten Lowry-Methode – stellt eine wirkungsvolle Prophylaxe dar. Standardisierte Meßmethoden mit Kennzeichnungspflicht (SG 1997) gehen in eine Europäische Norm für medizinische Einmalhandschuhe ein (Heese et al. 1996, S. 8.222). In der neugefaßten (Anonym 1997b, S. 58) Technischen Regel für Gefahrstoffe (TRGS 540) heißt es unter „Ersatz von sensibilisierenden Stoffen": „Gepuderte Latexhandschuhe sind durch puderfreie, allergenarme Latexhandschuhe oder andere geeignete Handschuhe zu ersetzen." Damit sind Arbeitgeber unter Androhung von Ordnungsstrafen verpflichtet, Möglichkeiten mit einem geringeren gesundheitlichen Risiko zur Verfügung zu stellen.

Tabelle 2.10. Einmalhandschuhe im Überblick

Material	Etwa Preis/ Stück DM	Beispielhafte Indikationen
PE (unsteril) Gehämmerte Polyethylen- handschuhe in der prak- tischen Kunststoffbox in jedem Patienten- schrank		Müllentsorgung Urinflaschen reinigen Urinbeutel leeren Sekretbeutel wechseln Verbände entfernen oder Hautkontakt ausschalten oder herabsetzen durch Änderung des Arbeits- ablaufs („no touch technic" mit Pinzette) Braunülen ziehen Vorlagen (Binden) wechseln Vebovac-Drainageflaschen wechseln Zahnprothese reichen und herausnehmen
Latex (unsteril), z.B. Peha-soft puderfrei		Blutentnahmen Vaginale und rektale Untersuchungen (außer gefährdete Patienten!) Patienten im Intimbereich waschen Patienten vom Steckbecken nehmen Umgang mit Desinfektionslösung
Vinyl (PVC) unsteril		Latexunverträglichkeit oder Gefährdung von Patienten (z.B. Spina bifida und Querschnitt- gelähmte) und Mitarbeitern, z.B. in der Küche
Copolymer (steril)		Blasenkatheterismus Entotracheales Absaugen Tätigkeit des Verbandwechsels
Latex (steril) proteinarme und puderfreie Qualität durch verlängerte Aus- waschzeit		Operationen und andere septische Eingriffe
Latexersatzmaterialien (steril), z.B. synthetisches Copolymer, Nitrilkautschuk		Bei Mitarbeitern oder Patienten mit bestätigter Latexallergie

2.4.4
Kreuzreaktionen beachten

Es gibt Kreuzreaktionen zwischen Naturlatex und verschiedenen Früchten in rohem Zustand. Die Proteine im Latex stimmen mit Teilen der Früchte überein: Kiwi, Banane, Dattel, Feige, Avocado, Pfirsich, Eßkastanie, Melone, Mango, Ananas, Kartoffel, Buchweizen, Sellerie, Tomate. Wer nach dem Genuß gerötete, juckende Hautstellen oder Quaddeln bekommt, kann auch gegen Latex allergisch sein. Im gekochten Zustand lösen diese Früchte keine allergischen Reaktionen aus (Mehrtens 1997). Auch in der Milch des Baumes und dem Staub der Blätter des weitverbreiteten Ficus benjamini kommen Proteine vor, die mit Latexproteinen kreuzreagieren können (Heese et al. 1996, S. 819). Der Weihnachtsstern gehört hier auch dazu.

2.4.5
Lagerfehler

Es darf nicht vergessen werden, daß Latexhandschuhe trotz ihrer Allergiepotenz der hygienischen Sicherheit der Mitarbeiter dienen sollen. Dazu sind jedoch Lagerhinweise zu beachten, die jahrelang von den betroffenen Firmen nicht im erforderlichen Maße propagiert wurden. Risse am Stulpen, Löcher und Aufhellungen können durch bestimmte Lagerbedingungen entstanden sein, die wegen der daraus resultierenden hygienischen Risiken vermieden werden müssen. Latexhandschuhe sollen gelagert werden:

- bei Luftfeuchtigkeit von weniger als 63%;
- bei einer Raumtemperatur von 15–25 °C;
- nicht in der Nähe von Heizungen und elektrischen Geräten – Ozonerzeugende Geräte wie Quecksilberlampen, Elektromotoren und fluoreszierende Leuchten sollen aus dem unmittelbaren Lagerbereich von Latexhandschuhen entfernt werden. Wie weit periodisch zu beobachtende Luftozonwerte schädigend auf Latexhandschuhe wirken, ist bisher nicht festgestellt worden;
- ohne direkte Sonnen- und Lichteinstrahlung (Thiel u. Müller 1997, S. 7). Daraus leitet sich ab, daß Latexhandschuhe nur nach kurzer Herstellungs- und Distributionszeit ausgeliefert und vom Endverbraucher „möglichst frisch" verbraucht werden sollen.

2.4.6
Naturlatexallergenfreie medizinische und pflegerische Versorgung

Um schwere, auch tödlich endende Zwischenfälle durch Sensibilisierung auf Latex während Anästhesie, Operation und auf der Station zu vermeiden, ist bei bereits naturlatexsensibilisierten Patienten dieser Stoff unbedingt zu vermeiden. Das Material für eine naturlatexallergenfreie Behandlungsmöglichkeit ist auch für den notärztlichen Bereich bereitzuhalten. Patienten mit besonderer Gefährdung (u.a. Patienten mit Spina bifida, urogenitaler Fehlbildungen und traumatisch bedingter Querschnittlähmung) sind primär naturlatexallergenfrei zu versorgen. Besonders in diesem Zusammenhang ist die Unterscheidung von Naturlatex (Naturkautschuklatex) und den allergologisch sehr günstigen Kunstgummiarten (Synthesekautschuk, z.B. Polychlorophen, Nitrilkautschuk) zu beachten (Heese 1997, S. 21).

In Praxen, Ambulanzen und Kliniken müssen Materialien für eine naturlatexfreie Behandlung vorhanden sein. Ein Beispiel für eine vorsorgende Geburtsvorbereitung zeigt der nachfolgende Text.

Verabredung zur Entbindung von Frau K. mit bekannter Latexallergie, voraussichtlicher Entbindungstermin …97

Nach Aussage der Patientin wurde die Allergie (Typ-I-Allergie gegen Latex) während einer Zahnbehandlung festgestellt, sie reagierte bei direktem Schleimhautkontakt mit Latexhandschuhen mit einem anaphylaktischen Schock.
Bei der Patientin, die als Ärztin in der Psychotherapie tätig ist, besteht weiterhin eine Nahrungsmittelallergie, z.B. auf Weizenkleie, Nüsse, Passionsfrucht.
*Zur Geburt ist für Mutter und Kind eine **naturlatexallergenfreie medizinische und pflegerische Versorgung zu gewährleisten** (Tabelle 2.11).*

Tabelle 2.11. Versorgungsplan für eine naturlatexallergenfreie Versorgung zur Geburt

Verabredung zur Entbindung von Frau …………………………… mit bekannter Latexallergie, geplanter Entbindungstermin ………………………………………………………………………………

Hinweise auf die Entstehung der Allergie: …………………………………………………………………
………
Wie macht sie sich bemerkbar? ……………………………………………………………………………
Gibt es weitere Stoffe, gegen die die Frau allergisch reagiert? …………………………………
………

Zur Geburt ist für Mutter und Kind eine naturlatexallergenfreie medizinische und pflegerische Versorgung zu gewährleisten:

Sorge für Mutter	Wer kümmert sich?	Sorge für Kind	Wer kümmert sich?
Info an Anästhesie schriftlich und mündlich		Info der Pädiater	
Info an OP schriftlich und mündlich		Sauger und Schnuller: Mutter soll mitbringen	
Stillhütchen latexfrei		Notfallset-Pädiater (latexfrei?)	
Latexfreies Infusionsgerät: *momentan CODAN V86-P sowie V86-P-R*, andere Infusionsgeräte enthalten ein Latexzwischenstück!		Keine Pampers wegen Kleber	
Infusionsflaschenstopfen: Bei den Stopfen handelt es sich um Butylkautschuk, also einen synthetischen Kautschuk		Pflaster s. bei Mutter	
In der Tutofusion-Reihe (Plastikflaschen) werden Verschlüsse aus speziell behandelten Naturlatex verwendet: Bisher keine Allergiebeobachtung; trotzdem bemüht der Apotheker sich um Alternative			
Pflaster: Hansamed und Hansapor steril (Klebemasse vollsynthetisches Polyacrylat)		Butterfly (Venofix enthält kein Latex)	
Medi-Slip (Netzhöschen) Polyamid- und Lycra-Fäden		Kein Liegelind verwenden	

Tabelle 2.11. (Fortsetzung)

Sorge für Mutter	Wer kümmert sich?	Sorge für Kind	Wer kümmert sich?
Elastofix-Netzschlauch enthält Gummifäden *(vermutlich latexhaltig!)*, alternativ Tricofix (Baumwolle)		Wickeltischauflage (Schaumstofffüllung oder Gummiumhüllung) Kind vor Kontakt schützen	
Gazofix-Binde (mikropunktueller *Latexauftrag!)*		Absauger für Pädiater (nur Einmalsauger: PVC o.ä.)	
Stethoskop (Schlauch kann latexhaltig sein)		Stethoskop (Ohrstöpsel und Schlauch kann latexhaltig sein)	
Transurethraler Katheter (Silicon)		Gummiringe an EKG-Elektroden	
Latexfreie Handschuhe (steril und unsteril), auch für Reinemachefrau		Arbo-Goldy EKG-Elektrode für Neugeborene von Kendall H87V (latexfrei laut Kendall)	
Schlauch zur Saugglocke (Medicon)		Matratze für Bett (gut abdecken)	
Einmal-Redon-Flasche wegen latexhaltigem Stopfen		Wärmflasche (alternativ: Kirschkernsäckchen)	
Keinen Gummiring zum Sitzen geben		Kinder-RR-Manschette latexhaltig; mit Baumwollbinde am Arm schützen	
Gymnastikball aus Kreisraum (Latex!)		Sensor für O_2-Sättigung Nellcor Puritan Bennett Oxysensor = 5% Latex	
Perfusorspritzen (Kolbendichtung: enthält Latex) OP-Schuhe (Latex) Gummiband von OP-Haube (bei Schnittentbindung) Kompressionsbinden, Antithrombosestrümpfe (Latex) Gummiringe an EKG-Elektroden, Saugnapfelektroden, Fixierbänder für Elektroden/EKG Fingerlinge (Latex) Stauschlauch Blutdruckmeßgerät (Manschette und Schläuche; kein Schleimhautkontakt) Ambubeutel (Siliconbeutel benutzen)			

Tabelle 2.11. (Fortsetzung)

Sorge für Mutter	Wer kümmert sich?	Sorge für Kind	Wer kümmert sich?
Zahnkeil (Beißkeil) für Notfall (alternativ: Baumwollbinde) Matratze für Bett (eher unproblematisch wegen guter Abdeckung) – Patient fragen! Wärmflasche (Latex) Im Zentrallage wird ein Notfallset einzelner DermaPrenehandschuhe (= Neoprenematerial) in verschiedenen Größen vorgehalten. Die häufig gepflegte Zimmerpflanzen Ficus benjamini und Weihnachtsstern müssen von der Patienten ferngehalten werden. D/Kopie an Hygienekommission OP Anästhesie			

2.5
Wasser und Seife – Wie sieht es aus mit der Körperpflege?

2.5.1
Einführung

Zunächst kann zum Thema ein leichtes Rätsel beantwortet werden.

Was ist das?

- Jeder erwachsene Mensch hat etwa sieben Kilogramm davon, damit ist es das schwerste Organ des Menschen.
- Gehen 10–20% davon verloren, ist es lebensgefährlich für ihn.
- Es erneuert sich ungefähr alle 4 Wochen.
- Die Dicke beträgt etwa 1–4 mm.
- Jeder erwachsene Mensch ist davon mit 2 m^2 eingehüllt.

Spätestens hier ist klar, daß es sich um die menschliche Haut handelt, die grob aufgeteilt werden kann in 3 Schichten:

- Unterhaut: Sie wirkt als Wärmeschutz, Wasser- und Nährstoffspeicher.
- Lederhaut: Sie enthält Blut- und Lymphgefäße, Nerven sowie Schweiß- und Talgdrüsen.
- Oberhaut: Als Schutzmantel besteht sie aus verschiedenen Schichten mit ständiger oberflächlicher Abschilferung.

Die Haut ist von zahlreichen, sich reproduzierenden Mikroorganismen besiedelt, eine Übersicht findet sich in Kap. 4.4. Kenntnisse um die mikrobielle Normalbesiedlung des Menschen machen deutlich, daß der Mensch das Hauptkeimreservoir für die in der Raumluft vorkommenden Mikroorganismen ist. Auch wenn durch die Raumluft im Krankenhaus die wenigsten Infektionen verbreitet werden, so können doch von der menschlichen Mikroflora bei den verschiedensten Gelegenheiten Keime an Kontaktpersonen (insbesondere durch die Hände), Produkte (z.B. im Umgang mit Lebensmitteln) und Gegenstände für Pflege und Therapie abgegeben werden. Auf unbedeckten Hautpartien, wie z.B. Gesicht, Nacken oder Hände, können in der Regel zwischen 10 und 200 Keime/cm² nachgewiesen werden (Wallhäußer 1995, S. 174). Diese Zahl steigt bei starkem Schwitzen und nach dem Waschen durch das Heraustreten der in den Hautkrypten verborgenen (eher residenten) Mikroflora oft erheblich an und kann 1000/cm² überschreiten. Haben Reinigung und Pflege des Körpers auch nicht für alle Menschen eine wichtige Funktion für das Wohlbefinden, so ist Körperpflege eine Voraussetzung für die Gesundheit des einzelnen und wichtige Ergänzung krankenhaushygienischer Prävention.

Einige historische Hinweise

Bereits in den bronzezeitlichen Hochkulturen des Orients und der Ägäis wurden feierliche Reinigungszeremonien als Ritualbäder in der Nähe von Tempeln, Kultstätten, in heiligen Quellen und künstlich geschaffenen Badebecken vorgenommen. Das spätere kultische Tauchbad der Juden hatte in den Ritualbädern dieser frühen Kulturen seinen Ursprung. In den Büchern Mose des Alten Testamentes sind Beispiele der rituellen Reinigung ausgeführt: „Und der sich Reinigende soll seine Kleider waschen und all sein Haar abscheren und sich im Wasser baden und rein sein, und danach kann er ins Lager kommen. Und er soll sieben Tage außerhalb seines Zeltes wohnen. Und am siebenten Tag soll es geschehen, daß er all sein Haar auf seinem Kopf und an seinem Kinn und seine Augenbrauen abscheren sollte. Er sollte all sein Haar abscheren, und er soll seine Kleider waschen und sein Fleisch im Wasser baden, und er soll rein sein." (3. Mose 14,8–9)

In ägyptischen Literaturquellen wird das Salben der Haut zur Hautreinigung und -pflege nicht nur für die Könige beschrieben. Durch Salböle wurde anhaftender Schmutz feinst verteilt und die Haut vor Austrocknung geschützt. Im Neuen Testament (Matthäus 26,6) wird darauf hingewiesen, daß eine Frau auf Jesus zutrat und ihm aus einem Alabastergefäß kostbarstes Salböl (Markus 14,3 konkretisiert das Öl mit „Nardensalbe", einem ätherischen Öl aus Blüten) auf seinem Kopf ausgoß. Die beabsichtigte Salbung des Verstorbenen im Grab wird bei Lukas 23,56 beschrieben.

Der Ölbaum wurde lange vor unserer Zeitrechnung in Vorderasien kultiviert und ist rings um das Mittelmeer heimisch geworden. Aus den Früchten des Ölbaums, den Oliven, wird das Öl gepreßt und als Nahrung, Medizin, innerlich und äußerlich, sowie als Öllicht angewendet. Ohne Öl kein Bad, so war die allgemeine Meinung. Es wurde vor dem Baden, hinterher oder sowohl als auch verwendet.

Im griechischen und römischen Kulturkreis wurde die Körperreinigung auch mit Wasser ausgeführt, das in großen Mengen aus Speiern und Hähnen fließend, gesammelt in Becken unterschiedlicher Größe und Form genutzt wurde (Brödner 1992, S. 106). Zuerst den Griechen zuzuordnen, konnten in ihrem Lebensumkreis öffentliche Badeanlagen nachgewiesen werden, die außer kultischen Zwecken auch der Körperreinigung und Therapie dienten. Spuren derartiger Badeanlagen, auch beheizte Warmwasserbäder, sind aus dem 3. Jh. v. Chr. gefunden worden. Selbst auf dem Dorf spielte das Bad im griechischen Kulturkreis eine wichtige Rolle (Brödner 1992, S. 11). Die ausführliche Beschwerde auf eine Verbrennung durch zu heißes Badewasser in einem Badehaus ist auf einem ägyptischen Papyros aus dem Jahre 221 v. Chr. aufgezeichnet.

Nachrichten über Heißluftbäder sind aus dem 8. Jh. v. Chr. bekannt. Verbunden mit anschließendem Eintauchen in kaltes Wasser diente dieses Schwitzbad bei niedriger relativer Luftfeuchtigkeit (5–20%) und hoher Temperatur (heute in der Sauna 70–100 °C) der Körperreinigung. Zu Zeiten Neros waren die römischen Bäder der Reichen mit Marmor, Glasmosaik im Deckengewölbe, Wasserhähnen aus Edelmetall und Standbildern ausgestattet.

Seifen kamen erst im 2. Jh. n. Chr. zur Anwendung. Bis dahin wurden metallene Schabegeräte genutzt, literarisch ist auch der Gebrauch von Bimsstein und toniger Erde belegt. Als *sapo* wurde ein Gemisch aus Fett und Pflanzenasche, zunächst zum Färben der Haare, später auch zum Reinigen verwendet. Im 4. Jh. n. Chr. wird vom *saponarius*, dem Seifensieder, gesprochen.

Eine auch für heutige Verhältnisse wichtige Badevorschrift konnte in nordafrikanischen Thermen gefunden werden. Straßenschuhwerk mußte am Eingang, spätestens in den Umkleideräumen abgelegt werden. In Mosaikfußböden wurden, kunstvoll eingelegt, Bilder von Sandalen und Schuhen gefunden. Manchmal war noch ein *strigilis*, ein metallenes Schabgerät daneben abgebildet, während am Ausgang die Schuhe in entgegengesetzte Richtung weisen. Offensichtlich durften die Baderäume nur mit Holzbadeschuhen benutzt werden, ebenso wie in islamischen Bädern. Damit wurde das Ausrutschen auf den mit Öl verschmutzten, nassen Marmorfußböden verhindert sowie ein Schutz vor den hohen Bodentemperaturen erreicht (Brödner 1992, S. 110). Aus heutiger Sicht beugte man damit Fußwarzen und -pilzerkrankungen vor, was heute in öffentlichen Bädern ebenso unbedingt anzuraten ist.

Die Abortanlagen waren im Bereich der Umkleideräume; unter den Marmorsitzen befand sich ein breiter Abflußkanal und vor den Sitzen eine mit fließendem Wasser versorgte Rinne, sowie Wasserbecken am Ein- und Ausgang. Vermutlich dienten diese der körperlichen Reinigung, Toilettenpapier gab es nicht.

Sprachsymbolik

Auch mit rassistischem und moralischem Hintergrund wurde symbolhaft mit dem Thema Sauberkeit und „Reinheit, über alles" (Augstein 1996) umgegangen. Oft wurde die „Mohrenwäsche" in Werbung und in der Umgangssprache benutzt. Die geläufige Redewendung „Einen Mohren weiß waschen wollen" mit der Bedeutung, „Unmögliches, Widersprüchliches zu versuchen, besonders einen offensichtlich Schuldigen durch Scheinbeweise als Unschuldigen hinstellen wollen", hat vermutlich ihren Ursprung im Alten Testament. Dort fragte der Herr durch seinen Propheten Jeremias (13,23): „Kann auch ein Mohr seine Haut wandeln oder ein Panther seine Flecken?" Die Seifenwerbung bediente sich der Formulierung „Einen Äthiopier waschen" und versprach, daß die Seife … auch den Schwarzen aus Afrika rein waschen kann. Der Begriff und die Praxis der *Geldwäsche* ist auch heute noch üblich, im Zusammenhang der Entnazifizierung während der Besatzungszeit nach dem 2. Weltkrieg versuchte man sich mit der „Weißwaschung der Seele". Der dann ausgestellte *Persilschein* geht letztlich auf die Bedeutung einer „Mohrenwäsche" zurück und wurde eine geflügelte Umschreibung für das praktisch und moralisch Unmögliche.

2.5.2
Körperpflege

Die Auswirkung belästigender Körpergerüche auf das Wohlbefinden des Menschen wird häufig unterschätzt. Der Eigengeruch des Menschen kann (Neuhaus 1961) in Regionalgerüche (Haut, vornehmlich die stark behaarten Hautbezirke) und Pfortengerüche (Mund, Ohr, After, Genitalien) eingeteilt werden. Eingeschränkt soll auf einige Problembereiche eingegangen werden.

Mundpflege

Beim üblen Mundgeruch (foetor ex ore), der sozialen Kontakt nachhaltig stören kann, kann unterschieden werden:

- intraoral bedingter Mundgeruch, der durch ungenügende Zahnpflege, mangelhaft gereinigten Zahnersatz, schmutzige Zahnzwischenräume, Stomatitiden (Entzündung der Mundschleimhaut), Gingivitiden (Entzündung des Zahnfleisches), Parodontose (Zahnbetterkrankung), Zahnfleischbluten und andere pathologische Veränderungen im Bereich der Mundhöhle verursacht werden kann, und
- extraoral bedingter Mundgeruch, der bei Intestinal-, Infektions- oder Stoffwechselerkrankungen auftreten kann.

Auch Medikamente und Speisen (z.B. Kaffee) können zu unangenehmem Mundgeruch führen (Witthauer u. Schiller 1993, S. 151). Viele Betroffene sind sich der Intensität des Mundgeruchs nicht bewußt.

Auch wenn sich Karies und schlechte Mundpflege der Mitarbeiter nicht auf den Standard der Krankenhaushygiene auswirken, sollen zur Ergänzung der Körperhygiene und Reduzierung von belästigendem „foetor ex ore" einige Informationen gegeben werden. „Jeden Tag einen Apfel gegessen, erspart dir den Doktor", dieses englische Sprichwort spricht eine Reihe von Faktoren der Kariesvermeidung an. Vor allem Streptococcus mutans und Streptococcus sanguis sind für das Krankheitsbild der Karies (Zahnfäule) verantwortlich. Voraussetzung für die Entstehung der Karies ist die Bildung einer Plaque auf der Zahnoberfläche. Physiologisch ist die Zahnoberfläche von einer dünnen Schicht aus Proteinen und Glykoproteinen, auch als Schmelzoberhäutchen bezeichnet, überzogen. Die Streptokokken können sich auf dieser Schicht ansiedeln. Sie produzieren Dextrane, die nun wiederum anderen Bakterien als Haftoberfläche (Matrix) dienen. So bildet sich nach wenigen Tagen durch Vermehrung eine dicke Schicht, die Plaque, die durch ihre sauren Stoffwechselprodukte (v. a. Milchsäure) eine zahnschmelzauflösende Wirkung zeigen und die Kariogenese vorantreiben. Durch mechanische Einwirkungen (Kauen, Zähneputzen) wird sie entfernt. Durch Kauen wird die Speichelproduktion angeregt (täglich 0,6–1,5 l Mundspeichel). Der Speichel hat eine reinigende und durch den Gehalt an Lysozymen, sekretorischem Immunglobulin A und Rhodanidionen eine antibakterielle bzw. antivirale Wirkung (Vaupel u. Ewe 1995, S. 814). Das Kauen von Äpfeln ermöglicht neben dem mechanischen und speichelanregenden reinigenden Effekt noch die bakterizide Einwirkung von fruchtspezifischen Hemmstoffen, z.B. Phenolen des Apfels.

Körpergeruch

Körpergerüche oder Regionalgerüche haben ihre Ursachen in:

- Duftstoffen der apokrinen Schweißdrüsen,
- Fettsäuren (z.B. Buttersäure) aus Schweiß und Hauttalg,
- Abbauprodukten von Fettsäuren,
- Eigengerüchen der mikrobiellen Hautflora,
- bakteriellen Zersetzungsprodukten von Eiweißkörpern und Aminen.

Da Schmutz z.T. durch Schweiß in die Wäsche eingebracht wird und der Schweiß sich auf der Haut durch bakterielle Einwirkung zersetzt, ist die Zusammensetzung von Schweiß interessant.

Schweiß (1 l) setzte sich wie folgt zusammen (Stache u. Großmann 1992, S. 26):

- Natriumchlorid: 2–5 g,
- Kaliumsalze: 0,3–0,5 g,
- Kalziumsalze: 0,04–0,08 g,
- Stickstoff (aus Harnstoff und Aminosäuren): 0,3–1,6 g,
- Milchsäure, niedrige Fettsäuren, Fette, Oxy- und Oxofettsäuren, alipathische und zyklische Alkohole: 2–5 g; Rest Wasser.

Voraussetzung für einen frischen Körpergeruch sind regelmäßige sorgfältige Körperreinigung und entsprechendes Wechseln der Kleidung. Die tägliche Schweißerzeugung des Menschen beträgt bei normaler Tätigkeit etwa 500 ml–1 l und steigt bei körperlicher Schwerstarbeit und intensiver sportlicher Aktivität unter normalen Klimabedingungen auf rund 1 l/h (Ulmer 1995, S. 681). Diese Zahlen erklären die unterschiedliche Anschmutzung der Wäsche bei verschiedenen Personen, und diese Ergebnisse verdeutlichen, warum es keine Standards für die Häufigkeit der Körperwäsche geben kann. Zudem wird das Sauberkeits- und Hygieneverhalten von Erziehung und gesellschaftlich gewachsenen Traditionen bestimmt, die trotz vorhandener internationaler vergleichender Studien (z.B. Bergler 1976, 1989) auch durch Einwirkungen der interessierten Industrie sich nur sehr langfristig verändern.

Wie geht es damit Klein Erna?

In Schule. Die Lehrerin hat Klein Erna ins Verkehrsheft geschrieben: „Werte Frau Pumeier! Klein Erna riecht immer so strenge, und ich bitte Sie, Klein Erna regelmäßig zu waschen!" Antwort: „Wertes Frollein! Klein Erna is keine Rose, Sie solln ihr nich riechen, Sie solln ihr lernen!"

Neben dem gründlichen Waschen kann es hilfreich sein, Antiperspirantien (Schweißhemmungsmittel) und Desodorantien (Mittel, die Körpergerüche vernichten oder überdecken) zu nutzen. Sie besitzen beide antiseptische Komponenten.

Geruchsschwellen

Die Empfindlichkeit für einzelne Stoffe ist sehr unterschiedlich. Es werden bei Menschen partielle Geruchsblindheiten, partielle Anosmien, beobachtet. In solchen Fällen sind die Schwellen für bestimmte Duftstoffe stark erhöht. In der Regel sind die Menschen jedoch sehr geruchsempfindlich, d.h., es kommen bereits Empfindungen bei sehr niedrigen Konzentrationen zustande, z.B.:

- für Methyl-Merkaptan, die Geruchskomponente des Knoblauchs, besteht eine extrem tiefe Schwelle der Wahrnehmung (10^{-6} mg/l),
- für Buttersäure, den Geruchsstoff, der nach bakterieller Zersetzung von Schweiß entsteht, ist die Schwelle 1000mal höher (10^{-3} mg/l),
- für Skatol, einer Geruchskomponente des Stuhlgangs, besteht eine ähnlich hohe Geruchsschwelle.

Geruch zeigt jedoch im Vergleich zu anderen Sinnen besonders ausgeprägte *Adaption.* Man nimmt nur den Unterschied wahr, die Erregung in den afferenten Bahnen sinkt noch während des Reizes ab. Die Geruchswahrnehmung erlischt bereits nach kurzem Aufenthalt in einer duftstoffhaltigen Umgebung. Beispiele finden wir im klinischen Geschehen, aber auch sonst im Leben genügend (Sitzmann 1995, S. 88). Wie es einem Kollegen mitgeteilt werden kann, daß er belästigenden Mundgeruch hat oder daß seine Kleidung „stinkt" oder sein Körpergeruch unangenehm ist, bleibt eine zu entwickelnde, soziale Aufgabe.

Zur Adaption an Gerüche weiß Klein Erna etwas beizutragen

Die Ziege. Mamma hat ja nun von Onkel Emil ne Ziege geerbt. Und wie sie die mit Klein Erna aus'n Trauerhaus abholt und in ihr'n Schrebergarten bringt, ruft Frau Kripgans von nebenan: „Na, Klein Erna, wo habt ihr denn die Ziege her? Ischa ganz schön so'n Tier, jedenfalls in Sommer. Aber in Winter, wo wollt ihr denn da blos mit hin?"
„Och, dann muß sie eben mit zu uns in Schlafstube!"
„Was, mit in Schlafstube, bei *den* Gestank??"
„Och, Frau Kripgans, tun Sie man nicht so, da wird sie sich eben an gewöhnen müssen!"

Gesundheitsgefahren durch intensiven Gebrauch von Parfümen und parfümierten Kosmetika

In den USA benutzt der Durchschnittsverbraucher täglich zwischen 17 und 21 verschiedene parfümierte Kosmetika (Haarwaschmittel, Haarfestiger, Tönungen, Seife, Deodorant, Parfüm, Rasierwasser, Hautcreme, Reinigungscreme, Gesichts-/ Körperlotion, Lippenstift, Lippenpflege, Make-up, Lidschatten, Puder, Haarentfernungsmittel usw.). Bis zu 600 unterschiedliche chemische Inhaltsstoffe können in einem einzigen Parfüm vermischt sein. Diese Duftstoffe werden heute aus Kostengründen überwiegend synthetisch hergestellt, haben also mit den natürlich gewonnenen, z.B. aus dem Drüsensekret von Moschustieren, dem Bibergeil, dem Hibiskusöl oder Jasminöl, keine Verwandtschaft. Gesundheitliche Probleme durch den intensiven Gebrauch von Parfum sind im folgenden aufgeführt.

Als parfümbedingte Beschwerden oder Nebenwirkungen gelten (Zahn 1994, S. 2)

- Kopfschmerzen, Schwindel, Müdigkeit,
- Konzentrations- und Merkfähigkeitsstörungen,
- Stimmungsschwankungen, Depressionen,
- Unruhe, Übelkeit,
- Doppelbilder, Ohrgeräusche,
- Migräne, Krampfanfälle,
- Verwirrtheit, Reizbarkeit, Anspannung,
- allergischer Schnupfen, Bronchitis,
- Nasennebenhöhlenentzündungen, Husten,
- (juckende) Hautausschläge,
- Muskel- und Gelenkentzündungen,
- Herzrhythmusstörungen, Bluthochdruck.

Für eine toxikologische Bedenklichkeit von Nitromoschus sprechen folgende Faktoren (Ippen 1994, S. 256):

- Einlagerung in Frauenmilch,
- Einlagerung im menschlichen Fettgewebe, sicher auch in anderen Organen (ZNS?, Leber?),
- gefunden in der Nahrungskette, z.B. in Forellen,
- gefunden im Flußwasser unterhalb einer Kläranlage,
- Kanzerogenität nachgewiesen im Tierversuch,
- toxische Wirkung auf Magen und Darm bei Mäusen (Blutungen), Leberschäden,
- Langzeittoxizität muß angenommen werden.

„Der Mensch orientiert sich in seiner Umgebung v.a. mit den Augen. Chemische Botschaften müssen schon recht ausgeprägt sein, damit der Mensch sie bewußt wahrnehmen kann. Viele Tiere wären mit einem so schwachen Geruchssinn verloren. Die unmittelbare Verbindung mit dem limbischen System, einem Gehirnteil mit Regelungsfunktionen auf das Affekt- und Triebverhalten, erklärt die starke emotionale Komponente der Geruchswahrnehmungen. Geruchsempfindungen beeinflussen leicht Lust- und Unlustgefühle, Sympathie und Antipathie. Geruchsreize haben über die Funktion von Sexualhormonen Einfluß auf die Fortpflanzung.

Olfaktorische Reize können unmittelbar Affekte, Emotionen, dazugehörige psychomotorische Verhaltensschablonen sowie typische vegetative Effekte in der Peripherie auslösen. Unmittelbar und meist unreflektiert werden Affekte und andere psychische Reaktionen in Gang gesetzt, wie z.B. Ekel, Wohlbehagen, Abwehr oder Verlockung.

Gerüche werden auch körperlich gespürt. Erinnerungen angenehmer oder unangenehmer Art können damit verbunden sein. Damit ist deutlich, daß Geruchseindrücke mit dem Gefühlsleben verbunden sind und eine starke Beziehung zum Lebenssinn besteht, wenn sie ausgeprägt Ekel und Wohlbehagen, Antipathie und Sympathie vermitteln können.

Ohne Zweifel gibt es Parfums und andere Düfte, die das Befinden und die Stimmung beeinflussen – ein Phänomen, das die Industrie gewinnbringend nutzt." (Sitzmann 1995, S. 93)

Gerüche waren schon früher teuer, teurer als manches Parfüm heute. So waren Myrrhe und Weihrauch nur mit Gold und Edelsteinen vergleichbar; sie waren es, die von den Heiligen Drei Königen dem gerade geborenen Jesusknaben in Ehrfurcht dargebracht wurden.

Daß sich auch die Politik, zumindest auf der Rheinschiene und zu bestimmten Jahreszeiten, mit Sauberkeitsnormen und Geruchsschwellen der Bevölkerung befaßt, geht aus der nachfolgenden Zeitungsnotiz hervor (FAZ Nr. 46 vom 23. 2. 1995, S. 4).

Rau: Transpiratoren nicht ausgrenzen.

Düsseldorf, 22. Februar. Den lang erwarteten Entwurf einer Transpirationsobergrenzenverordnung (TOV) hat die nordrhein-westfälische Landesregierung am Mittwoch vorgelegt. Die Verordnung soll in den Bundesrat eingebracht werden, um eine bundeseinheitliche Regelung zu erreichen. Die Verordnung sieht vor, daß Personen mit einem Transpirationsquotienten von 0,03 Nanogramm Tetrazyklochloridhexaform vom Betreten öffentlicher Gebäude ausgeschlossen werden. Das Presseamt der Landesregierung schätzte am Mittwoch, daß von der Verordnung rund fünfzehn Prozent der Bevölkerung betroffen sein werden, davon rund siebzig Prozent männlichen Geschlechts. Im Zuge der Privatisierung öffentlicher Aufgaben sollen die Technischen Überwachungsvereine damit beauftragt werden, alle Bürger einmal jährlich einer Transpirationsuntersuchung zu unterziehen und ihnen einen Transpirationspaß auszustellen. Diese Pässe müssen künftig bei Betreten öffentlich zugänglicher Gebäude wie Kinos, Theater und Restaurants vorgezeigt werden, die unterschiedliche Transpirationszonen einrichten sollen. Die Düsseldorfer Landesregierung will auch Initiativen ergreifen, um transpirationsgerechtes Bauen zu fördern. Sie forderte am Mittwoch das Bundesumweltministerium auf, die TOV rasch auch in der Europäischen Union (EU) durchzusetzen, um die Wettbewerbsfähigkeit Deutschlands zu sichern. Die Landesregierung kritisierte, daß die EU an einer Transpirationsrichtlinie mit wesentlich geringeren Grenzwerten arbeite. Ministerpräsident Rau (SPD) warnte zugleich davor, Transpiratoren auszugrenzen. Die Landesregierung wollte am Mittwoch nicht dementieren, daß ihr Verordnungsentwurf in Zusammenhang mit den Karnevalstagen im Rheinland stehe; nicht bestätigt wurde, daß an diesem Donnerstag in Köln und Düsseldorf ein Transpirationsgroßmeßversuch unternommen wird. (ff.)

Haare und Rasur

Die Haare und die Kopfhaut nehmen im Vergleich zu anderen Hautregionen eine besondere Stellung ein. Der Anteil an pathogenen Keimen ist häufig höher (Tabelle 2.12).

Der hohe Anteil an Escherichia coli auf der Kopfhaut bleibt rätselhaft, er ist nur durch Kontamination nach dem WC-Besuch zu erklären. Haare als Reservoir von antibiotikaresistenten Staphylococcus aureus stellt bereits eine Arbeit aus 1965 vor (Summers et al. 1965, S. 13–15). Sie geht auch auf die Veränderung der

Tabelle 2.12. Pathogene Keimbesiedlung von Haaren und Kopfhaut. (Nach Wallhäußer 1995, S. 175)

Keimbesiedlung von Haaren und Kopfhaut	Maximaler Anteil [%]
Staphylococcus aureus	30
Escherichia coli	20
Streptokokken	10

Besiedlung von ambulanten Patienten sowie stationären Patienten und Pflegenden der Klinik ein. Der bekannte Erregerwandel durch den Klinikaufenthalt wird bestätigt. Die Häufigkeit von Escherichia coli auf den Haaren von Pflegenden liegt jedoch „nur" bei 9%, gegenüber etwa 20% bei den beiden Patientengruppen.

Die Kontamination mit potentiellen Krankheitserregern zeigt jedoch, daß die Haare auch unabhängig vom Hauttyp häufiger gewaschen werden müssen. Die Haarwäsche darf sich nicht nur nach dem Fetten der Haare, also dem Aussehen, richten. Ein Hygieneprinzip: Beherrsche deine Hände!, läßt sich nun auch aus der Kontaminationsdichte der Haare begründen. Es meint alle Vermeidungsmöglichkeiten, die dem Pflegenden mit seinem wichtigsten Arbeitsinstrument zustehen. Dieser Rat kann hilfreich sein, die Hände nicht in unkontrollierter Weise vom Verband des Patienten zur juckenden Nasenspitze, durch die herunterhängende Haarsträhne und wieder zurück auf den Verband zu führen.

Die Länge der Haartracht und Bartpflege ist modeabhängig. Bereits in der klassischen griechischen und römischen Zeit verbreiteten sich modische Neuheiten verhältnismäßig schnell. Am Vorbild von exponierten Persönlichkeiten oder einem Herrscher ist dies zu beobachten: Beispielsweise wurde das glattrasierte Gesicht Alexander des Großen zum Vorbild und damit Bartlosigkeit allgemeine Mode (Blanck 1996, S. 68). Von den historischen römischen Männern ist eine Prozedur überliefert, die an die oft heute noch praktizierte präoperative Rasur von Patienten mit Einmalrasierern (Kap. 5.2.3) erinnert: „Die Männer waren ... auf ziemlich grausame Weise glatt rasiert, eine Tortur, die nicht zuletzt darauf zurückzuführen ist, daß das Gesicht vor der Rasur lediglich mit Wasser eingerieben wurde." (Christ 1994, S. 116) Zu begründen ist dies damit, daß Seife erst im 2. Jh. n. Chr. verwendet werden konnte.

Neben Langhaar läßt sich kurzgeschnittenes Haar für griechische Männer bereits seit der ersten Hälfte des 6. Jh. v. Chr. bildlich belegen (Blanck 1996). Wurde zuerst beobachtet, daß sich Kurzhaar bevorzugt bei Sportlern verbreitete, bewies die Vasenmalerei eher die Kurzhaartracht bei Trauernden.

Werden in heutigen Hygieneplänen „vollständig bedeckender Haarschutz" und „lange Haare hinten zusammengebunden" gefordert, sind in Abb. 2.2 auf Vasen- und Münzbildern beruhende attraktive und schicke Beispiele aus griechischer vorchristlichen Zeit zur Nachahmung vorgestellt.

Baden und Duschen

Aus präventiven Gründen besteht die strikte Forderung für Mitarbeiter und die wenigen zugelassenen Besucher des *Deutschen Hybrid-Schweineprogramms*, vor

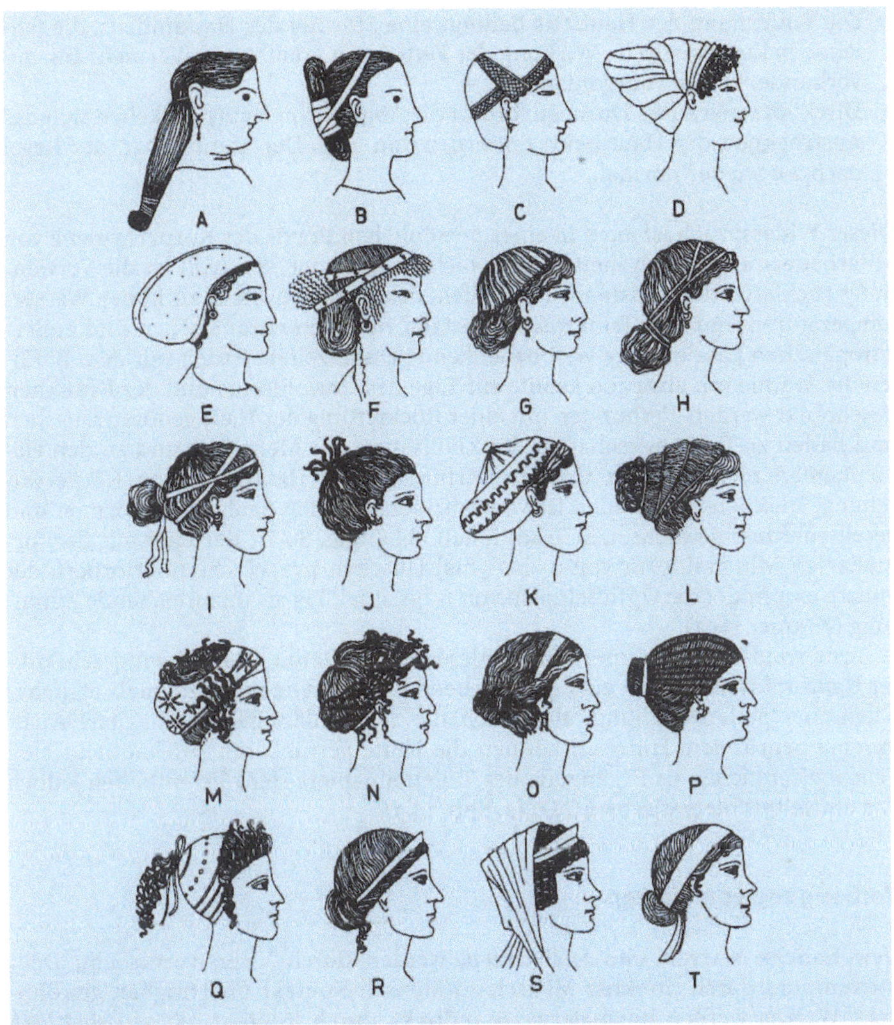

Abb. 2.2. Beispiele für Haartrachten aus griechischer vorchristlicher Zeit. (Aus Blanck 1996) Wiedergabe mit freundlicher Genehmigung der Wiss. Buchgesellschaft Darmstadt

jedem Betreten des Zuchtsauen-Stalles zu duschen. Diese Anordnung wird überwacht und ausgeführt, obwohl bekannt ist daß „Baden oder Duschen unter Verwendung von Seife (…) zu einem Anstieg der nachweisbaren Keimzahlen auf der Haut (führt)" (Heeg u. Christiansen 1993, S. 106). Als Gründe dafür kommen in Betracht:

- Die in tieferen Schichten der Haut lagernden Mikroorganismen kommen an die Oberfläche.
- Detergenzien lösen Zusammenballungen von Mikroorganismen (sog. Mikrokolonien) auf, und die einzelnen Erreger verteilen sich.

- Die Entfernung des Hautfetts bedingt eine Störung des Hautmilieus, die fehlende bakteriostatische Wirkung der Fettsäuren erlaubt eine Vermehrung der vorhandenen Mikroorganismen.
- Direkt präoperatives Duschen fördert die Abgabe von Hautpartikeln durch das Austrocknen der Haut beim Entfernen von Talg. Der Status ist in der Regel nach 2 h wieder normal.

Dieser Widerspruch ist auch in einer persönlichen Praxis der Körperhygiene von Mitarbeitern des Gesundheitswesens nicht aufzuheben. Sinnvoll ist die Verwendung rückfettender Substanzen in Seifen, das Beachten nicht zu hoher Wassertemperaturen und den Trinkwassernotstand in vielen europäischen und außereuropäischen Ländern der Welt bedenkende Duschzeiten. Baden mit dem Befüllen der Wanne mit etwa 300 l sollte auf Tage des Unwohlseins und der Krankheit beschränkt werden. Verbunden mit einer Rückfettung der Haut gehören Duschen und Baden zu Errungenschaften der Zivilisation der Menschen und zu den elementarsten menschlichen Grundbedürfnissen. Die Häufigkeit von Körperwaschung, Duschen oder Baden ist von sehr persönlichen Sauberkeitsnormen und gesellschaftlich gewachsenen Traditionen abhängig. So ist der eine mit der formulierten Minimalnorm von 2- bis 3mal Duschen pro Woche überfordert, der andere empfindet die Optimalnorm von 1- bis 2mal/Tag als unzureichende Zumutung (Kramer 1993).

Insbesondere bei Männern im mittleren und höheren Alter mit eingeschränkter Hautfunktion können eine übertriebene Analhygiene mit mehrmals täglicher alkalischer Seifenwaschung, aber auch die vernachlässigte Analhygiene Analekzeme begründen. Hilfreich können die heute verfügbaren pH-hautneutralen Feuchtwischtücher als Ergänzung des Toilettenpapiers sein. Sie enthalten jedoch das umweltproblematische EDTA (s. Kap. 3.1.3).

Vorbeugung von Warzen

Gewöhnliche Warzen und Dellwarzen, werden durch Viren verursacht; Dellwarzen sind durch direkten Mensch-zu-Mensch-Kontakt übertragbar, gewöhnliche Warzen werden normalerweise indirekt, durch Kontakt mit virushaltigen Gegenständen übertragen. Die Übertragung von Plantarwarzen, die auch als „Dornwarzen" oder „Stechwarzen" bezeichnet werden, erfolgt durch Barfußgehen auf Böden, die durch infektiöse Hautschuppen kontaminiert sind. Über Wasser werden die Warzen nicht weitergegeben.

Einfache Hygieneregeln lassen ein Kontaminationsrisiko vermindern:

- Handtücher, Hautcremes und Massageöle nicht gemeinsam benutzen.
- Menschen mit Warzen sollen nicht barfuß gehen, beim Sport sollen großflächige Pflaster, Socken und Turnschuhe getragen werden.
- Zur Vorbeugung wird die bereits im Altertum praktizierte Sandalenbenutzung in Saunen, Schwimmbädern und öffentlichen Duschen propagiert.

Fußpilzprävention

In Orten mit feucht-warmer Umgebung finden Mikroorganismen unterschiedlicher Art ideale Bedingungen, um sich auszubreiten. Dazu gehören neben Hefe- und Schimmelpilzen auch Dermatophyten, krankheitsauslösende Pilze, die Mykosen auf der Haut (Tinea pedum), zwischen den Zehen (Tinea interdigitalis) und an den Fuß- und Fingernägeln (Onychmykosen) bedingen. Es sind Infektionserreger, die in Fitneßstudios, Saunen und Solarien genauso auftreten können wie in Schwimm- und Erlebnisbädern. Bei Fuß- bzw. Interdigitalmykosen können die leicht ablösbaren Hautschuppen als Infektionsrisiko angesehen werden. Das Infektionsrisiko wird jedoch auch von der persönlichen Hygiene und dem Verhalten des einzelnen wesentlich beeinflußt.

Pilzbedingte Erkrankungen der Nägel sind in den letzten Jahren häufiger geworden. In der Regel erreichen die Erreger, meist Dermatophyten, das Nagelorgan von einer vorbestehenden Pilzerkrankung der freien Haut aus. Pilzerkrankungen der Nägel betreffen die Fußnägel häufiger als die Fingernägel, das Verhältnis beträgt etwa 5:1 (Abeck et al. 1996, S. B-1592). Heute ist eine hocheffektive Behandlung möglich, z.B. durch Antimykotika enthaltende Nagellacke, die nach Applikation des Lacks langsam aus dem sich bildenden Film freigesetzt und in den Nagel abgegeben werden.

Empfehlungen zur Fußpilzprophylaxe:

- Vorbeugung ist besser: Tragen von Badesandalen in der Umkleide, beim Duschen und bis an den Beckenrand.
- Gefahrenquellen trockenlegen: Gründliches Abtrocknen der Füße und Zehenzwischenräume ist unverzichtbare Voraussetzung.
- Fußsprühgeräte werden von der Industrie immer noch empfohlen, bieten jedoch falsche Sicherheit und sind von fragwürdiger Wirksamkeit:
    - die Einwirkzeit des Desinfektionsmittels ist zu kurz, um zu wirken,
    - eine Allergisierungsgefahr der Haut, aber auch über die Raumluft besteht,
    - die Anwendungskonzentration wird auf dem feuchten Fußboden sofort zu stark reduziert,
    - Wartungsmängel bringen Unsicherheit.

Das damalige Bundesgesundheitsamt konnte die Bereitstellung und Anwendung von Fußsprühanlagen wegen des umstrittenen Nutzens nicht mehr empfehlen (Anonym 1990). Auch in einer aktualisierten Fassung als Empfehlung der „Badewasserkommission" des Umweltbundesamtes (Anonym 1997, S. 439) wird von der „fragwürdigen Wirksamkeit" und „unnötigen Wasserbelastung" gesprochen.

Ein *Behandlungsprinzip* ist: soviel Luft (Sandalen, barfuß auf natürlichem Boden), so wenig Wasser wie möglich (aber soviel wie nötig, wegen der sonst auftretenden gesellschaftlichen Isolation; Goebel u. Glöckler 1991, S. 129). Nach kurzen Fußbädern mit Salbei- oder Eichenrindentee soll gründlich abgetrocknet werden. Einölen mit Salbeiöl oder Massageöl mit natürlichen ätherischen Ölzusätzen pflegt die Haut.

Praxisanfrage

Ein Mitarbeiter der Akutambulanz hat durch seine Kindergartenkinder Kopfläuse übertragen bekommen. Er hat seine Haare gründlich mit Goldgeist forte®, einem Pyrethrumpräparat (s. Kapitel 3.1.1) durchtränkt und massierend eingerieben. Noch etwa eine $^3/_4$ h hat er das Präparat einwirken lassen. Nach der anschließenden Kopfwäsche kämmte er sie mit einem feinen Kamm aus. Sein Vorgesetzter fragt jetzt nach, ob die Dienstaufnahme nach 2 freien Tagen wieder ohne Gefahr für die Patienten möglich sei.

Antwort

Ja, ohne Probleme für die Patienten. Es empfiehlt sich, daß alle Familienangehörigen sich wegen der leichten Überwanderung der Läuse behandeln und die Behandlung nach 8–12 Tagen wiederholt wird. Übertragen werden die Kopfläuse nur bei engem Kontakt und durch Vertauschen von Kopfbedeckung, Schals, gemeinsam benutzten Kopfkissen; bei Kämmen und Bürsten nur nach unmittelbarem Austausch. Die Läuse sind extrem von dem Klima dicht über der Hautoberfläche abhängig, Temperaturen von 28–30 °C sind optimal, bei Fieber des Wirtes wandern sie ab. Obwohl ein Leben ohne Wirt in Textilien, Kämmen oder Bürsten aufgrund der negativen Temperaturverhältnisse sowie der fehlenden Nahrung nur kurzfristig möglich ist (Voigt 1997, S. 4.421), sollte im gemeinsam genutzten Bereitschaftsdienstzimmer eine Vorsorge praktiziert werden: Anstelle des gemeinsam benutzten, jeweils frisch bezogenen, Kopfkissens sollte für den betroffenen Mitarbeiter ein eigenes mit frischem Bezug benutzt werden.

Trotz erheblicher Verbesserung von Wohlstand und hygienischer Verhältnisse sind in Mitteleuropa Läuse noch weit verbreitet. 2,5 Mio. in der Apotheke verkaufte Verpackungseinheiten an Präparaten gegen Läuse sind die Beweise für das Tabuthema. Die beim Menschen vorkommenden Kleiderläuse, Kopfläuse und Filzläuse/Schamläuse sind eng an den Menschen gebunden, sie beschränken sich darüber hinaus auf bestimmte Körperregionen.

Ein Vergleich (Tabelle 2.13) der am Menschen auftretenden Lausarten gibt Aufschluß über ihre Lebensformen und Formen der Behandlung.

Tabelle 2.13. Menschliche Lausarten. (Mod. nach Voigt 1997, S. 4421; Stüttgen 1992)

Aussehen/Verh.	Kleiderlaus	Kopflaus	Filzlaus
Größe des erwachsenen Männchens	2,5–3,5 mm	2,0–3,0 mm	0,8–1,5 mm
Weibchens	3,5–4,5 mm	2,5–3,5 mm	1,0–1,7 mm
Hinterleib	länglich	länglich	Gedrungen mit haarigen Fortsätzen
Aussehen	Ist der Kopflaus äußerlich sehr ähnlich, sie wird größer.	Eier an einem Kopfhaar ♂ Rückenseite ♀ Bauchseite	
Färbung	Meist grau-weiß	Meist grau-weiß mit dunklen Rändern	Meist grau-weiß
Eiablage bevorzugt an	Fasern der Unterwäsche, Kleidernähte	Kopfhaaren	Schamhaaren, seltener Brust- und Achselhaare, Bart, Augenbrauen
Länge der Eier	0,8 mm	0,8 mm	0,6 mm
Übertragung durch	Kleidung, Bettzeug, Sitze in Verkehrsmitteln, Gaststätten, Friseuren, Schulen, Kinos	Gemeinsam benutzte Kopfbedeckung, Kissen, Kämme, Perücken	Geschlechtsverkehr, gemeinsame Bettdecken oder Kleidungsstücke, Handtücher
Physikalische Tötungsmethoden	Textilien mit 60 °C waschen, nicht waschbare Textilien in die chemische Reinigung oder für 4 Wochen in fest verschlossenem Foliensack (Quarantäne) Matratzen und Bettzeug zur Dampfdesinfektion	Waschbare Textilien waschen, andere Textilien Quarantäne in verschlossenem Foliensack möglichst warm für 4 Wochen Alternativ für 1 Tag tiefgefrieren (–18 °C) Gründliche Reinigung von Kämmen und Haarbürsten	Persönliche Hygiene, täglicher Wäsche- und Kleiderwechsel
Dermatologische Behandlung: 3 Wirkstoffgruppen	Chlorierte Kohlenwasserstoffe (Lindan®, ähnlich dem DDT), Pyrethrum (insektizider Inhaltsstoff einer Reihe von Chrysanthemumarten), Pyrethroide (synthetisches Pyrethrum) Wegen mehr oder weniger toxischer Wirksubstanzen Apotheker fragen		

Fallbeispiel: Piercing und Ringe

Ein im Nachtdienst eingeteilter Pflegehelfer trug im Gesicht, an den Ohren und an den Fingern Schmuck. Der Arbeitgeber wies ihn an, das in Zukunft zu unterlassen und berief sich dabei auf die Unfallverhütungsvorschriften. Der Pflegehelfer hielt sich nicht daran und erhielt daraufhin eine Abmahnung. Diese wollte er nicht akzeptieren und zog wegen Verletzung seines Persönlichkeitsrechts vor Gericht.

Das Landesarbeitsgericht Schleswig Holstein akzeptierte jedoch das Schmuckverbot. Es richte sich nicht gegen den persönlichen Geschmack oder die Wertvorstellungen des Mitarbeiters. Es gehe vielmehr darum, den Pflegedienst an Geistig- und Mehrfachbehinderten ohne Komplikationen zu gewährleisten. Wenn die Klinik hier nicht vorsorglich eingreifen würde, um Verletzungen des Mitarbeiters oder von Patienten vorzubeugen, würde sie gegen Fürsorgepflichten verstoßen. Die Abmahnung bleibe daher bestehen (Aktenzeichen 4 Sa 467/95, veröffentlicht in Medical Tribune vom 18. 3. 1997).

2.6
Weit weg vom Schmutz – vom Hygieneprinzip der Distanzierung

Eine Reihe von Möglichkeiten zur Distanzierung, nicht vom Patienten, sondern von Schmutz und pathogenen Mikroorganismen, können in Klinik, Altenheim und ambulanter Pflege in der pflegerischen und therapeutischen Arbeit angewandt werden. Es sind Prinzipien zum Schutz vor Kontaminationen (Abb. 2.3).

2.6.1
Bauliche Schutzmöglichkeiten

Es wird immer wieder die Frage diskutiert, inwieweit räumliche und technische Optimierungen in der Lage sind, einerseits zur Sicherheit im Hinblick auf Infektionen der Patienten und andererseits zur Arbeitszufriedenheit und Sicherheit der Mitarbeiter beizutragen. Hygieneverhalten einerseits und die Qualität der operativen Eingriffe andererseits scheinen jedoch die wesentlich dominierenden Faktoren zu sein (Hansis et al. 1997, S. 236). Infektionen werden nicht durch Räumlichkeiten, Ausstattungen oder Instrumente verursacht (Ayliffe 1991), Hauptüberträger sind die Mitarbeiterhände (Kramer et al. 1988, S. 23). Bauliche Gesichtspunkte haben noch eine Bedeutung bei der Isolierung von bestimmten Infektionskranken (z.B. Patienten mit multiresistenten Mikroorganismen, offene Form der TBC) in Einzelzimmern mit eigenem Waschraum und WC, also einer sog. „Naßzelle".

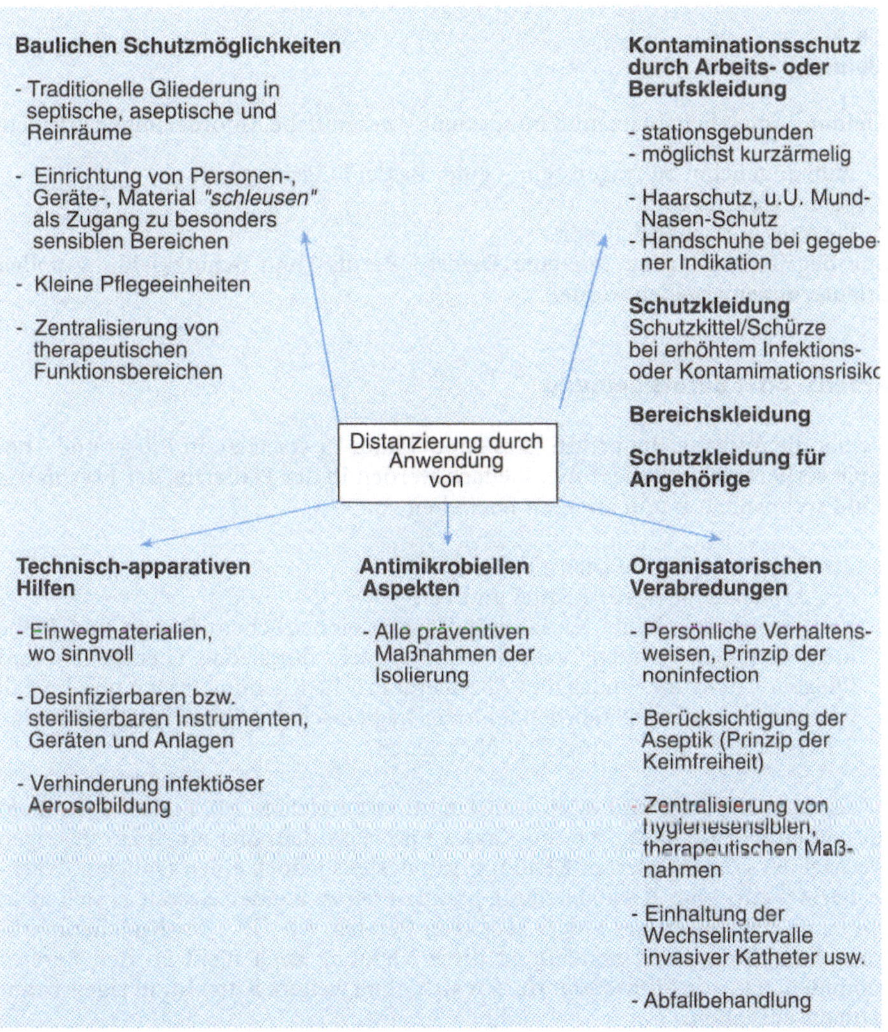

Abb. 2.3. Einige Gesichtspunkte zum Hygieneprinzip der Distanzierung. (Mod. nach Kramer 1988, S. 33)

In allen Operationsräumen können sog. septische und aseptische Eingriffe, auch verschiedene Fachdisziplinen betreffend, durchgeführt werden. Es empfiehlt sich, planbare septische Eingriffe am Ende des Tagesprogrammes auszuführen. Aber auch nach einem sog. septischen Eingriff ist nach erfolgter Wischdesinfektion der patientennahen und kontaminierten Flächen eine Fortsetzung des üblichen OP-Betriebs möglich, ohne den nachfolgenden Patienten zu gefährden.

2.6.2
Kleidung

Kleidung am Arbeitsplatz muß mindestens 3 wesentliche Anforderungen erfüllen:

- muß angenehm zu tragen sein – guter Bekleidungskomfort.
- Sie muß sicher sein.
- Sie muß wirtschaftlich sein.

Zur Begriffsverwirrung um eine Dienst-, Berufs- und Schutzkleidung sollen Erläuterungen gegeben werden.

Arbeits- oder Berufskleidung

Sie hat die Aufgabe, die private Straßenkleidung zu ersetzen. In Pflege und Therapie verliert sie an Bedeutung. Vielfach werden in der Pädiatrie, der Psychiatrie und Psychosomatik und anderen Bereichen von

- den Pflegenden keine Dienstkleider,
- den Ärzten keine weißen Kittel und von
- Krankenpflegern keine Kassak mit Hose in einheitlichem Design und Farbe mehr getragen. Vielmehr setzt sich immer mehr durch, daß Therapeuten und Pflegende in Krankenhaus und Altenheim private Kleidung tragen und im Fall von kontaminationsgefährdenden oder hygienisch sensiblen Tätigkeiten eine Schürze oder einen Schutzkittel überziehen.

In der Intensivpflege und in einigen Funktionsbereichen, z.B. Endoskopie, dient die einheitliche Kleidung, z.B. aus Kassak und Hose, dem Ziel, einen kurzfristigen Wechsel der kontaminierten Kleidung, mindestens jedoch einen täglichen Wechsel der Arbeits- oder Berufskleidung praktizieren zu können. Soweit es sich nicht um einen hygienisch besonders sensiblen Bereich, wie OP oder Knochenmarktransplantationseinheit handelt, ist diese Kleidung auch nicht an den Bereich gebunden, d.h., die Mitarbeiter dürfen sich ohne weitere Kittel im übrigen Krankenhaus aufhalten.

Um den Wärmeschutz auf Stationen, getragen auf der Berufs- oder Dienstkleidung, gibt es langfristige Diskussionen. Strickjacken dürfen auf Dienst- oder Berufskleidung getragen werden, wenn der Träger nicht mit kontaminationsgefährdenden Tätigkeiten beschäftigt ist. Beim Betten und Waschen von Patienten, bei Tätigkeiten mit aseptischem Umgang mit Pflegematerialien erübrigt sie sich, da hier zusätzlich zur Berufskleidung eine Schürze oder ein Schutzkittel getragen werden sollte. Dabei wird es genügend warm.

Umkleideräume

Trotz langjähriger Aufnahme in die UVV (§ 7) werden Umkleideräume in den meisten Krankenhäusern und Altenheimen sehr nachlässig behandelt. Zu eng, ohne Fenster, zu wenig Schrankraum, zu geringe Anzahl, fehlende Trennung sauberer Berufskleidung und Privatkleidung, mangelnde Möglichkeiten zur Aufbe-

wahrung der Klinik- und Privatschuhe, weit entfernt vom eigentlichen Arbeitsbereich: das sind häufige Fakten einer Bestandsaufnahme. Achtung und Hygiene
gegenüber den Mitarbeitern wird sehr unzureichend gewährleistet. Die hygienische Bedeutung eines ordnungsmäßigen Umkleideraumes beweist der dokumentierte Q-Fieberausbruch (Kapitel 5.2.6) bei 9 Hebammenschülerinnen, deren
Umkleideraum sich in unmittelbarer räumlicher Nachbarschaft zu einem Tieroperationssaal befunden hatte. Darin wurde mit Coxiella-burnetii-infizierten
Schafen gearbeitet (Anonym 1997, S. 349).

Schutzkleidung

„Schutzkleidung hat die Aufgabe zu verhindern, daß die Kleidung (auch die
Berufskleidung) der Beschäftigten mit Krankheitskeimen verschmutzt wird und
hierdurch … Gefahren entstehen." (UVV VBG 103 1986, S. 10) Damit ist klar, daß
es sich bei Schutzkleidung um zusätzlich zur Dienst- oder Berufskleidung oder
auch zur privaten Kleidung getragene Kittel und Schürzen handelt.

Nach den Unfallverhütungsvorschriften ist Schutzkleidung u.a. geeignet, wenn

- die Vorderseite des Rumpfes bedeckt ist (bei Schürze oder Kittel),
- sie desinfizierbar ist (wenn es sich nicht um Einmalmaterial handelt und
  daher durch Waschen oder Abwischen desinfiziert wird).

Zur Schutzkleidung kann außer dem Kittel und der Schürze in textiler oder Pla-
stikqualität (Einmal- oder Mehrfachverwendung) der Mund-Nasen-Schutz, die
Kopfhaube und der (Einmal-)Handschuh gehören.

Ob die Schutzkleidung lange oder kurze Arme haben soll, hängt von dem
Arbeitsgebiet ab und muß darauf abgestimmt werden. So ist beim Aufziehen von
Zytostatika sowie in notwendigen Fällen einer Isolation (z.B. Patienten mit
MRSA) ein Langarmkittel erforderlich. Auch bei der aseptischen Arbeit des
Instrumentierens im OP ist ein Langarmkittel erforderlich.

Schutzkleidung hat der Arbeitgeber in geeigneter Form zu stellen, er muß sie
auf seine Kosten reinigen lassen und Ersatz zu beschaffen. Nur wenn der Mitarbeiter z.B. Sicherheitsschuhe im privaten Bereich tragen dürfte, könnte er an den
Kosten beteiligt werden. Sonst hat der Arbeitgeber die Kosten zu übernehmen
(Steffen et al. 1996, S. 186).

Kittel und Schürzen sollen nach Gebrauch im Patientenzimmer aufgehängt
werden. Auf dem Flur aufgehängt, begünstigen sie eine Ausbreitung der Erreger.
Im Patientenzimmer sollten sie mit der markierten Außenseite nach außen aufgehängt werden.

Bereichskleidung

Sie ist auf spezielle, besonders hygienesensiblen Intensiveinheiten sowie die Operationsabteilung begrenzt und sollte ausschließlich in diesen Bereichen getragen
werden (s. Kap. 5.3.1).

Schutzkleidung für Angehörige

In welchen Fällen Angehörige von Infektionskranken einen Schutzkittel tragen müssen, ist in Kap. 3.5.2 und 5.2.5 ausgeführt.

Oft ist es für Patientenbesucher der Intensivstation noch üblich, daß sie im Besucherempfangsraum gebeten werden, eine hygienische Händedesinfektion vorzunehmen und einen Schutzkittel anzuziehen. So werden beispielsweise auf einer 10-Betten-Intensivstation pro Kalendertag etwa 18 Schutzkittel zum Überziehen über die Privatkleidung bereitgelegt.

Aus hygienischer Sicht gibt es keine Gründe, Angehörige grundsätzlich einen Schutzkittel anziehen zu lassen. Krankenhausrelevante Infektionen werden zum großen Teil durch die Hände übertragen und dann auch weniger von Angehörigen. Bei ihnen handelt es sich eher um die ubiquitäre Keimpopulation. Vielmehr muß auf eine gezielte Kittelhygiene bei Patienten mit multiresistenten Krankenhausinfektionen oder BSeuchG-relevanten Infektionen durch Besucher, insbesondere aber durch Mitarbeiter der Abteilung, aber auch Konsiliardienste und Diagnostik- und Therapiemitarbeiter geachtet sowie die Händehygiene zwischen Tätigkeiten bei Patienten verbessert werden.

Welche Gründe sprechen gegen eine routinemäßige Verkleidung von Angehörigen?

1. Bedeutung des Geruchssinns für die Frührehabilitation von Patienten: „Klinisch von Bedeutung kann die Förderung des Geruchssinns in der Stimulation von Schwerkranken sein. Als oberstes Prinzip sollte dabei bedacht werden ,… zu erhalten, was bekannt und geschätzt wird' (Bienstein u. Fröhlich 1994). Nicht die oft stark parfümierten Pflegematerialien der Klinik müssen im Vordergrund stehen, sondern möglichst die durch Pflegeanamnese erfahrenen Pflegemittel, die der Patient zu Hause benutzt hat.
   Oft zeigen uns Kinder, wie ein besonderes Lieblingstier, ein ,Schnüffeltuch', ein Kleidungsstück mit dem bekannten Geruch von zu Hause, vom eigenen Körper oder dem der Eltern, zum Beruhigungsmittel in fremder Umgebung wird. Auch bei tief Bewußtlosen, z.B. nach einem Schädel-Hirn-Trauma, ist die Förderung der Aktivität, eine frühe Form der Kommunikation, über den Geruchssinn möglich. Das Parfum der Freundin, vermittelbar in der Umarmung mit dem Lieblingspulli, läßt alte Erfahrungen wach werden und hilft bei der Dialogförderung. Dazu ist aber notwendig, daß wir endlich auf den Intensivstationen das ,Verkleidungszeremoniell' für die Angehörigen des Patienten beenden. Von den Angehörigen gehen keine nosokomialen Infektionen aus, es sind unsere Hände, die die spezifischen Krankenhauskeime von Patient zu Patient schleppen." (Sitzmann 1997)
2. Ökonomische und ökologische Argumente am Beispiel der bereitgelegten 18 Kittel/Tag:
   - Es werden 6570 Kittel pro Jahr benötigt; à Kittel 340 g Gewicht = 2233,8 kg Wäsche/Jahr.
   - Kosten für 1 kg DM 2,76 inklusive MWSt = DM 6165,29 jährliche Einsparung an Wäschekosten und geringerer Eintrag von Schmutzwasser.

Wichtig zur Verbesserung der Hygiene ist, daß Angehörige im Besucherempfang der Intensivstation durch schriftliche und nach Möglichkeit mündliche Information über die Wichtigkeit der hygienischen Händedesinfektion aufgeklärt werden und darüber, daß sich ein Schutzkittel erübrigt.

> **! Merke**
> Bitte, vor Betreten und nach Verlassen der Station Hände desinfizieren. Spender neben der Tür.

Nur in definierten Fällen (Patienten mit multiresistenten Keimen und/oder seuchenrelevanten Fällen) liegt für Angehörige vor dem Zimmer ein Kittel zum Anziehen bereit, der nach Nutzung zur Wäsche gegeben wird.

Weiterführende Literatur

Bienstein C (1990) Pflegerische Aspekte der Haut. In: Bienstein C, Schröder G et al. (Hrsg) Dekubitus Prophylaxe Therapie. DBfK Frankfurt/Main, S 41
Bienstein C, Fröhlich A (1994) Basale Stimulation in der Pflege, 5. Aufl. Verlag selbstbestimmtes Leben, Düsseldorf, S 89
Heese A et al. (1996) Aktuelles zum Thema Latex-Allergie. Hautarzt 47: 817–824
Goebel W, Glöckler M (1991) Kindersprechstunde. Urachhaus, Stuttgart
Kappstein I, Daschner F (1997) Standard-Hygienemaßnahmen. In: Daschner F (Hrsg) Praktische Krankenhaushygiene und Umweltschutz. Springer, Berlin Heidelberg New York Tokyo
Kramer A et al. (1993) Körperhygiene. In: Kramer A et al. (Hrsg) Klinische Antiseptik. Springer, Berlin Heidelberg New York Tokyo
Mäkelä P (1993) Gesunde Haut als Voraussetzung für eine effektive Händedesinfektion. In: Kramer A et al. (Hrsg) Klinische Antiseptik. Springer, Berlin Heidelberg New York Tokyo
Sitzmann F (1995) Mit wachen Sinnen wahrnehmen und beobachten. Teil 1. RECOM, Basel Eberswalde (Folie 14)

Allgemeine Maßnahmen

3

Inhaltsverzeichnis

3.1 Professionelle Hausreinigung im Krankenhaus und Altenheim 68
3.1.1 Wirkungen professioneller Hausreinigung 68
3.1.2 Unterstützung der Hausreinigung durch ätherische Öle 81
3.1.3 Reinigungschemie – einige Gesichtspunkte zur Wirkung und Bewertung 84
3.1.4 Hygienischer Umgang mit Wäsche (Bettwäsche, Windeln, Bauchtücher u.a.) 90

3.2 Hygiene, besonders auf den ersten Stationseinsatz bezogen 96
3.2.1 Bettenmachen, Waschschüssel und Steckbecken – alltägliche pflegerische Maßnahmen und Hygiene 97
3.2.2 Putzen, scheuern, wischen – Umgang mit Desinfektionsmitteln 103
3.2.3 Hygiene in der ambulanten Pflege und Altenpflege 108
3.2.4 Riechgalerie 120
3.2.5 Gezielte chemische Desinfektion 121
3.2.6 Vermeiden von Infektionen durch Kanülenstichverletzungen 125

3.3 Desinfektion 126
3.3.1 Ein paar unvermeidliche Definitionen 126
3.3.2 Physikalische Desinfektionsmethoden 128
3.3.3 Nichts bleibt ungeregelt: Listen der DGHM, des RKI, der DVG sowie eine HD-Liste und eine zur Tuberkulose 131
3.3.4 Gesichtspunkte zur Auswahl chemischer Desinfektionsmittel 133
3.3.5 Wirkstoffe zur Haut- und Schleimhautantiseptik 143
3.3.6 Antiseptische Wundbehandlung 146

3.4 Kochtopf oder Autoklav: einiges zur Sterilisation 155

3.5 Isolierung von Infektionspatienten 163
3.5.1 Geschichtliche Aspekte 163
3.5.2 Begriffe und verschiedene Arten der Isolierung 164
3.5.3 Beispiele für krankheitspezifische Isolierungsverabredungen 169
3.5.4 Alte und „neue" Infektionskrankheiten 187
3.5.5 Schutz des Berufsnachwuchses 192
Weiterführende Literatur 193

3.1
Professionelle Hausreinigung im Krankenhaus und Altenheim

3.1.1
Wirkungen professioneller Hausreinigung

Für die Reinigung sowie eine differenzierte, d. h. gezielte Flächendesinfektion im Altenheim und Krankenhaus lassen sich eine Reihe von Zielen aufstellen:

- Die Reinigung muß hygienisch erfolgen. Das bedeutet:
  - Keimverschleppung vermeiden,
  - Keimzahl entsprechend den Gefährdungszonen reduzieren.
- Die Reinigung muß wirtschaftlich und damit auch ökologisch sein. Es wird erwartet:
  - ein vernünftiger Zeitaufwand,
  - ein vernünftiger Materialaufwand,
  - die Werterhaltung von Gebäuden und Einrichtungen,
  - die Vermeidung resistenter Keimentwicklungen.
- Die Räume sollen sauber und gepflegt wirken.
  Es kann beobachtet werden, daß eine Vernachlässigung der Reinigung von Stadtflächen, öffentlichen Einrichtungen, aber auch von Räumen in Krankenhaus und Altenheim eine weitergehende Verschmutzung zur Folge hat. Eine saubere Umgebung wird von ihren Benutzern eher sauber erhalten. Außerdem sollen sich gepflegte Räumlichkeiten psychologisch beruhigend auf Patienten und Mitarbeiter auswirken. Die möglichen Folgen werden jedoch in einem Bonmot zusammengefaßt: „Wir können überall vom Boden essen, aber nicht mehr aus unseren Bächen trinken."

Ohne eine Prioritätenliste der Wirkungen professioneller Hausreinigung aufstellen zu wollen, sollen einige Gesichtspunkte vertieft werden (Tabelle 3.1):

Entfernung von Staub und Schmutz –
Vermeidung von Keimverschleppung

Bei der sachgerechten Reinigung werden Staub und Schmutz von Flächen und Gegenständen entfernt.

> **Merke**
> In Klinik und Altenheim lautet die Devise: Nie trocken, sondern immer mit feuchtem Tuch reinigen!

Fegen bedeutet Staubentwicklung mit folgendem Unterschied (Hugentobler 1992):

- 85 000 Partikel/cm³ Raumluft: beim Kehren mit dem Haarbesen,
- 7500 Partikel/cm³ Raumluft bei einer Feuchtwischmethode.

Tabelle 3.1. Gesichtspunkte zur Wirkung professioneller Reinigung

Einfluß auf	Ziele	Bedingungen
1. Schmutz	Wird entfernt und eine Keimverschleppung wird vermieden	Flächen (Fußboden, Einrichtung) Geeignete Reinigungsmethode
2. Mikroorganismen (insbesondere Bakterien, Pilze)	Keimbesiedlung wird vermindert durch professionelle Reinigung/Desinfektion	Fußboden Zimmerreinigung und desinfizierende Reinigung Geräte Bad und Sanitärbereich Bettenaufbereitung
3. Resistenzentwicklung krankmachender Mikroorganismen	Vermeidung bei einem Einsatz von Desinfektionsmitteln	Gezielter, sensibler Einsatz Korrekte Temperatur Korrekte Konzentration
4. Häusliche Ungeziefer (Schaben, Pharaoameisen, Fliegen, Silberfischchen)	Hemmende Einwirkung auf Entwicklung und Verbreitung	Küchen Lagerräume (z.B. Obst, Getreideprodukte) Ungeeigneter (Boden)belag und Sockelleisten
5. Mitarbeiterschädigung	Vermeidung/geringe Auswirkungen	Geeignete Methode Geeignete Mittel Korrekte Arbeitswerkzeuge
6. Materialschädigung	Vermeidung/geringe Auswirkungen	Geeignete Mittel
7. Umweltschädigung	Möglichst geringe Auswirkungen	Geeignete Mittel (Verzicht auf „Ökohämmer") Korrekte Dosierung Verpackungsmüll: weitgehende Vermeidung, sorgfältige Sortierung

Deshalb dürfen Trockenreinigungsverfahren (Kehren, Staubsaugen) im Patientenbereich nicht angewendet werden. Zusammen mit dem Staub wird eine große Zahl (mindestens 50–70%) Mikroorganismen, auch pathogene, von der Oberfläche entfernt. Sie befinden sich an den Reinigungsutensilien (Wischwasser, Mop, Putztücher).

Durch die Feuchtwischmethode, z.B. das Bezugswechselverfahren, wird sichergestellt, daß die Keime wohl von der Fläche reduziert, eine Keimverschleppung in einen vorher kaum kontaminierten Bereich durch den regelmäßigen Wechsel (1 nasser Fransenmop und 1 trockener Nachwischmop) jedoch nicht erfolgt. Dies darf auch nicht durch die Hände geschehen, wenn der Mitarbeiter den Mop vom Boden aufnimmt. Die Wischfläche des Mops darf auch nicht mit Handschuhen angefaßt werden, die Keime würden sonst auf Türklinken und Mobiliar verteilt werden.

Tabelle 3.2. Verschiedene Flächenreinigungsverfahren

Methode	Verschleppungsgefahr von Keimen	Verminderung der Verschleppungsgefahr
Staub	Kehren Staubsaugen	Feuchtwischmethode Staubsauger mit Mikrofilter
Sprühen	Bei Aufsprühen kein Durchdringen von Schmutzschichten, druckabhängig, wenig oder mehr Mechanik Verspritzen ins Umfeld	Nur gezielt einsetzbar Gefahr der Aerosolbildung Weitergehende Kontamination
Cleanern (feuchte Pads)	Über verschmutzte Pads	Häufiger Padswechsel
Scheuer-Saug-Maschinen (rotierende Bürsten)	Geringe Verschleppungsgefahr, da Schmutzwasser abgesaugt wird	Lösungen nicht über Nacht aufbewahren (Gefahr des Keimwachstums in der Reinigungslösung)
Scheuern (mit Mop und Reinigungslösung)	Schmutzschichten werden durch kräftiges Wischen oder Bürsten aufgelockert und durchdrungen: – durch Hände – durch Arbeitsmaterial (Mop, -halter) – Vermehrung von Mikroorganismen über Nacht („Aufkeimung")	Korrektes Aufnehmen Mop thermodesinfizierend maschinell waschen Nur kurze Zeit aufbewahren, sonst nur trocken nutzen

Verminderung von Keimbesiedlung durch professionelle Reinigung/Desinfektion
In der vorstehenden Tabelle 3.2 werden verschiedene manuelle und mechanische Flächenreinigungsverfahren mit ihren Gefahren für die Keimverschleppung verglichen.

Zimmerreinigung und desinfizierende Reinigung

Bei Kontamination des Fußbodens oder Mobiliars durch Blut, Stuhl, Urin, Erbrochenes usw. erfolgt sinnvollerweise möglichst *sofort* eine desinfizierende Reinigung. Es kann nicht auf den üblicherweise einmal täglich eingesetzten Reinigungsdienst gewartet werden, um die Kontaminationsgefahr für andere zu beseitigen.

Routinemäßig wird die tägliche Unterhaltsreinigung im Stationsbereich von Krankenhaus und Altenheim ohne Desinfektionsmittel ausgeführt. Zur Diskussion um die Notwendigkeit einer routinemäßigen Fußbodendesinfektion oder die umweltschonende Reinigung des Patientenzimmers wird auf die Argumente der Fachliteratur verwiesen (Daschner u. Kropec 1991; Kappstein 1997, S. 47; Steuer 1992, S. 280).

Sonderfälle sind nachfolgend in einem modellhaften Anforderungsschein für Grundreinigung, desinfizierende Unterhaltsreinigung bei infektiösen Patienten und Abschlußdesinfektion als Scheuer-Wisch-Desinfektion beschrieben. Sie sollen nach besonderer hausinterner Verabredung, einer grundsätzlichen Anordnung durch die Pflegerische Bereichsleitung (Kostenstellenverantwortlicher), in Absprache mit der Klinikhygiene vorbehalten bleiben.

Von:
PDL/Pflegerische Bereichsleitung

An:
Hauswirtschaft oder Firma ...., den ....

Wir bitten auf der Pflegegruppe:...............Kostenstelle:....................

Zimmer-Nr.:...................... um Ausführung einer:

❑ *Grundreinigung*
❑ *Desinfizierenden Unterhaltsreinigung des Zimmers* während der Behandlung eines *septischen oder infektiösen Patienten*

Ausführung ab: (Datum) .... Abschluß: (Datum) ....

❑ Scheuer-Wisch-Desinfektion nach Entlassung eines *Patienten mit Infektionskrankheit*
   (bei Entlassung Zimmer frei ab: .... Uhr)

Bitte jeweils auch an die Benachrichtigung der hauswirtschaftlichen
Mitarbeiterin denken!
(Ausführung entsprechend den Erläuterungen zum Ablauf besonders aufwendiger reini-
gender Desinfektionsarbeiten)

(Unterschrift) ....

Ausgeführt am: ....

von: ....

Zeitaufwand:.......................

(Unterschrift Firma ...) ....
Original: Nach Desinfektion/Reinigung mit Zeitbestätigung an Hauswirtschaftsleitung
Duplikat: Nach Desinfektion/Reinigung mit Ausführungsbestätigung an PDL

Erläuterungen zur Notwendigkeit und zum Ablauf
besonders aufwendiger reinigender Desinfektionsarbeiten

> **! Beachte**
> *Grundsatz:* Die Entscheidung über die Ausführung trifft der pflegerische
> Bereichsleiter/die PDL evtl. in Absprache mit den Mitarbeitern der Klinik-
> hygiene.

1   *Grundreinigung:* Notwendig ist oft eine gründliche Reinigung des Zimmers nach Entlassung eines Patienten, der sich langfristig im Zimmer aufgehalten hat und umfangreichen pflegerischen Aufwands bedurfte. Vor der gründlichen Fußbodenreinigung muß in einzelnen Fällen eine Reinigung der Wände erfolgen.

2   *Desinfektionsarbeiten:* Scheuer-Wisch-Desinfektion (zur Vermeidung einer Kreuzinfektion von Patient zu Patient = Hospitalismusprophylaxe):

> **! Beachte**
>
> Eine routinemäßige Scheuer-Wisch-Desinfektion in bestimmten Abständen ist auf der Station nicht erforderlich, ebensowenig nach Todesfällen oder nach Entlassung nicht infizierter Patienten.

- Zur Hospitalismusprophylaxe genügen niedrige Konzentrationen der Desinfektionsmittellösungen, momentan Incidin plus® 0,5%, einem Präparat ohne Aldehyden auf der Basis von Glucoprotamin.
- Ein Versprühen oder Vernebeln von Desinfektionsmitteln ist aus arbeitsmedizinischen und hygienischen Gründen nicht notwendig oder sinnvoll.

2.1   *Desinfizierende Unterhaltsreinigung des Zimmers während der Behandlung septischer Patienten:* Bei Patienten mit großen eiternden Wunden, Gangrän, Ulcus cruris und multiresistenten Keimen ist eine desinfizierende Reinigung des Fußbodens sowie Unterhaltsreinigung der Patientenumgebung täglich durchzuführen. Nehmen Sie bitte die An- und Abmeldung bei der Firma ... über die PBL/PDL vor.

2.2   *Scheuer-Wisch-Desinfektion während des Aufenthaltes und nach Entlassung von Infektionspatienten:* Notwendig ist die Durchführung einer Scheuer-Wisch-Desinfektion auf der Station während der Behandlung und nach Entlassung eines Infektionspatienten, dessen Umgebung massiv kontaminiert wurde, z.B. durch Trachealsekret, Sputum, Blut, Urin, Stuhl, Sekret usw., nur *nach Absprache mit den Mitarbeitern der Klinikhygiene. Ausführende:* Pflegende, hauswirtschaftliche Mitarbeiter, Mitarbeiter der Firma ...

2.2.1   Vorbereitungen durch die Pflegenden bzw. hauswirtschaftlichen Mitarbeiter: Die Desinfektion von Instrumenten, Geräten, Fieberthermometern, Sauerstoffverneblern, RR-Geräten, Steckbecken, Urinflaschen usw. werden nach dem üblichen Desinfektionsplan je nach Infektionskrankheit im Zimmer durchgeführt, bevor sie in den normalen Verkehr kommen. Materialien in die Lösung (0,5% Konzentration) einlegen oder abwischen.

2.2.2   Weitere Vorbereitungen durch Pflegende (z.B. auch auf Intensivstation):
- Alle Kabel werden vom Monitor entfernt und mit Desinfektionslösung (0,5% Incidin plus®) abgewischt.
- Monitore und deren Standflächen werden desinfizierend abgewischt (Incidin plus® 0,5%).
- Rückseite der Säule: Kabel von der Säule entfernen, desinfizierend abwischen und trocknen lassen; sämtliche Geräte von den Halterungen nehmen und desinfizieren.

2.2.3   Die abgezogene Bettwäsche, die Handtücher und (hauseigene) Waschlappen werden in einen gelben Infektionswäsche-Tuchsack gegeben. Dieser Wäschesack wird in einem durchsichtigen Plastiksack zum Abholen bereitgestellt.

2.2.4   Das gesamte Bett mit Zubehör ist mit dem Vermerk „Reinigungshinweis an Bettenzentrale angekreuzt" auf dem Schildchen am Fußende zur Aufbereitung in den Bettenpaternoster zu geben. Kopfkissen und Bettdecken werden von der Bettenzentrale zum Waschen gegeben. Spezialbetten bitte direkt in die Bettenzentrale bringen. Eine immer wieder zur Debatte gestellte Abdeckung des schmutzigen Bettes ist bei der Verwendung des Bettenpaternosters unnötig. Die Betten aus dem Kinderhaus werden von den Mitarbeitern des Hol- und Bringedienstes transportiert, auch die kontaminierten Betten.

2.2.5   Es gibt für die Behandlung von Abfällen, deren Sammlung und Transport Vorschriften. Aus infektionsvorbeugender Sicht innerhalb des Krankenhauses sind besondere Vorsichtsmaßnahmen einzuhalten (z.B. für Kanülen, Skalpelle, mit Blut, Sekreten und Exkreten behaftete Einmalartikeln, Stuhlwindeln, Wundverbände). Sie gelten bei allen Patienten, unabhängig von deren Grundkrankheit, zum Schutz insbesondere der Mitarbeiter.

Pflege- und Behandlungsmaterialien (Einmalmaterialien) müssen nach der Schlußdesinfektion nicht verworfen werden. Wenn sie verpackt an die Klinikhygiene gegeben werden, ist ein Einsatz nach mindestens 6 Wochen Quarantänelagerung (s. Kap. 3.5.3) wieder möglich. Die von außen kontaminierten, aber sauberen Pflegeartikel können zunächst nicht in das Stationslager übernommen werden. Nach der Quarantänelagerung besteht in der Regel keine Infektionsgefahr mehr. Unbenutzte Bettwäsche kann in der Bettenzentrale verpackt nach Absprache dampfdesinfiziert werden.

2.2.6 *Ausführung der Scheuer-Wisch-Desinfektion durch die Mitarbeiterinnen der Reinigungsfirma:* Notwendige Reinigungsutensilien sind:
- frisch gewaschene Scheuerlappen oder Einmaltücher,
- desinfizierter Eimer,
- Feuchtwischverfahren mit desinfizierten Mops,
- Einmalhandschuhe und Schutzkittel (werden nur einmal getragen),
- Desinfektionsmittel (wird von der Reinigungsfirma gestellt).

2.2.7 *Ausführung:* Sämtliche Gegenstände, die unmittelbar mit den Patienten in Berührung kommen, z.B. Nachttisch, Telefon, Lampen, Stühle und Tische, Waschbecken, v.a. aber alle horizontale Flächen sind mit Desinfektionsmittellösung abzuwaschen. Die Wände sind nur bei Verschmutzung mit Sekreten und Exkreten abzuwaschen. Türgriffe, Fenstergriffe, Patientenklingel und Lichtschalter werden ebenfalls mit in die Desinfektion einbezogen. Auf Intensivstation werden auch die *freigeräumten Flächen* (horizontal und vertikal) der Säulen in die Wischdesinfektion einbezogen. Anschließend wird der Fußboden mit Desinfektionsmittellösung gewischt.

2.2.8 Das Zimmer kann meist 1 h nach erfolgter Scheuer-Wisch-Desinfektion bei Abstimmung mit der Reinigungsfirma und der hauswirtschaftlichen Mitarbeiterin wieder benutzt werden.

2.2.9 Zur Geruchsverbesserung der Gegenstände wird das anschließende Abreiben mit Eukalyptusmilch empfohlen.

3 *Scheuer-Wisch-Desinfektion bei meldepflichtigen Erkrankungen nach BSeuchG,* z.B. Patienten mit Hepatitis A, Meningitis, offener Lungentuberkulose (nach Absprache mit der Klinikhygiene).

Ausführende:
- Vorbereitungsarbeiten durch Pflegende (s. oben),
- Ausführung der Scheuer-Wisch-Desinfektion durch die Mitarbeiterinnen der Reinigungsfirma, wie oben ausgeführt. Schutzkleidung und Handschuhe werden durch das Krankenhaus gestellt. *Konzentration des Indicin plus® bei Tuberkulose 1% 1-Stunden-Wert!*

Nur in Seuchenfällen, also im Fall einer Epidemie, d. h. mehreren Patienten, und dann auch nur auf behördliche Anordnung, müssen Desinfektionsmittel und Konzentrationen gewählt werden, die vom Robert-Koch-Institut zugelassen sind. In diesen seltenen Fällen wird die Desinfektion durch einen Desinfektor ausgeführt.

4 *Beratung durch die Klinikhygiene:* Bei Unklarheiten im Zusammenhang mit Isolierung, Hygienemaßnahmen, Umgang mit Abfall u.a. stehen der hygienebeauftragte Arzt, Herr Dr. ..., Rufgerät 74.154... sowie der hygienebeauftragte Pflegende, Herr ..., Rufgerät 74.230... sowie die übrigen Mitglieder der Hygienekommission (Herr Dr. ..., Herr ..., Herr ...) zur Verfügung.

Sanitärbereich

Im Sanitärbereich finden die Mikroorganismen meist ideale Klima- und Lebensbedingungen: Feuchtigkeit, Wärme, Seifen- und Schmutzreste (u.a. Haare, Hautschuppen). Hier sind verschmutzte Reinigungsmittellösungen und Tücher starke Verschlepper von Mikroorganismen. Wasser und Tücher sind entsprechend zu wechseln. Gegen die Nutzung des Reinigungstuches in der Reihenfolge Nachttisch des Patienten und dann WC-Schüssel wäre nichts einzuwenden, umgekehrt aber unbedingt. Deshalb ist es sinnvoll, neue oder frisch gekochte und getrocknete Reinigungstücher in farblicher Abstufung (z.B. gelb für Naßbereich ohne WC, blau für Mobiliar, rot für WC) zur Verfügung zu stellen und die Anwendung zu überprüfen.

Gegen die sanitären Fugendichtstoffprobleme (Schimmelpilz im Silikonfugendichtstoff) hilft

- eine vorbeugende Wartung (nach dem Baden und Duschen kurz mit der Handbrause abspülen und mit Tuch trockenreiben). Auf Dauer ist die Verkeimung trotzdem nicht zu vermeiden;
- die Räumlichkeit gründlich und konsequent zu lüften. Je größer die geflieste Wandfläche ist, um so größer ist der Feuchtigkeitsanfall (Kondensat). Keramikbeläge behindern die natürliche Atmung des Mauerwerks;
- bei einem Verfärbungsspektrum von hellrosa über braun bis hin zu schwarz (Aspergillus niger) anfangs eine gründliche Reinigung. Ausnahmsweise mit chlorhaltigen Sanitärreiniger oder Natriumhypochlorit (Umweltproblem!) und gleichzeitiger Verwendung eines kratzfreien Padschwammes lassen sich anfangs die Verfärbungen beseitigen (Anonym 1994). Sind die Pilze aber im Infektionsstellenbereich soweit durch den Dichtstoff gewachsen und färben ihn mit ihren Stoffwechselprodukten schwarz, hilft nur das Skalpell: Der alte Dichtstoff wird entfernt, der Untergrund gereinigt und mit einem bakterizid und fungizid eingestellten Markensilikon neu verfugt. Die Alterungsbeständigkeit dieser mikrobiziden Wirkung ist jedoch begrenzt, ebenso die Haltbarkeit der Fugenmasse.

Also gilt auch hier der Grundsatz: „Besser warten, als zu lange warten!" (Saunus 1994).

Bettenaufbereitung

Eine routinemäßige desinfizierende Bettenaufbereitung ist unnötig (Kappstein et al. 1991, S. 566). Trotzdem bleibt die Einrichtung einer Bettenzentrale eine sinnvolle, arbeitserleichternde Maßnahme, wenn die Bettenlogistik z.B. durch ein nach Sauber/Unsauber getrenntes Paternostersystem gelöst ist (Sitzmann 1995, S. 214). Frisch gerichtete Betten stehen nicht auf Fluren oder in Patientenzimmern, schmutzige Betten werden sofort in den Unsauber-Paternoster gegeben. Investitionskostenträchtige Lagerfläche in der Horizontale wird eingespart und die Bettenreserve in der Vertikale vorrätig gehalten. Saubere oder schmutzige Betten müssen dabei nicht abgedeckt werden.

Eine Einteilung der benutzten Krankenbetten in Kontaminationsstufen (Bettenkategorien) entspricht der verringerten präoperativen Verweildauer, reduzierten Gesamtverweildauer der Patienten und hygienischen Erfahrungen. Eine Zweier-Kategorisierung bietet sich an:

- Kategorie: „Kontaminiertes Bett",
- Kategorie: „Hotelbett".

Pflegende kreuzen am Fußteil des Bettes den Reinigungs- und Desinfektionshinweis für die Mitarbeiter der Bettenzentrale dann an, wenn es sich um einen

- Patienten mit meldepflichtiger übertragbaren Krankheit (Hepatitis A, Tuberkulose o.ä.) handelt oder
- Patienten handelt, durch den das Bett (mit Eiter, Blut, Stuhl, Sekrete, Urin) kontaminiert wurde.

Diese Betten werden desinfizierend aufbereitet (Bettgestell manuell mit Eimer und Desinfektionslösung, Matratzen und Kissen maschinell).

Alle anderen Betten werden als Hotelbetten behandelt, d.h. mit Wasser und Seife manuell gereinigt und frisch bezogen.

Automatische Bettenaufbereitungsanlagen arbeiten mit einem hohen Aufwand an Energie, Wasser*gebrauch* und bedingen eine ständige Bettenwartung. (Nota bene zum Stichwort Wasser. Es kann keinen *Verbrauch* von Wasser geben, Wasser wird durch uns nur gebraucht. Es kann jedoch durch unsere Nutzung auf Dauer ungenießbar für Menschen und Tiere werden. Die Zeichen des extremen Mangels an genießbarem Süßwasser sind weltweit vorhanden und wahrzunehmen.)

Resistenzentwicklung krankmachender Mikroorganismen

Dieses Thema wird ausführlich in Kap. 4.5 behandelt. Häufig sind Unterdosierung bzw. Falschanwendung als Ursache für den Nachweis klinisch relevanter Keime aus Desinfektionslösungen festzustellen. Die Folge ist, daß multiresistente Mikroorganismen mit den Lösungen ausgebracht werden, anstatt desinfizierend mit der Gebrauchslösung zu wirken (Heyn u. Kober 1992). Korrekt dosierte Desinfektionslösungen können eine Hilfe sein. Wenn keine automatische Dosiereinrichtung zur Verfügung steht, ist eine Rechenleistung der Mitarbeiter gefragt. Ein paar Grundinformationen sollen eine Hilfe sein.

Berechnung von Desinfektionsmittellösungen (Vorbemerkungen)

$1\,l = 1\,dm^3 = 1000\,cm^3$ oder 1000 ml (Milliliter)
1 Milliliter = 1 ml = $1\,cm^3$ = 1 g Wasser bei +4 °C
$1\,l = 1000\,g = 1\,kg$
$1\,m^3 = 1000\,l$

Wieviel ml sind:
- 25 cm³ = ... ml (Milliliter)
- 1¹/₂ dm³ = ... ml
- 5,2 cm³ = ... ml
- 1,5 kg Incidin® = ... ml Incidin
- 75 g Octenisept® = ... ml Octenisept

Die Berechnung von Arzneimittelmengen, Nährstoffen, Desinfektionslösungen usw. wird meist mit Dreisatz ausgeführt. Aus 3 gegebenen Größen finden wir die vierte.

1. Was ist gegeben? = Ausgangssatz (enthält Bedingungen)
2. Was ist gesucht? = Frage = Ansatz
3. Lösung der Aufgabe

Lösungsweg einer solchen Dreisatzaufgabe

Eine 5%-Formalinlösung soll mit 5 l Wasser hergestellt werden. Wieviel ml Formalinkonzentrat sind darin enthalten?

5 l = 5000 ml

Gegeben: 100% – 5000 ml

Gesucht: 5% – ? ml

Wenn eine 100%ige Lösung 5000 ml Desinfektionsmittel enthält, beträgt er in einer 1%igen Lösung den 100. Teil $= \dfrac{5000}{100}$

5%-Desinfektionslösung enthalten dann 5mal soviel Desinfektionsmittel:

$$\dfrac{5000 \times 5}{100} = 250$$

Antwort: Eine 5%-Formalinlösung in 5 l Wasser enthält 250 ml Formalinkonzentrat.

Beispiel: Wieviel ml Sekusept®-Konzentrat benötigt man für eine 1%-Sekusept-Lösung mit 5 l Wasser zur Instrumentendesinfektion?

$$\dfrac{B \times C}{A} \qquad A = 100\%, \; B = 500 \; ml, \; C = 1\%$$

$$\dfrac{(B)\,5000 \times (C)\,1}{(A)\,100} = 50$$

Man benötigt 50 ml Sekusept zur Herstellung einer 1% Lösung in 5 l Wasser.

Die wechselseitige Abhängigkeit der Faktoren Temperatur, Zeit, Mechanik und der Einsatz von Chemie wurde bereits in dem von dem Chemiker Sinner formulierten Lehrsatz deutlich gemacht (Abb. 3.1; Brandt et al. 1997, S. 5).

Oft wird versucht, den Faktor Zeit durch ein mehr an Chemie zu reduzieren. Dies wirkt sich dann schädigend auf die Umwelt aus. Neben einer Unterdosierung können falsch angewandte Verfahren, z.B. eine Sprühdesinfektion anstelle einer mechanischen Einwirkung der Lösung, die Ursache für wandanhaftende Biofilmbildungen sein, wodurch die Mikroorganismen vor Biozideinwirkung geschützt sind. Die eingesetzte Technik hat wesentlichen Anteil am Desinfektionserfolg.

Häusliche Kleinlebewesen

Durch Insekten, aber auch Mäuse u.a. werden in Krankenhäusern und Altenheimen Krankheitserreger verschleppt. Sie wirken dann als Hygieneschädlinge.

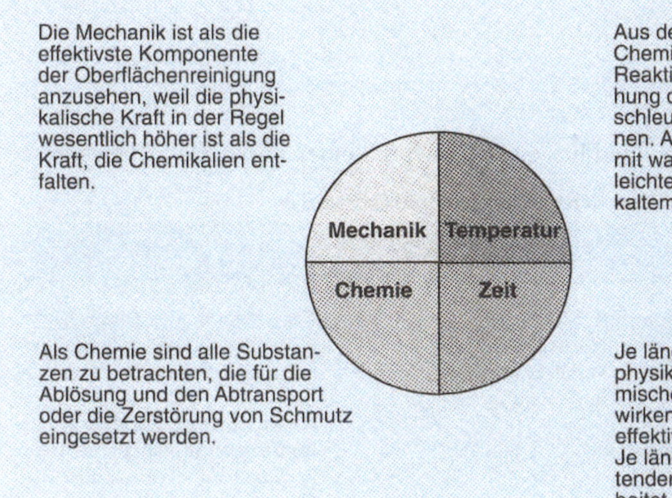

Abb. 3.1. Sinner-Kreis

Fliegen, wie z.B. die gemeine Stubenfliege (Musca domestica), die Schmeißfliege (Calliphora vicina), Ameisen wie die weitverbreitete Pharaoameise, Silberfischchen (Lepisma sacchararina) und die große Familie der Schaben, die zwischen der Haut des Menschen, seinen Wunden und Exkrementen und seiner Nahrung hin- und herpendeln, können sich dabei mit Krankheitserregern beladen und sie dann verschleppen.

Anschaulich wird dies an den Erfahrungen von Kleinbubi geschildert:

Klein Bubi kommt ja nu zur Erholung zu Tante Frieda nach Schwaazenbek. Und wie er mal auf Toilette muß, da geht er denn zu Tante Frieda und sagt: „Tante Frieda, wo kann ich hier wohl mal, ich muß nämlich mal auf Tolette?"

„Ja, mein Jung, denn komm man mal mit raus. Siehst du da in Hof 'n kleines Haus mit 'n Herz in die Tür? Da is richtig, mein Jung, da geh man hin!"

Und wie klein Bubi denn auf'n Loch für Kinners sitzt, da kommen immer lauter Brummers und setzen sich immer überall hin, wo klein Bubi gaanich mag!

Und wie er denn fertig is, da geht er zu Tante Frieda und sagt:

„Tante Frieda? Ischa alles ganz schön hier bei dir, aber auf Tolette, da sind immer so viele Brummers, und die setzen sich überall hin, wo ich gaanich mag!"

Da sagt Tante Frieda: „Ach, Klein Bubi, bischa 'n büschen dumm, muscha auch nich jetzt hingehn, mußt mittags zwischen 12 und 2, dann sind die Brummers alle in Küche!"

Sprachsymbolik ist ein wissenschaftliches Arbeitsgebiet, das auch im Umgang mit Kleinlebewesen in den Völkern der Welt eine Bedeutung hat. Umgangssprachlich wird häufig Unangenehmes je nach Gegend mit dem Namen generationenalter Feinden versehen.

So wird die Schabe je nach Landschaft ohne Rücksicht auf die gemeinte Art *Schwabenkäfer, Franzosen, Russen, Preussen* genannt. Unwillkürlich wird dadurch eine Diskriminierung des jeweilig fremden Nachbarn praktiziert.

Mehr neutrale andere Bezeichnungen sind: Kakerlaken, Küchenkäfer, Hausschaben, Küchen-
schaben, Bäckerschaben. Mit diesen Bezeichnungen wird eher ihr Fundort beschrieben.
Im Spanischen heißt die Schabe „cucaracha". In der Zeit der mexikanischen Befreiungskriege
wurde das neu eingeführte Maschinengewehr mit seiner schnell und breit streuenden, unheil-
bringenden Munition ebenfalls „cucaracha" genannt.

Tabelle 3.3 gibt einen Überblick zu Hygieneproblemen durch Kleinlebewesen.

Tabelle 3.3. Hygieneprobleme durch Kleinlebewesen (Auswahl)

Arten	Fördernde Lebensbedingungen	Hygieneprobleme mit ihrem Auftreten
Ratte (gehört zur Gattung der Mäuse) 570 Arten, in Europa lebt ausschließlich die Wanderratte (Rattus norvegicus), Körperlänge bis 25 cm mit bis 22 cm langem Schwanz	??? Wachsende Müllberge? Verkaufs- und Imbißstände im Freien?	Überträger von Pest (durch Rattenfloh), Typhus, Cholera, Ruhr, Tuberkulose, Trichinen usw. Verschmutzung und Fraß von Nahrungs- und Futtermitteln, auch faulender und verdorbener (Müllsammlung, Kanalisation) sowie tierischer Nahrung (kleine Haustiere)
Mäuse (Familie der Mäuseartigen, etwa 370 Arten) 3- bis 4mal im Jahr 6–13 Junge	Als Tischgenosse der Men-schen weit verbreitet, fehlen-der Schutz der natürlichen Feinde: Katzen, Kleinraub-tiere, Greifvögel, Eulen, Anpassungsfähigkeit an Kälte (Kühlhäuser)	Überträger von Krankheiten, z.B. Paratyphus Lebens- und Futtermittel, aber auch Textilien, Papier, Leder werden angefressen und durch Exkremente verunreinigt
Schaben: Allesfresser, d.h., sie gehen auch an organisches Material aller Art (Leder, Papier, Texti-lien), verschiedene Arten, bis 4 cm groß, Eipaket mit 40 Eiern hat sehr wider-standsfähige Chitinhülle, auch gegen chemische Mittel	Ausreichend Nahrung Ausreichend Wärme Hohe Feuchtigkeit Konstant dunkle Schlupf-winkel Feuchte, weiche, auch faulende Lebensmittel	Schaden durch Verunreinigung und Verbreitung von Fäulnis-erregern und Krankheitskeimen (z.B. Milzbrand, Salmonellen, Tuberkulose, auch Zwischenwirt von Fadenwürmern) Mitverantwortlich für bakte-riellen Hospitalismus (NKI)
Pharaoameisen (Monomorium pharaonis) Arbeiterin nur 2–2,5 mm lang, bernsteingelb, Nester mit Geschlechtstieren ver-steckt im Mauerwerk,	Sehr wärmeliebend, d.h. Vor-kommen nur in gut beheiz-ten Gebäuden. Fraß an süßen und eiweißreichen Lebens-mitteln bzw. organischen Abfällen (Essensreste, Kom-post, gebrauchten Verbänden)	Verbreitung von Krankheits-keimen in Krankenhäusern (NKI). Sie sind äußerst schwierig zu bekämpfen, eine korrekte Ausbildung von Bodenleisten (Hohlkehle, runde Ecken) ist nützlich
Filz-, Kopf-, Kleiderlaus Stechend-saugendes Insekt 400 Arten bekannt	Enger menschlicher Kontakt	Filzlaus als Krankheitsüberträger ohne Bedeutung Kleiderlaus: Auslöser von Pedi-

Tabelle 3.3. (Fortsetzung)

Arten	Fördernde Lebensbedingungen	Hygieneprobleme mit ihrem Auftreten
		kulose (Juckreiz, ekzematischen Hautentzündungen) Krankheitsüberträger (Borreliosen) Kopflaus: Kratzwunden mit Eitererregern und Schmutz
Milben (Krätzmilben) verursachen Hautinfektionskrankheit	Ubiquitär Unter unhygienischen Umständen In den letzten Jahren unabhängig von Hygiene epidemieartig auftretend	Sekundärinfektionen durch Eitererreger Symptome: winkelig geknickte bis 1 cm lange Gänge in der Haut, juckendes oft ekzemähnliches Exanthem mit Knötchen, Kratzeffekten
Silberfischchen	Feuchtigkeit in Badezimmern, Küchen, Schiffen u.a.	Nahrung sind kohlenhydratreiche Stoffe, Schaden durch Schabe- und Lochfraß. Trockene Verhältnisse sind hilfreich

Mitarbeiterschädigung durch Sprühdesinfektion, Dermatosenfaktoren und „Ökohämmer"

Sprühdesinfektion

„Lungendesinfektion? Nein, Danke!" Dies sollte man Mitarbeitern zurufen, die immer wieder die Vorstellung aufbringen, durch die Anwendung einer Sprühdesinfektion besonders wirkungsvoll in der Hygiene zu arbeiten. Mögliche Fehlanwendungen und Folgen der Sprühdesinfektionsmittel sind in Tabelle 3.4 aufgelistet.

Den meist alkoholbasierten Sprühdesinfektionsmitteln sind oft Oberflächenaktive Substanzen und Aldehyde zugefügt. Gesundheitsgefährdungen der Atemwege bestehen dann noch spezifischer.

Dermatosenfaktoren

Die Haut ist besonders häufig ein Signalorgan für allergische Reaktionen. Wir sprechen dann von allergischen Reaktionen, wenn eine erworbene Überempfindlichkeit als Folge einer immunologischen Reaktion des Organismus auftritt, die zur Bildung antigenspezifischer Antikörper oder Lymphozyten oder beidem geführt hat.

Berufsdermatosen sind im Bereich der Pflegenden zu einem der wichtigsten arbeitsmedizinischen Problem geworden. Oft wird den ersten Anzeichen einer beginnenden Hauterkrankung nicht die notwendige Aufmerksamkeit geschenkt. Führt das Problem erst zu weitergehenden gesundheitlichen Beschränkungen und sind Tätigkeitseinschränkungen notwendig, ist die Therapie und die berufliche Rehabilitation erschwert.

Tabelle 3.4. Mögliche Fehlanwendungen und Folgen der Sprühdesinfektionsmittel

Fehlanwendungen	Mögliche Folgen (insbesondere bei Sprühdesinfektionsmitteln mit Alkoholzusatz)
Sicherheitsregeln der BG nicht beachtet (Anwendung auf zu großer Fläche)	→ Explosionsgefahr
Materialunverträglichkeit (z.B. Alkohol bei Acrylglas) nicht beachtet	→ Materialschädigung
Sprayrichtung nicht beachtet	→ Gefährdung der Augen
Häufiger Kontakt mit dem Präparat	→ Entfettung, Hautreizung
Zusatzstoffe nicht beachtet	→ Allergiegefahr
Mechanische Einwirkung fehlt (Scheuern)	→ Wirkung fraglich, mangelhafte Desinfektion, Resistenz der Keime

Neben Überempfindlichkeitsreaktionen auf körperfremde oder körpereigene Substanzen (z.B. allergische Reaktionen auf Lebensmittel, Tierhaare und Blütenpollen) können Ursache für Berufsdermatosen akut toxische oder chronische Reizzustände (Latexhandschuhe, Desinfektionswirkstoffe, Reinigungsmittel u.a.) sein.

Hier wird zum wiederholten Male deutlich, daß sich Beobachtung von kranken Anteilen am Menschen nicht nur auf den zu Betreuenden beschränken darf, sondern ebenso die Gesundheit des Pflegenden selbst betreffen kann. Auch wenn Eigenbeobachtung sehr schwierig ist und oft daraus abzuleitende Veränderungen unterlassen werden, soll darauf hingewiesen werden. Verstärkte Prävention ist dringend notwendig (Sitzmann 1996, S. 337). Man kann daraus folgern: „Allergiker werden ist nicht schwer, Allergiker sein dagegen sehr." Weitere Informationen s. u.a. Kap. 2.3, 2.4 und 3.2.5.

„Ökohämmer"

Eine große Reihe von Veröffentlichungen zu „Ökohämmern", also Produkten, die gravierende Umwelt- und Gesundheitsbelastungen verursachen, existieren von Handelsketten (z.B. Hertie) und Umweltschutzgruppen (z.B. BUND). Diese Produktlisten sollten auch von Großverbrauchern genutzt werden. Hilfreiche Literatur beweist, daß dieser umweltschonende und gesundheitsbewußte Einsatz ohne erhebliche zusätzliche Kosten möglich ist (Brandt et al. 1997; FIGR 1990; Rolff 1997, S. 363).

3.1.2
Unterstützung der Hausreinigung durch ätherische Öle

In allen Schichten unserer Bevölkerung wird immer häufiger der Wunsch nach natürlichen Substanzen geäußert. Auch in der Hausreinigung können Substanzen aus ätherischen Ölen Verwendung finden.

> **→ Definition**
>
> Als ätherische Öle bezeichnet man die im allgemeinen angenehm riechenden öligen Produkte, die wegen der Empfindlichkeit ihrer Inhaltsstoffe durch Wasserdampfdestillation von Pflanzen oder Pflanzenteilen bzw. durch Abpressen der äußeren Fruchtschalen einiger Zitrusarten gewonnen werden (Franzke 1990, S. 218).

Etwa $1/3$ aller höher entwickelten Pflanzenfamilien enthalten mehr oder weniger große Mengen an ätherischen Ölen. Sie können in allen Pflanzenteilen vorkommen, sind aber zumeist in einem oder mehreren Pflanzenteilen angereichert. Neben den mitunter relativ teuren natürlichen ätherischen Ölen (1993 kostete 1 kg echtes Melissenöl DM 12.000) werden heute in ständig steigendem Umfang auch synthetische Produkte verwendet.

Vielfältigen Einsatz finden sie heute als Gewürze und Geschmacksverstärker in der Lebensmittelindustrie, zudem werden ätherische Öle seit altersher für die Herstellung kosmetischer Erzeugnisse (Parfüms, Seifen usw.), die Parfümierung von Haushaltschemikalien (Waschpulver, Bohnerwachs usw.) sowie für pharmazeutische Präparate genutzt. Im Gegensatz zu den fetten Ölen und Mineralölen hinterlassen sie auf Papier keinen Fettfleck, sondern verdunsten rückstandslos.

Ätherische Öle sind praktisch immer Stoffgemische, wobei die Einzelbestandteile von recht unterschiedlicher chemischer Struktur sein können. Man hat bisher über 500 Einzelkomponenten nachgewiesen, von denen 50 und mehr in einem ätherischen Öl vorhanden sein können. Ätherische Öle enthalten u.a. benzoide Verbindungen (insbesondere Phenole und deren Derivate, aber auch Aldehyde, Alkohole u.a.).

Zwei Inhaltsstoffe mit Bedeutung für den Bereich der Hygiene sollen stellvertretend genannt werden:

- *Monoterpene* – Menthol (Hauptbestandteil der Pfefferminzöle): Zu den Monoterpenen zählen auch Pyrethrine, die als natürliche Insektizide aus bestimmten Chrysanthemenblüten (enthalten etwa 2%) gewonnen werden (Franzke 1990, S. 222). Ein bekanntes Präparat (Goldgeist forte®) zur Vernichtung von Kopfläusen, Filzläusen und Kleiderläusen enthält ein Pyrethrumextrakt.
- *Benzoide Verbindungen,* zu denen insbesondere die Pflanzenphenole und deren Derivate zählen, sind wesentliche Bestandteile der ätherischen Öle. Thymol gehört zu dieser Gruppe. Phenolische Substanzen finden sich in außerordentlicher und nahezu unüberschaubarer Mannigfaltigkeit im Pflanzenreich. Bestimmte Pflanzenphenole zeichnen sich durch antimikrobielle, z.B. 4-Hydroxybenzoesäure und Salizylsäure, sowie pharmakologische Wirkung aus.

Die ersten Untersuchungen über die Prüfung einzelner ätherischer Öle auf ihre antimikrobielle Wirkung erschienen Ende des 19. Jahrhunderts. Aber bereits in frühesten Zeiten suchte der kranke Mensch Hilfe bei den Göttern in heiligen Hainen und Tempeln, an Plätzen, wo die Konzentration der Mikroben hoch sein mußte. Es besteht nach Koedam (1982, S. 232) kein Zweifel, daß ätherische Öle und ihre Mixturen nicht nur als Duftopfer (Weihrauch) den Göttern dargebracht, sondern auch die antimikrobielle Eigenschaften zur Reinigung und Desinfektion ihrer Verehrungsstätten ausgenutzt wurden.

Die Reihe von Literaturstellen zur antiseptischen Wirkungsbeschreibung ätherischer Öle ist lang, nachfolgend (Koedam 1982; Rehm 1980, S. 691) ein paar Beispiele (Tabelle 3.5):

Interessant ist, daß die Dampfform der Öle eine z. T. intensive Wirkung, der direkte Kontakt konzentrierter Öle geringe oder gar keine antimikrobielle Aktivität zeigte und die Mehrzahl der oben angeführten Untersuchungen in emulgierter Form oder unter Zugabe von in Lösungsmitteln gelösten ätherischen Ölen durchgeführt wurden.

Durch den Nachweis antiseptischer Wirkung ätherischer Öle, hier insbesondere in einigen Holzarten, läßt sich die zunächst nicht zu klärende, im Jahr 1993 durch den Laien- und Fachblätterwald rauschende Meldung zur Hygiene von

Tabelle 3.5. Antiseptische Wirkung ätherischer Öle

Autoren	Ätherisches Öl	Beobachtete Eigenschaften
Äbtissin Hildegard von Bingen (12. Jahrhundert)	Lavendel	Sie beschreibt die hervorragenden medizinischen Eigenschaften, spricht vom stark desinfizierenden Duft
Robert Koch (1881)	Terpentinöl	Entwicklungshemmung und Abtötung von Milzbrandsporen
G. Riedlin (1887)	Eukalyptusöl Lavendelöl Rosmarinöl	Gute bakterizide Wirkung auf Milzbrandsporen (eine 1%ige Emulsion dieser Öle zeigte die gleiche antiseptische Wirkung wie eine 4%ige Phenollösung)
Ch. Chamberland (1887 – Paris)	Hopfen- und Sandelholzöl	Gute antiseptische Wirkung
Cavel (1918)	Thymianöl	Achtmal stärkere Wirkung als Phenol
Gatti/Renato (1923 – Italien)	Eugenol Thymol	Starke Entwicklungshemmung auf Tuberkelbazillen
von Behring (1890)	Zimtöl	Dreimal wirksamer als Phenol
Rehm (1980)	Zedernholz	Einige Holzarten, z.B. Zedernholz, enthalten im Kernholz ätherische Öle, die eine Entwicklung von Mikroorganismen stark hemmen

Tabelle 3.6. Phenolkoeffizienten ätherischer Öle und ihrer Komponenten. (Mod. nach Schilcher 1984, S. 1435)

Ätherische Öle	Einzelkomponente in ätherischen Ölen	Phenolkoeffizient
Anisöl		0,4
Pfefferminzöl		0,7
	Menthol	0,9
Lavendelöl		1,6
Zitronenöl		2,2
	Zimtaldehyd	3,0
	Citral (Geraniumaldehyd u.a.)	5,2
	Kampher	6,2
Nelkenöl		8,0
	Eugenol	8,6
Fenchelöl		13,0
Thymianöl		13,2
	Thymol	20,0

Küchenbrettern erläutern. Bei Untersuchungen wurde festgestellt (Anonym 1993), daß Mikroorganismen wie Salmonellen, Listerien und Escherichia coli auf Holzküchenbrettern nach 3 min zu 99,9% abgestorben waren, während sie sich auf Kunststoffbrettern vermehrten.

Der Phenolkoeffizient nach Rideal-Walker oder nach Martindale (Schilcher 1984, S. 1435) zeigt die unterschiedliche bakterizide Wirkung der einzelnen ätherischen Öle. Er gibt an, wievielmal schwächer oder stärker das betreffende ätherische Öl im Vergleich zu Phenol ist (Tabelle 3.6). Phenol wird mit dem Faktor 1,0 bewertet.

Mit Hilfe dieser Tabelle ist nur eine grobe Beurteilung der bakteriostatischen bzw. bakteriziden Wirkung dieser Substanzen möglich, der Effekt ist vom Gehalt des betreffenden ätherischen Öles, von der Dosis bei der Applikation und von der Einwirkungsdauer abhängig. Weiterhin ist die Wirkung auf unterschiedliche Keimarten sehr unterschiedlich (Borneff u. Pfeifer 1971, in Schilcher 1984, S. 1435).

Langjährige gute Erfahrungen bestehen im GKH Herdecke mit einem reinigenden Zusatz ätherischer Öle zum Putzwasser, z.B. kombiniert mit „Neutralseife", für Patientennachttische, anderes Patientenmöbel, Kinderbettchen, Waschschüsseln usw. Das Ölgemisch enthält Eukalyptusöl, Feldthymianöl und Litsea-Cubeba-Öl (einer afrikanischen Kletterpflanze). Ausschlaggebend ist ein bestimmungsmäßiger Gebrauch und eine gute Einkaufsqualität, die von der Apotheke überwacht wird. Für die Reinigung von Wickeltischauflagen wird eine gebrauchsfertige Verdünnung des Eukalyptus-Reinigungszusatzes hausintern hergestellt und mit gutem Erfolg angewendet.

Sicher ist es nicht angebracht, durch Duftstoffe Schmutzgerüche überdecken zu wollen. Notwendig ist zunächst, die Ursache von schlechten Gerüchen zu beseitigen. Das gelingt beispielsweise in der Pflege durch den Wechsel von Patientenwindeln bei Inkontinenz, das kann durch eine Ernährungsbeobachtung bei Patienten mit Anus praeter erfolgen und durch die Reduktion stark blähender

Speisen. Das kann in der Hausreinigung durch eine erhöhte Reinigungsfrequenz von Toiletten erreicht werden. Es bleiben aber Pflegesituationen, in denen ein Einfluß auf den Geruch lediglich durch Hilfsmittel genommen werden kann. Dazu hat sich eine Komposition ätherischer Öle zur Raumluftverbesserung bewährt: Eine Mischung aus Oleum aethereum Eucalypti (Eukalyptusöl), Oleum aethereum Litsea Cubeba (Kletterstrauch), Oleum aethereum Lavendulae „Mt. Blanc" (Lavendelöl), Oleum aethereum Linaloe (Linaloeöl), Ethanol vergällt 96% ist, in einer Dochtflasche zur Verfügung gestellt, eine gute Möglichkeit (Portsteffen 1997, persönliche Mitteilung).

3.1.3
Reinigungschemie – einige Gesichtspunkte zur Wirkung und Bewertung

Werbeaussagen bei der Auswahl von Reinigungsmitteln zu folgen führt häufig zu unnötiger Geldausgabe und schädlichen Umweltfolgen. Wenn man die nachfolgenden Informationen bilanziert, kommt man zum Schluß, daß ein umwelt-*freundlicher* Wasch- und Reinigungsvorgang nicht möglich ist. Es ist jedoch umwelt*gerechter,* Präparate mit problematischen Inhaltsstoffen nicht nur im Kleinhaushalt auszutauschen, sondern auch in Krankenhaus und Altenheim. Ein Vergleich der Angebote wird oft zum Schluß führen, daß ein umweltschonenderes Produkt teurer ist. Eine differenzierte Anwendung der verschiedenen Reinigungsprodukte und eine gezielte Desinfektion lediglich spezieller Bereiche läßt bei gründlicher Unterweisung der Reinigungsmitarbeiter und einer ökologischen Orientierung der Einkaufsmitarbeiter eine Kostensteigerung nur in geringem Umfang erwarten (Tabelle 3.7).

Zum Handeln mit dem Ziel eines höheren Umweltstandards (Brandt 1997, S. 53) sollen einige ökologische Handlungsprinzipien (Sitzmann 1996, S. 14), bezogen auf die Hausreinigung, erläutert werden.

Kooperationsprinzip. Umweltschutz als Schlüsselnotwendigkeit macht Zusammenarbeit der beteiligten Mitarbeiter und Berufsgruppen, z.B. das Einbeziehen der Mitarbeiter des Einkaufs und der Reinigungsmitarbeiter erforderlich. Erfolg kann nur mit motivierten und qualifizierten Mitarbeitern erreicht werden. Einweisung und Betreuung durch die Hauswirtschaftsleitung für die Reinigungsmitarbeiter wird durch regelmäßige Schulungen durch die Hygienebeauftragten ergänzt. Eine Materialkommission u.a. mit Mitarbeitern des Einkaufs kann sich Umweltschutz zum Ziel setzen.

Prinzip der Wahrhaftigkeit. „Umweltlügen haben kurzen Atem" lautet eine ein wenig abgewandelte Redensart. Und gerade auf dem Gebiet des Umweltschutzes wird gelogen, werden Wahrheiten verdreht, wird Unangenehmes verschwiegen. Angebliches Umweltwissen entpuppt sich häufig als sehr oberflächlich. Nur mit herstellerbezogener Nachfrage nach Inhaltsstoffen in einzelnen Reinigungs- und Pflegemitteln kann ich einen Rückschluß auf die Umweltverträglichkeit der Produkte ziehen. Inzwischen umfangreiche Literatur erleichtert die Zuordnung.

Tabelle 3.7. Wasch- und Reinigungsmittel: Einige Inhaltsstoffe, ihre Funktion und gesundheits-schädigende Wirkungen. (Mod. nach Brandt et al. 1997[1], S. 25f; Brinker 1994[2], S. 66f; Seipp 1996[3], S. 54f; Lutz 1994[4]; Grimm 1997[5], S. 158; Sonnberger 1997[6], S. 42f; Sitzmann 1995[7], S. 90: Die Quellenangabe in der Tabelle erfolgte mit Zahlen)

Inhaltsstoffe	Aufgabe der wichtigsten Inhaltsstoffgruppen	Gesundheitsbeeinträchtigungen/ Ökologische Konsequenzen
Tenside	Schmutzabtragung von Oberflächen Lösen von wasserlöslischen und wasserunlöslichen Anschmutzungen Benetzung der Oberfläche	Tenside stehen unter dem Verdacht, die Schleimhaut von Magen und Darm sowie die Haut für fettlösliche Noxen durchlässiger zu machen und allergische Reaktionen zu begünstigen[3]
Anionische Tenside	Zum Beispiel Seifen, LAS (lineare Alkylbenzolsulfonate)	Seifen sind die ökologisch verträglichsten Tenside, sie sind leicht aus dem Abwasser zu entfernen und sind im Klärschlamm später gut biologisch abbaubar. LAS sollten wegen ihrem schlechten Abbauverhalten in Reinigungsmitteln nicht enthalten sein[1]
Nichtionische Tenside	Zum Beispiel Alkylammoniumverbindungen, Fettalkoholethoxylate (FAE) Alkylphenolethoxylate (APEO)	Die Abbauprodukte von APEO sind viel fischgiftiger als die eigentlichen Tenside, deswegen sollten sie heute nicht mehr in Reinigungsmitteln enthalten sein[1]
Kationische Tenside	Vorwiegend als Desinfektionswirkstoffe und Weichspüler verwendet[4]	Hochgiftig für Fische[1]. Auf Weichspüler verzichten, sie werden v.a. des Duftes wegen gekauft, Alternativen nutzen. Bei Hautkontakt besteht allergieauslösendes Potential[1]
Gerüststoffe (auch als Builder, Härtebinder, Komplexbildner oder Enthärter bezeichnet)	Zur Härtebindung/Enthärtung des Wassers, da Tenside in hartem Wasser meist nicht wirken Sie sollen Kalkablagerungen an Geräten und Wäsche verhindern sowie die Schmutzablösung verbessern und gelösten Schmutz in Schwebe halten	Phosphathaltiges Abwasser belastet Gewässer durch Eutrophierung[2] (Überdüngung und damit erhöhter Sauerstoffbedarf beim Absterben von Wasserpflanzen[4]) Weitere wichtige Phosphatquelle: Landwirtschaft
Phosphate	Meist wird Natriumtriphosphat verwendet[4]	Elimination in der Kläranlage nur in der 3. Stufe[2] möglich
Phosphonate	Gegenüber Triphosphaten besteht ein etwa 10faches Kalkbindungsvermögen[4]	Phsophatfällung kann behindert werden[2] Phosphonate sind kaum biologisch abbaubar[4]. In sehr geringen Konzentrationen akzeptabel[1]
Zeolith	Nur reine Enthärterfunktion	Bisher keine nachteiligen Wirkungen auf Wasserlebewesen bekannt, Abscheidung mit Klärschlamm ohne Probleme in der Erde[1]

Tabelle 3.7. (Fortsetzung)

Inhaltsstoffe	Aufgabe der wichtigsten Inhaltsstoffgruppen	Gesundheitsbeeinträchtigungen/ Ökologische Konsequenzen
EDTA (Ethylendiamintetraacetat)	Inaktiviert den störenden Einfluß der Wasserhärte	Sehr schlecht abbaubar[1]. Schwermetalle, z.B. Cadmium, Zink- und Quecksilberverbindungen, die sich auf dem Flußbett abgesetzt haben, werden remobilisiert[2] und gelangen damit wieder in die Nahrungskette[1]. Reinigungs- und Pflegemittel sollten kein EDTA enthalten[4]. Auslöser von Dermatosen[3]
NTA (Nitrilotriessigsäure)	Enthärter	Besserer biologischer Abbau als EDTA[4], steht jedoch auch im Verdacht der Remobilisierung von Schwermetallen[2]
Citrat (Salz der Zitronensäure)	Enthärtende Wirkung durch (schwache) Fähigkeit zur Komplexbildung	Läßt bei Temperaturen >20 °C nach; leicht biologisch abbaubar; gentechnische Herstellung aus Aspergillus niger[5]
Lösemittel	Wichtigstes Lösemittel ist Wasser. Es ist in der Lage, viele Verschmutzungen zu lösen, fetthaltiger Schmutz (Kaugummireste, Kleber, Lackspritzer etc.) ist oft nur mit organischen Lösemitteln zu entfernen	In vielen Teilen der Erde herrscht Trinkwassernot: Immer größere Mengen werden von uns ungenießbar gemacht. Immer mehr Menschen benötigen größere Wasservorräte. Ohne Wasser ist kein Leben möglich
Wassermischbare organische Lösemittel (z.B. Alkohol, Aceton, Glykolether)	Alkohol oft in Fensterreinigern, Handgeschirrspülmitteln, Alkoholreinigern enthalten, löst Fettrückstände[1] Aceton kann Kunststoffe anlösen	Alkohol hat gute biologische Abbaubarkeit (s. Kap. 3.3.4)
	Glykolether kann in Fußbodenreinigern und -Pflegemitteln enthalten sein – Reinigungsfähigkeit ähnlich wie Alkohol[1]	Gesundheitsschäden durch Glykolether: Aufnahme durch die Haut, fruchtschädigende Wirkung (Aufnahme in die MAK-Liste)[4]
Nicht wassermischbare organische Lösemittel (z.B. aromatische Lösemittel, alipatische Lösemittel, Terpene)	Aromatische Lösungsmittel, z.B. Xylol, Benzol, Tuluol können Bestandteil von Bohnerwachsen, Grundreinigern, Beschichtungsmitteln, Edelstahlreinigern sein	Organische Lösemittel werden aufgrund ihrer Leichtflüchtigkeit vorrangig über die Atmung aufgenommen. Bei direktem Kontakt ist auch Aufnahme über die Haut möglich[3]. Bei Einatmung: betäubende, berauschende Wirkung, neurotoxisches Potential. Verdacht auf Kanzerogenität[3]. Auf CKW, FCKW und aromatische Lösemittel sollte bei der Reinigung verzichtet werden[4]

Tabelle 3.7. (Fortsetzung)

Inhaltsstoffe	Aufgabe der wichtigsten Inhaltsstoffgruppen	Gesundheitsbeeinträchtigungen/ Ökologische Konsequenzen
Säuren und ihre Salze (z.B. Salzsäure, Salpetersäure, Phosphorsäure, Amidosulfonsäure, Zitronensäure, Essigsäure, Ameisensäure, Natriumhydrogensulfat[4])	Die meisten Verschmutzungen sind mit Unterhaltsreinigern (Neutral-, Allzweck-, Alkoholreiniger) zu entfernen. Bei Mineralverschmutzungen ist ein säurehaltiges Mittel erforderlich[1]. Säuren sind enthalten in Kalklöser, Rostentferner, Urinsteinlöser, Zementschleierentferner, WC-Reiniger, Steinfassadenreiniger, Sanitärreiniger[4]	Die mineralischen Salz-, Salpeter und Phosphorsäure sind nicht biologisch abbaubar, sie tragen zur Salzbelastung der Gewässer bei, Amidosulfonsäure läßt sich in der Kläranlage leicht eliminieren. Sauerstoffverbrauch bei der Mineralisierung[4]. Zitronensäure ist leicht biologisch abbaubar und relativ unbedenklich in der Handhabung[1]. Essigsäure entwickelt reizende Dämpfe, bis zu einer Konzentration von 20% ist sie akzeptabel[1], z.B. zur Kalkentfernung, Ameisensäure hat ähnliche, jedoch stärkere Eigenschaften wie die Essigsäure[4] Natriumhydrogensulfat führt zur erhöhten Salzfracht der Gewässer[4]
Alkalien und alkalische Salze, z.B. Natriumhydroxid (Natronlauge), Kaliumhydroxid, Natrium-Metasilikat, Ammoniak (Salmiakgeist)	Grundreiniger für PVC-Beläge, Reiniger für Steinfassaden, Graffiti-Entferner, Rohrreiniger, Allzweckreiniger mit Salmiak, Schmierseife Metasilikat dient zur Erhöhung des pH-Wertes, andererseits wird es als Füllstoff verwendet[1]	Alkalien in höheren Konzentrationen schädigen nicht nur Mikroorganismen, sondern auch Fische[1]. Natrium- und Kaliumhydroxid sind stark ätzende Laugen. Wenn die behandelten Oberflächen nicht sorgfältig gespült werden, entstehen Schäden. Verätzungen auf der Haut bereits bei Konzentrationen >1% (Hautschutz erforderlich).
Natriumcarbonat (Soda)		Rohrreiniger enthält bis zu 60% Natriumhydroxid, von Benutzung ist abzuraten[1]. Bei Natriummetasilikat sind Konzentrationen bis 20% akzeptabel[1], Schleimhautreizung und -verätzung[3]. Ammoniak führt zu Geruchs- und Gesundheitsbelastung über eine Reizung der Atemwege[1], Abbauprodukt Nitrit ist starkes Fischgift, Abbauprodukt Nitrat eutrophiert[2]. Reiniger sollten Natrium- und Kalium hydroxid sowie Ammoniak maximal bis zu 1% enthalten, der pH-Wert sollte nicht über 11 liegen[1]
Bleichmittel (vorwiegend werden Aktivabspalter und Aktivsauerstoffabspalter: Perborate,	Zerstören Farbstoffe und desinfizieren. Chlorabspalter: oft in Sanitärreinigern, Scheuerpulvern, Rohrreinigern, Maschinenspülmitteln, Desinfektionsreinigern enthalten, insbesondere Natrium-	Chlorabspalter belasten das Abwasser durch mögliche Bildung von Chlorkohlenwasserstoffen. Große gesundheitliche Gefährdung bei gemeinsamer Verwendung mit sauren Reinigern (giftiges Chlorgas entsteht)[4] Sauerstoffabspalter: Borverbindungen

Tabelle 3.7. (Fortsetzung)

Inhaltsstoffe	Aufgabe der wichtigsten Inhaltsstoffgruppen	Gesundheitsbeeinträchtigungen/ Ökologische Konsequenzen
Percarbonate verwendet)	hypochlorit (Chlorbleichlauge); sehr gut geeignet zur Reinigung der Sanitärfuge (Aspergillus-niger-Befall) Sauerstoffabspalter können in Waschmitteln, Maschinenspül-mitteln sowie in Allzweckreini-gern und Scheuermitteln ent-halten sein	gelangen unverändert in Form von Bor-säure in Gewässer[4] Percarbonate lassen sich leicht eliminie-ren[4], aus ökologischen Gründen zu bevorzugen[1]
Enzyme sind in Waschmitteln, Geschirrspül-mitteln, Ober-flächenreinigern enthalten	Proteasen bauen Eiweiße ab (z.B. Flecken) Amylasen bauen Stärke ab Cellulasen bauen pflanzliche Fasern, z.B. Baumwollfusseln, ab Lipasen bauen Fettrückstände ab. Kombinationen mit mikro-organismenhaltigen Produkten[6] werden praktiziert	Arbeiten mit Sprühlanze bedenklich (lungenschädigende Wirkung der Enzyme[6], Enzymstäube) Allergieauslösend Umweltschädigender Einsatz in Fettab-scheidern (Fett wird nur verflüssigt, nicht abgebaut[6]), gentechnische Herstellung
Abrasivstoffe	Gemahlene Mineralkörper wie Kreide, Quarz, Bims etc.	Oberflächenzerstörung möglich; Aussonderung im Klärschlamm, ökologisch unbedenklich[4]
Konservierungs-mittel (u.a. Al-dehyde, formal-dehydabspal-tende Produkte, schwefel- und stickstoffhaltige Heterocyclen)	Verlängern die Lagerfähigkeit tensidhaltiger Reinigungsmittel mit pH-Werten zwischen 4 und 9, verhindern Keimwachstum	Kontaktallergen Formaldehyd sollte nicht in Reinigern enthalten sein[4]. Es gehören dazu Paraformaldehyd, Hexamethylente-tramin, Hydantoin, Benzylformal, Bronopol[1]
Farb- und Duftstoffe (Nitromoschus-verbindungen[7], polyzyklische Moschusduft-stoffe	Überflüssig, da sie nicht zur Reinigungswirkung beitragen	Moschus Xylol z.B. ist schwer biologisch abbaubar, hat hohes Bioakkumulations-potential, d.h. reichert sich in Nahrungs-kette (Muttermilch) an. Verdacht auf krebserzeugende und erbgutverändernde Wirkung[4]
Optische Aufheller	Unnötig, sie übertönen den aus ästhetischen Gründen stören-den Gelbstich der Wäsche	Schwer biologisch abbaubar, allergieaus-lösend?[2]

Offenheitsprinzip. Wenn mangelnde Wahrhaftigkeit bei Umweltthemen kontraproduktiv wirkt, so muß mit der Offenheit gegenüber Mitarbeitern und dem Krankenhausumfeld aktiv umgegangen werden. Eine Selbstverpflichtung mit Verankerung der ökologischen Verantwortung zum pflegenden Umgang mit der natürlichen Umwelt im Leitbild der Einrichtung läßt eine positive Wirkung nach innen und außen erwarten.

Prinzip der schöpferischen Unduldsamkeit. Veränderungen von Abläufen in Großhaushalten werden durch gewisse Trägheitsmomente gebremst. Im Reinigungsbereich ist es aber erforderlich, Gewohnheiten durch langfristige Überzeugungsarbeit zu ändern, um auf dem Umweltsektor Verbesserungen zu erreichen. Das bezieht sich z.B. auf Informationen zum Problem der Dosierung von Reinigungs- und Desinfektionsmittel (um dem Motto „viel hilft viel" entgegenzuwirken), das gilt für die verbale Verständlichkeit des Anliegens für Mitarbeiter mit der gleichen Muttersprache ebenso wie für Fremdsprachige. Auf die Gestaltung einer Atmosphäre gegenseitiger Achtung kommt es dabei wesentlich an.

Prinzip der medienübergreifenden Funktion. Hygiene ist ein sehr weit gefaßtes Arbeitsfeld, es bezieht Wasser, Abfall, Energie usw. mit ein. Ein Umdenken in Richtung Umwelt- und Arbeitsschutz hat stattgefunden. Bei der Auswahl eines Reinigungsmittels sind neben dem Einsatz umweltschonender Inhaltsstoffe zu bedenken:

- Abfallvermeidung bei Verpackung: Verpackungsmaterial, Gebindegröße, Mehrwegbehälter oder Nachfüllpackungen,
- Verwendung von Reinigungskonzentraten: der Transport unnötiger Wassermengen belastet unnötig die Umwelt,
- Einsatz einer überschaubaren Produktpalette,
- gezielter Einsatz innovativer Reinigungsverfahren,
- sorgfältige Dosierung mit praktikablen Dosierhilfen (Tabellen, Meßbecher, Dosiereimer, dezentrale Zumischsysteme),
- Schutz der Mitarbeiter durch Umsetzung der Gefahrstoffverordnung z.B. Beschriftung entsprechend der Inhaltsstoffe und Sicherheitsdatenblätter.

Prinzip der Nachhaltigkeit. Eine weitere ökologische Handlungsnotwendigkeit zeichnet sich durch persönliches Handling, nicht nur „talking about" oder „thinking" aus. Bei einer Zielsetzung des Umweltmanagements, die durch Eigenschaften wie Eigenaktivität, Flexibilität, Sachkunde, hohe betriebliche Akzeptanz und Zielstrebigkeit geprägt sein soll, ist betriebliche Präsenz notwendig. Es kann nicht sein, daß sich im Reinigungsbereich jeder kompetent fühlt mitzureden, da er im eigenen Haushalt auch tätig ist. Der Reinigungsbereich im Großhaushalt ist ein Ausbildungsberuf, der eigene typische Problemfelder hat.

3.1.4
Hygienischer Umgang mit Wäsche
(Bettwäsche, Windeln, Bauchtücher u.a.)

Hygienische Anforderungen

Krankenhauswäsche kann mit potentiell infektiösem Material kontaminiert sein. Desinfizierende Waschverfahren werden deshalb angewendet, eine nachträgliche heiße Trocknung und das Bügeln der Wäsche erreicht ein weiteres. Vor dem Waschen sollen aus diesem Grund verschiedene Vorsichtsmaßnahmen zum Schutz der Mitarbeiter auf der Station, beim Transport und in der Wäscherei beachtet werden. So soll

- eine unnötige Staubaufwirbelung durch vorsichtiges Ablegen der Wäschestücke in die Sortier-Sammel-Behälter vermieden werden,
- Fremdmaterial wie Kugelschreiber, Scheren, Steckbecken, -deckel usw. sorgfältig aussortiert sein, damit Verletzungen der Wäschereimitarbeiter und Maschinenschäden vermieden werden,
- der Transport der Schmutzwäsche in widerstandsfähigen und ausreichend dichtem Textilmaterial erfolgen,
- Problemwäsche wie blutige, durchnäßte, mit Zytostatika benetzte Wäsche usw. zusätzlich in einen flüssigkeitsdichten Sack gegeben werden, damit ein direkter Kontakt der Transport- und Wäschereimitarbeiter vermieden wird,
- schmutzige Wäsche vor der Wäsche nicht mehr sortiert werden (Abb. 3.2).

In Unfallverhütungsvorschriften (UVV) und hauseigenen Verabredungen wird festgelegt, welche Einzelheiten dazu bedacht werden müssen. Die UVV und Richtlinien für Krankenhaushygiene und Infektionsprävention des Robert-Koch-Institutes unterscheiden Wäsche nach

- hochinfektiöser Wäsche (z.B. aus Sonder-Seuchen-Stationen und Wäsche von Patienten mit hämorrhagischem Fieber). Hier muß eine chemische Desinfektion mit Mitteln der Liste des RKI entsprechend § 10 Bundesseuchengesetz bereits im Stationsbereich durchgeführt werden;
- infektiöser Wäsche (z.B. Wäsche aus Infektionsstationen) sowie
- infektionsverdächtiger Wäsche (sonstige Krankenhauswäsche).

Eine sachgemäße Bearbeitung von infektiöser und infektionsverdächtiger Wäsche kann gewährleistet werden, wenn der Wäschereibetrieb die Güte- und Prüfbestimmungen „Sachgemäße Wäschepflege für Krankenhäuser" (RAL RG 992/2) einhält. Die RKI-Richtlinie (Bundesgesundheitsblatt 7/95) weist ebenfalls auf diese Bestimmungen hin.

Obwohl lediglich 10–20% der gesamten Krankenhauswäsche als infektiös zu betrachten ist, besteht vielfach keine Bereitschaft zur Abtrennung von Wäsche nichtinfektiöser Patienten oder aus nichtinfektiösen Bereichen. Aus Sorge über mögliche Infektionsgefahren und aus Unkenntnis wird oft die gesamte Wäsche so

Abb. 3.2. Frisch gewaschen. (Aus: Felix Eberty „Jugend-
erinnerung eines alten Berliners")

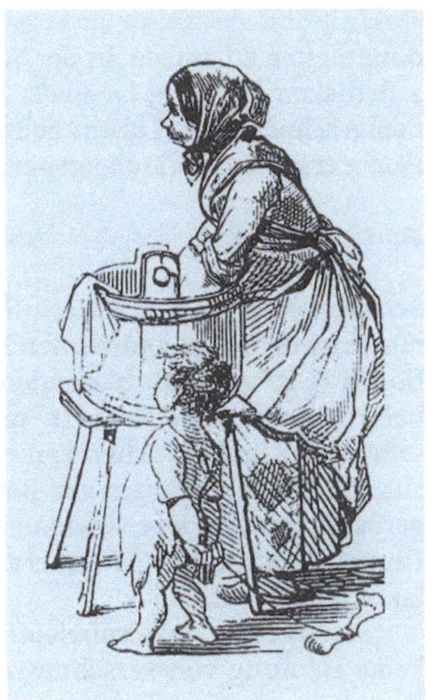

aufbereitet, als handele es sich um infektiöse Wäsche. Sowohl ökonomische als
auch ökologische Gesichtspunkte verlangen jedoch eine Modifikation des Waschverfahrens für nichtinfektiöse Wäsche, das aber dennoch den Anforderungen der
Hygiene gerecht wird (Otalowa u. Holländer 1996).

Es folgen weitere Beispiele zum hygienischen, d. h. auch ökologischen Umgang
mit Wäsche.

Bettenmachen

Bei der Abgabe feuchter Schmutzwäsche in Wäschesammelsäcke müssen hausinterne Verabredungen beachtet werden. Textilien werden durch Mikroorganismen
zerstört, wenn die Entwicklungsbedingungen, z.B. Nährstoffe, pH-Wert, Temperatur und Feuchtigkeitsgehalt für die Mikroben günstig sind. Dann entwickeln sich
zelluloseabbauende Mikroorganismenarten, die dabei zu sehenden „Stockflecken" können ganze Flächen in Textilgewebe unbrauchbar machen. Bei den
Mikroorganismen handelt es sich um Bakterien mit Actinomycten, Hefen und
Schimmelpilze, meistens Penicilliumarten (Rehm 1980, S. 691). Ergänzende
Hygienegesichtspunkte zum Bettenmachen s. Kap. 3.2.1.

Möglichkeiten der Wäschereduktion

Ohne daß unhygienisch gearbeitet wird, können Einsparungen bei der Benutzung
von Bettwäsche realisiert werden, die ökologischen und ökonomischen Bestre-
bungen entgegenkommen. Es lohnen sich Schmutzwäschevermeidungsprojekte
mit Analyse der Leistungen des Krankenhauses oder Altenheimes und dem
Schmutzwäscheanfall. Einige wenige eigene erfahrungsbezogene Beispiele:

Angepaßte Lakengröße im Kreißsaal. Es ist üblich geworden, überbreite Entbindungsbetten zu nutzen. In der Vergangenheit war es nur möglich, diese Betten mit 2 Bettlaken à 1000 g (= 100% Baumwolle) zu beziehen. Die Anforderung eines maßgeschneiderten Lakens beim Mietwäscheunternehmer mit einem Gewicht von 1500 g ergab eine Wäscheersparnis bei etwa 1100 Geburten pro Jahr von 550 kg.

Schutzkleidung für Angehörige auf Intensivstation. Hierzu s. Kap. 2.6.2.

Stecklakenfreies Krankenbett. Stecklaken sind als zusätzlicher Schutz des Bettes nur sinnvoll bei inkontinenten Menschen, fallweise auch in anderen Pflegesituationen (z.B. bei stark blutenden Patientinnen vor der Entbindung, postoperativ bei einzelnen Patienten). In unterschiedlicher Zahl sind Patienten körperlich selbständig und brauchen keinen zusätzlichen Bettenschutz! Während eines Versuchszeitraumes wurden die Betten aus der Bettenzentrale ohne Stecklaken ausgerüstet. Das Ziel war, Kosten einzusparen (maximal 12 000,– DM/Jahr) und die Umwelt zu entlasten (Wäscherei, Müll …). Nur in gezielten Fällen wurden Stecklaken verwendet.

Das Ergebnis des Probelaufes war: Die Mitarbeiter der Bettenzentrale haben keine Häufung von verschmutzten Matratzen beobachtet. Mitarbeiter einzelner Bereiche, z.B. Notfallaufnahme, mußten jedoch alle Notfallbetten nachrüsten. Weiterhin ist in einigen Pflegebereichen der prophylaktische Schutz notwendig (Gynäkologie/Entbindung, Urologie, Chirurgie). Die Betten sind schneller „durchwühlt", v.a. bei Kindern. Es wurde häufiger ein ganzes Bett bezogen, wo bisher nur das Stecklaken gewechselt wurde. Diese Rate wurde jedoch nicht genau ermittelt. Eine Differenzierung durch die Mitarbeiter der Bettenzentrale (saubere Betten mit oder ohne Stecklaken) war durch die Nutzung eines Bettenpaternosters nicht möglich.

Deshalb entschied die Pflegedienstleitung mit dem Umweltbeauftragten, die Betten wieder mit Stecklaken ausrüsten zu lassen. Dies läßt jedoch jedem Pflegenden die Freiheit, beim Beziehen der Betten auch weiterhin auf ein Stecklaken zu verzichten. In Teilbereichen wird das Stecklaken durch waschbare Inkontinenzunterlagen ersetzt. Durch ein differenziertes Vorgehen läßt sich ein wesentlicher Umweltbeitrag leisten. Andere Krankenhäuser können andere Erfahrungen machen.

Krankenbettaufbereitung. Um Energie, Wasser und Reinigungsmittel zu sparen, ist ein überlegtes Umgehen mit benutzten Patientenbetten sinnvoll. Zur Einteilung der benutzten Krankenbetten in Kontaminationsstufen (Bettenkategorien), s. Kap. 3.1.1, zur Indikation eines postoperativ frischen Bettes, s. Kap. 5.3.2.

Abdecken von Betten. Hierzu s. Kap. 3.1.1. Vielfach werden benutzte oder frisch bezogene Krankenbetten mit Folie oder textilen Bezügen abgedeckt. Dabei wird der Kontaminationsmöglichkeit durch die Luft eine zu große Bedeutung eingeräumt. Ein Bettenpaternoster läßt einen Verzicht auf die Bettenabdeckung ohne hygienische Bedenken zu. Bei anderen Aufbereitungs- und Logistiksystemen sollte die Notwendigkeit der Abdeckung kritisch geprüft werden.

Bauchtücher

Nach dem vorgesehenen Verwendungszweck sind Bauchtücher als Verbandstoffe im Sinne des Arzneimittelgesetzes anzusehen. Bei ihrer Wiederaufbereitung in der Wäscherei müssen daher wesentlich strengere Maßstäbe an die Reinheit gestellt werden als bei Textilien. Gesetzlich festgelegte Grenzwerte gibt es bis jetzt nicht. Orientierungswerte für die Beurteilung nach dem Waschen können Erfahrungswerte und Literaturangaben bieten.

Diese stark mit Blut und Gewebeteilen verunreinigten, oft noch gerollt in die Wäsche gegebenen Textilien müssen bereits im OP gesondert gesammelt und einem speziellen Waschverfahren zugeführt werden. Dies stellt keinen Arbeitsmehraufwand im OP dar, vielmehr erhöht die getrennte und korrekt ausgeführte Sammlung die Patientensicherheit, das Zählen der Bauchtücher kann übersichtlich erfolgen. Zum Zählen sollten sie möglichst aufgehängt und dann getrennt zur Wäsche gegeben werden. Der Boden sollte dabei vor Blutkontamination geschützt werden.

Nur locker angeliefert, können die grob verschmutzten Baumwollfasern in der Waschflotte ausreichend mit Wasser aufquellen und eine ausreichende Reinigung und Schmutzlösung erreichen. Drei Faktoren belasten bei unzureichender Aufbereitung den Patienten:

- Proteinreste, die bei ungeeigneten Waschverfahren festzustellen sind,
- hoher Restgehalt an Waschmittel (nichtiogene Tenside) durch zu geringe Spülleistung beim Waschen,
- Flusen, die durch den Verschleiß der Bauchtücher an den Tüchern aufliegen. Sie sind durch partikelarme Materialqualität weitgehend einzuschränken.

In allen Fällen können diese Substanzen, wenn sie in den Blutkreislauf des Patienten gelangen, zu immunologisch-entzündlichen Reaktionen führen (Holländer 1992, S. 257).

Weitere Prüfparameter sollten sein:

- Prüfung des pH-Wertes als Maß für den Säure- bzw. Alkaligehalt,
- organische Inkrustation als Maß für organische Substanzen auf dem Textilmaterial, verursacht von Tensiden und fettähnlichen Substanzen,
- anorganische Inkrustation, verursacht durch Ablagerungen auf dem Textilgut, v. a. durch kalzium- und magnesiumhaltige Rückstände.

Wesentlicher Teil des gesonderten Waschverfahrens muß eine gründliche mehrmalige abschließende Spülung sein.

Mit dieser Behandlung erreichen Mehrwegbauchtücher teilweise bessere Ergebnisse als Einmalbauchtücher, da bei der Herstellung auch dieses Baumwollmaterial gewaschen und anschließend tensidfrei gespült werden muß.

Die Bedeutung dieser gesonderten Sammlung im OP und der dem desinfizierenden Standardwaschprozeß nachgeschaltete Spülprozeß wird aus einer dokumentierten Komplikationshäufung bei 6 kardiovaskulären Eingriffen (Geiss et al. 1997, S. 346) durch ein fehlerhaft abgelaufenes Spülprogramm deutlich. Postoperative Blutungen konnten auf extrem hohe Tensidrückstände in einer Charge von Bauchtüchern zurückgeführt werden. Der Verdacht entstand durch die Beobachtung eines Aufschäumens der in Kochsalzlösung ausgedrückten Bauchtücher.

Der Klinikwäscherei oder dem Wäscheunternehmen ist der Nachweis des Qualitätsstandards und ihre Ergebnisweitergabe durch externe Untersuchungen aufzugeben. Folgende Ergebnisse werden heute als Stand der Waschtechnik bezeichnet (Forschungsinstitut Hohenstein Januar 1998):

- pH-Wert: Toleranzbereich zwischen pH 4,3 und 8,3,
- Eiweißrückstände: <100 μg Proteine pro g Textil,
- Niotenside: <60 μg Niotensid pro g Textil,
- Aniontenside: <30 μg Aniontensid pro g Textil.
- organische Inkrustation: Konzentration bis 1%,
- anorganische Inkrustation: Konzentration bis 1%.

Der hohe Wasser-ge-brauch durch das mehrmalige Spülen der Mehrwegbauchtücher wird im Sinne einer ökologischen Geamtbetrachtung als Produktanalyse (Scherrer et al. 1996, S. 70) mehr als ausgeglichen, wenn weniger Baumwolle wasseraufwendig und pestizidbelastet angebaut und wassergefährdend mit Chlor gebleicht wird (Kümmerer et al. 1996, S. 67).

Anforderungen an OP-Abdeck- und Bekleidungssysteme

Neben dem Patientenschutz gibt es weitere Aspekte bei der Auswahl des Materials zu bedenken:

- die Mitarbeitersicherheit und der Infektionsschutz am Arbeitsplatz,
- wirtschaftliche Gesichtspunkte,
- Umweltschutz, d.h. eine weitestgehend umweltvertretbare Ver- und Entsorgung.

Inzwischen befinden sich neben Einmalmaterialien, z.B. aus mit Kunststoff beschichtetem Vliesstoff, eine Vielzahl an Textilien auf dem Markt, wie z.B. hydrophob ausgerüstete Materialien, spezielle Mikrofilamentgewebe, diverse Laminate und diverse Beschichtungen. Sogenannte Ökobilanzen und Untersuchungen betrachten meist nur Teilbereiche, keineswegs bieten sie eine Gesamtschau der Umweltschäden. Häufig kommen sie zum Ergebnis, das für den Hersteller, der den Auftrag gegeben hat, spricht. Postoperative Wundinfektionsraten bei Patienten, die mit Einweg- bzw. Mehrwegmaterial abgedeckt wurden, unterschieden sich nicht (Daschner 1993, S. 65; Daschner u. Rüden 1997, S. 943). So bleibt es Aufgabe des ökonomischen und hygienischen Sachverstandes, die Verhältnisse im jeweiligen Krankenhaus z.B. mit seinen Entsorgungsmöglichkeiten für Einmalwäsche, den Liefermöglichkeiten für Mehrwegsterilsysteme, das Operationsspektrum u.a. zu prüfen und eine Entscheidung zu treffen.

Ohne den Anspruch, für alle Fälle eine Entscheidungsgrundlage für das „richtige" Abdeck- und Bekleidungssystem bieten zu können, sollen einige mögliche Prüfkriterien für die Entscheidung einmal oder mehrfach verwendbare OP-Textilien aufgezählt werden:

1. hygienische Sicherheit:
   - insbesondere bei der Implantationschirurgie extrem hohe hygienische Anforderungen,
   - wirksame Keimbarriere für Patient und Mitarbeiter,
   - ökologisch akzeptable Aufbereitung oder Entsorgung;

2. arbeitsphysiologische Kriterien:
   - Material beläßt gute Beweglichkeit,
   - Schweißbindung,
   - Wasserdampfdurchlässigkeit;
3. physiologisch für den Patienten:
   - Wärmedämmung, um Unterkühlung zu verhindern,
   - Wasserdampfdurchlässigkeit, um Schweißbildung zu vermeiden;
4. Materialeigenschaften:
   - flüssigkeitsdicht,
   - ausreichend hohe Saugfähigkeit,
   - mechanisch strapazierfähig,
   - Freiheit bzw. Nichtüberschreiten der Grenzwerte von Tensid- und Eiweißrückständen,
   - Fähigkeit zum Aushalten von Belastungen durch Instrumente,
   - Partikelfreiheit (Flusenarmut),
   - Möglichkeit zum Aufbringen von Klebestreifen,
   - permament antistatische Ausrüstung;
5. ökonomische Kriterien:
   - möglichst textile Vollversorgung, d. h. auch für übrige Stationswäsche,
   - keine Kapitalbindung durch hohe Lagerkapazitäten,
   - „just in time", d.h. Liefermöglichkeit bei Bedarf.

Aufbereitung von Antithrombosestrümpfen

Entweder werden Antithrombosestrümpfe sehr kostenaufwendig lediglich als Einmalmaterial angewendet oder sie werden in der Fremd- oder Klinikwäscherei gewaschen, ohne daß eine Qualitätssicherung für die weitere Wirksamkeit zur Thromboseprophylaxe erfolgt. Die Wirksamkeit ist jedoch nur möglich, wenn die Aufbereitungsqualität der Wäscherei und die Häufigkeit der Waschgänge gesichert ist. Von den Herstellern werden nach 10 Wäschen nur sehr geringfügige Veränderungen der elastischen Dehnbarkeit im Vergleich zum Neuzustand zugesichert (Mezger 1998, S. 29). Dienstleistungsangebote zur hochwertigen Aufbereitung sollen mindestens folgende Positionen enthalten (z.B. des RENTEX®-Vertriebes Hagen):

- zentrale Abholung in Netzsäcken/Anlieferung paarweise und größensortiert gepackt,
- Waschen nach RAL-RG 992/1 und RAL-RG 992/2 und schonendes Trocknen bei 80 °C (maximale Ablufttemperatur wegen Latexmaterial),
- Sortierung nach Größe,
- optische Qualitätskontrolle,
- Markieren mit Wäschestift am Haftband,
- paarweise nach Größe zusammenlegen,
- Eintüten in Polybeutel und verschweißen.

Die Auswahl entsorgungswürdiger, unbrauchbarer Strümpfe kann sicher nicht durch die Mitarbeiter der Wäscherei erfolgen, sondern ist Aufgabe der Pflegenden.

Windelsysteme
Auch im Klinikbereich bestehen langjährig positive Erfahrungen, Stoffwindelsysteme einzusetzen. Auch für die Intensivpatienten auf der Frühgeborenenstation entsteht bei den üblichen desinfizierenden Waschverfahren dadurch kein Infektionsrisiko.

Einmal werden die durch Höschenwindeln bedingten Abfallberge vermieden, andererseits spielen Hautverträglichkeitsgesichtspunkte eine wichtige Rolle. Stoff- und Wollwindelsysteme haben ausgesprochen hautfreundliche Eigenschaften. Sie wirken dem Wundsein entgegen, da Luft an die emfindliche Haut gelangt. In der luftundurchlässigen Plastikwindel können sich dagegen in feuchtwarmem Klima Pilze und Bakterien besonders gut entwickeln. Ein weiteres hygienisches Argument: Stoffwindelkinder lernen meist früher, ihre Körperfunktion Ausscheidung zu kontrollieren, da sie die Nässe spüren. Bei den ultrahochsaugenden Einmalwindeln mit „Superabsorbergel" stört die Kinder das Einnässen in ihrem Wohlbefinden nicht. Sie entwickeln erst später das Bedürfnis, „ihr Geschäft" auf der Toilette zu erledigen. Im privaten Bereich ist durch professionelle Windeldienste die Mehrarbeit durch Stoffwindel zu kompensieren.

Gewaschene Windeln sollen mit sauberen Händen einsortiert werden. Es empfiehlt sich z.B. bei Rotavirusinfektionen, ein erhöhtes Kontaminationsrisiko für die Umgebung beim Stoffwindelwechsel durch die Verwendung von Einmalwindeln zu vermeiden.

Praxisanfrage

Vielfach wird gegen die Verwendung von Baumwollwindeln argumentiert, daß beim Waschen im Gegensatz zu Einmalflockenwindeln zu hohe Tensidreste nachweisbar seien. Können Sie das Waschverfahren beschreiben?

Antwort
Eine mittelgroße gewerbliche Wäscherei (mk-Wäscherei Unna GmbH) sichert mit einem Waschverfahren (30-kg-Industrie-Waschmaschine) und einem von Henkel ausgearbeiteten Waschprogramm bei stark verschmutzten Windeln sehr niedrige Resttensid- und Eiweißrückstände zu. Nach einem Vorspülgang, einer Klarwäsche mit einer Temperatur von 70°C folgen ein Warmspülschritt mit 60°C und 4 Kaltspülgänge. Durch den Einsatz von Essigsäure beim letzten Spülgang wird eine hautverträgliche, leicht saure Ausrüstung erreicht. Die Erfahrungen sind seit Jahrzehnten positiv.

3.2
Hygiene, besonders auf den ersten Stationseinsatz bezogen

Unterricht in Form eines Einführungsblockes vor einem Einsatz im praktischen Ausbildungsfeld hat sich bewährt. Berufsvorstellungen der Pflegenden in Ausbildung orientieren sich sehr stark an denjenigen Personen, denen sie täglich begegnen, daneben spielt auch der Inhalt des Einführungsblockes eine wesentliche

Rolle. Es sollte eine kritische Reflexion darüber erfolgen, welche Unterrichtsinhalte im Einführungsblock hinsichtlich des Ausbildungszieles notwendig sind und welche zur Einführung in die praktische Ausbildung entfallen können (Sitzmann 1981, S. 14). Eine Auswahl hinsichtlich des ersten Stationseinsatzes wurde nachfolgend getroffen.

3.2.1
Bettenmachen, Waschschüssel und Steckbecken – alltägliche pflegerische Maßnahmen und Hygiene

Bettenmachen

Hygienisch empfehlenswert ist es, zum Betten und Lagern von Patienten eine Textilschürze oder einen vorn geschlossenen Schutzkittel zu tragen. Soweit es sich nicht um Patienten mit septischen Wunden oder Patienten in einer Isolierungsstufe handelt, dient dieser Schutz vor Kontamination der Berufskleidung, mit der z.B. Essen vorbereitet wird. Sobald Patienten vor fremden Keimen geschützt werden müssen (z.B. Frühgeborene, Patienten mit protektiver Isolierung) oder eine Kreuzkontamination befürchtet wird (z.B. Patienten mit septischen Wunden), muß diese Schürze oder der Schutzkittel patientenbezogen, d.h. nur bei ihm, getragen werden. Nach der eher funktionalen Tätigkeit des Bettens mehrerer Patienten soll die Schürze zum Waschen gegeben werden.

Verschmutzte Bettwäsche sollte immer sofort in Wäschesäcke gegeben werden, Ausnahmen bleiben auf die Lagerungen beschränkt, wo keine Wege dazwischen gegangen werden können oder sollten. Nur hier ist eine Zwischenlagerung auf einer ausklappbaren Ablagefläche oder einem Hocker usw. möglich, keinesfalls jedoch auf dem Fußboden. Beim Aufheben vom Fußboden erfolgt eine massive Kontamination der Hände und evtl. der Schutzkleidung.

Aus dem gleichen Grund sollte verschmutzte Bettwäsche frei in den Händen gehalten und nicht an den Körper gedrückt werden.

Der Wechsel der Bettwäsche sollte von der Infektionsgefährdung des Patienten abhängig gemacht werden, ein routinemäßiger Wechsel ist nur bei Verschmutzung angebracht.

Händewaschen bzw. Händedesinfektion wird übereinstimmend als die wichtigste Maßnahme angesehen, um die Ausbreitung von Krankenhausinfektionen zu verhindern. Sie wird eingehend in Kap. 2.2 behandelt. Eine feste Regelung, bei welchen Gelegenheiten die Händewaschung oder Händedesinfektion angebracht ist, kann es nicht geben, sie wäre nicht praxisbezogen. Sie wird wohl in Pflegeliteratur immer wieder versucht, am wichtigsten ist es jedoch, daß überhaupt die Hände dekontaminiert und vor Verschmutzung geschützt werden. Auch eine klare Festlegung über Anlässe zur Dekontamination der Hände kann es nicht geben. Bei der Pflege und Betreuung des Patienten muß man sich immer wieder die Kontaminationsmöglichkeit und die Möglichkeit der Weiterverbreitung von Keimen vergegenwärtigen. Eine starre Regel, vor und nach jedem Richten eines Patientenbettes die Hände zu dekontaminieren, berücksichtigt nicht die Situation der Patienten (z.B. inkontinenter Patient, Patient mit durchfeuchtetem Wundverband, mobiler Patient zur Begutachtung) und die Möglichkeit, die Hände mit Einmal-handschuhen (nicht unbedingt Latex!) zu schützen.

Eine saubere Arbeitsfläche, z.B. für frische Bettwäsche auf einem Stationswa-gen, kann leicht und schnell durch eine Desinfektion mit Alkohol (70%) geschaf-fen werden.

Hygienische Unterstützung der Ausscheidung

Bettlägerige Patienten geben ihren Urin entweder in eine Urinflasche oder ein Steckbecken, er kann jedoch auch in einem Beutelsystem (s. Kap. 5.2.1) aufgefan-gen werden. Ein Steckbecken wird bei der Stuhl- und Urinausscheidung bettläge-riger Patienten eingesetzt. Ein hygienisch sorgfältiges Umgehen beim Reinigen des Patienten mit Inkontinenz ist mit verschmutztem Material und Bettwäsche erforderlich. Zum Schutz der Berufskleidung empfiehlt sich auch hier eine textile Vorbindeschürze.

Weiter müssen geeignete Handschuhe zum Selbstschutz getragen werden:

- PE- oder Copolymerhandschuhe, z.B. beim Entleeren des Urinbeutelsystems oder Leeren der Urinflasche, wobei nur eine geringe Infektionsgefährdung besteht,
- Latex- oder Vinyl-(PVC-)Handschuhe beim Säubern inkontinenter Patienten (mit oder ohne Inkontinenzeinlage oder -hose).

Urinflasche oder Steckbecken, gleich ob sauber oder benutzt, niemals auf den Fußboden stellen. Das Bett wird durch die Bodenkeime kontaminiert, Gegen-stände aus dem Bett des Patienten, vom Boden aufgenommen, kontaminieren die Hände.

Die sorgfältige Intimtoilette (s. Kap. 5.2.1) dient einer Vorbeugung von Haut-schäden und gewährleistet Infektionsschutz. Durch Urin- und Stuhlinkontinenz leiden die Menschen nicht nur, weil sie die Ausscheidungen nicht halten können, sie leiden auch an den entstehenden Hautirritationen. Durch das feuchte Milieu der Hautpartien, die den unkontrolliert abgehenden Ausscheidungen ausgesetzt sind, kommt es zu Hautveränderungen und begleitenden Problemen, die noch durch altersbedingte Funktionsbeeinträchtigungen der Haut verstärkt werden:

- Es bilden sich Blasen aufgrund aufgetretener Scherkräfte als Stadium 2. Gra-des des Dekubitus.
- Ekzeme: Durch häufige Entzündungen unter Okklusion und Feuchtigkeit ent-stehen Ekzeme, die durch Kratzen an den befallenen Stellen und mikrobielle Besiedlung chronifizieren können. Die herabgesetzte Barrierefunktion der Haut erhöht diese Gefahren.
- Geruchsprobleme: Bei einem Teil der Patienten, die mit Inkontinenzmaterial versorgt werden und sorgfältige Körperhygiene entweder selbst übernehmen oder durch Pflegende versorgt werden, entstehen starke Geruchsprobleme. Diese zeigen sich beim Wechsel des Inkontinenzproduktes als besonders unangenehm. Gründe können sein:

- unbehandelte Harnwegsinfekte,
  - Abbauprodukte von Nahrungsmitteln oder Medikamenten,
  - zu geringe Trinkmenge mit Erhöhung der Urinkonzentration.
- Kontaktallergien werden gefördert durch Pflegepräparate und Windelmaterial, die beim Patienten eingesetzt werden.
- Pilzinfektionen: Als Parasiten in der Hornschicht der Haut leben die Hautpilze, ein Beispiel bei der Windeldermatitis ist der Candida albicans. Er lebt ubiquitär im Mund, in Darm und in der Vagina. Bei veränderter Immunlage des Menschen führt er zu Krankheitserscheinungen.
- Pruritus senilis: Der Juckreiz besteht, ohne daß sichtbare Veränderungen der Haut des alten Menschen vorliegen müssen. Vermutlich ist die verminderte Talgproduktion der Haut die Ursache.
- Pustelbildung aufgrund der Kolonisierung von Bakterien wie Staphylokokken und Streptokokken.
- Reizempfindlichkeit: Feuchte Haut hat eine höhere Penetrationsrate von Stoffen in die Haut, der Reibungskoeffizient ist erhöht mit der Gefahr von mechanischen Schäden. Durch Zersetzung von Stuhl und Urin entstehen pH-Werte im basischen Bereich, die dadurch verursachte Ammoniakbildung fördert die Bildung von Enzymen, die den Zellabbau und weitere Hautschäden zur Folge haben.
- Säuremantel: Der größte Teil der Hautoberfläche zeigt eine Wasserstoffionenkonzentration (pH-Wert) von 4–6 an. Die Hornschuppen der Epidermis sind säurefest, können aber durch Laugen aufgelöst werden. Einige Hautregionen (Achselhöhle, Leisten, Scham- und Analregion) sind dagegen neutral bis leicht alkalisch. Eine physiologisch intakte Haut, deren Säuremantel nicht durch zu häufiges Waschen mit alkalischer Seife zerstört ist, wirkt als gute Barriere gegen Mikroorganismen.
- Sebostase: Eine verminderte Talgabsonderung wirkt austrocknend. Besonders im Alter nimmt die Hauttalgbildung stark ab, so daß der Hautschutz nicht mehr ausreichend gewährleistet ist. Der Fettmantel der Oberhaut hält die Haut geschmeidig und verhindert das Eindringen von Mikroben. Die Talgdrüsen in der Kutis bilden eine Emulsion (Rentmeister u. Ullrich 1992, S. 607f.) aus Wasser und Öl (Talg), die auf dem Weg über die Haarfollikel an die Oberfläche gelangt und dort einen Hydrolipidmantel bildet. Besonders am Beispiel der Käseschmiere des Neugeborenen (Bienstein 1990, S. 33) wird deutlich, zu welcher Schutzfunktion – über Monate im feuchten Milieu – der Talg in der Lage ist (Sitzmann 1996, S. 189).

Das äußere Genitale der Frau immer mit jeweils frischem Material zum Anus hin (Strichrichtung) säubern. Eine Urinflasche nicht dauernd beim Patienten angelegt lassen: die Vermehrungsbedingungen für Mikroorganismen sind unter der Bettdecke besser, Hautdruckschäden drohen, ein Kontinenztraining wird erschwert.

Ein Entweder-Oder gibt es nicht: Der Patient erhält für den Gebrauch eine desinfizierte Flasche oder ein Steckbecken gereicht; auch ein patientenbezogenes Becken muß nach ausschließlicher Reinigung im Steckbeckenspülgerät chemisch desinfiziert werden. Der Grund ist, daß eine gegenseitige Kontaminationsmöglichkeit der Steckbecken im Reinigungsgerät besteht.

In Kap. 2.2.1 ist beschrieben, wie die doch einmal bei dieser pflegerischen Unterstützung des Patienten grob verschmutzten Hände sorgfältig gereinigt werden. Trotz Handschuhschutz ist nach Abschluß dieser Tätigkeiten mit Ausscheidungen eine Händedekontamination notwendig, die Leckrate der Handschuhe und Kontaminationsmöglichkeit der Hände ist zu hoch.

Leeren von Beutelsystemen

Werden bei dem Patienten Körperflüssigkeiten mit einem Einwegbeutel gesammelt, müssen die mehr oder weniger gefüllten Beutel von den Pflegenden geleert werden. Als Urinsammelbeutel werden heute standardmäßig Beutel verwendet, deren Konnektion zum Katheter möglichst erst zum Wechsel des Katheters gelöst werden soll. Der Urin wird mit einem Ablaßhahn in ein Sammelgefäß geleert, dabei sollen Einmalhandschuhe (nicht unbedingt Latex) getragen werden.

Sammelsysteme der aus ökologischen und hygienischen Gründen nicht sinnvollen Einwegabsaugsysteme, weiterhin Liquordrainagebeutel, Fäkalkollektoren, Wunddrainagebeutel, Sekretbeutel dürfen meist nicht ungeleert zum Abfall gegeben werden. Es wäre auch zu kostspielig, denn der Inhalt wiegt als Abfall. Ihre Entleerung kann in den Randspüler der Steckbeckenspüle oder direkt in die Steckbeckenspüle erfolgen. Dabei besteht jedoch immer eine Kontaminationsgefahr. Eine gute Hilfe stellen in den Steckbeckenspülapparat montierte Beutelzerschneider dar. Mit Schließen der Tür wird der Beutel zerschnitten und geleert, im weiteren Ablauf erfolgt eine thermische Desinfektion des zerschnittenen Beutels. Er wird entnommen, um entleert in den Abfall gegeben zu werden (Gleich u. Ladenthin 1997, S. 1042).

Körperpflege des Patienten

Diese pflegerische Aufgabe weist auf Hygiene in ihrer umfänglichen Bedeutung und Sensibilität hin:

- Notwendiges Ausmaß der Unterstützung in bezug auf die Quantität (Teilwaschung oder Ganzwaschung) und auf die Qualität: Die Pflegeperson kann eine andere Auffassung von der Notwendigkeit der Körperwaschung in bezug auf die Krankheitssituation und die Hygienenotwendigkeiten haben als der Patient (Ledwig u. Malitz 1995, S. 14). Darüber muß eine Übereinstimmung erreicht werden, denn einen bettlägerigen, kontinenten Patienten, beispielsweise nach einem Herzinfarkt, wird man primär nicht zur Entfernung von Schmutz waschen. Hier stehen andere Qualitäten der Waschung im Vordergrund: Anregung der Lebenskräfte, Zuwendung, Geborgenheit vermitteln (Heine 1995, S. 127).
- Je nach Dringlichkeit beginnt die Ganzkörperwaschung mit der Mundpflege oder der reinigenden Waschung des Intimbereichs. Soweit der Patient nicht durch Stuhl oder Urin verunreinigt ist, stellt die zuerst ausgeführte Mundpflege eine wichtige Voraussetzung für eine ungestörte Kommunikation dar.

Im anderen Fall müssen Verunreinigungen durch Stuhl und Urin in sachlich objektiver Distanz entfernt, die Bettwäsche erneuert und der Patient zur weiteren Waschung gelagert werden.

- Zum Kontaminationsschutz ist es angebracht, bei der Körperpflege eine (textile) Vorbindeschürze zu tragen und bei der Intimpflege Einmalhandschuhe (hier besser Latex oder Vinyl). Der richtige Zeitpunkt zum Ausziehen des schmutzigen Handschuhs muß bedacht werden.
- Wärmeschutz beim Waschen des Patienten: Das beim Waschen noch manchmal praktizierte völlige Aufdecken schädigt den Patienten in seiner Wärmeempfindung. Einzelne Körperabschnitte aufgedeckt und in einzelnen Schritten gewaschen, bewahrt den Menschen vor Auskühlung und gibt Intimschutz.
- Die Sauberkeit der Waschschüssel wird in Kap. 3.2.6 begründet.
- Bei bettlägerigen Patienten sollten textile Waschhandschuhe benutzt werden, die einmal genutzt, anschließend zur Wäsche gegeben werden. Die Aufbewahrung feuchter Waschlappen mit Schmutz- und Seifenresten bieten pathogenen Mikroorganismen ideale Vermehrungsmöglichkeiten. Sie riechen auch schnell schlecht. Bei der Abgabe in die Schmutzwäsche müssen hausinterne Verabredungen zum Umgang mit feuchter Wäsche beachtet werden; durch feuchte Lagerung entstehen Stockflecken (Wachstum von Schimmelpilzen, meistens Penicilliumarten), die textilschädigend wirken.
- Ein Handbad wirkt beruhigend und anregend zugleich. Der Kranke bewegt gern seine Hand im Wasser und ergreift daraus eigene Aktivitäten z.B. bei der Gesichtswaschung.
- Bei Hilfeleistungen am Waschbecken ist eine vorbereitende Reinigung des Waschbeckens durch den Pflegenden erforderlich, da weitere Patienten des Zimmers dieses Becken nutzen. Dies sollte mit einem frischen, ausgekochten Lappen und einem Reinigungsmittel erfolgen. Desinfektion ist in der Regel nicht erforderlich.
- Seifenreste auf der Haut schädigen hier genauso wie bei der Handwaschung des Mitarbeiters. Deshalb gründlich Tensidreste mit genügend klarem Wasser abwaschen.

Auf die Diskrepanz in der Einschätzung, wie häufig Körperpflege notwendig ist, sowie auf das oft noch übliche Samstagsbad weist Klein Erna hin.

Posskaate

Wie Klein Erna auf Hochzeitsreise is, steigen sie in 'n ganz prima Hotel ab. Sie nehm sich ortlich 'n Zimmer mit Bad. Klein Erna ist ganz begeistert und schreibt an Mamma ne Posskaate (Abb. 3.3):

Essen und Trinken

Sprachhygienische Vorstellungen lassen den Begriff „Füttern" nur bei Tieren zu. Menschen erhalten entweder ihr Essen eingegeben oder erhalten Hilfestellung beim Essen und Trinken. Diese sollte immer mit sauberen Händen erfolgen. Diese Vorstellung gilt nicht nur für die Mitarbeiter, die mit der Nahrung umgehen, son-

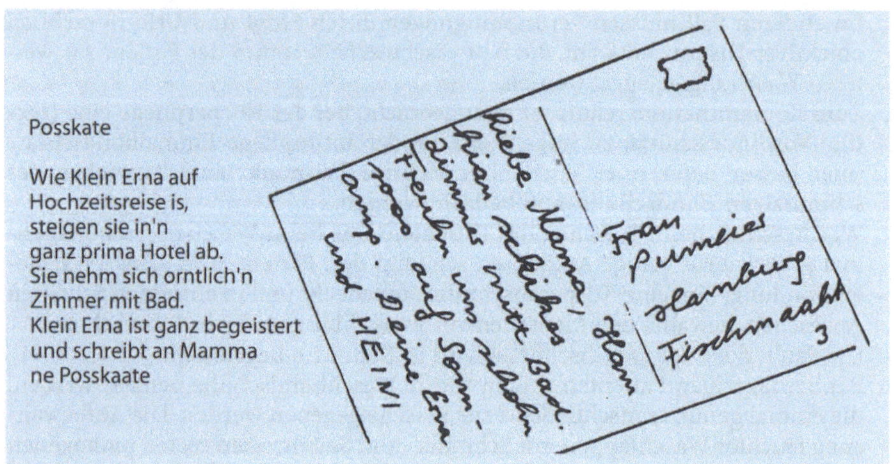

Abb. 3.3. Brief von Klein Erna

dern auch für den Patienten. Eine erfrischte Hand (Handbad, frischer feuchter Einmallappen, Erfrischungstuch o.ä.) und eine saubere Serviette bereiten gut vor und lassen den Einschnitt in das Tagesgeschehen durch das Essen deutlicher werden.

> 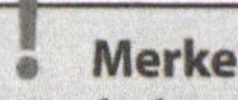
> **Merke**
> Nach dem Essen Mund ausspülen lassen oder evtl. Prothese reinigen.

Blumen im Krankenzimmer

Über Jahrzehnte wurden Blumen nachts aus den Krankenzimmern auf den Flur gestellt. Als Begründung wurde den verwunderten Krankenpflegeschülern und Patienten geantwortet, daß „sie den Sauerstoff aus der Luft entfernen". Daran ist wohl richtig, daß Blumen Sauerstoff aus der Luft zur Energiegewinnung benötigen, das ist aber so wenig, daß selbst hundert Zimmerpflanzen weniger Sauerstoff benötigen als der schlummernde Zimmernachbar.

Ein weiterer Einwand wird von einigen Hygienikern gegen das Zusammenleben von kranken Menschen und gesunden Blumen mit der Existenz von Pseudomonas aeruginosa im Blumenwasser begründet. Dieses Argument ist aber nur stichhaltig, wenn Blumenwasser in das Patientenwaschbecken gegossen wird und wenn es sich um sehr stark abwehrgeschwächte Patienten auf der Intensivstation und in der Sterileinheit (protektive Isolierung) handelt. Hier sollten auch keine Blumen in Hydrokulturen gehalten werden.

Natürlich geht es den Blumen auf dem kühleren Flur besser als im warmen Patientenzimmer, sie halten deshalb länger. Keinesfalls sollten sie aber auf den Boden gestellt werden und am nächsten Morgen wieder auf den Patientennachttisch. Diese Keimverschleppung vom Fußboden ist problematischer als aus dem Blumenwasser.

Praxisanfrage

Frage zum Umgang mit Verstorbenen

In unseren Pflegeabsprachen heißt es, daß der Verstorbene mit einem vorn geschlossenen Schutzkittel und Schutzhandschuhen zur Aufbahrung vorbereitet werden muß. Befürchtet wird „Leichengift", welche Bewandtnis hat es damit?

Antwort

Die auftretende Autolyse, d.h. die abakterielle und anaerobe Selbstauflösung des Organismus durch die körpereigenen Fermente sowie die Verwesung bzw. Fäulnis als Ausdruck der Überwucherung des toten Organismus mit Bakterien werden als *spätere* Leichenerscheinungen bezeichnet und beobachtet. Sie laufen ohne feste Regeln ab. Eine Vergiftungsgefahr durch Eiweißfäulnisprodukte (Ptomaine) beim Berühren des Verstorbenen besteht nicht.

Nach dem Tod eines Patienten ist es aus hygienischen Gründen notwendig, die wie bei Lebenden üblichen Schutzmöglichkeiten zu nutzen, d.h. zum Waschen oder Betten eines Patienten ist eine Vorbindeschürze anzuraten, um die Berufskleidung vor Verschmutzung zu schützen. Bei der Gefahr einer Kontamination mit Sekreten, Blut und Exkreten sind für die Hände Schutzhandschuhen (nicht unbedingt Latex!) ratsam. Andere Vorkehrungen sind übertrieben.

3.2.2
Putzen, scheuern, wischen – Umgang mit Desinfektionsmitteln

Eine Wertung chemischer Desinfektionswirkstoffe wird aus dem nachfolgenden Zitat deutlich:

„In Deutschland herrscht eine rege Diskussion darüber, ob zuviel desinfiziert wird. Ein übermäßiger Einsatz schadet nicht nur der Gesundheit und der Umwelt, sondern führt darüber hinaus auch zu einer resistenten Keimflora, die weitere Maßnahmen erforderlich macht. Es ist deshalb notwendig und sinnvoll zu prüfen, ob ein Einsatz von Desinfektionsreinigern erforderlich ist.
Besonders in Alten- und Pflegeheimen, Kindergärten, aber auch in bestimmten Krankenhausbereichen sind Desinfektionsreiniger nach Ansicht vieler Hygieniker überflüssig. Der Unternehmer hat objektbezogen – möglichst in Kooperation mit dem Auftraggeber – zu ermitteln, ob es möglich ist, durch weniger gesundheitsgefährliche Produkte ein vergleichbares bzw. vorgeschriebenes Reinigungs- und Desinfektionsergebnis zu erreichen. Dabei sollte in Krankenhäusern die Hygienekommission beteiligt werden. Hierbei ist besonders danach zu fragen, ob auf aldehydhaltige Produkte verzichtet werden kann. Grundsätzlich ist die Wischdesinfektion der Desinfektion im Sprühverfahren vorzuziehen, um eine Aerosolbildung zu vermeiden!" (Merkblatt Berufsgenossenschaft ZH 1/187, Ausgabe 9.1996, S. 27).

Glänzende Fliesen und blitzende Edelstahlspülen täuschen darüber hinweg, daß durch die Desinfektionsmittelchemie Gefahren für unsere Gesundheit und die natürliche Umwelt ausgehen. Auf sie muß deshalb zu Beginn der Tätigkeit und in jährlicher Wiederholung aufmerksam gemacht werden, damit

- sorgfältig mit diesen Produkten umgegangen wird,
- wo möglich Alternativen angewendet werden und wo sie nicht zu vermeiden sind,
- die Betriebsanweisungen (nach § 20 der Gefahrstoffverordnung (GefStoffVO) und die technische Richtlinie für Gefahrstoffe (TRGS 555) beachtet werden können, um Gefahren zu verhindern.

Entsprechend des § 5 Absatz 2 des Arbeitsschutzgesetzes und dem berufsgenossenschaftlichen Entwurf „Regeln für Sicherheit und Gesundheitsschutz bei Desinfektionsarbeiten im Gesundheitsdienst" (1997) wird zukünftig vor Beginn von Desinfektionsarbeiten das Desinfektionsverfahren exakt festzulegen sein, um eine Gefährdungsermittlung für den Arbeitsplatz durchführen zu können. Diese Regel umfaßt Umgangsregelungen zu

- der Scheuer-/Wischdesinfektion,
- der Instrumentendesinfektion,
- der Bettendesinfektion,
- der Desinfektion von Abfällen und Ausscheidungen,
- der Hände- und Hautdesinfektion.

Viele Reinigungs- und Desinfektionswirkstoffe sind Gefahrstoffe. Sie wirken gesundheitsgefährdend bei Berühren, Einatmen oder Verschlucken, darüber hinaus sind einige aufgrund eines niedrigen Flammpunktes leicht entzündbar. Die GefStoffVO regelt auf der Grundlage des Chemikaliengesetzes die Handhabung von gefährlichen Stoffen, u.a. bei der Anwendung; sie schließt auch Umweltschutzmaßnahmen bezogen auf diese Materialien ein. Reinigungs- und Desinfektionsmittel können neben ihrer Brennbarkeit reizend, gesundheitsschädlich, ätzend und giftig sein.

> **Hierarchie der Gefahrstoffkennzeichen**
> T giftig
> ⇓
> C ätzend
> ⇓
> Xn gesundheitsschädlich
> ⇓
> Xi reizend

Woran ist auf der Station zu erkennen, ob ein Produkt Gefahrstoffe enthält? Zunächst ist der Arbeitgeber verpflichtet, Betriebsanweisungen für alle verwendeten Gefahrstoffe, also auch für Desinfektionswirkstoffe und einige Reinigungsmittel, zu erstellen. Aus ihnen geht die Gefährdung und der sichere Umgang damit hervor. Weiterhin sind auf den Verpackungen solcher Produkte schwarze

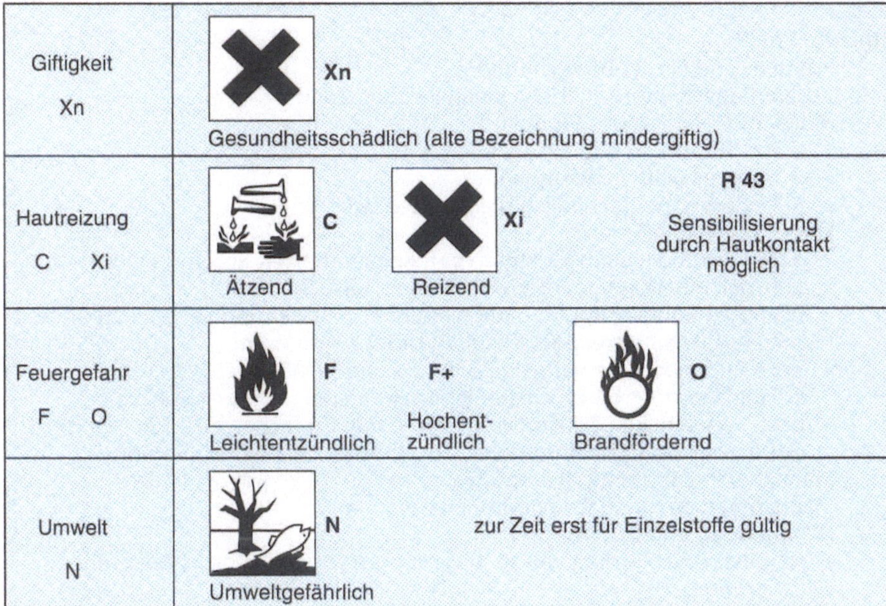

Abb. 3.4. Gefahrstoffkennzeichen – eine Auswahl

Symbole auf orangefarbenem Untergrund zu sehen. Zusätzlich zu den Symbolen können auch bestimmte Buchstaben auf einen Gefahrstoff hinweisen. Abb. 3.4 zeigt eine kleine Auswahl von Gefahrstoffkennzeichen.

Es kann hier kein Überblick über das Gefährdungspotential hunderter Desinfektionspräparate gegeben werden, die Prüfung muß einrichtungsspezifisch auf das einzelne Produkt bezogen erfolgen. Als Beispiel wird das Flächendesinfektionsmittel Incidin Plus® mit seinen möglichen Gefahren geschildert. Es ist eher ein Präparat mit niedriger Gefährdungspotenz. Es wird damit Bezug auf die ausführliche Produktbeschreibung (Sicherheitsdatenblatt nach EG-Richtlinien) genommen, in denen Gefahrenhinweise (R-Sätze) und Sicherheitsratschläge (S-Sätze) dokumentiert sind. R-Satz leitet sich vom englischen risk=Risiko ab und charakterisiert die gesundheitlichen und sonstigen Gefahren, die von der Chemikalie ausgehen.

S-Satz steht für safety = engl. Sicherheit. Mit den S-Sätzen wird der Anwender aufgeklärt, wie er sich vor den in den R-Sätzen benannten Gefahren schützen kann, z.B. durch das Tragen von Handschuhen. Jeder Hersteller ist zur Abgabe aktueller Ausgaben verpflichtet.

Incidin Plus®
1. Produkt- und Firmenbezeichnung: …
2. Zusammensetzung/Angaben zu den Bestandteilen: …
3. Mögliche Gefahren des Produktes:
   - C ätzend,
   - R 34: verursacht Verätzungen,
   - R 22: gesundheitsschädlich beim Verschlucken.
4. Erste-Hilfe-Maßnahmen:
   - nach Einatmen: beim Einatmen von konzentrierten Sprühnebeln: frische Luft, bei anhaltenden Beschwerden Arzt aufsuchen,
   - nach Hautkontakt: Spülung mit fließendem Wasser und Seife, Hautpflege, mit Produkt verunreinigte Kleidungsstücke entfernen,
   - nach Augenkontakt: Sofortige Spülung unter fließendem Wasser (10 min lang), Verband mit steriler Gaze anlegen, Facharzt aufsuchen,
   - nach Verschlucken: Trinken von Wasser, kein Erbrechen auslösen, sondern Gabe eines Antischaummittels (Sab Simplex®), Arzt konsultieren.
5. Maßnahmen zur Brandbekämpfung: …
6. Maßnahmen bei unbeabsichtigter Freisetzung: …
7. Handhabung und Lagerung:
   - Handhabung: Produkt wie auch verdünnte Lösungen nicht versprühen,
   - Lagerung: …
8. Expositionsbegrenzung und persönliche Schutzausrüstung: …
   - Persönliche Schutzausrüstung: (es wird auf die Unfallverhütungsvorschriften Gesundheitsdienst Bezug genommen) Handschutz: geeignete Schutzhandschuhe; Augenschutz: Schutzbrille; Körperschutz: geeignete Schutzkleidung.
9. Physikalische und chemische Eigenschaften: …
10. Stabilität und Reaktivität: …
11. Angaben zur Toxikologie:
    - Verschlucken: … gesundheitsschädlich,
    - Hautkontakt: … Verätzungen an Haut und Schleimhäuten.
12. Angaben zur Ökologie (Persistenz und Abbaubarkeit): … zu mind. 90% biologisch abbaubar
13. Hinweise zur Entsorgung: …
14. Angaben zum Transport: …
15. Vorschriften: …
    - Gefahrensymbole: C ätzend,
    - Gefahrenauslöser: Glucoprotamin,
    - R-Sätze:
    R 22: gesundheitsschädlich beim Verschlucken,
    R 34: verursacht Verätzungen,
    - S-Sätze:
    S 26: bei Berührung mit den Augen gründlich mit Wasser abspülen und Arzt konsultieren,
    S 27: Beschmutzte, getränkte Kleidung sofort ausziehen.
    S 28: bei Berührung mit der Haut sofort abwaschen mit viel Wasser,
    S 36/37/39: bei der Arbeit geeignete Schutzkleidung, Schutzhandschuhe und Schutzbrille/Gesichtsschutz tragen,
    - nationale Vorschriften: …
16. Sonstige Angaben: Hinweise auf Informationszentren für Vergiftungsfälle.

Trotz ihrer Ausführlichkeit fällt die vom Gesetz vorgeschriebene, allgemein und neutral gehaltene Formulierung dieser Bescheibung auf, das macht ihre Lektüre so schwierig. Als problematisch sind die unterschiedlichen Ratschläge als Erste-Hilfe-Maßnahmen und unter Position 15 „Vorschriften" anzusehen: Bei Augenkontakt ist aus der Praxiserfahrung nur eine fachärztliche Konsultation sinnvoll. Der lapidare Hinweis „… Arzt konsultieren" genügt nicht! Auch ist der Hinweis: „Augen gründlich mit Wasser spülen" nicht ausreichend: Das Spülen des betroffenen Auges sollte immer von der Nase her nach außen erfolgen, um nicht auch noch das nichtbetroffene Auge einer Gefahr auszusetzen.

Die 16 vorgegebenen Inhaltspositionen sind nicht für den Anwender nach Schwerpunkten gegliedert und machen für die verständnisvolle Lektüre eine eigene Weiterbildung erforderlich. Aufgabe des Verantwortlichen für die mündlichen Wiederholungsinformationen im Anwendungsbetrieb ist es, gezielt auf die jeweilige Mitarbeitergruppe mit praktischen Anwendungshinweisen motivierend einzugehen.

> **! Beachte**
>
> Weitere beachtenswerte Hinweise für den Umgang mit Desinfektionsmitteln sind:
> - Halte Distanz!
> - Trage geeignete Handschuhe!
> - Nutze immer kaltes Wasser zum Ansetzen von Lösungen.
> - Nutze immer frische, ausgekochte oder Einmallappen
> - Dosiere korrekt, nutze Dosierhilfsmittel und Dosiertabelle

> **Dosiertabelle**
>
> Korrekte Dosierung von Desinfektionsmitteln (Tabelle 3.8)
>
> - ist praktizierter Umweltschutz,
> - hilft Krankenhausinfektionen zu reduzieren,
> - erspart uns unnötige Kosten.
>
> Anwendungsbeispiel: Gebrauchsfüllung eines 10 Litereimers (= 8 l)
> 0,5% Incidin plus® = 40 ml Konzentrat
>
> **1. Flächendesinfektion.** *Incidin plus®* 0,5%, Einwirkzeit 1 h mit frischen gekochten Reinigungsmöppen, Wischlappen oder Leder ausgebracht.
>
> **2. Beatmungs- und Inhalationsmaterialien.** *Sekusept plus®* 1,5%, Einwirkzeit 1 h, anschließend mit frischem Wasser gründlich nachspülen, *gut trocknen lassen, sauber aufbewahren.*
>
> **3. Instrumentendesinfektion.** *AFID plus®* 1%, 1 h Einwirkzeit, anschließend mit frischem Wasser gründlich nachspülen, abtrocknen, nachfolgende Sterilisation. Desinfektionsmittel *immer nur mit Handschuhen benutzen!*

Tabelle 3.8. Dosiertabelle

Konzentration [%] Liter-Lösung	0,5%	0,75%	1%	1,5%	2%
1 l	5 ml	7,5 ml	10 ml	15 ml	20 ml
2 l	10 ml	15 ml	20 ml	30 ml	40 ml
3 l	15 ml	22,5 ml	30 ml	45 ml	60 ml
4 l	20 ml	30 ml	40 ml	60 ml	80 ml
5 l	25 ml	37,5 ml	50 ml	75 ml	100 ml
8 l	40 ml	60 ml	80 ml	120 ml	160 ml
10 l	50 ml	75 ml	100 ml	150 ml	200 ml
15 l	75 ml	112,5 ml	150 ml	225 ml	300 ml
20 l	100 ml	150 ml	200 ml	300 ml	400 ml
30 l	150 ml	225 ml	300 ml	450 ml	600 ml

3.2.3
Hygiene in der ambulanten Pflege und Altenpflege

Einführung

Die Unterschiede in der Pflegeintensität ambulanter Patienten und Bewohner von Altenpflegeheimen mit dem Charakter geriatrischer Krankenstationen ist fließend. Alte Menschen können völlig unabhängig von Betreuung in separaten Mietwohnungen in Altenwohnheimen leben. Bei Bedarf können sich die Bewohner an Sozialstationen wenden und von Mitarbeitern der ambulanten Pflege betreut werden oder erhalten ambulante Hilfe durch die Mitarbeiter des Altenheimes. In der ambulanten Pflege werden inzwischen Konzepte, z.B. unter dem Begriff „Home care" realisiert, die Angehörigen sehr spezielle Pflegemaßnahmen mit hohem hygienischen Standard vermitteln. Andererseits dienen Altenpflegeheime betagten Menschen als Heimat, sie leben dort und werden dort sterben. Dagegen ist die Zielstellung einer geriatrischen Fachabteilung im Krankenhaus die Linderung und Besserung einer chronischen (Alters-)Krankheit, die Entlassung ist das Ziel.

Besonders in diesen verschiedenen Arbeitsbereichen von Pflegenden und Therapeuten mit ihrem weiten Zeithorizont wird die weitgehende gesundheitsfördernde und -erhaltende Bedeutung der Hygiene deutlich. Neben eher pädagogischen Aufgaben der Gerohygiene,

- Beratung für eine altersgerechte Ernährung,
- Anleitung zu Bewegung,
- Anleitung bei der Körperpflege und persönlichen Hygiene,
- Anleitung bei der Einnahme von Medikamenten

sind hygienische Maßnahmen zur Verhinderung von Hospitalismusschäden zu berücksichtigen.

> → **Definition**
>
> Unter dem Begriff Hospitalismus werden alle krankmachenden Faktoren, die bei einem (Krankenhaus- oder Altenpflegeheim-)Aufenthalt oder in ambulanter Pflege wirksam werden können, zusammengefaßt.

Oft wird einschränkend unter Hospitalismus nur folgendes verstanden:

Infektiöser Hospitalismus. Er ist gekennzeichnet durch Infektionen, bei denen sich ein Erregerwandel zum opportunistischen Keim mit pathogener Potenz zeigt. Sie haben ihren normalen Standort in der Regel im menschlichen Organismus (z.B. Darmkeime), oder sie können bei Keimträgern nachgewiesen werden, ohne gleichzeitig eine klinische Symptomatik hervorzurufen (z.B. Staphylococcus aureus). Resistenzentwicklung der Mikroorganismen charakterisiert weiter diese Hospitalinfektionen.

Eine wichtige fördernde Funktion auf diese Erkrankungen haben jedoch die weiteren Hospitalismusformen:

Psychischer Hospitalismus. Beim Aufenthalt werden veränderte und reduzierte Kommunikationsbedingungen mit den Folgen von Monotonie, Isolation, sensorischer Deprivation sowie Orientierungslosigkeit und Abhängigkeit, Überforderung, Streß, Anonymität und Ängsten wahrgenommen. Die Alarmzeichen Schlafumkehr und Desorientierung (Sitzmann 1996, S. 291) fördern Inkontinenz, Passivität, Vernachlässigung des Äußeren und Verweigerung der Nahrungsaufnahme. Diese Faktoren wirken sich wieder auf körperliche Veränderungen aus und fördern Infektionen, z.B. die Pneumonie (Abb. 3.5 zum psychoreaktiv ausgelösten Sterbeprozeß).

Physiologischer Hospitalismus. Aufgrund von Bewegungsmangel, falscher Lagerung und unzureichend ausgeführten prophylaktisch-pflegerischen Maßnahmen entstehen körperliche Veränderungen, z.B. Kontrakturen der Gelenke, Schwund der Beinmuskulatur, aber auch Zweiterkrankungen, wie die durch Aspiration ausgelöste Pneumonie und das Druckgeschwür.

Das physische Altern ist etwas, das durchaus wesensgemäß zur menschlichen Existenz dazugehört und nicht als eine Art Konstruktionsfehler im menschlichen Leben angesehen werden muß. „Pflegebedürftig zu sein" ist manchmal nicht zu vermeiden, durch Bedingungen unserer Betreuungseinrichtungen oft aber ein schlimmes Schicksal und lebensentscheidend durch die Gefahr von Sekundärinfektionen.

Infektionsschutz

Zur Festlegung von Verantwortlichkeiten innerhalb der Mitarbeiter der beteiligten Berufsgruppen empfiehlt es sich, Reinigungs- und Desinfektionspläne auch für die pflegerische Betreuung im Altenheim zu erstellen.

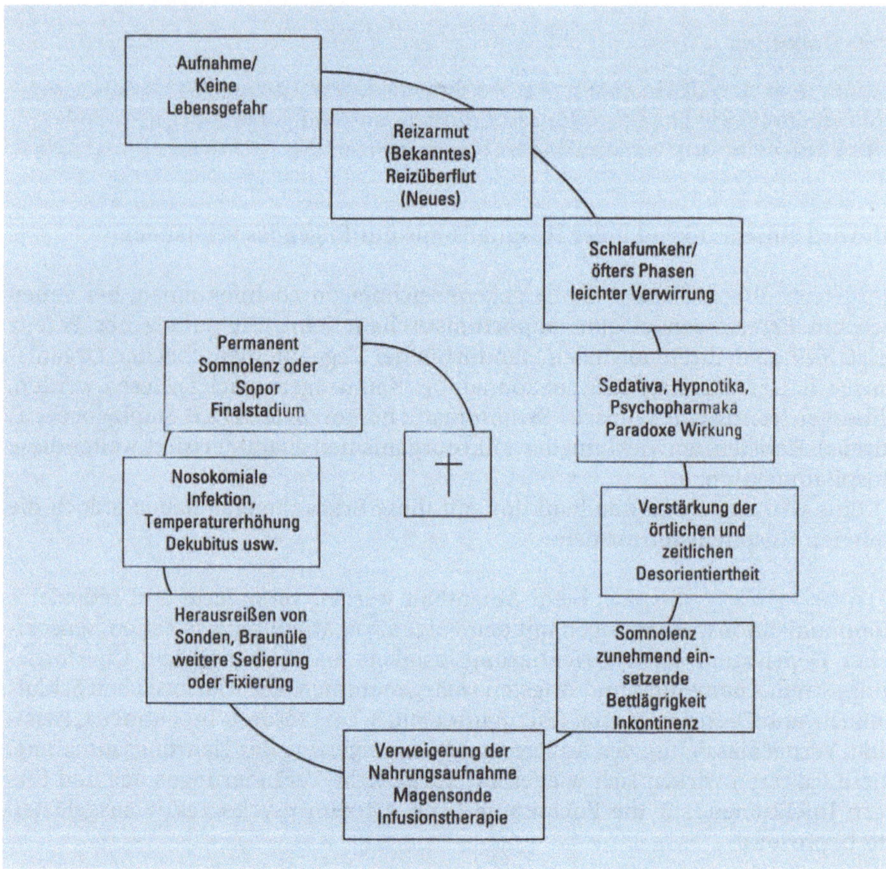

Abb. 3.5. Psychoreaktiv ausgelöster Sterbeprozeß

Dabei sind im Wohnbereich sowie in Gemeinschaftsräumen in der Regel professionell ausgeführte Reinigungsmaßnahmen ausreichend. Insbesondere wenn es sich um den Bezug einer Wohnung mit einem neuen Bewohner handelt, sind Reinigungsmaßnahmen wie bei dem Wechsel einer gewöhnlichen Mietwohnung ausreichend. Auch wenn der vorhergehende Bewohner in der Wohnung verstorben ist, sind keinerlei Desinfektionsmaßnahmen angebracht. Verstorbene sind in der Regel nicht infektiöser als lebende Menschen (s. Kap. 6.4). Ausnahmen bestehen, wenn der vorherige Bewohner an einer Infektionskrankheit erkrankt war. Hier ist eine Scheuer-Wisch-Desinfektion mit Konzentrationen und Einwirkzeiten eines Desinfektionsmittels angebracht, wie sie in der DGHM-Liste aufgeführt sind, üblicherweise in der Konzentration 0,5% mit einer Einwirkzeit von 1 h. Desinfektionsmaßnahmen sind lediglich für einzelne Bereiche der Küche (hier sollten DVG-gelistete Präparate für Desinfektionsmaßnahmen genutzt werden), des Gemeinschaftsbades und für einzelne gemeinsam genutzte Gegenstände und Geräte (z.B. Absauggerät) erforderlich.

Ein Vorschlag für einen Reinigungs- und Desinfektionsplan ist in Tabelle 3.9 ausgearbeitet.

Tabelle 3.9. Reinigungs- und Desinfektionsplan Altenheim Pflegebereich

Was?	Wann?	Womit?	Wie?	Wer?
Mitarbeiter: Dienstkleidung: Pflegeschürze (Textil)	Bei Durchführung der Körperpflege			Pflegende
	Beim Umgang mit Lebensmitteln			Pflegende und Mitarbeiter der Küche
Hände waschen mit anschließender Hautpflege	Vor der Körperpflege des Bewohners, nach WC-Besuch, vor Umgang mit Lebensmitteln	Flüssigseife aus Spender	Sorgfältig waschen, gut abspülen (Hautirritationen!), sorgfältig trocknen (kein Gemeinschaftshandtuch!)	Siehe oben
Hände desinfizieren	Wenn die Möglichkeit einer Kontamination besteht, z.B. nach Umgang mit Harnblasenkatheter, auch mit Handschuhen! Nach grober Verunreinigung mit erregerhaltigen Ausscheidungen (vorher grobe Verschmutzung mit Papierhandtuch und Desinfektionsmittel entfernen, dann waschen, anschließend desinfizieren)	Händedesinfektionsmittel	Aus Spender entnehmen, je nach Handgröße mehr als 3 ml, gründlich einreiben	Siehe oben
Matratzen Flüssigkeitsdichte Haubenbezüge Gesamte Matratze	Bei Verschmutzung Bei Bewohnerwechsel	Flächendesinfektionsmittel 0,5% Chemische Reinigung	Feucht abwischen	Pflegende Fremdwäscherei

Tabelle 3.9. (Fortsetzung)

Was?	Wann?	Womit?	Wie?	Wer?
Essen und Trinken Bereichsküche Textile Schürze Hände waschen	Beim Vorbereiten von Lebensmitteln Vor Umgang mit Lebensmitteln			Pflegende und Mitarbeiter der Küche
Abtauen und Reinigen des Kühlschrankes	Alle 3 Monate			Mitarbeiter der Küche
Reinigen der Bereichsspül-maschine (Sieb) Abfalleimer	Täglich			Mitarbeiter der Küche
Auswaschen der Schränke	Alle 4 Wochen			Mitarbeiter der Küche
Ernährungs-pumpe	Bei Bedarf	Flächendesinfek-tionsmittel	Abwischen mit sauberem Lappen	Pflegende
Schnabelbecher, Medikamenten-gläschen, Eßge-schirr			Spülmaschine im Wohnbereich/ Zentralküche	Bewohner
Mundpflegeset: Becher, Peanklemme Nierenschale	Täglicher Wechsel	Spülen mit Seifenlösung, trocknen	Peanklemme sterilisieren	Pflegende
Ausscheidung Steckbecken und Urinflaschen	Nach Benutzung in Steckbecken-spüle (nicht desinfizierend)	Flächendesin-fektionsmittel 0,5% l h-Wert		Pflegende
Umgang mit Harnblasen-katheter	Siehe eigene Verabredung			
Versehentliche Kontaminationen des Fußbodens mit Stuhl, Urin usw.	Sofort nach erfolgter Kontamination	Flächendesin-fektionsmittel	Handschuhe anziehen Desinfektion und Reinigung (mechanisch) mit Einmaltuch	Pflegende, es kann nicht auf den Reinigungsdienst gewartet werden

Tabelle 3.9. (Fortsetzung)

Was?	Wann?	Womit?	Wie?	Wer?
Sauerstoff und Inhalationsvernebler, Absaugung	1mal täglich wechseln	Unter heißem Wasser	Spülen und sorgfältig trocknen	Pflegende
PARI-Boy Maske	Zwischen verschiedenen Bewohnern sowie nach Bewohnerwechsel	Instrumentendesinfektionsmittel	Einlegen, gründlich nachspülen, trocken aufbewahren	
Sauerstoffbefeuchtung	Täglicher Wechsel des Wassers sowie der Sauerstoffsonde und des Verbindungsschlauchs	Steriles Aquadestillata	Behälter heiß ausspülen und trocken aufbewahren	Pflegende
Atmos-Absauggerät	Siehe eigene Verabredung Spülköcher	Mit 1% PVP-Jodlösung füllen und Leitungswasser	Täglich wechseln	
Hirtz-Ultraschallvernebler Siehe auch eigene Beschreibung	Täglich Wasserflasche mit Schläuchen wechseln, Vernebler und Fünffuß	Seifenreiniger	*Flasche* nach Benutzung spülen und trocknen *Schläuche* in Instrumentendesinfektionsmittel einlegen, gründlich nachspülen, trocknen. Mit sauberem Lappen 1mal täglich wischen	Pflegende
Messen, Beobachten Fieberthermometer	Desinfektion mit 70% Alkohol (abwischen genügt)	Nur mit Hülle benutzen		
Blutdruckmanschette	Bei Bedarf	Instrumentendesinfektionsmittel	Einlegen der Textilhülle, spülen und trocknen	Pflegende
Stethoskop (Ohrstöpsel)		70% Alkohol	Mit Q-Tip auswischen	

Tabelle 3.9. (Fortsetzung)

Was?	Wann?	Womit?	Wie?	Wer?
Instrumente	Sofort nach Benutzung einlegen	Instrumentendesinfektionsmittel	Lösung nach Plan ansetzen, 1-h-Wert, anschließend nachspülen, trocknen und sterilisieren	Pflegende
Standgefäß für Tupferklemme	Trocken nur für Einmalgebrauch benutzen		Anschließend sterilisieren	Pflegende
Benutzte Kanülen	Sofort nach Injektion in durchstichfestes Gefäß abwerfen		Kein Zurückstecken in Hülle	Pflegende und Ärzte
Schränke im Wäschelager	Einmal monatlich	Seifenlösung	Mit sauberem Lappen	Mitarbeiter der Hauswirtschaft
Lagerungskissen, Felle, Gummiunterlage			Bereichswaschmaschine und Trockner	
Rhombofill®: Kissen und Matratzen			Chemische Reinigung	Hauswirtschaft
Waschen, Baden Waschschüsseldesinfektion	Nach jeder Benutzung	Flächendesinfektionsmittel	Siehe eigene Verabredung (Kap. 3.2.6)	Pflegende
Badewanne: Reinigung oder Desinfektion	Nach jeder Benutzung	Seifenlösung oder Flächendesinfektionsmittel	Siehe eigene Verabredung (Kap. 3.2.6)	Pflegende
Liftermatte	dito	Flächendesinfektionsmittel	dito	dito
Bewohnerwäsche mit Verschmutzung		Sammeln im Eimer mit Deckel und Textilsack	Waschen mit Vollwaschmittel in hauseigener Waschmaschine	Pflegende
Pflegewagen	Ablage täglich, auswaschen bei Bedarf	Seifenlösung	Mit sauberem Lappen	Pflegende

Ein Reinigungsplan für den Pflegebereich durch den Reinigungsdienst findet sich in Tabelle 3.10.

Tabelle 3.10. Reinigungsplan Altenpflegeheim Pflegebereich Reinigungsdienst

Was?	Wann?	Womit?	Wie?	Wer?
Bewohner: Mobiliar und Zimmer Fußbodenreinigung	Täglich	Reinigungsmittel	Mit frisch gewaschenem oder trockenem Mopp	Mitarbeiter der Reinigungsfirma
Mopaufbereitung	Täglich	Waschpulver	Waschmaschine 80 °C	dito
WC-Reinigung	Täglich	Reinigungsmittel	Mit gekochten frischen *rotem* Lappen reinigen	dito
Waschbecken		dito	Mit gekochten frischen *blauem* Lappen reinigen	dito
Nachtschrank	Täglich	Reinigungsmittel	Mit sauberen Lappen reinigen	dito
Bewohnermöbel	1mal monatlich		Gründlich reinigen	
Rollstühle	1mal monatlich und bei Bedarf auf Anforderung der Pflegenden	dito	dito	dito
Bett und Bettgitter	1mal monatlich	Reinigungsmittel	Bett abräumen und reinigen	dito
Spülraum	täglich	Reinigungsmittel		dito
Fußboden und Arbeitsfläche und Spüle				

Ein Verzeichnis der benutzten Reinigungs- und Desinfektionsmittel sollte die verschiedenen Hinweise hausbezogen ergänzen.

Weitergehende Hygienegesichtspunkte, die während der Pflege beachtet werden sollten (z.B. Umgang mit Langzeitvenenkathetern, Verabreichen von Sondenkost, bronchopulmonales Absaugen, Umgang mit Harnableitungen) sind mit den jeweiligen Verabredungen in der Klinik identisch und dort zu entnehmen.

Bemerkungen zu hygienerelevanten gesetzlichen Regelungen für Einrichtungen der Altenpflege s. Kap. 6.3.

Sofortmaßnahmen zur Verhütung der Verbreitung nosokomialer Erreger in Altenpflegeheimen können z.B. für lebensmittelübertragene Erkrankungen (Beispiel Salmonellenenteritis, Rotavirusinfektionen), luftübertragene Erkrankungen (Beispiel offene Tuberkulose der Atemwege) oder durch Kontakt übertragene Erkrankungen (Beispiel Wundinfektionen durch MRSA beim Verbandwechsel) notwendig werden. Die Maßnahmen für die betroffenen Bewohner, Kontaktpersonen, Mitarbeiter und die Umgebung lassen sich aus den verschiedenen krankenhausbezogenen Gesichtspunkten ableiten.

 **Praxisanfrage**

Frage von Mitarbeitern der Küche im Altenpflegeheim
Begründet mit dem Erlaß einer neuen Verordnung über Lebensmittelhygiene (LMHV) aus dem Jahr 1997 (s. Kap. 6.6) bieten Mitarbeiter der chemischen Industrie Desinfektionsmittel für die Altenheimküche an. So werden beispielsweise Dosieranlagen für Flächendesinfektionsmittel propagiert. Müssen wir dem folgen?

Antwort
Mit der drohenden Keule Lebensmittelhygieneverordnung darf keinesfalls der Einbau einer Dosieranlage für Flächendesinfektionsmittel in der Küche eines Altenheimes oder Krankenhauses begründet werden. Auch wenn der Einbau kostenlos versprochen wird, verdient wird an dem langfristigen Verbrauch. Fast immer sind Reinigungsmaßnahmen in der Küche ausreichend. Das gilt für Wände, Türen, Fußböden, Kühlräume und die Arbeitsflächen. Lediglich sofort nach der Verarbeitung von Fisch, Fleisch, Geflügel und Eiern ist die Arbeitsfläche mit einem küchengeeigneten Desinfektionsmittel und frischen Lappen abzuwischen, keinesfalls sprühen. Dafür genügt das Ansetzen einer Lösung in einem kleinen Eimer.
Auftauflüssigkeit von tiefgefrorenem Fleisch, Wild und besonders Geflügel soll in den Abfluß entsorgt werden. Die Arbeitsflächen sind mit frischen Lappen zu desinfizieren, Auffangschalen in der Spülmaschine thermisch zu desinfizieren. Benutzte Tücher sofort in die Wäsche geben, mit einem Händedekontaminationsmittel die Hände mindestens 30 s waschen.

Beispiel eines Reinigungs- und Desinfektionsplanes
Nicht allein aus den Unfallverhütungsvorschriften (UVV VBG 103, § 9) begründet sich das Erarbeiten von Verabredungen, in denen festgelegt ist, welche Maßnahmen zur Reinigung, Desinfektion und Sterilisation in einem Arbeitsbereich durchzuführen sind.
Eine solche Übersicht hat ihren besonderen Wert bereits während der Neuformulierung und späteren Überarbeitung (Aktualisierung), wenn in kooperativer Zusammenarbeit im besten Sinne zwischen Pflegenden der Abteilung, dem Hygienebeauftragten und der Hygienekommission eine solche Verabredung entsteht. Bewährt hat es sich, wenn ein einzelner kompetenter Mitarbeiter der Abteilung in die Vorbereitungsarbeiten einbezogen ist, der dann das gemein-

same vorläufige Arbeitsergebnis den übrigen Mitarbeitern vorstellt und zur Abstimmung führt. Dabei geht es nicht um einen demokratischen Entscheidungsprozeß, sondern um eine Überprüfung anhand der Arbeitsprozesse der Abteilung. Hygiene ist in hohem Maße auf die Akzeptanz und Motivation der Mitarbeiter angewiesen, die nicht durch Anweisung und Dienstvorschriften zu erreichen sind.

Für neue Mitarbeiter ist eine aktuelle Hygieneverabredung eine gute Orientierung über die Hygienekultur im neuen Arbeitsbereich.

Bei arbeitsbegleitenden Hygienebeobachtungen (pflegerische Hygienevisite) stellt dieser Hintergrund eine Basis für Abwandlungen, Aktualisierung und Umstellungen dar.

Beispielhaft für eine solche Verabredung ist der Reinigungs- und Desinfektionsplan einer Abteilung für Rückenmarksverletzte ausgeführt (Tabelle 3.11). Es handelt sich dabei nicht um einen Hygieneplan; dieser umfaßt sehr viel mehr Einzelverabredungen, z.B. zum Katheterismus, zur endotrachealen Absaugung, zum Verbandwechsel bei chronischen Wunden usw.

Wesentliche Bestandteile eines Reinigungs- und Desinfektionsplanes sollten sein:

- *Datumspalte mit der letzten Änderung sowie Namen der verantwortlichen Verfasser,*
- *Angaben zu den ausführenden Berufsgruppen,*
- *Häufigkeit der Ausführung,*
- *Materialverwendung.*

Ein Reinigungs- und Desinfektionsplan, orientiert am Arbeitsablauf, findet sich ausgearbeitet für die Entbindungsabteilung in Kap. 5.3.3.

Tabelle 3.11. Reinigung und Desinfektionsplan: Abteilung für Querschnittgelähmte

	Wer macht's?	Wie oft?	Was wird genommen?
Dusch-Toiletten-stuhl (D-T-Stuhl)	Pflegender	Nach jeder Benutzung	Wischdesinfektion Incidin plus® 0,5%, Einwirkzeit kurz, mit Wasser klar abspülen vor jeder Benutzung
Ansetzen der Desinfektions-lösung für D-T-Stühle	Stationshilfe	Täglich	Markierter Eimer: 4 l Wasser und 20 ml Incidin Plus® = 0,5%-Lösung mit jeweils frischem Lappen
Einmalhand-schuh für digitales Anreizen des Afterschließ-muskels	Pflegender	Bei jeder Benutzung	Iatrogene Pudersilikose vermeiden: behandschuhte Hand (PVC-Handschuh) vor Anreizen mit Wasser abwaschen
Patientenlifter: Gurtsystem	Pflegender	Nach Ver-schmutzung	Stationswaschmaschine und Waschpulver

Tabelle 3.11. (Fortsetzung)

	Wer macht's?	Wie oft?	Was wird genommen?
Patientenlifter: Rahmen und Räder	Außendienst	Einmal monatlich	Neutralseife und sauberer, ausgekochter Lappen
Waschschüsseln, Nierenschalen	Pflegender	Täglich	Wischdesinfektion Incidin plus® 0,5%, 1 h Einwirkzeit, vor erneuter Benutzung mit Wasser klar abspülen
Desinfektionslösung für Waschschüssel in den Bädern	Stationshilfe	Täglich Am Wochenende	Markierter Eimer: 4 l Wasser und 20 ml Incidin plus® = 0,5%-Lösung mit frischem Lappen
Thermometer (auf Nachttisch, benutzt mit Einmalhülle	Außendienst	Montags	Einlegen in Incidin plus® 0,5%, 1 h Einwirkzeit
Instrumentendesinfektionslösung	Nachtwache	Nur freitags	1 l H_2O bodenbedeckt und 15 ml Sekusept plus® = 1,5%-Lösung, sonst Trockenablage der Instrumente
Redonflaschen	Pflegende	Nach Verwendung	Blut in Ausguß leeren, ausspülen, zur zentralen Aufbereitung
Patientenzimmer: Nachtschrank	Stationshilfe	Täglich	Eukalyptus-Reinigungszusatz zum Wasser, evtl. mit Neutralseife, frischer Lappen
Septische Patienten: Nachtschrank	Stationshilfe	Täglich	Wischdesinfektion Incidin plus®, 0,5%-Lösung mit frischem Lappen
Händedesinfektionsmittel, Seife	Stationshilfe	Wechseln nach Bedarf	
Fußboden	Reinigungsfirma	Täglich	Eukalyptus-Reinigungszusatz 2,5 ccm/8 l zum Wischwasser und Flüssigseife
Fußboden und weitere horizontale Flächen bei septischen Patienten	Reinigungsfirma	Täglich	Incidin plus® 0,5%-Lösung
Waschbecken, Toiletten, Armaturen, sonstiges	Reinigungsfirma	Täglich	Reinigung mit DX 100 pur auf frisch gekochtem Leder, Alkosoft, Push flüssig
Medikamentendispenser	Außendienst	Jeweils 1. und 3. Montag im Monat	Wasser und wenig Neutralseife und frisch gekochter Lappen

Tabelle 3.11. (Fortsetzung)

	Wer macht's?	Wie oft?	Was wird genommen?
Medizinschrank	Außendienst	1mal im Quartal	dito
Arbeitsfläche zum Aufziehen von Injektionen und Infusionen	Jeder Pflegender	Bei jedem Aufziehen	Alkohol 70% mit frischem Tuch oder Papierhandtuch aufbringen
Papierhandtücher *im* Spender	Reinigungsfirma	Bei Bedarf	Keinen Vorrat auf Spender lagern
Oberflächen: Möbel, Telefon usw.	Reinigungsfirma	Täglich	Reinigung mit Alkosoft $^1/_4$-Tasse: 4 l H_2O
Flecken aller Art	Reinigungsfirma	Bei Bedarf	Reinigung mit Terosoft
Bad, Patientenzimmer: Abflußrost (insbesondere Haare)	Reinigungsfirma	1mal wöchentlich, freitags	Reinigung mit DX 100
Visitenwagen	Pflegender	Monatlich	Reinigung mit Neutralseife und sauberer, ausgekochter Lappen
Stethoskop (Ohrolive)	Jeder persönlich	Bei Bedarf	Desinfektion mit Alkohol, z.B. Softasept N und Watteträger
Stationswagen, Infusionsständer, Inhalatator inklusive Räder	Stationshilfe	1mal wöchentlich	Reinigung mit Neutralseife und sauberer, ausgekochter Lappen einschließlich Räder ölen
Sauerstoffbefeuchtung	Pflegender	Bei jeder O_2-Anwendung	Steriles geschlossenes System (auch bei Patientenwechsel 3 Monate an Sauerstoffspender belassen), Nasensonde (täglich Wechsel), grüner Verbindungsschlauch (täglich Wechsel). Bei Nichtgebrauch angebrochener Flaschen: neue Sonde und Verbindungsschlauch *mit Verpackung* an Flasche anschließen
Absaugeinheit	Pflegender	Täglich	Sekretauffangflasche, Schlauchsystem und Fingertip: alle 24 h wechseln und desinfizieren; Spülköcher: in Leitungswasser Zusatz von PVP-Jod-Lösung (1%-Desinfektionslösung)

> **! Beachte**
>
> ***Wichtige Ergänzungen***
> - Bei der Anwendung von Desinfektionslösungen immer Handschuhe tragen.
> - Alle Desinfektionslösungen täglich frisch ansetzen.
> - Da keine routinemäßige Fußbodendesinfektion praktiziert wird, ist es wichtig, daß nach jeder Kontamination mit potentiell infektiösem Material (z.B. Urin, Blut, Stuhl) sofort eine gezielte Desinfektion der Fläche durchgeführt wird (z.B. Incidin plus® 0,5% und Einmaltuch).
> - Im Rahmen der Unterhaltsreinigung durch die Reinigungsfirma sind erforderliche Flächendesinfektionsarbeiten (z.B. bei Patienten mit septischen Wunden) durch den Bezugspflegenden bei der Pflegerischen Bereichsleitung an- und abzumelden. Die Mitarbeiterin der Firma führt laufend ein Zimmerverzeichnis mit notwendigen Desinfektionsarbeiten.

3.2.4
Riechgalerie

Im Rahmen der Einführung neuer Mitarbeiter und Pflegender in Ausbildung kann eine Riechgalerie motivierend wirken, Dufterlebnisse im Krankenhaus nicht einzig auf chemische Desinfektionswirkstoffe, Stuhl und Urin sowie Essengerüche zu beschränken. Medikamente, die bei äußeren Anwendungen gebraucht werden, Teedrogen, ätherische Öle aus dem Reinigungsbereich und vieles andere können zur Demonstration genutzt werden, um die Vielfalt erleben zu lassen. Der nachfolgende Text als Plakat gestaltet diente bei vielen Einführungs- und Fortbildungsveranstaltungen als Gebrauchsanweisung.

In die Duftgefäße wurden Tropfen von folgenden Substanzen eingegeben:

1. Fichtennadelöl,
2. Kümmelöl,
3. Edeltannenöl,
4. Incidin plus®-Flächendesinfektionsmittel,
5. Wacholderbeeröl,
6. Nelkenöl,
7. Alkohol 70% zur Desinfektion der Haut,
8. Eukalyptusöl,
9. Neutralseife® mit Eukalyptusmilch zur Reinigung von Flächen,
10. Zitronenöl,
11. Sekusept plus®-Instrumentendesinfektionsmittel,
12. Rosmarinöl,
13. Lavendelöl,
14. Pfefferminzöl,
15. Salbeiöl,
16. Thymianöl,
17. Raumluftverbesserer (für Schwerkrankenzimmer, Aufbahrung u.a.).

Die Riech-Galerie

In den Gefäßen befinden sich Substanzen, die Duftmoleküle an die Luft abgeben. Die Zusammensetzung der verschiedenen Arten von Duftmolekülen bestimmen alle Gerüche.

Das entscheidend Besondere der Gerüche liegt darin, daß ihre Wahrnehmung so unmittelbar wie bei keiner anderen Sinnesleistung eine Änderung der Empfindungslage des Wahrnehmenden ist. Dieses Wissen ist Grundlage der Aromatherapie.

Problematisch sind häufig verfälschte Essenzen, bei denen minderwertige Produkte durch Zusatz von fremden, synthetischen Bestandteilen „verfeinert" werden, was dann zu krankhaften Reaktionen beim Menschen führen kann. Krankmachend können auch Wirkstoffe in Desinfektionsmitteln wirken, am bekanntesten ist hierbei Formaldehyd. Alle Materialien werden im Gemeinschaftskrankenhaus Herdecke angewendet, sei es in Medikamenten aus der Eigenherstellung*, bei den äußeren Anwendungen oder als Desinfektionsmittel.

Gehen Sie beim „Schnüffeln" vor nach dem Motto:

Freut Euch des wahren Scheins,
Euch des ernsten Spieles.
Kein Lebendiges ist Eins,
immer ist es ein Vieles. (J. W. von Goethe)

und erraten Sie die Düfte. Auf den Kärtchen finden Sie die Zuordnung und den Namen der Substanz. Es gibt wohl Menschen mit partieller Geruchsblindheit; in der Regel sind wir jedoch sehr geruchsempfindlich, und der Geruchssinn ist schulbar**.

3.2.5
Gezielte chemische Desinfektion

Es kann nicht oft genug wiederholt werden: Wann immer möglich, sollte die Desinfektion mit physikalischen Verfahren vorgezogen werden. Die thermische Desinfektion in Reinigungs- und Desinfektionsautomaten, das Auskochen oder die Dampfdesinfektion sind wirksame Verfahren, die standardisierbar sind. Meist sind es die notwendigen Investitionen, die gefürchtet werden. Dafür werden Verbrauchskosten für chemische Wirkstoffe, Mitarbeiter- und Materialschädigungen in Kauf genommen. Die verursachten Umweltschäden gehen in keine Rentabilitätsberechnung ein.

Von diesen Gründen abgesehen, bleiben einige Anwendungsbereiche für die chemische Desinfektion. Genauso wie für physikalische Dekontaminationsmaßnahmen ist es angebracht, nach Gefährdungsstufen einzuteilen. Die Frage lautet: Welches Risiko geht von dem kontaminierten Gegenstand oder der Fläche aus?

Es geht um Dekontaminationsmaßnahmen bei Gegenständen und Flächen mit:

- hohem;
- mittlerem,
- geringem und
- minimalem Risiko (Leute 1998).

---

* Siehe aktuelle Präsenzliste der Apotheke, Spranger u. Uhlmann (1995).

** Sitzmann 1995, 1996 Mit wachen Sinnen wahrnehmen und beobachten, Teil 1+2. RECOM Basel/Eberswalde …

Exemplarisch sollen abteilungsübergreifende Hygiene- und Desinfektionsmaßnahmen angeführt werden.

Dekontamination von Gegenständen und Flächen mit *hohem* Infektionsrisiko

- Gegenstände mit engem Kontakt zu geschädigter Haut und ansonsten sterilen Körperregionen (Instrumente, Kanülen, Implantate, Katheter, Zystoskope usw.),
- Maßnahmen: Sterilisation.

Dekontamination von Gegenständen und Flächen mit *mittlerem* Infektionsrisiko

- Gegenstände mit Kontakt zu intakter Schleimhaut des Patienten (Narkose- und Beatmungszubehör, Endoskope usw.);
- Maßnahmen: möglichst thermische Desinfektion, andernfalls chemische Desinfektion. Vor der Reinigung ist nur bei Verletzungsgefahr eine vorherige Desinfektion erforderlich.

Dekontamination von Gegenständen und Flächen mit *geringem* Infektionsrisiko

- Gegenstände mit Kontakt zu intakter Haut des Patienten (Stethoskop, Blutdruckmanschetten, Geschirr, Besteck, Waschschüsseln, Wäsche usw.);
- Maßnahmen: Reinigung bzw. Desinfektion

Dekontamination von Gegenständen und Flächen mit *minimalem* Infektionsrisiko

- Direkte Umgebung des Patienten (Wände, Decken, Fußboden, Möbel, Bettgestelle, Waschbecken usw.);
- Maßnahmen: Reinigung, nur bei Bedarf gezielte Desinfektion mit Konzentrationen nach der DGHM-Liste.

Beispielhaft soll die *desinfizierende* Reinigung einiger häufig genutzter Gebrauchsgegenstände erläutert werden.

Badewannen

Eine Reinigung von Badewannen, Sitz- und Teilbadewannen, Gummimatten, Kopf- und Fußstützen ist nach jeder Benutzung erforderlich. Bei

- Patienten mit offenen Wunden,
- nach Bädern bei Patienten mit künstlichem Darmausgang,
- nach Bädern bei Patienten mit Infektions- und Hautkrankheiten,
- nach Bädern bei stuhl- und harninkontinenten Patienten

ist eine desinfizierende Reinigung auszuführen. Der bekannte Grundsatz „Einmalhandschuhe tragen" muß unbedingt bedacht werden.

Die desinfizierende Reinigung kann wie folgt durchgeführt werden:

1. Badewasser ablaufen lassen, mit der Dusche Haare usw. wegspülen. Wanne wieder abstöpseln.
2. Mit dem Meßbecher 8 l kaltes Wasser in die Wanne geben und 40 ml Desinfektionskonzentrat (z.B. Incidin plus®) hineingeben (= 0,5%ige Lösung).
3. Mit einem ausgekochten, frischen Wischtuch und der Lösung die Badewanne vollständig auswischen, Kopf- und Fußstütze sowie Gummimatte benetzen und in die Lösung legen. Wirkung wird durch einstündiges Eintrocknen der Lösung erreicht. Keinesfalls muß die Badewanne mit Desinfektionslösung gefüllt werden: Umwelt und Kosten bedenken.
4. Danach mit fließendem Wasser die Badewanne und das Zubehör von Desinfektionsmitteln befreien und mit Neutralseife auswaschen. Gut nachspülen! Badematte und Kopfstütze an die Fliesen hängen, nie auf die Heizung legen.
5. Mit Desinfektionslösung auch die Liftermatte abwischen, hier handelt es sich in der Regel um Patienten, bei denen die Kontamination des Gesäßbereiches (z.B. Inkontinenz, Dekubitus) eine Desinfektion begründet.
6. Baderaum so in Ordnung bringen, daß der nächste Patient ihn benutzen kann.

Desinfektion von Sitzbadewannen mit hoher Benutzungsfrequenz

Die Desinfektion der Sitzbadewannen, die kurzfristig wieder benutzt werden sollen und mit potentiell infektiösem Material kontaminiert wurden, z.B. nach der Entbindung während der Wochenbettphase und nach anorektalen Operationen, wird wie folgt durchgeführt:

1. Vor jeder Benutzung
   - z.B. mit Perform®-Lösung 0,75% und frischen Lappen in einem Arbeitsgang reinigen und desinfizieren,
   - Lappen zurück in Eimer,
   - kurzfristige Einwirkzeit von etwa 10 min einhalten,
   - mit klarem Wasser nachspülen.
2. Nach jeder Benutzung eine Reinigung mit Wasser und Schmierseife durchführen. Damit erhält der Patient die Sicherheit, daß er jeweils eine frisch desinfizierte Wanne benutzt.
   Eine Desinfektionslösung mit einem aktivsauerstoffbasierten Präparat, z.B. Perform® 0,75% täglich frisch ansetzen: 6 l kaltes Wasser und 1 Beutel (40 g) Perform und frischen, gekochten Lappen benutzen.

Gezielte Desinfektion bei Kontamination
mit Blut, Stuhl, Urin, Erbrochenem usw.

Nach Kontamination des Fußbodens oder Einrichtung mit potentiell infektiösem Material muß immer sofort eine gezielte Desinfektion der Fläche vom jeweiligen Mitarbeiter durchgeführt werden. Dazu soll eine 0,5%-Lösung eines Flächendesinfektionsmittels verwendet werden. Es darf nicht auf die routinemäßige Reinigung durch den Reinigungsdienst gewartet werden.

Krankenbetten

Hierzu s. Kap. 3.1.1.

Steckbecken

Hierzu s. Kap. 3.2.1.

Scheuer-Wisch-Desinfektion

Hierzu s. Kap. 3.1.1.

> **?** *Praxisanfrage zur Aufbereitung von Waschschüsseln*
>
> In einigen Pflegebüchern (z.B. Pflege heute; Schäffler et al. 1997, S. 146) wird davon ausgegangen, lediglich 1 Waschschüssel für eine Ganzwaschung eines Patienten ohne besondere Hinweise auf eine desinfizierende Nachbereitung zu verwenden.
>
> Welche Gründe gibt es für eine Desinfektion und die Verwendung von 2 Waschschüsseln?
>
> **Antwort**
>
> Die Antwort fällt ausführlicher aus, da mehrere Waschschüsseln von den Pflegenden meist als ein zu großer Aufwand gesehen werden.
>
> *Welche Begründung gibt es für 2 Waschschüsseln?* Die Standardreihenfolge der Ganzwaschung sieht nach der Waschung des Oberkörpers eine Fuß- und Beinwaschung vor. Anschließend soll nach Waschwasser-, Lappen- und Handtuchwechsel die Intimpflege vorgenommen werden. Die Möglichkeit der Verbreitung von Hauterkrankungen aus dem Fuß-Bein-Bereich in den Intimbereich besteht, wenn nicht 2 getrennte Schüsseln verwendet werden.
>
> *Welche Gründe gibt es für die nach- oder vorbereitende Desinfektion der Waschschüsseln? Welche Problemkeime sind bei nicht sorgfältig aufbereiteten Waschschüsseln in der Praxis zu übertragen (hier nur Beispiele)?*
>
> - Pilze: Bei der Körperpflege spielen oberflächliche und kutane Mykosen eine Rolle, es können also Dermatomykosen verbreitet werden. Sie sind bevorzugt lokalisiert
> - an den Nägeln von Fingern und Fußzehen,
> - auf der Kopfhaut und an Haaren,
> - am Körper (bevorzugt Oberschenkel, zwischen Fußzehen),
> - als Kandidose (Candida albicans) in Mundhöhle, Scheide und als Intertrigo auf feuchten aufeinanderreibenden Hautflächen.
>
> Pilze haben sehr bescheidene Kulturansprüche. Sie benötigen eine Stickstoffquelle, Glukose und Isotonie (Kochsalz), die sich im Regelfall im nor-

malen Wasser finden. Am besten wachsen Dermatomykosen bei einem pH von etwa 5,6 und bei Zimmertemperatur (Hahn et al. 1994, S. 854f.; Mims et al. 1996, S. 461f.).

- *Viren:* Relevante Viren sind z.B. das Papillomavirus der gemeinen oder Fußsohlenwarzen, aber auch Genitalwarzen. Sie sind sehr stabil und können über den direkten Übertragungsmodus (z.B. kontaminierte Böden in Dusche und Bädern), aber auch indirekt (über Handtücher, warzeninfizierte Person beim Rasieren) verbreitet werden (Hahn et al. 1994, S. 677, 783; Mims et al. 1996, S. 477).

- *Bakterien:* Exemplarisch soll für diese Gruppe der Mikroorganismen der für die Humanmedizin sehr bedeutsame Pseudomonas aeruginosa genannt werden. Typisch für Pseudomonas aeruginosa ist seine Anspruchslosigkeit und Widerstandsfähigkeit. Sie sind in der Lage, eine Vielzahl von Kohlenhydraten und Energiequellen zu nutzen und können bei vielen unterschiedlichen Temperaturen wachsen.

  Es gibt eine kleine Anzahl gesunder Träger, die den Keim als Teil der normalen Darmflora beherbergen, im größeren Ausmaß bei Krankenhauspatienten (Anpassung an das Milieu). So kann die endogene Infektion krankenhauserworbener Erkrankungen (NKI) erfolgen.

  Patienten werden meist durch direkten oder indirekten Kontakt zu feuchten Stellen („Naß- oder Pfützenkeim") infiziert, der Keim weist jedoch auch im trockenen Milieu eine beträchtliche Überlebensfähigkeit auf. Einige Desinfektionsmittel, z.B. quaternäre Ammoniumverbindungen üben auf den Keim wachstumsfördernde Wirkungen aus. Der pH-Wert der Seife und die Schmutzränder wirken weiterhin überlebensfördernd auf die Keime. Zudem besteht eine Vielfachresistenz gegen Antibiotika, die ihr Überleben in der Klinik sichern (Hahn et al. 1994, S. 343; Mims et al. 1996, S. 20).

3.2.6
Vermeiden von Infektionen durch Kanülenstichverletzungen

Mit „Schmerz laß nach" oder „Au, verdammt" ist es nicht getan. Mitarbeiter, die in der Patientenbetreuung sowie in medizinischen Laboratorien und im Versorgungsdienst des Krankenhauses tätig sind, gehen mit einem erhöhten Risiko einer beruflich bedingten Exposition gegenüber den Erregern blutübertragbarer Infektionskrankheiten um. Es sind Infektionen, die im Klinikalltag durch hygienische Vorbeugung vermieden werden können.

Eine besondere Gefahr ergibt sich bei den Hepatitisviren durch die hohe Konzentration von Viruspartikeln und die relative Stabilität des Virus. Dabei stellen blutkontaminierte Kanülen eine wichtige Infektionsquelle dar.

Es sollen nur einige hygienische Gesichtspunkte aufgezählt werden (beachte Kap. 5.2.6 Durch Blut übertragbare Infektionen).

Was soll ein Mitarbeiter sofort nach einer Kanülenstichverletzung tun (Sofortmaßnahmen)?

- Kurze Inspektion,
- rasche Reinigung, zunächst mit Seife unter fließendem Wasser,
- Antiseptik der Wunde mit einem viruswirksamen Hautantiseptikum (Alkohol, z.B. softasept N®),
- Kontamination von Schleimhäuten oder entzündlich veränderten Hautarealen: gründlich mit viel Wasser spülen,
- Spülen einer kontaminierten Mundschleimhaut mit 20- bis 30%iger alkoholischer Lösung,
- dann sofort: kompetenten ärztlichen Ansprechpartner aufsuchen,
- Meldung als Arbeitsunfall,
- sog. Bagatellverletzungen in ein stationsbezogenes Verbandbuch dokumentieren und ggf. durch einen Zeugen bestätigen lassen. *Dazu gehört nicht die Kanülenstichverletzung*, sondern z.B. ein kleiner Schnitt durch eine Papierkante.

Wie sind Kanülenstichverletzungen zu vermeiden?

- Kein Recapping, weder ein- noch zweihändig,
- patientennahes Kanülenabstreifen (Schnur 1995),
- Kanülen-Abwurfbehälter rechtzeitig leeren oder wechseln ($^3/_4$ voll),
- Nutzen von Sicherheitskanülen und Sicherheitsspritzen,
- Kanülen nur sachgemäß verwenden, keine Provisorien akzeptieren,
- Assistenz bei unruhigen Patienten,
- Vermeiden von Chaos auf dem Spritzentablett.

3.3
Desinfektion

3.3.1
Ein paar unvermeidliche Definitionen

Zur Verhütung und Behandlung von Infektionen sind Verfahren der Keimreduktion (Keimminderung) unerläßlich. Hierzu zählen insbesondere die Sterilisation, Desinfektion und Antiseptik.

Die korrekte Anwendung der einzelnen Begriffe (s. S. 127) ist hier nicht nur von wissenschaftlichem Interesse oder zum Verteilen von Fleißnoten angebracht, sondern hat unmittelbare praktische Auswirkungen auch für das Verständnis des Stellenwertes der Verfahren zur Keimreduktion. Das soll begründet werden:

- Es bestehen in der Effektivität antimikrobieller Maßnahmen und Verfahren deutliche Unterschiede: Für die Sterilisation wird im DAB 9 ein theoretischer Wert von höchstens einem lebenden Keim in 1×10^6 sterilisierten Einheiten eines Endprodukts gefordert. Bei der Desinfektion, z.B. von Flächen, wird eine

Keimzahlverminderung von 5 $\log_{10}$-Stufen im theoretischen Keimträgertest erwartet. Bei der prophylaktischen Antiseptik wird je nach Biotop, d.h. Besiedlung der Haut oder Schleimhaut, eine Keimzahlverminderung um etwa 1–5 $\lg_{10}$-Stufen gefordert.

- Deutliche Unterschiede bestehen bei den angeführten Verfahren auch bezüglich der toxikologischen Anforderungen. Bei der Sterilisation müssen evtl. Reste des sterilisierenden Stoffes am Sterilgut für den Menschen unbedenklich sein. Bei der Desinfektion und Antiseptik sind die toxikologischen Anforderungen je nach Anwendungsbereich sehr unterschiedlich.
- Erfolgt eine klare begriffliche Trennung der antimikrobiellen Maßnahmen, wird eher offenkundig, wenn ein Verfahren z.B. aus toxikologischen Gründen nicht geeignet ist. So wurde in der Vergangenheit vom Hersteller eine „Sterilität" des Milchfläschchens (Daschner 1989) behauptet, wenn ein chemisches, toxikologisch nicht unbedenkliches Desinfektionsmittel eingesetzt wurde. Eine Keimfreiheit der Milchflasche ist bei einem gesunden Säugling nicht erforderlich und mit dem Mittel nicht zu erreichen gewesen.

Einige Begriffserklärungen zu antimikrobiellen Maßnahmen:

- *Antiseptik – Antisepsis:* Historisch (bereits seit 1867 durch den Chirurgen Lister) auf bereits eingebrachte Keime von Wunden, z.B. während der OP, bezogen: Phenol wurde mit Mull oder durch Spray auf die Wunden gebracht. Heute: Antimikrobielle Maßnahmen am Ausgangsort bzw. an der Eintrittspforte einer möglichen Infektion bzw. am Infektionsherd auf der Körperoberfläche (Haut, Schleimhaut, Wunden) oder auf operativ freigelegten Arealen.
- *Asepsis:* Gesamtheit aller Maßnahmen zur Verhütung einer Infektion oder Kontamination, d.h. vorbeugendes Prinzip der Keimfreiheit der Operation oder Herstellung.
- *Dekontamination:* Durch physikalisch-chemische Einwirkung, z.B. Reinigung mit Trocknung, erfolgt eine wesentliche Reduktion von Mikroorganismen, z.B. der Hände in der Küche (Dettenkofer u. Daschner 1997).
- *Desinfektion* (Begriff im 16. Jahrhundert in Frankreich eingeführt, seit dem Cholerajahr 1831 gebräuchlich): Ziel ist die Abtötung, Reduzierung, Inaktivierung bzw. Entfernung von (pathogenen) Mikroorganismen von Flächen und Gegenständen soweit, daß davon keine Infektion bzw. Erregerübertragung mehr ausgehen kann.
  Aber nicht: Abtötung aller pathogenen Keime.
  Desinfektionsverfahren und -mittel können nicht zwischen pathogen und apathogen unterscheiden!
- *Infektion* (lat. inficere; im 13. Jahrhundert im niederländischen, seit dem 16. Jahrhundert durch Paracelsus bei uns eingeführt): aktives Eindringen und Vermehrung von Krankheitserregern in Geweben und/oder Körperflüssigkeiten mit einer Wirtsreaktion, jedoch nicht unbedingt (z.B. bei latenter Infektion) mit Krankheitserscheinungen (Kramer et al. 1993).
- *Kolonisation:* Mikrobielle Besiedlung ohne klinische Krankheitszeichen.
- *Kontamination:* Auftreffen von Mikroorganismen auf oder in den Makroorganismus, z.B. die transiente Flora (Anflugflora) der Hand, aber auch von Gegenständen.

- Sterilisation: Abtötung aller vermehrungsfähigen Mikroorganismen einschließlich bakterieller Sporen; sorgfältige Vorreinigung ist Voraussetzung, da sich sonst die definitorische Kontaminationswahrscheinlichkeit von 1 : 1 000 000 erhöht.
- *Fähigkeit zu mikrobieller Zytoadhärenz bzw. Attachement:* Zunächst vorübergehende reversible Adhäsion, dann biologische Adhäsion, d.h. Haften am episomatischen Biotop, z.B. spezifischer Aspergillen auf den Schleimhäuten des Respirationstrakts (Kappstein 1997).

Die vielen Versuche, die zur Definition besonders des Begriffs „Desinfektion" gemacht wurden, zeigen die Problematik einer Zusammenfassung unterschiedlicher praktischer Methoden mit unterschiedlichen Anforderungen.

Wie bei der Sterilisation gibt es physikalische und chemische Verfahren zur Desinfektion und deren Kombinationen:

- physikalische Methoden:
  - thermische Inaktivierung,
  - Strahlen,
  - Filtration;
- chemische Abtötung.

In den Empfehlungen des ehemaligen Bundesgesundheitsamtes wurde unterschieden zwischen der

- *laufenden Desinfektion* (Desinfektion am Krankenbett), die eine Verbreitung von Mikroorganismen während der Pflege und Behandlung des Patienten beeinflussen soll, und der
- *Schlußdesinfektion,* die nach Abschluß einer Behandlung erfolgt, wenn es sich um einen Patienten mit septischem Krankheitsbild (z.B. postoperative Infektion im Operationsgebiet, Ulcus cruris, Gangrän) oder einer Infektionskrankheit handelt. Sie ist als einzig wirksame Methode in Form einer Scheuer-Wisch-Desinfektion nur dann indiziert, wenn das Krankheitsbild durch Kontakt über Flächen o. ä. verbreitet werden kann. Auf das Sprühen im Rahmen der Flächendesinfektion sollte gänzlich verzichtet werden, Vernebeln z.B. von Formaldehyd ist nur bei extrem seltenen, einzeln indizierten übertragbaren Krankheiten erforderlich (auf behördliche Anordnung im Seuchenfall).

3.3.2
Physikalische Desinfektionsmethoden

Wann immer möglich, sollten physikalische Desinfektionsverfahren der Anwendung chemischer Desinfektionsubstanzen vorgezogen werden. Das begründet sich aus der Reihe von Nachteilen *chemischer Wirkstoffe,* die aus Tabelle 3.12 zu entnehmen sind. Sie beinhaltet Anforderungen an Desinfektionsmittel, die nur eingeschränkt von den Wirksubstanzen erbracht werden können. Die viruzide Wirkung chemischer Desinfektionsverfahren ist teilweise nicht eindeutig geklärt.

Tabelle 3.12. Gesichtspunkte zur Auswahl chemischer Desinfektionsverfahren. (Verändert entnommen aus Schwarzmüller 1996)

Anforderungen an Desinfektionsmittel	Erläuterungen
1. Mikrobiologische Wirksamkeit	
Breites Wirkspektrum	Das heißt, mikrobizide und viruzide Wirkung sowie Sporen (sic: Alkohol); Mykobakterien und einige Viren, z.B. Rotavirus sehr widerstandsfähig
Niedrige Anwendungskonzentration, rasche Wirkung	Umweltgesichtspunkt, korrekte Dosierung (Dosierplan), korrekte Einwirkzeit (Tauchen mit anschließendem Trocknen genügt)
Zuverlässige Wirkung auch bei besonderen Belastungen	Zum Beispiel starke Schmutzbelastung, Eiweißfehler: Sputum, Eiter, Wundsekrete, Blut Seifenfehler, Kälte z.B. in Kühleinrichtungen
2. Anwendungseigenschaften	
Materialverträglichkeit	Problematische Anwendungen sind Plexiglas und Alkohol, Instrumente (nur spezielle Mittel mit Korrossionsinhibitoren sind geeignet)
Reinigungswirkung (keine Geruchsbelästigung, keine Reizwirkung)	Zum Beispiel Waschschüsseln mit Schmutzrand Distanz halten, Beachtung der R+S-Sätze: (Gefahrenhinweise und Sicherheitsratschläge gemäß Sicherheitsdatenblatt nach EG-Richtlinie), Lösung nur kalt ansetzen (Zimmertemperatur)
Wirtschaftlichkeit	Großgebinde, niedrige Anwendungskonzentrationen
3. Toxizität	
Haut- und Schleimhautverträglichkeit	Tragen von Handschuhen bei Nutzung, Durchlässigkeit beachten, auch Tropfenbenetzung vermeiden
Geringe akute und chronische Toxizität nach resorptiver Aufnahme	Händedesinfektionsmittel und Hautantiseptika werden als Arzneimittel geprüft
4. Umwelteigenschaften	
Biotische und abiotische Abbaubarkeit	Aldehyde und Alkohol sehr gut abbaubar, Chlor und organische Materialien = Bildung von Organchlorverbindung (krebsverdächtig und nicht abbaubar)
Abwasserbelastung	Nur stark verdünnt in Kanalisation geben, Einschränkung umweltbelastender Inhaltsstoffe

Demgegenüber stehen gewichtige Vorteile *der physikalisch-thermischen Desinfektionsverfahren:*

- geringere Kosten,
- geringere Umweltbelastung,
- höhere Sicherheit bei der Aufbereitung,
- Automation möglich,
- keine Toxizität, keine Allergisierung.

Nur unter der Voraussetzung, daß das zu sterilisierende Material durch Reinigung und Desinfektion eine niedrige Ausgangskeimzahl aufweist, ist eine zuverlässige Sterilisation zu erreichen. Eine Automation ist bei der pysikalischen Desinfektion zu erreichen, z.B. Reinigung, Desinfektion, Trocknung in einem Arbeitsgang, wie beim Vario TD-Verfahren von Miele.

Bei der physikalischen Desinfektion werden einige Verfahren eingesetzt, bei denen Mikroorganismen durch Hitze abgetötet werden (thermische Verfahren). Für bestimmte Anwendungsbereiche (z.B. für die Trinkwasserdesinfektion) ist die UV-Strahlendesinfektion geeignet.

Thermische Desinfektion

Die in der Klinik und im Altenheim am häufigsten angewendeten thermischen Desinfektionsverfahren werden kurz angeführt (Tabelle 3.13).

Tabelle 3.13. Gebräuchliche thermische Desinfektionsverfahren

Verfahren	Minimale Temperaturen	Einwirkzeiten (reine Haltezeiten)	Wirkbereiche	Beispiele für kontaminiertes Material
Dampfdesinfektion	75 oder 105 °C	20 min 1 min 5 min	A+B A+B A–C	Textilien, Matratzen Kopfkissen Infektiöser Abfall
Auskochen mit 0,5% Soda (Na_2CO_3)	100 °C	3 min 15 min	A+B A–C	Instrumente, Wäsche (nur im Notfall)
Auskochen z.B. im Vaporisator oder Dampfkochtopf	100 °C	3 min	A+B	Milchflaschen, Sauger
Vollautomatische Reinigungs- und Desinfektionsmaschinen (thermisch mit Reinigungszusatz)	90 °C	5 min	A–B (bei besonderen thermisch resistenten Erregern wie HBV)	Thermostabiles Anästhesiematerial, Instrumente, Milchflaschen
Vollautomatische Reinigungs- und Desinfektionsmaschinen (thermisch mit Reinigungszusatz)	80 °C	10 min	A–B	Thermostabiles Anästhesiematerial, Instrumente, Milchflaschen
Desinfizierende Steckbeckenspülgeräte	80 °C	60 s		Steckbecken, Urinflaschen
Vollautomatische Reinigungs- und Desinfektonsmaschinen (thermisch mit geeigneten Desinfektionsmitteln)	60 °C	10 min	A+B	Thermolabiles Anästhesiematerial
Endoskopreinigungs- und Desinfektionsautomat (thermisch mit geeigneten Desinfektionsmitteln)	60 °C	5 min	A+B	Wasserdichte flexible Endoskope und Zubehör

Angestoßen durch die Praxis unserer europäischen Nachbarn sowie aufgrund der Harmonisierung durch europäische Normungsvorhaben wird dieses starre Prinzip verlassen und auf die Notwendigkeit bezogen, unterschiedliche Temperatur- und Haltewerte festgelegt (persönliche Mitteilung Dr. Michels, Fa. Miele & Cie). Die neuen Temperaturwerte für die Instrumenten- und Steckbeckendesinfektion wurden im DIN-Ausschluß DIN D 9 (Reinigungs- und Desinfektionsgeräte) am 11.09.97 in Berlin bestätigt (persönliche Mitteilung Dr. Kaufhold).

Hinsichtlich des mikrobiologischen Wirkungsspektrums (Wirkungsbereich) der Desinfektions- und Sterilisationsverfahren sowie der chemischen Desinfektionsmittel bedeuten:

- A: geeignet zur Abtötung von vegetativen bakteriellen Keimen, einschließlich Mykobakterien sowie von Pilzen einschließlich pilzlicher Sporen;
- B: zur Inaktivierung von Viren geeignet;
- C: zur Abtötung von Sporen des Erregers des Milzbrandes geeignet;
- D: geeignet zur Abtötung von Sporen der Erreger von Gasödem und Wundstarrkrampf (zur Abtötung dieser Sporen müssen Sterilisationsverfahren angewendet werden).

Desinfektion mit UV-Strahlen oder Mikrowellen

Die Ultraviolettentkeimung ist ein physikalisches Verfahren, bei dem die kurzwelligen UV-C-Strahlen künstlich erzeugt werden. Diese Strahlen im Bereich um 254 nm inaktivieren Bakterien innerhalb von Sekunden. Sie verursachen in den Bausteinen der Zelle photochemische Umwandlungen, welche die notwendigen Lebensvorgänge beeinträchtigen und dadurch den Mikroorganismus inaktivieren. Anwendungsbeispiel ist die Bestrahlung von Wasser; sie erfolgt im Durchlaufverfahren in einer Bestrahlungskammer. Angewendet wird es zur Trinkwasserdesinfektion sowie zur Desinfektion des letzten Spülwassers in Endoskopreinigungs- und Desinfektionsautomaten einzelner Hersteller. Abweichend vom Verbot der Bestrahlung von Lebensmitteln mit radioaktiven Stoffen in Deutschland (Lebensmittel-Bestrahlungs-Verordnung vom 19. 12. 1959) ist die Behandlung von Trinkwasser mit ultravioletten Strahlen ausdrücklich zugelassen.

Eine wirkungsvolle und sichere Desinfektion mit Mikrowellen (2450 Mhz) ist für den Klinikbereich nicht durchzuführen, da Mikroorganismen in Kälteinseln nicht abgetötet werden und einzelne überlebende Keime sich durch die Umgebungsbedingungen wieder rasch vermehren.

3.3.3
Nichts bleibt ungeregelt: Listen der DGHM, des RKI, der DVG sowie eine HD-Liste und eine zur Tuberkulose

Sicher ist es hilfreich, wenn man Informationen über chemische und physikalische Desinfektionsmaßnahmen und deren Anwendungsbereiche in Zusammenstellungen findet und sich orientieren kann. Auch für den Einkauf von Desinfektionsmitteln und Dienstleistungen in Krankenhäusern und Altenheimen sollte die jeweils aktuelle Liste ein Orientierungsrahmen sein. Es bleibt für den Auftraggeber von eingekauften Dienstleistungen wie Unterhaltsreinigung, Zentralsterilisation, Catererdienstleistung ein Haftungsbereich, sich über die verwendeten Mittel als Gefahrstoffe und wassergefährdende Stoffe ins Bild zu setzen und auf eine gesetzeskonforme Behandlung auf seinem Grundstück und seinen Räumen mit Patienten und Mitarbeitern zu dringen.

Maßnahmen zur Desinfektion sind u.a. in folgenden verpflichtenden oder empfehlenden, jeweils auf Aktualität zu prüfenden Listen enthalten:

1. Liste der vom *Robert Koch Institut (RKI)* (als Teil des ehemaligen Bundesgesundheitsamtes – BGA) geprüften und anerkannten Desinfektionsmittel und -verfahren (letzter Stand 15. 6. 1997): Sie enthält auch Mittel für die hygienische Händedesinfektion, zudem Mittel zur Wäsche-, Scheuer- und Ausscheidungsdesinfektion. Anzuwenden und zu Rate zu ziehen ist diese Liste nur bei behördlich angeordneten Entseuchungen gemäß § 10 c des Bundesseuchen-Gesetzes (Seuchenfall oder Epidemie ist immer mehr als 1 Fall). Das zuständige Gesundheitsamt muß im Seuchenfall die Verfahren dieser Liste anordnen. Andernfalls wendet man Verfahren, insbesondere zu hohe Konzentrationen bei chemischen Desinfektionsverfahren an, die ökologisch unsinnig sind und ökonomisch eine Verschwendung darstellen.
   Viruswirksame Desinfektionsmittel sind in der Liste des RKI aufgeführt (Thraenhart u. Gerlich 1998).
2. Liste der nach den „Richtlinien für die Prüfung chemischer Desinfektionsmittel" geprüften und von der *Deutschen Gesellschaft für Hygiene und Mikrobiologie (DGHM)* als wirksam befundenen Desinfektionsmittel (Stand 17. 9. 1997): Sie nennt chemische Desinfektionsmittel, auch Präparate zur hygienischen und chirurgischen Händedesinfektion. Ferner wird unterschieden zwischen Mitteln zur Flächendesinfektion, jeweils zur Hospitalismusprophylaxe sowie in der allgemeinen Praxis; zur Flächendesinfektion bei Pilzerkrankungen, zur Wäsche- und Instrumentendesinfektion. Die DGHM-Liste ist somit differenzierter als die des ehemaligen BGA (jetzt Robert-Koch-Institut = RKI) und bietet im Bereich der prophylaktischen chemischen Desinfektion Präparate mit geringeren, aber ausreichend wirksamen Konzentrationen an.
3. Liste *„Desinfektionsmaßnahmen bei Tuberkulose",* herausgegeben vom Deutschen Zentralkomitee zur Bekämpfung der Tuberkulose: Sie enthält differenzierte Angaben zur chemischen Desinfektion im Fall der Tuberkulose.
4. *DVG:* Desinfektionsmittelliste der *Deutschen veterinär-medizinischen Gesellschaft* für den Lebensmittelbereich (auch für die Krankenhausküche): Hier wird u.a. nach der Verschmutzungsintensität und der Temperatur der Räume, z.B. Kühlräume, differenziert.

Bei dieser Vielzahl von Hilfen ist es unverständlich, wenn trotzdem Verfahren und Mittel routinemäßig eingesetzt werden, für die es keine Notwendigkeit gibt. Beispielsweise werden seit Jahren kostenaufwendige Kurse für Raumdesinfektionen (Raumbegasung oder Vernebeln und Verdampfen von Formaldehyd) angeboten, für die es im üblichen Krankenhausalltag keine Indikationen gibt und die nur bei einzelnen, extrem seltenen Infektionskrankheiten (Lungenmilzbrand, Pest, hämorrhagisches Fieber) indiziert sind. Allgemein wird die mechanische Scheuer-Wisch-Desinfektion als das anerkannte Verfahren empfohlen, und für den Extremfall kann man auf einen privatwirtschaftlich arbeitenden Desinfektor zurückgreifen.

Immer wieder wird von Stationsmitarbeitern bei Verstorbenen die Frage gestellt, ob nicht der Raum ausgeräuchert werden sollte. Mythische Vorstellungen aus der Ära der Myasmenlehre sind hier noch wirksam. Andere wollen nach der Durchführung eines septischen operativen Eingriffs und der anschließenden Wischdesinfektion „den OP ruhen lassen". Oder es wird eine Heizung für Abläufe von Waschbecken im Fernsehen angepriesen, um nosokomiale Infektionen im Krankenhaus und Todesfälle, die in die Tausende gehen, zu vermeiden.

Es wird das Heil in technischen und formalistischen Realisationen gesucht, obwohl Hygiene im hohen Maße eine Sozialwissenschaft mit den Arbeitsfeldern Motivation, Vorbildfunktion und Logik darstellt. Eine Hygienevorschrift ohne Logik wird auch durch noch so differenziert angewandte technische Mittel nicht besser und verhindert keine Pseudomonas- oder Staphylokokkeninfektion.

3.3.4
Gesichtspunkte zur Auswahl chemischer Desinfektionsmittel

Einführung

Neben den in Kap. 3.3.2 zusammengestellten physikalischen Desinfektionsverfahren (Auskochen, Autoklavenbehandlung, vollautomatische Reinigungs- und Desinfektionsmaschinen, UV-Bestrahlung) finden in der täglichen Desinfektionspraxis häufig flüssige Desinfektionsmittelzubereitungen und Aerosole Einsatz.

In Tab. 3.12 wurden Gesichtspunkten zur Auswahl chemischer Desinfektionsverfahren angeführt. Bei der Anwendung sollen jedoch weitere Forderungen erfüllt sein, denen keine der heute gebräuchlichen Substanzen mit desinfizierender Wirkung in allen Punkten entspricht:

- niedrige Anwendungskonzentration,
- möglichst rasche und zuverlässige Wirkung,
- breites Wirkungsspektrum,
- geringe Toxizität,
- gute Haut- und Schleimhautverträglichkeit,
- geringes Sensibilisierungsrisiko,
- keine Geruchsbelästigung,
- keine Umweltbelastung,
- keine Materialschädigung,
- keine Inaktivierung durch Sputum, Blut, Eiter, Wundsekrete und Fremdstoffe.

In der Praxis sind in unterschiedlicher Intensität Beeinträchtigungen der mikrobiziden Wirksamkeit festzustellen (Tabelle 3.14):

Tabelle 3.14. Beeinträchtigungen der mikrobiziden Wirksamkeit

Beeinträchtigende Faktoren	Erläuterungen
Organische Verunreinigungen Eiweißfehler Serumbelastung Blutbelastung (Inaktivierung speziell durch Blut	Viele Desinfektionsmittel besitzen einen Eiweißfehler, d.h. in Gegenwart von Blut, Serum, Casein und anderen Proteinen ist ihre Wirkung erheblich herabgesetzt
Seifenfehler	Inaktivierung durch eigens, in „guter Absicht" eingegebene Reinigungsmittel
Kälte	Bei niederer Temperatur laufen Desinfektionsvorgänge erheblich langsamer ab als bei höheren Temperaturen. Dies ist für die Desinfektion von Kühlräumen in der Großküche von Bedeutung. Daraus aber keinesfalls ableiten, Desinfektionslösungen warm anzusetzen, dies führt zu stärkerer Ausdunstung und Geruchsbelästigung

Ein relativ neues Thema wird in der Biozidresistenz, d.h. Resistenzphänomenen von Mikroorganismen gegen Desinfektions- und Konservierungsstoffe, gesehen. Gerade im Krankenhausbereich hat das Auftreten von Hospitalkeimen, die gegen verschiedene Desinfektionsmittel resistent sind (Kaulfers 1995, S. 253), zu großer Verunsicherung geführt. Man war lange Zeit der Auffasung, wenigstens durch chemische Desinfektionsmaßnahmen Probleme durch die zunehmenden antibiotikaresistenten Bakterien in den Kliniken wirksam behandeln zu können. Es finden sich jedoch inzwischen eine ganze Reihe von Bakterien und Pilzen (Hingst et al. 1995, S. 233) mit erhöhter Widerstandsfähigkeit gegen Desinfektionswirkstoffe und Konservierungsmittel (s. Kap. 4.5). Auch aus diesem Grund ist, wann immer möglich, für medizinisches Gerät den thermischen Desinfektionsmethoden der Vorzug zu geben (Frank u. Daschner 1988, S. 28).

Wirkstoffe

Aus der Zahl der Desinfektionsmittel mit ganz unterschiedlichen Stoffklassen ist eine Auswahl zu treffen. Allein die aktuelle DGHM-Liste (Stand 1997) enthält 650 Präparate. Die gängigsten Wirkstoffe, die heute insbesondere in Krankenhaus und Altenheim eingesetzt werden können, werden kurz beschrieben (Tabelle 3.15):

Alkohol. Er ist eine Substanz mit einzigartiger Kombination von verschiedenen Eigenschaften:

- *Nahrungsmittel* mit hohem Energiegehalt (technischer Alkohol ist vergällt, d.h. ungenießbar gemacht);

Tabelle 3.15. Wirkstoffgruppe Alkohol – Haupteinsatzgebiete und Eigenschaften

Wirkstoffgruppe	Haupteinsatzgebiete	Eigenschaften
1. Alkohole Ethanol 70–80% (Ethyl-alkohol, Weingeist, Spiritus) Isopropanol 70% (Isopropyl-alkohol, 2-Propanol) n-Propanol 60% (n-Propyl-alkohol, 1-Propanol) Andere Alkohole wirken konservierend und werden bei kosmetischen Produkten angewendet	Haut, kleine Flächen (Dämpfe explosiv!) Hygienische und chirurgische Händedesinfektion	Biologisch abbaubar Breites Wirkungsspektrum Schnelle Wirkung Rasche Abtrocknung auf Haut und Fläche Gute Hautverträglichkeit

- *Genußmittel:* Bestandteil vieler wohlschmeckender und durstlöschender Getränke;
- *Geschmacksträger:* fruchtiger Geschmack wird durch Alkoholzusatz hervorgehoben;
- *Gift* bei deutlicher akuter Überdosierung und chronischem Gebrauch;
- *Rauschmittel* mit hohem Mißbrauchpotential;
- *Konservierungsmittel* in niedrigen (zwischen 10 und 20%) Konzentrationen, aber auch absoluter Alkohol (99%) wirkt nicht bakterizid, sondern konservierend (Sporen von Bacillus subtilis bleiben über Jahre lebensfähig). Gasbrand- und Tetanussporen werden konserviert;
- *Desinfektionsmittel:* bakterizide, fungizide, teilweise viruzide Wirkung bei Konzentrationen zwischen 60 und 80%. Die viruzide Wirkung wird oft erst durch Zusätze erreicht.

Mikrobizide Wirkung setzt bei optimaler Konzentration sehr rasch ein: 10–60 s, jedoch ist im Vergleich zu anderen Wirkstoffen eine erheblich höhere Konzentration notwendig (nicht mit Wasser verdünnen!). Die nicht sporenbildenden Bakterien, besonders Escherichia coli, Pseudomonas aeruginosa, Salmonellen u.a. werden durch Alkohol innerhalb 10–30 s abgetötet, während Staphylokokken wesentlich widerstandsfähiger sind (60 s). Deshalb darf insbesondere bei Patienten mit methicillinresistenten Staphylokokken (MRSA) das alkoholische Desinfektionsmittel nicht auf feuchte Hände gegeben werden. Vermutlich wird dabei die Proteindenaturierungskapazität des Alkohols überfordert (Anonym 1998). Keine Wirkung ist bei Bakteriensporen festzustellen, die Sporenfreiheit von alkoholischen Lösungen wird entweder durch Sterilfiltration oder durch einen Zusatz von Wasserstoffperoxid (Europatent Henkel) mit einer Wartezeit von 8–10 h erreicht. Er ist wirksam gegen Bakterien, Pilze, Pilzsporen und Viren mit Lipidhülle, bei unbehüllten hydrophilen Viren (Poliomyelitis, Rotavirus) ist die Wirkung nur durch Zusätze erreichbar.

Alkohol wirkt durch Denaturierungsvorgänge, v.a. bei Proteinen. Im Unterschied zu Alkohol für die Hautdesinfektion und für kleine Flächen haben Händedesinfektionsmittel remanent-wirkende Zusätze, und sie werden um rückfettende

Substanzen ergänzt. Deshalb ist nicht jedes alkoholische Desinfektionsmittel für die Desinfektion kleiner Flächen geeignet. Bei Anwendung an Kunststoffen, wie z.B. Polyacryl, führt Alkohol zur Versprödung („blind"-werden). Er ist ein Desinfektionswirkstoff mit sehr guter ökologischer Eigenschaft, da er jederzeit problemlos mikrobiell abgebaut werden kann.

Aldehyde. Sie gelten als wichtige Bestandteile vieler Instrumenten- und Flächendesinfektionsmittel (Tabelle 3.16).

Als Wirkungen können beim Menschen beobachtet werden:

- Reizung von Augen, Nase und Kehle,
- Tränenfluß,
- Husten,
- Kopfschmerz und Unwohlsein,
- Hautallergien,
- Verdacht auf krebserzeugendes Potential.

Unbestritten ist die schleimhaut- und hautreizende Wirkung von Formaldehyd und das erhöhte Sensibilisierungsrisiko, d.h. Auslösung von Allergien. Zum krebserzeugenden Potential gibt es unterschiedliche Expertenmeinungen: beispielhaft werden immer wieder Untersuchungen an Formaldehydarbeitern, Bestattern und Einbalsamierern (in den USA werden Verstorbene unter Verwendung von Formaldehyd einbalsamiert) sowie an Pathologen zitiert, bei denen keinerlei Hinweise auf durch Formaldehyd verursachte Nasentumore festgestellt wurden (Rödger et al. 1982).

Auf *Mikroorganismen* wirken Aldehyde wie folgt:

- *Formaldehyd* erreicht vegetative Bakterienformen, Bakteriensporen (bei hoher Konzentration von 8% und langer Einwirkungszeit), Pilze und Viren (auch unbehüllte). In Anwesenheit von eiweißhaltigem Schmutz wird die Wirkung erheblich vermindert. Im Abwasser kann es biologisch schnell abgebaut werden.
- *Glutaraldehyd* hat ein ähnlich gutes Wirkungsspektrum wie Formaldehyd, es besitzt auch einen Eiweißfehler. Es hat metallkorrodierende Eigenschaft.

Tabelle 3.16. Wirkstoffgruppe Aldehyde – Haupteinsatzgebiete und Eigenschaften

Wirkstoffgruppe	Haupteinsatzgebiete	Eigenschaften
2. Aldehyde Formaldehyd (als Formalin: eine 35–37%ige wäßrige Lösung) Glutaraldehyd Glyoxal Unter anderem mit Konservierungscharakter	Instrumenten- und Gerätedesinfektion, Flächendesinfektion	Biologisch abbaubar Niedrige Einsatzkonzentration Gute Materialverträglichkeit Schleimhaut- und hautreizende Wirkung Hohes Sensibilisierungsrisiko

- In Kombination mit Formaldehyd kommt *Glyoxal* in zahlreichen Flächendesinfektionsmitteln als bakterizides, viruzides und sporozides Mittel zum Einsatz. Es muß dazu hoch dosiert werden.

Obwohl allgemein von Hygienikern Formaldehyd als ein sehr wirksames Desinfektionsmittel mit breitem Wirkungsspektrum hervorgehoben wird und vor der Gefahr gewarnt wird, auf sog. formaldehydfreie Mittel auszuweichen, die andere Aldehyde (auch zur Verschleierung) in hoher Konzentration und wenig bekannter Toxizität beinhalten, hat die Bundesärztekammer schon 1987 Vorsichtsmaßnahmen empfohlen:

- Hautkontakte wegen der sensibilisierenden Wirkung durch Tragen von Handschuhen vermeiden;
- Desinfektion und Sterilisation bevorzugt durch thermische Verfahren. Inkubatoren und Schlauchsysteme (z.B. für die Beatmung) nicht mit Formaldehyd behandeln;
- zur Desinfektion von Wäsche thermische Verfahren bevorzugen;
- kein Besprühen von Matratzen; entweder Dampfdesinfektion bei textiler Oberfläche bevorzugen oder Wischdesinfektion kunststoffbezogener Matratzen;
- Flächendesinfektion von Raumflächen als Wisch- und Scheuerdesinfektion ausführen;
- Formalinbäder zum Fixieren von Gewebe nur in geschlossenen Behältern und unter einem Abzug durchführen;
- Raumdesinfektion durch Vernebeln oder Verdampfen von Formaldehydlösungen nur bei seuchenhygienischen Ausnahmesituationen durchführen.

Gleichfalls betont die Berufsgenossenschaft für Gesundheitsdienst und Wohlfahrtspflege (BGW 1996) die Unnötigkeit von Raumdesinfektion mit Formaldehyd und verweist auf die hohen Anforderungen der Technischen Regel für Gefahrstoffe (TRGS), hier die TRGS 522. Aus Mitarbeiter- und Patientenschutzgründen wird darauf verwiesen, daß die Räume evtl. erst nach Tagen wieder benutzt werden dürfen, wenn niedrige Formaldehyd- und Ammoniakwerte erreicht wurden.

In der seit neuestem veröffentlichten TRGS 540 (Anonym 1997, S. 58) heißt es lapidar: 3.1 (6) „Desinfektionsmittel, die häufig sensibilisierende Stoffe (Formaldehyd, Glutaraldehyd) enthalten, sind durch andere für die spezielle Anwendung geeignete und nicht bzw. weniger sensibilisierende Desinfektionsmittel zu ersetzen." Damit wird für die Anwendung von formaldehydhaltigen Desinfektionsmitteln eine weitere Hürde eingerichtet. Es bleibt die Frage, ob für spezielle Anwendungen auf aldehydbasierte Desinfektionsmittel aufgrund ihrer Wirksamkeit verzichtet werden kann.

Formaldehyd hat „reizende Moleküle": Wo trifft man noch auf sie?

1   In der Natur:
1.1 in der Meeresluft (Oxidation von Methan, das von Algen produziert wird),
1.2 in Nahrungsmittel z.B. Äpfel.

In der Natur kommt es zur raschen Zersetzung durch photochemische Reaktionen (HWZ einige Stunden), im Boden durch Bakterien;

2   in bewohnten Gebiete: durch menschliche Aktivitäten, z.B. Autoabgase;

3   in Innenräumen (Geruchswahrnehmung schon bei 0,05 ppm möglich (Rüden 1994, S. 79);

3.1 bei beruflicher Exposition (maximale Arbeitsplatzkonzentration [MAK] liegt für Formaldehyd bei 0,5 ppm):

- Pathologie,
- Spanplattenindustrie,
- Textillager (durch die Knitterfestausrüstung der Baumwolle),
- Desinfektionslösungen;

3.2 im Wohnbereich:

- verrauchte Räume (in einem Raum mit 30 m³ 5 Zigaretten bei geringer Lüftung geraucht, kommt es zu einer Formaldehydkonzentration von 0,23 ppm; die Formaldehydwirkung, tränende Augen bei Rauchern und Passivrauchern, entsteht),
- Möbel und Inneneinrichtung aus Spanplatten. Auf die langfristig wirksame Bindefähigkeit von Dämmstoffen aus Schafwolle weist eine Untersuchung hin (Szlezak 1998). Das über 20 Jahre aus Spanplatten abgegebene Formaldehyd geht mit den in der Wolle enthaltenen Aminosäuren eine sehr stabile Verbindung ein und entzieht es dauerhaft der Raumluft. Die Bindungskapazität reicht für Jahrzehnte.

Eine grausame Bedeutung erlangte Formalin als eine Substanz, die von Ärzten im Konzentrationslager Auschwitz zu Sterilisationsexperimenten verwendet wurde, „… um aktiv zum tödlichen Ziel der biomedizinischen Vision der Nazis beizutragen" (Lifton 1988, S. 313). Mit dem Einspritzen von Formalin in den Gebärmutterhals mit der Folge einer Obstruktion der Eileiter sollte eine billige und effektive Methode der Massensterilisation gefunden werden.
Auch in die Literatur hat Formaldehyd Einzug gehalten. Im „Zauberberg", einem Roman von Thomas Mann aus dem Jahr 1924, spielt es eine Rolle in der Raumdesinfektion bei Tuberkulosepatienten: „Vorgestern ist hier eine Amerikanerin gestorben, … dann haben sie hier natürlich gründlich ausgeräuchert, mit Formalin, … das soll gut sein für solche Zwecke." … „Ja, Methylaldehyd, das hält die stärkste Bakterie nicht aus, H_2CO, aber es sticht in der Nase, nicht? …" (Mann 1993, S. 20)

Peroxidverbindungen. Sie haben eine sehr gute und breite Wirksamkeit gegen Bakterien, Pilze und Viren (Tabelle 3.17). Jedoch haben sie einen beachtlichen Eiweißfehler. Anwendungsfertige Lösungen zur Desinfektion haben nur eine kurze Haltbarkeit, sie müssen unbedingt nach einem Tag neu angesetzt werden. Sie wirken stark metallkorrodierend, möglich sind jedoch korrosionshemmende Zusätze.

Die ökotoxikologische Beurteilung dieser Verbindungen, die atomaren Sauerstoff freisetzen, fällt günstig aus, da ein schneller biologischer Abbau zu ungiftigen Substanzen gewährleistet ist.

Phenol. Für die Konservierung von Injektionspräparaten und Schalenbehandlung von Zitrusfrüchten hat Phenol noch eine Bedeutung, als Desinfektionsmittel spielte er zu Beginn der antiseptischen Ära eine Rolle (Tabelle 3.18): Lister sprühte

Tabelle 3.17. Wirkstoffgruppe Aktivsauerstoffverbindungen – Haupteinsatzgebiete und Eigenschaften

Wirkstoffgruppe	Haupteinsatzgebiete	Eigenschaften
3. Aktivsauerstoffverbindungen (Oxidationsmittel)		Biologisch abbaubar Schnelle Wirkung
Peressigsäure	Flächendesinfektion Wäschedesinfektion Desinfektion von Hämodialyseanlagen	
Ozon	Badewasserdesinfektion	
Kaliumpermanganat	Schleimhaut und	
Wasserstoffperoxid	Wundantiseptika	
Natriumperborat (wirkt durch Zusatz aktivierender Substanzen als Peressigsäure)	Instrumenten- und Flächendesinfektion	

Tabelle 3.18. Wirkstoffgruppe Phenol und Phenolderivate – Haupteinsatzgebiete und Eigenschaften

Wirkstoffgruppe	Haupteinsatzgebiete	Eigenschaften
4. Phenol und Phenolderivate Phenol als alleiniger Wirkstoff soll nicht mehr verwendet werden	Flächendesinfektion Desinfektion von Ausscheidungen	Geringe Eiweißempfindlichkeit Hohes Reinigungsvermögen Beim biologischen Abbau entstehen oft toxische Abbauprodukte, die sehr langsam abgebaut werden, Anreicherung in Nahrungskette

Phenol-(Karbol-)spray während der Operation über die Wunde oder setzte phenolgetränkte Kompressen ein. Heute werden oft Kombinationen verschiedener Phenolderivate verwendet, die wirksamer sind. Phenol besitzt einen geringen Eiweißfehler, damit eignen sich Derivate zur Desinfektion von Ausscheidungen.

Die Bereitschaft von Menschen als Mediziner oder ihre Helfer, Patienten zu töten, wurde uns mit einer Tötungsmethode, der Phenolspritze, z.B. im Konzentrationslager Auschwitz demonstriert. Zynisch, um peinlichst korrekten medizinischen Ablauf bis zur Hautantiseptik bemüht, wurden ab 1942 Kinder, Schwerkranke, aber auch Gesunde als politische Häftlinge, intravenös oder intrakardial „auf Befehl" getötet (Lifton 1988, S. 291f.).

In der Natur sind Phenolderivate in zahlreichen Pflanzen enthalten. Junge Triebe und Blätter der Birke enthalten bis zu 6%, bezogen auf das Trockengewicht (Wallhäußer 1995, S. 538). Phenolreiche Zellen befinden sich v.a. in den äußeren Gewebeschichten von Blättern, Rinde, Knospen und Früchten und töten damit bei Verletzungen Pilze und Bakterien ab (Furtmayr-Schuh 1994). In den grünen Fruchtschalen von Walnuß und Apfel wirken bestimmte Phenole; beim Essen des Apfels wirken sie sich günstig auf die Bakterienkolonisation der Zähne aus (s. Kap. 2.5). Mit diesem natürlichen Hintergrund agiert die herstellende Industrie gegen die Beobachtungen, daß die chlorsubstituierten Derivate (p-Chlor-m-kresol und o-Benzyl-p-chlorphenol) im Abwasser nur langsam abgebaut werden und sich in der Nahrungskette anreichern (Dettenkofer u. Daschner 1997, S. 215). Die Resorption erfolgt perkutan und über den Atemtrakt, besonders empfindlich sind Frühgeborene, Säuglinge und alte Menschen (Christiansen et al. 1995, S. 82).

Oberflächenaktive Substanzen. Sie sind gering humantoxisch, deshalb werden die Präparate auch im Küchenbereich eingesetzt (Tabelle 3.19). Es bestehen jedoch Wirkungslücken gegen Viren sowie gegen Bakterien (z.B. einige gramnegative Bakterien wie Pseudomonas aeruginosa, Mykobakterien). Die Umweltverträglichkeit ist mäßig, d.h. die Substanzen reichern sich z. T. im Klärschlamm an.

Die Wirkstoffkombination Octenidin und Phenoxyethanol (Octenisept®) hat ein breites Wirkungsspektrum gegen Bakterien, Pilze, Viren und Protozoen und wirkt im Unterschied zu den bisher gebräuchlichen Alternativen (PVP-Jod) innerhalb 1 min.

Als ein Einsatzgebiet für das zu den QAV gehörende Benzalkoniumchlorid nennt Wallhäußer (1995, S. 589) das Aufrüsten (Sanitizing) von Baumwolle-Aufwickelhandtücher, die dadurch eine auf dem Gewebe verbleibende mikrobiostatische Wirkung erhalten (Antischimmelwirkung des feuchten Textil). Zu klären wäre der sensibilisierende Langzeiteffekt auf die Haut der Hände.

Halogene. Wegen der Persistenz organischer Chlorverbindungen im Abwasser sollen chlorhaltige Desinfektionsmittel, insbesondere zur Wäschedesinfektion und in der Spülmaschine der Großküche, nicht mehr verwendet werden (Tabelle 3.20).

Tabelle 3.19. Oberflächenaktive Substanzen (Tenside) – Haupteinsatzgebiete und Eigenschaften

Wirkstoffgruppe	Haupteinsatzgebiete	Eigenschaften
5. Oberflächenaktive Substanzen (Tenside)		
Quaternäre Ammonium-verbindungen (QAV), z.B. Benzalkoniumchlorid	Einsatz im Küchenbereich zur Flächendesinfektion Instrumentendesinfektion	Fast geruchlos Gute Material- und Hautverträglichkeit Abbauverhalten im Abwasser ist eingeschränkt
Guanidine (z.B. Biguanide wie Chlorhexidin)	Bestandteil zahlreicher Mittel zur Haut-, Hände- und Flächendesinfektion	Fast geruchlos Gute Hautverträglichkeit
Octenidin und Phenoxy-ethanol	Schleimhaut- und Wundantiseptikum	Schneller Wirkungseintritt Gute Schleimhaut- und Hautverträglichkeit breites mikrobizides und mikrobiostatisches Wirkungsspektrum, remanente Wirkung

Tabelle 3.20. Halogene – Haupteinsatzgebiete und Eigenschaften

Wirkstoffgruppe	Haupteinsatzgebiete	Eigenschaften
6. Halogene Chlorabspaltende Verbindungen	Desinfektion von Trink- und Badewasser	Haut- und schleimhautreizend Hohe Toxizität (Kanzerogene) und Umweltbelastung
Jodabspaltende Verbindungen (z.B. PVP-Iod-Komplex)	Wunde und Schleimhaut	Starke Inaktivierung durch organisches Material Virusinaktivierung unterschiedlich
2,5–5% Natriumhypochlorit	Desinfektion von Instrumenten über 24 h	Instrumentendesinfektion bei Creutzfeldt-Jakob-Krankheit (Anonym 1996, S. 182) mit anschließender Sterilisation

Durch Eiweißbelastung und Blut wird die mikrobizide Wirkung von PVP-Iod deutlich beeinträchtigt. Gegen Hepatitis-B-Viren ist die Substanz praktisch nicht wirksam, da zur sicheren Inaktivierung stundenlange Einwirkungszeiten notwendig wären (Schwarzmüller 1996, S. 181).

Glucoprotamin. Im Jahr 1991 wurde mit Glucoprotamin von Henkel ein neuer antimikrobieller Wirkstoff vorgestellt, ein Grundstoff, der auf Kokosfett und Glutaminsäure basiert (Tabelle 3.21). Ein breites Wirkungsspektrum gegen Bakterien, Pilze und Viren besteht. Er ist nicht flüchtig, d.h. die Geruchsbelästigung bleibt gering. Vorteilhaft ist die sehr gute Reinigungswirkung. In unterschiedlicher Rezeptur ist er zur Flächen- und Instrumentendesinfektion geeignet. Als Konzentrat auf die Haut gebracht, wirkt das Mittel ätzend (Disch 1992). Zu seinen ökologischen Eigenschaften ist aktuell bekannt, daß der Abbau in Kläranlagen als gut bezeichnet wird.

Laugen. Die Anwendung von Laugen hat durch die Creutzfeld-Jakob-Krankheit wieder an Bedeutung gewonnen. Jahrzehntelang in der Humanmedizin lediglich

Tabelle 3.21. Glucoprotamin – Haupteinsatzgebiete und Eigenschaften

Wirkstoffgruppe	Haupteinsatzgebiete	Eigenschaften
7. Glucoprotamin	Flächendesinfektion Instrumentendesinfektion	Breites Wirkungsspektrum (Bakterien einschließlich Mykobakterien, Pilze, HBV und HIV Sehr gute Reinigungswirkung Keine leicht flüchtigen Bestandteile = keine Geruchsbelästigung Biologisch abbaubar

Tabelle 3.22. Lauge – Haupteinsatzgebiete und Eigenschaften

Wirkstoffgruppe	Haupteinsatzgebiete	Eigenschaften
8. Lauge Kalkmilch	Desinfektion von Stuhl	1 Teil gelöschter Kalk (Calciumhydroxid) plus 3 Teile Wasser werden vom RKI empfohlen. Einwirkzeit 6 h
Natronlauge (1 N NaOH)	Desinfektion von Instrumenten über 24 h	Primäre Instrumentendesinfektion bei Creutzfeldt-Jakob-Krankheit (Anonym 1996, S. 182) mit anschließender Sterilisation

als Mittel zur Desinfektion von Ausscheidungen empfohlen oder im Tierstall als Stallanstrich verwendet, wird Natronlauge heute in diesem Ausnahmefall zur Instrumentendesinfektion empfohlen (Tabelle 3.22).

Weitere Desinfektionsmittelgruppen. Als weitere Desinfektionsmittelgruppen gelten *Metalle* (Quecksilber, Silber und Kupfer) *Säuren* und *Farbstoffe*. Bei den Metallen spielt das Quecksilber mit seiner starken Toxizität keine Rolle mehr. Die Wirkung ist fast immer mikrostatisch, somit ist eine sichere Abtötung von Mikroorganismen nicht gegeben. Silbernitrat, konzentriert als Höllenstein bekannt,

Tabelle 3.23. Verschiedene Desinfektionsmittel

Wirkstoffgruppen	Präparate in meinem Arbeitsbereich	Haupteinsatzgebiete
1. Alkohole		Haut Kleine Flächen Hygienische und chirurgische Händedesinfektion
2. Aldehyde		Instrumenten- und Gerätedesinfektion Flächendesinfektion
3. Aktivsauerstoffverbindungen (Oxidationsmittel)		Flächendesinfektion Instrumentendesinfektion Badewasserdesinfektion Wund- und Schleimhautantiseptika
4. Phenole, Phenolderivate		Flächendesinfektion Desinfektion von Ausscheidungen
5. Oberflächenaktive Substanzen (Tenside)		Flächendesinfektion im Küchenbereich Bestandteil zahlreicher Mittel zur Haut-, Hände- und Flächendesinfektion
6. Halogene		Desinfektion von Trink- und Badewasser Schleimhaut- und Wundantiseptikum
7. Glucoprotamin		Flächendesinfektion Instrumentendesinfektion
8. Lauge	Keine Handelsprodukte	Stuhldesinfektion Instrumentendesinfektion

wirkt stark ätzend. Silber und Kupfer werden zur Aufbereitung von Wasser verwendet.

Farbstoffe (z.B. Gentianaviolett) sind bei den Antiseptika ausgeführt.

Zusammenfassend eine Aufgabe zur selbständigen Bearbeitung: Die Beispiele der Markenpräparate sind sehr vielfältig. Es ist angebracht, die vorstehende Tabelle 3.23 der verschiedenen Desinfektionsmittelwirkstoffe um die jeweils hauseigenen Präparate zu ergänzen.

3.3.5
Wirkstoffe zur Haut- und Schleimhautantiseptik

Eine lokale keimreduzierende Maßnahme vor diagnostischen und therapeutischen invasiven Eingriffen (Injektionen, Punktionen, Operationen) ist üblich. Die Haut und Schleimhaut mit ihrer Vielzahl an Aufgaben (s. Kap. 4.4 zur Bedeutung der Normalbesiedlung der Haut als Kontaminationsfaktor) zeigt je nach Körperregion (z.B. Hände, Achselhöhle, Kopf, Arme, Schleimhaut der Vagina oder Harnröhre) unterschiedliche Keimarten und Keimzahlen.

Verschiedene Gesichtspunkte sind bei der Durchführung der Antiseptik (zur Definition Antiseptik s. S. 127 u. 146) zu berücksichtigen:

- *Zahl der Talgdrüsen:* Talgdrüsen findet man am ganzen Körper mit Ausnahme der Fußsohlen und Handteller (Abb. 3.6). Einige Bereiche sind besonders reich an Talgdrüsen:
  - besonders talgdrüsenreiche Hautareale: Stirn, Gesicht, mittlere Anteile des Rückens und der Brust („Schweißrinne"), Achselhöhle,
  - talgdrüsenarme Hautareale: Arme, Beine.

Bei talgdrüsenreichen Arealen besteht die Möglichkeit einer Hemmung der Antiseptikawirkung.

- *Haut- oder Schleimhaut:* Für die
  - Hautantiseptik werden alkoholische Lösungen (Ethanol, Propanol, evtl. auch in Kombination mit Chlorhexidin und PVP-Iodlösung),
  - für die schmerzempfindlichere Schleimhaut alkoholfreie Lösungen, wäßrige PVP-Iodlösung, Chlorhexidin- und Octenidinlösung
    verwendet. Die früher als Antiseptika verwendeten schwermetallhaltigen Lösungen sollen nicht mehr verwendet werden (s. Kap. 3.3.6).
- *Mindesteinwirkzeiten:* Sie sind von der Gefährdung der einzelnen invasiven Maßnahmen abhängig. Unter Berücksichtigung der einzelnen Präparate gibt es Anhaltswerte (Tabelle 3.24):
  Während der Einwirkzeit wird das Antiseptikum abwechselnd aufgetragen und auf der Haut verrieben.
- *Antiseptik vor s.c.-Injektionen:* Aus medizinischen Gründen gibt es einige Gründe gegen eine routinemäßige Antiseptik vor s.c.-Injektionen von Insulin:
  - es besteht die Möglichkeit, Alkoholreste in die Haut zu inokulieren, was schmerzhaft sein kann,

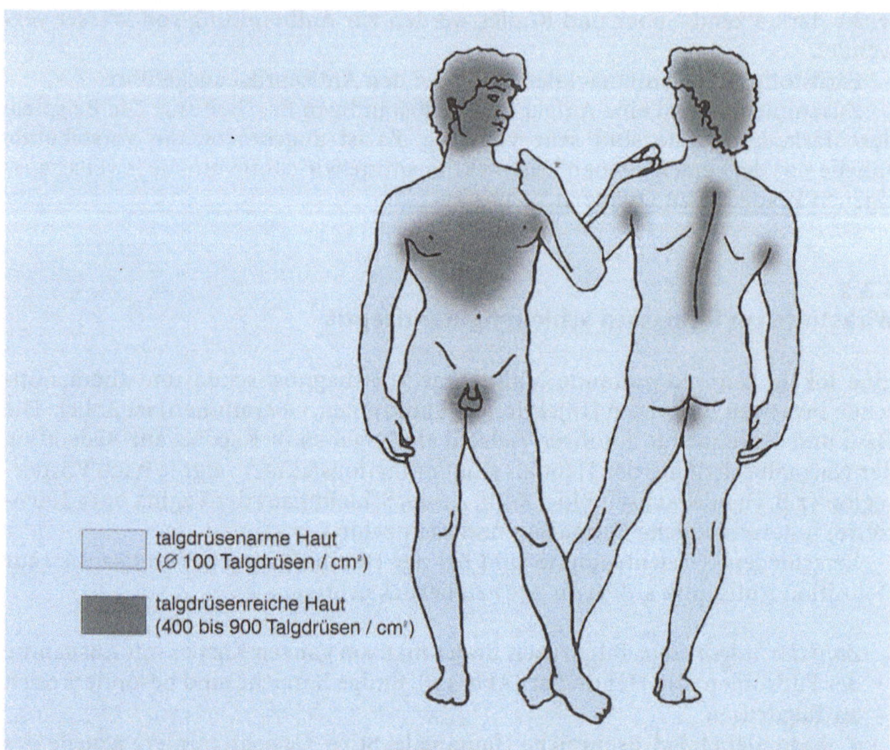

Abb. 3.6. Talgdrüsendichte auf der menschlichen Haut (© Bode, Fachkundige Beratung: Prof. Dr. P. Heeg, Leiter d. Abt. Klinikhygiene des Universitätsklinikums Tübingen)

- Hautveränderungen sind möglich, die nicht nur kosmetisch störend sind, sondern auch die Insulinresorption verändern,
- lokale Hautreizungen sind möglich.
  Jahrzehntelange Erfahrungen in der ambulanten und klinischen Insulintherapie in Spezialkliniken lassen eine Antiseptik unnötig erscheinen, da lokale oder systemische infektiöse Komplikationen bei einer Insulinapplikation nicht beobachtet wurden. Wichtig ist eine einheitliche Praxis in der Klinik oder zumindest einer Station. Letztendlich ist eine Antiseptik vor Insulininjektion in der Klinik eine „forensische" Entscheidung.
  Da auch Heparine Konservierungsstoffe enthalten, dürfte eine Antiseptik auch hier unnötig sein. Die Erfahrungen sind aber nicht so umfassend vorhanden wie bei Insulin.

Aus klinischer Sicht gibt es für die Heparininjektion in eine Bauchfalte weitere Aspekte:

- Bedingt durch die Nadeln der Fertigspritzen werden häufiger Traumatisierungen im Gewebe gesetzt, die durch Hämatome deutlich werden.

Tabelle 3.24. Mindesteinwirkzeiten antiseptischer Substanzen

Einwirkzeiten	Invasive Maßnahmen	Wirkstoff und Tupfermaterial
15–30 s sind ausreichend, wenn überhaupt eine Antiseptik notwendig ist	Subkutane Injektion Intrakutane Injektion Intravenöse Gefäßinjektion	Alkohol Keimarme, sterilisierte Tupfer
60 s	Intramuskuläre Injektion Zentrale Venenkatheter Reservoir implantierter Katheter (Port-Punktion) Lumbalpunktion und andere Punktionen	Alkohol und sterile Tupfer PVP-Iod-Präparat und sterile Tupfer Skinsept G® (Ethanol und Isopropanol) und sterile Tupfer
60 s	Periphere Venenverweilkanüle	Alkohol und sterile Tupfer PVP-Iod-Präparat und sterile Tupfer Skinsept G® (Ethanol und Isopropanol) und sterile Tupfer. Hier können auch keimarme Tupfer verwendet werden
60 s nach dem letzten Schritt des systematischen Bestreichen mit Antiseptikum	Transurethraler Blasenkatheter	Octenisept® und sterile Tupfer
Mindestens 2 min nach dem letzten Schritt des systematischen Bestreichens mit Antiseptikum	Transurethraler Blasenkatheter	PVP-Iod-Präparat und sterile Tupfer
3 min	Gelenkpunktionen Hautantiseptik vor Operationen	Alkohol und sterile Tupfer PVP Iod Präparat und sterile Tupfer Skinsept G® (Ethanol und Isopropanol)
10 min mit mehrmaligem Anstrich des Präparates (Christiansen 1996, S. 639)	Talgdrüsenreiche Haut	Alkohol und sterile Tupfer PVP-Iod-Präparat und sterile Tupfer Skinsept G® (Ethanol und Isopropanol)

- In der Klinik sind Hospitalkeime zu beobachten, die die Haut des Patienten nach kurzem Aufenthalt besiedeln.
- Die Haut einer Bauchfalte unter der Gürtellinie ist mit mehr Keimen kontaminiert als andere Körperstellen.

Deshalb empfiehlt es sich insbesondere vor der Injektion von Fraxiparin®, daß die Injektionsstelle mit alkoholischem Hautdesinfektionsmittel angesprüht wird und mit einem keimarmen Tupfer (Purzellin) der Alkoholrest abgewischt wird. Damit sind Gefährdungen des Patienten reduziert.

3.3.6
Antiseptische Wundbehandlung

Einführung

Bei Operations- und Zufallswunden richten sich alle Maßnahmen der Wundbehandlung gegen das Entstehen einer Wundinfektion (s. Kap. 5.2.3), bei Wunden mit chronischem Verlauf (z.B. Dekubitus, Gangrän, Ulcus cruris) liegt ein Hauptaugenmerk auf der Beeinflussung ursächlicher Faktoren für die entstandene Wunde sowie lokal auf der Förderung der Wundheilung.

Das Risiko einer postoperativen Infektion im Operationsgebiet ist mit der Einführung von Prinzipien der Asepsis stark vermindert (s. Kap. 5.3.2, Verhalten im OP). Die Technik des Operateurs sowie das Hygieneverhalten stellen die wesentlichsten Faktoren zur Verminderung des Infektionsrisikos dar (Hansis et al. 1997, S. 236), baulich-technische und andere krankenhaushygienische Errungenschaften spielen eine nachgeordnete Rolle (exogene Infektionsursachen). Trotz aller fachlichen und technischen Erfolge ist das Infektionsrisiko durch Faktoren, die patientenbedingt sind (endogene Ursachen), wesentlich mitbeeinflußt.

Zum Begriff Antiseptik. Im Wort Antisepsis ist „Sepsis", das griechische Wort für „Fäulnis" enthalten. Es ist damit *nicht* die heutige Begriffsverwendung Septikämie, die sog. Blutvergiftung, gemeint.

Ursprünglich wurde der Begriff „Antisepsis" von einem englischen Militärarzt J. Pringle in seiner Arbeit von 1772 für fäulnisverhindernde Mittel verwendet. Es ist aber erst Joseph Lister 1867 mit dem perioperativen Versprühen von Karbolspray und den verordneten Karbolkompressen gelungen, durch die Anwendung chemischer Antiseptika zur lokalen Wundbehandlung ein sich rasch verbreitendes Behandlungskonzept zu schaffen. Wegen der schweren Nebenwirkungen, die durch Phenolverbindungen wie der Karbolsäure entstehen, wurden sie als Wundbehandlungsmittel aufgegeben, das Konzept der Antisepsis wirkte aber weiter fort.

Das antiseptische Konzept wurde von

- dem Chirurgen Emil Kocher (1841–1917) mit Chlor-Zink-Lösungen in Wunden fortgeführt; andere Ärzte machten weitere Erfahrung, z.B.
- der Bakteriologe Robert Koch (1843–1910) mit Sublimatlösung und
- der Chirurg Christian Billroth (1829–1894) mit Jodoform als Wundbehandlung.

Ergänzt wurde bereits 1847 dieses Prinzip der Antisepsis als Maßnahme der *nachträglichen* Beeinflussung von Keimen durch das von dem Gynäkologen Ignaz Semmelweis (1818–1865) entwickelte und durchgesetzte Verfahren der *vorbeugenden* Händedesinfektion als aseptisches Verfahren zur Vermeidung einer Infektion. Er ist damit zum Wegbereiter der modernen Infektionsprophylaxe geworden. Nach der ursprünglichen Einführung antiseptischer Behandlungsmaßnahmen wurde mit dem Übergang zu aseptischen Techniken der eigentliche Erfolg der Wundbehandlung erreicht.

Aktuelle Beispiele. Der Begriff „Antiseptik", wie er in Kap. 5.3.2 definiert ist, wird heute auf folgende Bereiche angewandt:

- prophylaktische Hautantiseptik, z.B. vor Injektionen, Punktionen,
- präoperative Hautantiseptik,
- prophylaktische Schleimhautantiseptik, z.B. vor Blasenkatheterismus, diagnostischen Eingriffen,
- präoperative Schleimhautantiseptik, z.B. bei gynäkologischen und urologischen Operationen,
- prophylaktische Wundantiseptik, z.B. im Zusammenhang einer chirurgischen Wundtoilette bei kontaminierten Wunden,
- therapeutische Antiseptik, z.B. bei septischen Wunden, bei Saug- und Spüldrainagen von Wunden.

Die Anwendung chemischer Substanzen auf intakter Haut ist ebenso gemeint wie die Anwendung auf Wunden.

Wundheilung

Ungeachtet der unterschiedlichen Entstehungsweisen mechanischer Wunden unterscheidet man allgemein die primäre und die sekundäre Wundheilung.

Primärheilung. Die Primärheilung ist der Verschluß der Wunden durch direkte Aneinanderlagerung, Verwachsung und Vernarbung glatter Wundränder ohne Verzögerung der Heilung durch Entzündung oder Wundsekretion. Im Idealfall kann sie durch Pflaster oder durch operative Nähte erreicht werden.
Zustand der Wunde:

- Die Wunde ist sauber, glattrandig, gut durchblutet.
- Die Wunde ist tief, z.B. nach chirurgischen Eingriffen oder Verletzung durch scharfe Gegenstände.

Die Dauer der Wundheilung beträgt 10–14 Tage, wobei eine operativ einwandfrei verschlossene Wunde nach 24 h als ausreichend verschlossen gegenüber exogenen Keimen gilt (Kramer et al. 1993, S. 173). Derartige reizlose Wunden können nach einem primären Verband nach 2–3 Tagen offen behandelt werden.

Verzögerte Primärheilung. Die Wunde ist sauber, aus der Wundentstehung besteht aber der Verdacht einer Kontamination.
Zustand der Wunde:

- Die Wundränder werden so chirurgisch versorgt, daß man sie adaptieren könnte.
- Den Wundspalt hält man durch sterile Einlagen 4–7 Tage offen, bis eine Infektion ausgeschlossen werden kann. Erst dann wird die Wunde verschlossen.

Sekundärheilung. Die Sekundärheilung ist der zeitlich verzögerte, schrittweise Verschluß einer meist infizierten Wunde oder einer Defektwunde durch Granulationsbildung im Wundgrund und Epithelisation vom Wundrand bei gleichzeitiger Wundkontraktion. Diese Art der Heilung ist meist Folge einer Wundheilungsstörung. Zustand der Wunde:

- Die Wunde ist meist hochgradig verunreinigt (evtl. mit eingestreuten Fremdkörpern), mit Keimen besiedelt.
- Es können große Wundflächen vorliegen, die nicht durch Transplantate abdeckbar sind.
- Es zeigt sich starke Eiterbildung.

Gerade diese Wundbehandlung stellt für den Patienten eine große psychische, soziale und physische Belastung dar und fordert auch von den Pflegenden viel Zeit, Kompetenz und Geduld. Hier wird nicht nur ein Verbandwechsel mit alleiniger technischer Kompetenz erwartet.

Wundformen

Im Hinblick auf die Gefahr von Wundinfektionen und Kreuzinfektionen auf andere Patienten muß bei der Wundbehandlung der Kontaminationsgrad der Wunde (s. Kap. 5.2.3) beachtet werden (Tabelle 3.25).

Tabelle 3.25. Wundformen, unterschieden nach ihrem Kontaminationsgrad und die erforderliche Wundbehandlung. (Verändert entnommen aus: Kappstein 1997, S. 102)

Vier Wundformen	Wundbehandlung
Klinische saubere Operationswunde (aseptischer Eingriff)	Keine antiseptischen Maßnahmen erforderlich Regeln der Asepsis beachten Einmaliger Wundverband für 48–72 h, anschließend evtl. keimarmer Schutzverband, um Wunde vor Scheuern zu schützen Eventuell Wundreinigung mit sterilem Tupfer (von *innen* nach außen) mit Ringer-Lösung, kein NaCl 0,9%, kein Antiseptikum
Klinisch saubere, aber kontaminierte Wunde (bedingt aseptischer Eingriff)	Primäre Wundversorgung nach Friedrich (in der Regel nicht später als 6[–8] h nach Verletzung) Sonst wie oben
Kontaminierte Wunde	Chirurgische Wundreinigung (u.a. Spülung, Débridement) Antiseptische Maßnahmen (von außen nach innen) Systemische Antibiotika, nicht lokal! Wundauflagen: feuchte Wundbehandlung zur Förderung der Epithelisierung
Massiv kontaminierte oder infizierte Wunde (septischer Eingriff)	

Tabelle 3.26. Wundheilungsphasen (Kramer et al. 1993, S. 171)

Beseitigung wundheilungshemmender Faktoren (Abtragungs-, Reinigungs- und exsudative Phase	Förderung der Wundheilung (Granulation, Epithelisierung)	
Primärziel: saubere Wunde Wundrevision bzw. chirurgisches Débridement evtl. mit Exzision der Wundränder, ggf. enzymatisch Abdeckung bzw. Verschluß Entfernung von Sekreten, Verunreinigungen und Kontamination (Spülung) Gegebenenfalls Antiseptik, enzymatisches Débridement	Ziel: Gewebeaufbau Anregung von Granulation und Epithelisierung durch Unterstützung der physiologischen Mikrozirkulation und des Mikroklimas Förderung der Resistenz und Immunität des Menschen (z.B. Ernährung, Wärmehaushalt, ausgeglichener Stoffwechsel) Schutz vor Austrocknung der Wunde Keimbarrierefunktion des Verbandes Schutz vor mechanischer Irritation	Ziel: Vernarbung

Anwendung von Wundtherapeutika

In den einzelnen Wundheilungsphasen bestehen unterschiedliche Ziele. Beispielsweise steht im Vordergrund jeder Behandlung sekundär heilender Wunden die Wundreinigung. Um den physiologischen Heilungsverlauf nicht zu stören, ist die Kenntnis der Heilungsphasen sowie der unterstützenden Faktoren wichtig (Tabelle 3.26).

Die Indikation für eine Wundantiseptik muß sorgfältig bedacht werden, um Wundheilungsstörungen zu vermeiden. Einschränkend soll hier die therapeutische Indikation der Antiseptik, also die Behandlung manifester lokaler Infektionen, abgehandelt werden (Tabelle 3.27).

Tabelle 3.27. Auswahl therapeutischer Indikationen von Wundantiseptika

Notwendige Anwendung	Sinnvolle Anwendung	Krankenhaushygienische Wirkung unbewiesen
Primärversorgung verschmutzter, kontaminierter bzw. infizierter Wunden	Chronisch infizierte Wunden ohne Möglichkeit des Débridements	Behandlung der Eintrittstellen zentraler Venenkatheter mit antimikrobiell wirksamen Salben (z.B. Polyvidon-Salbe)
Verbrennungswunden Dekubitalulkus Verdacht auf viruskontaminierte Schnitt-, Nadelstich- oder Bißwunden (HIV, HBV) Mikrobielle superinfizierte Ekzeme Pyodermien	Ulcus cruris Gangrän Spül-Saug-Drainage von Peritoneum, Pleura und Mediastinum Große Weichteilverletzungen (Débridement und Antiseptik) Sekundär heilende Wunddefekte nach Entnahme von Spalthaut	

Wundantiseptika

Schon die Vielzahl der Wirksubstanzen zeigt, daß es das ideale Mittel für jede Wundform nicht gibt. Wichtig ist die Kenntnis von der Hemmung der Wundheilung (Zytotoxizität) und anderer Nachteile des Therapeutikums (Tabelle 3.28).

Tabelle 3.28. Wundtherapeutika zur örtlichen Therapie infizierter oder sekundär heilender Wunden (Auswahl)

Lokaltherapeutikum	Beispiele	Einige Präparate®	Ergänzende Hinweise
1. Antimikrobiell wirksame Therapeutika	Ethanol/Propanol	Softasept® N	Schmerzhaft, schneller Wirkungseintritt bei hoher Konzentration, lokal stark irritierende Wirkung auf Wunden
1.1 Antiseptika	PVP-Iod	Braunol 2000® (enthält 7,5% PVP-Iod) Braunovidon	Iod- und PVP-Resorption beachten; bei Schwangeren, Neugeborenen und Schilddrüsenerkrankten nicht einzusetzen. Bei 5% hemmte PVP-Iod die Wundheilung, während bei 1% die Wundregeneration normal verlief. Hoher Eiweißfehler, schlecht biologisch abbaubar (Dettenkofer u. Daschner 1997, S. 216)
	Kationische Verbindungen	Octenisept®	Geeignet für die Schleimhaut- und Wundantiseptik, für Kinder noch nicht zugelassen
	Polihexanid und Biguanid	Lavasept®	Als 0,1%-Konzentration in Ringer-Lösung, sehr geringe Zytotoxizität, keine Wundheilhemmung zu erwarten. Inkompatibilität mit Wasserstoffperoxid und Silberaktivkohle
	Chinolinderivate, z.B. Ethacridinlactat	Rivanol® 1 : 1000	Kein Wirkstoff der Wahl: wirkt granulationshemmend, es besteht eine ausgeprägte Sensibilisierungstendenz und Resistenzentwicklung; zur lokalen desinfizierenden Therapie. Flecken in Kleidung und Bettwäsche sind kaum zu entfernen
1.2 Lokale Antibiotika	Gentamycin	Refobacin®	Nur unter Beachtung erheblicher Einschränkungen zu verwenden: ausreichender Wirkstoffspiegel in der Tiefe der Wunde fehlt, Resistenzpotential

Tabelle 3.28. (Fortsetzung)

Lokaltherapeutikum	Beispiele	Einige Präparate®	Ergänzende Hinweise
1.3 Lokale Chemotherapie	Taurolidin	1%-Lösung	Eventuell für intraoperative Spülungen
2. Chlorabspaltende Produkte	Hypochlorit Chloramin	Clorina®	Eventuell für intraoperative Spülungen
3. Sauerstoffabspaltende (oxidierende) Substanzen	Wasserstoffperoxid	3%-Lösung	Gehört zu den physikalischen Methoden der Wundreinigung, Sauerstoff wird in Form erheblicher Blasenbildung freigesetzt. Die antibakterielle Wirkung ist von geringer Bedeutung (antiseptische Wirkung der 1%-Lösung erst nach 30–60 min, rasche Inaktivierung durch Blut). Der Wundrand kann toxisch irritiert werden
	Kaliumpermanganat	0,1–0,3%-Lösung	Gut haut-, schleimhaut- und wundverträglich (ab 1% dermale Ätzwirkung). Bei nässenden Wunden in Form von feuchten Umschlägen
4. Pflanzliche Mittel	Hydroethanolischer Auszug von Kamille Schafgarbe		In der Pädiatrie hat sich zur Primärversorgung von Wunden Kamillen- und Schafgarbentinktur bewährt (Kramer et al. 1993, S. 180) Weiterhin geeignet als Badezusatz, für Umschläge
	Calendula (Ringelblume)	Calendula Essenz 20% Gel Salbe	Essenz: Zur Behandlung offener schlecht heilender Wunden, auch bei eiternden Wunden und zur Spülung von Wundhöhlen zu Wundverbänden und Spülungen in Verdünnung 1–2 Teelöffel auf 250 ml sterilem Aqua destillata
	Calendula-Echinacea (Sonnenhut)	Salbe	Zum Auftragen auf Haut- und Wundflächen
	Equisetum (Ackerschachtelhalm)	Tee Essenz	Kieselsäure hilfreich bei verzögerter Heilung entzündlicher Hauterkrankungen Tee für Wickel: 1 Eßlöffel auf 750 ml, kalt ansetzen, 15–20 min kochen, 5 min ziehen lassen
	Kohl (Wirsing, Weißkohl)	Siehe Kap. 5.2.8	Bei malignen, nekrotisierenden und exulzerierenden Hautinfiltraten wirken diese Wickel schmerzlindernd und wundreinigend

Keinesfalls dürfen bei der Vielzahl der die Wundheilung beeinflussenden Medikamenten endogene Faktoren der Wundheilung vergessen werden. Die Ernährung spielt eine wichtige Rolle, ein Fehlen von genügend Eiweiß führt zu einer deutlichen Heilungsstörung. Der Organismus benötigt eine ausreichende Versorgung mit Vitaminen und Spurenelemente (z.B. Zink), um die Wundheilung zu fördern. Auf den Verlauf der Wundheilung haben psychische Faktoren einen wesentlichen Einfluß. Angst, Streß und Konflikte können die Heilung ungünstig beeinflussen.

Weitere Hinweise, auch zur Zytotoxizität

- Zur chirurgischen Wundreinigung (Débridement) das Skalpell verwenden, nicht mit dem stumpfen „scharfen" Löffel oder einer Schere arbeiten.
- Zur Wundsäuberung und für feuchte Umschläge ist es nicht sinnvoll, physiologische Kochsalzlösung zu verwenden, sondern dies mit Ringerlösung vornehmen. Damit können Elektrolytverschiebungen im Wundgebiet und eine Störung der Wundheilung vermieden werden.
- Keine Dauerbehandlung mit Wundantiseptika praktizieren.
- Aus Gründen der Infektionsprophylaxe sollen Wunden nicht gebadet, sondern geduscht werden.
- Merbromin-Lösungen, z.B. Mercuchrom gehört zu den Materialien, die unbedingt zu meiden sind: Es enthält Schwermetall (Quecksilber 22,5–26,7%) und etwa 18–22,5% Brom. Zweiprozentige Lösung bedeutet: 1 ml enthält 20 mg Merbromin-Na. Das Quecksilber ist organisch gebunden, d.h., es liegt nicht in der freien metallischen oder Salzform vor. In 20 mg Merbromin-Substanz sind dies 5,35 mg Quecksilber. Eine Spaltung von Merbromin nach Resorption ist denkbar. Es wirkt deshalb umweltschädlich und verfärbt die Haut, so daß die Beurteilung der Wunde erschwert ist; außerdem trocknet es die Haut aus. Die therapeutisch genutzte austrocknende Wirkung von Merbromin, z.B. bei kleinen Schürfwunden, kann auch mit PVP-Jod-Präparaten erreicht werden.
- Bedenklich sind andere Farbstoffe wie Triphenylmethan-Farbstoffe, z.B. Gentianaviolett: Wirkungslücken und massive zelltoxische Wirkungen verbieten die Verwendung. Außerdem ist eine Beurteilung der Wunde erschwert (Sellmer 1998, S. 35).
- Als Präparat der Wahl für die antiseptische Wundbehandlung eignet sich Lavasept 0,1% mit Ringerlösung. Zur Wundspülung angewandt, zeigt es folgende Eigenschaften:
  - nicht zytotoxisch (Kramer et al. 1993, S. 9),
  - hemmt nicht die Wundheilung (Kallenberger et al. 1991),
  - es wirkt nicht allergen,
  - es ist schmerzfrei bei der Anwendung,
  - führt nicht zur Verfärbung der Haut,
  - eine Resistenzentwicklung wurde nicht beobachtet.
- Pflege von Granulationsgewebe und Wundrändern:
  - bei frischen Granulationsrändern: keine Reinigung und Spülung, keine Salben zur Granulationsförderung, Wundruhe durch atraumatische Verbände, Feuchthalten,

- bei schmierigen, schlaffen, stagnierenden Granulationen: mögliche Ursachen: Blutminderversorgung, Druckbelastung, mangelhafte Wundreinigung,
- überschießende Granulation: Ätzstift anwenden.

? Praxisanfrage eines Chirurgen
Wie kann die Anwendung von Zink zur Förderung der Wundheilung verdeutlicht werden?

Antwort
Von Medicalproduktekonzernen massiv gefördert, wird heute die phasengerechte Wundversorgung, abgestimmt auf die Wundheilungsphasen, propagiert. *Turner* stellte Qualitätskriterien auf, aus denen die Konzepte der modernen Wundauflagen in der Exsudations-, Proliferations- (Granulations-) und Epithelisierungsphase entwickelt wurden. Sie werden als „Hightech-Verbände", auch „Verbände zur physiologischen Wundbehandlung" oder „Feuchtverbände" bezeichnet.
Die Leistungskriterien einer Wundauflage sind (Turner 1993, S. 312):

- Erhaltung hoher Feuchtigkeit unter Zusammenwirken von Wunde/Wundauflage,
- Entfernung von überschüssigem Exsudat und toxischen Komponenten,
- Ermöglichung des Gasaustausches,
- Beschaffung thermaler Isolation,
- Schutz vor Sekundärinfektion,
- Ausschalten von partikulären und toxischen Schadstoffen,
- Ermöglichung eines Verbandwechsels ohne Trauma.

Bei diesem Konzept sehr wertvoller Hilfen zur Förderung des Heilungsprozesses chronischer Wunden wird heute oft vernachlässigt, daß nicht nur eine interaktive Wundauflage (Becker 1998) notwendig ist. Auch die Wundumgebung und die Wunde selbst sind behandlungsbedürftig. Eine weitere wichtige Rolle bei der Wundheilung spielt die Ernährungssituation des Kranken. So fördert systemischer und lokaler Zinkmangel Wundheilungsstörungen (Nieder u. Vanscheidt 1993, S. 221). Zinkmangel verzögert die Wundheilung (Becher 1998). Die Gefahr besteht, daß durch die modernen Verbände wirksame Behandlungskonzepte in Vergessenheit geraten. Deshalb ist es interessant, Beobachtungen bei der Anwendung von Zink zusammenzustellen.

Wie wird Zink lokal angewendet?
- Als Pasta Zinci (DAB 7): Zinkpaste mit 25 Teilen Zinkoxid, 25 Teilen Weizenstärke, 50 Teilen weißes Vaselin; das Gemisch von Zinkoxyd und Weizenstärke wird in 0,5–1,0 cm dicker Schicht 3–4 h lang bei 40–45 °C getrocknet und nach dem Sieben (Sieb 5) mit der geschmolzenen Vaseline verrieben. Gehalt 23,5–26,5% ZnO.

- Als Unguentum Zinci (Zinksalbe): Zusammensetzung aus 1 Teil Zinkoxid und 9 Teilen Wollwachsalkoholsalbe (= Eucerin anhydricum). Gehalt 9,5–10,5% ZnO (Hunnius 1966). Mit der Roten Liste (1997) stimmen die Angaben der Quelle Hunnius im wesentlichen überein. Zur Vermeidung von Wechselwirkungen mit anderen lokal anzuwendenden Arzneistoffen (Bildung unwirksamer Verbindungen) wird zum vollständigen Entfernen des zinkhaltigen Materials geraten.
- Im Gelatina Zinci, besser als Zinkleimverband bekannt, sind 10 Teile rohes Zinkoxid enthalten, daneben noch 40 Teile Glyzerin, 15 Teile weißer Leim und 35 Teile Aqua. Ein Baumwollverband, mit dieser Masse bestrichen, bewirkt einen gut haftenden und stabilisierenden Kompressionsverband bei Extensionen und nach Entfernung von Gipsverbänden.

Wie wirkt Zink bei der Wundheilung? Die günstige Wirkung der topischen Zinktherapie mit Zinksalben und Zinkpuder ist wegen ihrer antiphlogistischen und heilungsfördernden Effekte seit mehr als 3000 Jahren bekannt und geschätzt (Lansdown 1996, S. 706). Die ersten Hinweise, daß Zinkmangel mit einer verzögerten Wundheilung assoziiert ist, ergaben sich aus Beobachtungen von Versuchstieren (Oberleas et al. 1971). In Versuchen an Ratten konnte Lansdown nachweisen, daß das auf die geschädigte Haut aufgetragene Zink offensichtlich von den Makrophagen und anderen phagozytischen Zellen des geschädigten Gewebes aufgenommen und in diesen Zellen gelöst wird. Es entstehen Zinkionen, die den Proliferationsprozeß in den epidermalen und dermalen Zellen einleiten (Fiedler 1996, S. 1693). Zink ist Bestandteil vieler Enzyme/Proteine. Die Zunahme der Wundgranulation unter dem topischen Einfluß von Zink wird daraus erklärt, daß ein „insulin-like growth factor-1" (IGF-1) gefördert wird (Tarnow et al. 1994). In klinischen Untersuchungen konnte gezeigt werden, daß Zinkionen die *Proliferationsvorgänge* bei der Wundheilung fördern können; dies bezieht sich allerdings nur auf die Wundgranulation (Proliferationsphase). Die *Epithelisation* verlief unter Zinkionen eher gehemmt, so daß man wohl davon ausgehen kann, daß die Wirkung auf die Fibroblastenaktivität weit im Vordergrund steht (Nieder 1997, S. 222).
Salben, welche Zink enthalten, besitzen eine von dem Zinkgehalt abhängige, entzündungshemmende Wirkung. Es wird ihnen auch eine antimikrobielle Wirkung zugeschrieben (Fiedler 1996, S. 1694).

Worauf sollte bei der Wundbehandlung chronischer Wunden geachtet werden?
- Bestimmung einer evtl. chronischen Unterversorgung mit essentiellen Spurenelementen (z.B. Zink) besonders bei chronischen Erkrankungen im Alter, z.B. Ulzerationen mit Diabetes mellitus (Winter 1988); ggf. orale Zinksubstitution.
- Lokale Anwendung von Zink als Schutz der Wundumgebung vor Mazeration sowie zur lokalen Substitution, insbesondere in der Phase der Exsudation und Wundgranulation, nicht mehr jedoch in der Epithelisierungsphase.

- Von Zink ist eine inaktivierende Wirkung bezüglich verschiedener Viren bekannt, u.a. auch von Herpes-simplex-Viren. Virudermin® der Firma Robugen ist ein Zinksulfatgel gegen Lippenherpes, das ungefähr gleich wirksam ist wie Zovirax und Lomaherpan. Eine beschleunigte Abheilung herpesbedingter Läsionen ist zu erreichen (Schmidt u. Bayer 1996, S. 172).
- Bei chronischen Wunden bestehen oft septische Wundverhältnisse; das Marktangebot zellverträglicher Mittel ohne Selektionsdruck auf Mikroorganismen ist klein: Seine Wirkung bestätigt immer wieder Lavasept 0,1–0,2%-Ringerlösung (Becker 1998).

3.4
Kochtopf oder Autoklav: einiges zur Sterilisation

Einführung

Die Sterilisationstechnologie wurde vor etwa 300 Jahren mit dem Dampfkochtopf, bereits mit Manometer und Sicherheitsventil, von dem französischen Arzt und Naturforscher Denis Papin für das Garen von zähem Rindfleisch entwickelt. Erst seit etwa 100 Jahren werden Dampfkochtöpfe mit den Entdeckungen krankheitsverursachender Mikroorganismen von Pasteur und Koch bewußt zum Sterilisieren eingesetzt (Widmer 1990, S. 2).

In der Regel sind Pflegende ohne eine gesonderte Weiterbildung nicht im Bereich der Zentralen Sterilgutversorgung tätig. Berührungspunkte bei der Vorbereitung des Sterilisationsprozesses gibt es aber vielfach, z.B. durch Verpacken von Sterilgut. In manchen Arbeitsfeldern müssen sie selbständig z.B. mit Dampf-Klein-Sterilisatoren eine sichere Sterilisation gewährleisten. Physikalisches Grundverständnis und Kenntnisse von Fehlermöglichkeiten (sie sind hier mit ! gekennzeichnet) müssen daher erworben werden.

Von der Natur hat der Mensch die Haut als eine natürliche äußere Barriere, die den Körper vor einer pathogenen Invasion durch Mikroorganismen schützt. Durch pflegerische und ärztliche Behandlung ist sie jederzeit verletzbar, seien es Injektionen, operative Eingriffe oder anderes. Eine Infektion kann entstehen, wenn nichtsteriles, kontaminiertes Material mit sonst sterilen Körperteilen des Menschen in Kontakt kommt. Solche physiologisch keimfreien Bereiche des Menschen sind u.a. der Respirationstrakt unterhalb des Kehlkopfes, die Blutgefäße, die Gelenkkapseln, das Körpergewebe, die Harnblase, der Liquorraum. Der Sinn der Sterilisation ist hier, das Individuum vor Kontamination mit Behandlungsmaterial zu schützen, indem die Zahl der Mikroben darauf bis zur Sterilität verringert wird. Trotzdem dürfen physiologisch besiedelte Bereiche, wie z.B. die Mundhöhle, der Magen, der Dickdarm nicht mit pathogenen Keimen kontaminierten Gegenständen ausgesetzt werden. Hier genügt jedoch sauberes, d.h. keimarmes Material. Beispiele dafür sind das maschinelle Spülen des Säuglingsfläschchens als thermisch desinfizierende Aufbereitung und die maschinelle Endoskopaufbereitung, eine chemothermische Desinfektion. Das Ergebnis operativer Eingriffe hängt für den Bereich der benötigten Instrumente, Verbandstoffe und Operationsfeldabdeckung von der Herstellung und Erhaltung von Asepsis (s. Kap. 3.3.1) ab.

Theorie der Sterilisation

Üblicherweise wird davon ausgegangen, daß Mikroorganismen bei der Sterilisation nach einer bestimmten Zeit alle zugleich absterben. So wie man jedoch beim Wachstum von Mikroorganismen einem mathematischen Modell folgt, konnte bei der Keimtötung die Absterberate von Mikroorganismen entsprechend mathematischer Gesetze beobachtet werden. Man fand, daß die Abtötungszeit unmittelbar von der Ausgangskeimzahl, der Zeitspanne des einwirkenden Dampfes und einer Abtötungskonstante abhängt. Diese ist u.a. bestimmt von der Art der Mikroorganismen, ihrem Funktionszustand, den Milieubedingungen, z.B. schützende Schmutzpartikel sowie der Expositionstemperatur. Die zur Abtötung benötigte Zeit ist direkt proportional zur Höhe der Ausgangskeimzahl, das bedeutet für die Praxis, daß die zu sterilisierenden Materialien sauber sein müssen. Die für die verschiedenen Sterilisierverfahren vorgeschriebenen Temperaturen, Konzentrationen und Einwirkzeiten gelten also für sorgfältig gereinigte Objekte.

Wenn experimentell nachgewiesen werden kann, daß innerhalb einer bestimmten Zeitspanne jeweils 90% der vorhandenen Mikroorganismen abgetötet werden, ergibt sich somit eine logarithmische Abtötungsrate. Betrachtet man die mathematische Grundlage der Keimtötung konsequent, kommt man zum Schluß, daß bei der besten Sterilisationsmethode statistisch noch mit einer Kontaminationswahrscheinlichkeit von 1 : 1 000 000 sterilisierten Einheiten zu rechnen ist. Ist ein Gegenstand nach der Aufbereitung noch mit 1.000 Keimen behaftet, sind nach

- 1 min Einwirkung des Sterilisationsmediums 900 Keime tot und 100 Keime übrig,
- nach einer weiteren Minute sind 90 abgetötet und nur noch 10 übrig,
- nach nochmals 1 min sind 9 abgestorben und 1 Keim lebt.

Die Sterilisationszeit müßte also um 1 min erweitert werden. Bei einer Keimbesiedlung von 100 000 eines Gegenstandes wären nach 4 min noch 10 infektionsfähige Erreger übrig, und die Sterilisationszeit müßte auf 6 min erweitert werden. Die festen Programmzeiten für die Sterilisation gehen jedoch von niedriger Ausgangskeimzahl durch Reinigung und Desinfektion der Materialien aus. Sonst ausreichend wirksame Sterilisationsverfahren können deshalb reduziert werden durch:

> **! Beachte**
> Mangelhafte Vorreinigung des Sterilisiergutes: Mikroorganismen können sich durch Einschluß in Schleim-, Blut- und Serumreste oder auch Schmutz und andere Auflagerungen (z.B. Kalkflecken nach Abspülen der Materialien mit normalem Trinkwasser) vor der ausreichenden Einwirkung des sterilisierenden Wasserdampfes schützen.

Man spricht nach Beendigung eines Dampfsterilisationszyklus vom „Steril Assurance Level" von 10^{-6}, dessen Wirksamkeit mit Testkeimen einer definiert hohen Resistenz zu überprüfen ist.

Physikalische Sterilisationsverfahren

Dampfsterilisation

Bei der Dampfsterilisation mit Autoklaven wird die Wärme des gesättigten, gespannten Dampfes durch Kondensation am kälteren Sterilisiergut übertragen, wodurch eine schnelle Erwärmung erfolgt. Neben diesem rein physikalisch bedingten Grund, gibt es einen zweiten entscheidenden Vorteil der feuchten Hitze gegenüber heißer Luft: Infektionserreger bestehen vorwiegend aus Wasser, Eiweiß und Nukleinsäuren. Die Abtötung der Mikroorganismen durch Hitze erfolgt durch Koagulation der Proteine, wobei die Temperaturen für diese Denaturierung vom Wassergehalt des Eiweißes abhängig sind (Tabelle 3.29).

Die Folgerung ist klar: Heißluft trocknet die Mikroorganismen aus, Dampf führt durch Kondensation Feuchtigkeit hinzu, er wirkt quellend auf Bakterien und Sporen. Allein durch die damit verbundene Oberflächenvergrößerung wird das Eindringen des Dampfes durch die Sporenhülle ins Zentrum des Bakteriums gewährleistet. Die so aufgequollenen Sporen verlieren ihre Hitzeresistenz und verhalten sich fast gleich wie vegetative Keime. Daraus resultieren ebenfalls die geringeren und somit materialschonenderen Temperaturen und die kürzeren Abtötungszeiten bei der Dampfsterilisation gegenüber Heißluft.

> **! Beachte**
>
> Beim Verpacken ist durch die Lage von zu sterilisierenden Gefäßen, z.B. Nierenschalen, Schüsseln, darauf zu achten, daß sie senkrecht mit der Öffnung nach der Seite liegen (Kondensat kann ablaufen). Aus dem gleichen Grund eingetütetes Material senkrecht in den Sterilisationskorb stellen. Container mit Wäsche nicht zu dicht packen, so daß der Dampf nicht eindringen kann. Die flache Hand muß zwischen die Tücher eingeschoben werden können.

Aber auch gegen feuchte Hitze gibt es bei den Mikroorganismen noch unterschiedliche Resistenzen (s. Kap. 4.5). Die Resistenzstufen, die in Tabelle 3.30 dargestellt sind, bilden die Grundlage für die Funktion eines Dampfsterilisators. Vor allem, um die Dampftemperaturen von 121 °C und 134 °C (als Richtwerte der

Tabelle 3.29. Koagulationstemperatur von Proteinen in Abhängigkeit vom Wassergehalt. (Nach Lewith 1890, zitiert in Adam 1983, S. 209

Wassergehalt [%]	Koagulationstemperatur [°C]
50	56
25	74–80
6	145
0	160

Tabelle 3.30. Hitzeresistenzstufen für feuchte Hitze. (Mod. nach Hingst 1991, S. 31; Dettenkofer u. Daschner 1997, S. 202; Anonym 1997)

Resistenzstufe	Temperatur	Einwirkzeit	Verfahren	Testkeim	Zugehörige Erreger
Ia	80 °C	1–5 min	Erhitzen	Staphylococcus aureus	Vegetative Bakterien, Pilze einschließlich der Pilzsporen, Viren, Protozoen
Ib	100 °C	5 min	Kochen		Hepatitisviren
II	105 °C	5 min	Gespannter Dampf	Bacillus subtilis	Bakterielle Sporen niederer Resistenz (z.B. Milzbrandsporen)
III	100 °C	5–10 h	Gespannter Dampf	Bacillus stearothermophilus	Bakterielle Sporen höherer Resistenz (z.B. Clostridien der Gasbrandgruppe, Tetanuserreger)
	121 °C	22 min	Gespannter Dampf	Bacillus stearothermophilus	
	134 °C	2 min	Gespannter Dampf	Bacillus stearothermophilus	
IV	134 °C	bis zu 6 h	Gespannter Dampf		Hochthermoresistente Sporen (apathogene thermophile, native Erdsporen)
	134 °C	60 min	Gespannter Dampf	Zum Beispiel BAG-Prion-Check®	Prionen mit ungewohnt hoher Resistenz (Auslöser von BSE und einer neuen Form der Creutzfeldt-Jakob-Krankheit (CJK)

Dampfsterilisation) zu erreichen, bedarf es eines gewissen technischen Aufwandes, der durch die Physik des Wasserdampfes bedingt ist.

Da die völlige Luftentfernung und das Erreichen der Betriebstemperatur an allen Punkten des Sterilisiergutes das größte Problem darstellt, müssen zu den oben angegebenen Sterilisiertemperaturen noch folgende Zeiten addiert werden:

- Anheizzeit: um die Betriebstemperatur des Dampfes zu erreichen;
- Entlüftungszeit: da Luft ein schlechter Wärmeleiter ist, wird diese mit Vakuumpumpen zuvor möglichst vollständig aus der Sterilisierkammer abgesaugt;
- Steigezeit: die notwendige Zeit, um die Betriebstemperatur zu erreichen;
- Sterilisierzeit: sie setzt sich aus Ausgleichszeit, Abtötungszeit und einem Sicherheitszuschlag zusammen.

> **Beachte**
>
> Sterilisiergut darf nach abgeschlossenem Sterilisationsvorgang wegen der Gefahr der Rekontamination nur eindeutig trocken sein. Besonders bei der Sterilisation von metallenen Instrumenten muß auf Kondenswasser geachtet werden.

Physikalische Grundlagen. Wenigstens 4 Dampfarten und ihre Entstehung sind zum Verständnis der Dampfsterilisation zu unterscheiden:

- *Strömender Dampf* ist der beim Kochen von Wasser im offenen Gefäß entstehende Dampf mit einer Temperatur von 100 °C.
- *Gespannter Dampf* entsteht beim Erhitzen von Wasser im geschlossenen Gefäß. Es wird mehr Energie benötigt, um die Wassermoleküle aus ihrem flüssigen Verband zu lösen und in die Gasform übergehen zu lassen. Die aufsteigenden Moleküle müssen dazu den auf der Flüssigkeit lastenden Druck überwinden. Je nachdem, ob das Wasser im geschlossenen Gefäß vollständig verdampft oder ob immer noch Wasser zur Verdampfung verfügbar bleibt, spricht man vom *ungesättigten* bzw. gesättigten Dampf. Solange ausreichend Wasser zur Verfügung steht, erzeugt man also *gesättigten Dampf.*

Neben gesättigtem, gespanntem Dampf, mit dem bei der Dampfsterilisation nur gearbeitet werden soll, setzt dieses Verhältnis jedoch völlige Luftfreiheit voraus.

> **Beachte**
>
> Die völlige Luftentfernung und das Eindringen von Dampf in das zu sterilisierende Gut muß durch die Wahl der Verpackung gewährleistet sein. Es müssen Papier (entsprechend Norm), Tücher (nur mit weiterer Verpackung wie Folie, Papier, Container) oder spezielle Polyamidfolien (entsprechend Norm) angewendet werden. Werden genormte luft- und wasserdampfdurchlässige Container verwendet, ist auf den regelmäßigen Wechsel der Filter (Verfilzungsgefahr mit erschwertem Dampfeintritt) zu achten.

Die Beobachtung, daß Restluft im Sterilisiergut beim Dampfsterilisationsverfahren die größte Sicherheitsgefahr darstellt („Luftinseln" aus trockener Hitze benötigen höhere Temperaturen zur sicheren Abtötung der Mikroorganismen) führte zur Entwicklung der Evakuierung der Sterilisationskammer, z.B. mit dem am meisten angewendeten fraktionierten Vakuumverfahren.

> **Beachte**
>
> Durch Testverfahren muß eine Dichtigkeitskontrolle der Kammer täglich vor Inbetriebnahme durchgeführt werden.

Solange sich Luft in der Druckkammer befindet, hat der Dampf für sich allein nicht den korrekten Druck und somit auch nicht die für eine einwandfreie Sterilisation notwendige Temperatur. Eine Fehlermöglichkeit entsteht beim Autoklavieren unabhängig von Temperatur und Druck durch den sog. „small load effect", d.h. der Effekt der kleineren Beladung. Darunter versteht man das Phänomen, daß beispielsweise ein einzelnes Wäschepaket in einer Sterilisationskammer schwieriger zu sterilisieren ist, als eine voll gefüllte Kammer.

> **! Beachte**
> „small load effect": kleine Einzelteile nicht in großen Sterilisationskammern einzeln sterilisieren.

Weitere Fehlermöglichkeiten: Werden keine speziellen Sterilisationskörbe verwendet, können die Innenwände des Sterilisators mit der Verpackung verkleben. Bei der Entnahme wird die Verpackung beschädigt.

Sterilisation mit heißer trockener Luft

Sie hat den Nachteil der sehr heißen Sterilisationstemperatur von 160–200 °C und längerer Einwirkungszeit als beim Dampfsterilisator. Beim Heißluftsterilisator sind diese hohen Temperaturen absolute Notwendigkeit.

Die Erklärung für diese großen Temperaturunterschiede liegt in der unterschiedlichen Wärmekapazität der beiden Sterilisationsmedien Dampf und Luft. Wasser hat die größte spezifische Wärme, d.h. die in Joule gemessene Wärmemenge, die nötig ist, um 1 kg des Körpers um 1°C zu erwärmen. Das wird auch deutlich, wenn man 1 l Wasser und 1 l Luft gleichzeitig erwärmen muß. Da 1 l Wasser eine viel größere Menge als 1 l Luft enthält, ist beim Erreichen der Temperatur von 100°C die Wärmekapazität des Wassers enorm viel größer, was man leicht beim Hineinstecken eines Fingers in die beiden Medien merken kann. Wohltuend erleben kann man eine Sauna bei nicht viel weniger als 100 °C, in 100 °C heißem Wasser würden wir tödlich verbrühen.

Die Heißluftsterilisation ist für hitzebeständige Güter gedacht, die über einen längeren Zeitraum behandelt werden können, ohne zu verkohlen oder sich zu verformen, z.B. leeres Glas, Metallteile. Die heiße Luft muß das Sterilgut ungehindert umströmen.

- Zu heißes Gerät wird beladen, Ausgleichszeit reicht nicht aus.
- Bei laufender Sterilisation wird noch beladen.
- Zu dichte Beschickung, Sterilisationstemperatur wird durch Luftinseln nicht ausreichend erreicht.
- Es droht die nachträgliche Kontamination, wenn Behälter geöffnet sterilisiert werden und erst nach dem Öffnen des Gerätes verschlossen werden.

Sterilisation mit ionisierenden Strahlen, z.B. γ-Strahlen (Gammastrahlen)

Hier handelt es sich um eine industriell genutzte Sterilisation, oft in der Endverpackung, die aufgrund der hohen Kosten solcher Anlagen nur von wenigen Unternehmen im Lohnauftrag durchgeführt wird.

In Industrie (Pharmazie, Lebensmittel) und im Großlabor werden noch weitere physikalische Sterilisationsverfahren, je nach Empfindlichkeit des Materials, angewendet (Tyndallisieren, Sterilisation unter Verwendung von Mikrowellen, Sterilisation von Lösungen über Durchlauferhitzer u.a.).

Chemische Sterilisationsverfahren

Leider läßt es sich nicht umgehen, daß immer mehr Geräte aus thermolabilen Materialien hergestellt werden, die bei intensiver Hitze zerstört oder verformt werden. Sterilisation mit Dampf ist dann nicht mehr zulässig. Alternativ stehen 3 Verfahren zur Verfügung:

- Ethylenoxidsterilisation,
- Formaldehydsterilisation,
- Plasmasterilisation.

Eine Übersicht über die 3 chemischen Sterilisationsverfahren gibt Tabelle 3.31.

Tabelle 3.31. Chemische Sterilisationsverfahren. (Mod. nach Dettenkofer u. Daschner 1997, S. 205f; Bux 1997, S. 657f)

	Ethylenoxid	Formaldehyd mit Wasserdampf	H_2O_2-Plasma Wasserstoffperoxidplasma
Gas	Brennbar Mit Luft explosiv Kanzerogen Gutes Durchdringvermögen	Nicht brennbar Nicht explosiv Starkes Allergen Weniger gutes Durchdringungsvermögen	58%iges H_2O_2 wird verdampft, dabei entsteht sein Gasplasma; die Radikale sind sehr reaktiv, d.h., sie gehen mit den Zellbausteinen der Mikroben letale Verbindungen ein
Sterilisationstemperatur	50–60 °C	60–75 °C	<50 °C
Druck		0,2 bar	0,3 bar
Relative Feuchtigkeit	55–85%	Dampf	–
Einwirkungszeit	20 min–6 h	Maximal 90 min	Maximal 90 min
Wirkungsvoraussetzung	Schmutz, Proteine oder Mineralkristalle oder Ablagerungen durch Leitungswasser werden nicht durchdrungen: sorgfältige	Sauberkeit, d.h. auch kristallfrei (kein Leitungswasser zum Spülen) Trockenheit	Gründliche Reinigung und Trocknung erforderlich

Tabelle 3.31. (Fortsetzung)

	Ethylenoxid	Formaldehyd mit Wasserdampf	H_2O_2-Plasma Wasserstoff-peroxidplasma
	Reinigung und Spülung mit demineralisiertem Wasser notwendig		
Arbeitsmedizinische Einschränkungen (Arbeitsschutz)	Wirkt kanzerogen, allergisierend, verursacht Gewebsnekrosen Expositionsspitzen z.B. beim Öffnen des Sterilisators, regelmäßige Arbeitsplatzkonzentrationsmessungen erforderlich, Auslüftezeiten beachten	Allergisierende Wirkung MAK-Wert 0,5 ppm beachten	Keine Gefährdung, es bleibt nur Wasser und Sauerstoff in der Kammer zurück
Restgehalt von Gas vor Anwendung am Patienten	<1 mg/kg (ppm), Auslüftezeiten sind einzuhalten	Aufgrund des niedrigen Eindringvermögens des Gases in das Sterilisiergut besteht nach Abschluß des Zyklus keine nennenswerte Restbelastung	Keine Gefährdung, es bleibt nur Wasser und Sauerstoff in der Kammer zurück

Worauf ist Sterilgut vor dem Öffnen zu kontrollieren?

- Sterilisationsdatum? Verfallsdatum überschritten?
- Weist die Verpackung Feuchtigkeitsränder auf? Enthält die Verpackung Feuchtigkeit (Kondenswasser, Ränder)? Feuchtes Sterilgut gilt als unsteril!
- Sind die Siegelnähte der Beutel/Tüten korrekt verschlossen (Kanalbildung durch falsch gewählte Temperatur des Schweißgerätes)?
- Wurde die Verpackung durch schlecht geschützte Instrumente beschädigt (Pinzette, spitze Schere usw.)?
- Ist der Behandlungsindikator umgeschlagen?

Bei Mängeln ist es wichtig, bei industriell verpacktem Sterilgut die Chargennummer angeben zu können. Hausintern verpacktes Material sollte den Namen des packenden Mitarbeiters erkennen lassen. Andernfalls kann eine Reklamation nicht gezielt bearbeitet werden.

Weitere Gesichtspunkte zu den Lagerbedingungen von Medizinprodukten s. Kap. 4.5.

Wie ist Sterilgut kontaminationsfrei zu öffnen?

- Beim Öffnen nicht sprechen, Sterilmaterial nicht anhusten usw.

- Das Sterilgut nicht durch die Papierverpackung stoßen, die ausgefransten Ränder kontaminieren das Sterilgut beim Herausnehmen. Peel-Funktion der Tüten nutzen.
- Bei inkrustierten Verunreinigungen auf Instrumenten sind diese zur Aufbereitung zu geben.
- Sterilmaterial möglichst erst vor dem Gebrauch auspacken.

3.5
Isolierung von Infektionspatienten

Eine Isolierung (lateinisch insula = Insel) – d.h. eine Absonderung, jemanden von allem anderen abtrennen – von Menschen ist die stärkste prophylaktische Hygienemaßnahme, um die Verbreitung von pathogenen Keimen aus einer bekannten Quelle zu verhindern. Sie ist belastend für den betroffenen Patienten und führt bei allen Beteiligten zur Verunsicherung.

3.5.1
Geschichtliche Aspekte

Bereits im Mittelalter wurden Seuchen differenziert behandelt. Hier einige Beispiele:

- Die Pest führte zur Absonderung der Kranken (als Ausgrenzungs- oder Expositionsprophylaxe) in Pesthäusern und -spitälern,
- Kranke mit Ergotismus (Antoniusfeuer oder Mutterkornbrand genannt) wurden durch eine ausgeprägte Krankenpflege behandelt. Diese Krankheit ist seit dem 6. Jahrhundert überliefert und taucht bis in die Neuzeit (Militz 1996) immer wieder endemisch auf: 1929 in Irland und 1951 in der Nähe von Nimes, Südfrankreich (Mischlewski 1990). Sie ist eine durch Pilzsporen (Dauermyzel des Pilzes Claviceps purpurea) verursachte Getreidevergiftung, bevorzugt der Roggenähren. Das Anfangsstadium der Erkrankung manifestiert sich durch ein äußerst unangenehmes Gefühl des Ameisenlaufens in den Gliedern (Parästhesien) und Taubheitsgefühl der Haut, was auch zur Bezeichnung „Kribbelkrankheit" führte. Das Mutterkornalkaloid bewirkt Krämpfe (heute in synthetischer Form als Secalealkaloide therapeutisch eingesetzt in der Geburtshilfe), Halluzinationen, veitstanzartige Anfällen und führte zum Verfaulen der Kranken am lebendigen Leib (Ergotamingangrän): „... die Glieder lösten sich und fielen vor dem Tode vom Körper ab." Erst 1782 wurde die Giftigkeit des Mutterkorns entdeckt und auf die Gefahren durch Verarbeitung zu Mehl hingewiesen.

Epidemien im Mittelalter waren immer eingebettet in eine religiöse Kultur und führten zu einer Intensivierung und Entfaltung der Frömmigkeit der Bevölkerung. Es gab spezielle Heilige, so Antonius der Große (251–356), für den bis in die Neuzeit hinein unerklärlichen Ergotismus. Diese Zuflucht bei einem Schutzheiligen führte um 1100 zur Gründung der Spitalbruderschaft der Antoniter. In Isenheim bei Colmar erhielt der Matthias Grünewald genannte Mathis Gothardt Neithardt den Auftrag für eine Bilderfolge für den Hochaltar, die er 1515 als eine der gewaltigsten Kunstleistungen der Zeit vollendete. Die Bruderschaft behandelte die Kranken durch gesunde Lebensmittel (bei den Getreideprodukten überwiegend mit Weizen), Kräutern (auf dem Altar sind solche mit schmerzstillender und gefäßerweiternder Wirkung dargestellt) und Weinen, führte Amputationen durch und konfrontierte neu aufgenommene Kranke zunächst in einer Art „Schocktherapie" mit dem Altar (Geissler 1990). Die Hoffnung auf Rettung erfüllte sich für viele Leidende, denn das auf den Klosterfeldern gewonnene Brotgetreide, hauptsächlich Weizen, war frei von Mutterkorn, so daß diese mit Isolierung verbundene „Diät" die chronische Vergiftung zurückgehen ließ.

Die Städte dieser Zeit waren einzige Kloaken; durch mangelnde Kenntnis der Krankheitsübertragung wurden die Exkremente von Tier und Mensch, die Abfälle der privaten Haushalte, der Märkte und des Handwerks auf den Straßen gesammelt. Bäche waren fließende Aborte, und die persönliche Hygiene war unterentwickelt (Borower 1991). Wertvolles aus der Tradition, z.B. das System der stadtrömischen Wasserversorgung, die große Sorgfalt bei der Erschließung von Wasservorräten und Erhaltung der Wasserqualität aus der Zeit vor Christi Geburt, waren in Vergessenheit geraten (Hainzmann 1975). Dies steht im Gegensatz zu den Ländern, in denen der Islam eine religiöse Kultur prägte. Hier finden sich Badehäuser, Wasserleitung und persönliche (Hände-)Hygiene.

Es bestand keine geeignete Seuchenprophylaxe, sondern nur eine unzureichende Reaktion auf Seuchen. Aus dieser Sicht sind auch heute häufig noch Vorstellungen bei der Isolierung von Patienten mit Infektionskrankheiten festzustellen. Als allgemein anerkannte Theorie für die Verbreitung von Infektionskrankheiten galt, daß die Luft schlecht („verpestet") sei, und deshalb werden in deutschen Krankenhäusern z.B. durch

- Raum-(luft)desinfektionen, z.B. mit Formalin oder UV-Licht,
- Sprühdesinfektion,
- das Tragen von Mund-Nasen-Schutz und
- ein „Ruhenlassen" von OP-Räumen nach septischen Eingriffen
  Erfolge erwartet.

Dem soll ein differenziertes Umgehen mit Isolierungsmaßnahmen gegenübergestellt werden, das auch die individuelle Situation des Patienten berücksichtigt und die Krankheitsentstehung betrachtet. Damit soll auf der einen Seite eine „Überisolierung" vermieden, auf der anderen Seite aber die Einleitung der beim individuellen Patienten tatsächlich erforderlichen Maßnahmen erreicht werden. Dies gilt für die klassischen Infektionskrankheiten als auch für nosokomiale Infektionen (Kappstein 1997, S. 237).

3.5.2
Begriffe und verschiedene Arten der Isolierung

Zur Expositionsprophylaxe gehört in erster Linie die Isolierung des Kranken, soweit dies je nach der Infektionskrankheit erforderlich ist. Sie hat das Ziel, die

Verbreitung von pathogenen Keimen aus einer bekannten Quelle zu verhindern. Die verschiedenen Arten von Isolierung haben die Konsequenz, daß Mitpatienten, Mitarbeiter, Besucher und Umgebung vor dem Einfluß von Infektionen geschützt sind.

Kategoriespezifisches Isolierungsmaßnahmensystem (Sitzmann 1998)

Protektive Isolierung (Umkehrisolierung). Sie dient dem Schutz des jeweiligen abwehrgeschwächten und stark infektionsgefährdeten Patienten, z.B. Patienten mit Aids (Kap. 5.2.6), Leukopenie im Rahmen einer Tumorbehandlung (Kap. 5.2.8), Knochenmarktransplantation, großflächiger Verbrennung. Im Verlauf der Behandlung dieser Patienten kommt es zu einer zunehmenden Schwächung des humoralen und zellulären Immunsystems, d.h. einer Einschränkung der humoralen und zellulär vermittelten Abwehr. Dadurch werden die Patienten anfällig für Infektionen gegenüber zahlreichen Mikroorganismen (opportunistische Infektionen), auch gegenüber ihrer eigenen Flora. Aufgrund der Immunsuppression kann zum Schutz vor weiteren opportunistischen Infektionen eine protektive Isolierung indiziert sein.

Standardisolierung. Der Unterschied zwischen den beiden Isolierungsarten „Standardisolierung" und „strikte Isolierung" liegt in der Intensität der Absonderung, ihnen liegen identische Prinzipien zugrunde. Maßnahmen zur Kontrolle methicillinresistenter Erreger (MRSA) lassen sich so charakterisieren (s. S. 169).

Kohortisolierung, besser Gruppenisolierung. Sie wird angewandt bei z.B. Patienten mit Wundinfektionen.

Zum Begriff „*Kohorte*" einige sprachhygienische Hinweise, wie er im Lexikon erläutert wird: Eine Kohorte ist

1. eine den zehnten Teil einer Legion umfassende Einheit des altrömischen Heeres,
2. aus abwertender Sicht eine Schar, Gruppe von gemeinsam auftretenden, agierenden Personen,
3. in der Soziologie eine nach bestimmten Kriterien ausgewählte Personengruppe, die in einem bestimmten Zeitablauf soziologisch untersucht wird.

Diese keinesfalls auf unsere Patienten passenden Bedeutungen können treffender und ohne Diskriminierung ausgedrückt werden mit „Gruppenisolierung".

Strikte Isolierung. Sie ist bei gefährlichen Infektionskrankheiten, z.B. Diphtherie, Milzbrand, Cholera, Pest, virusbedingtes hämorrhagisches Fieber, Lungenmilzbrand, Tollwut, in speziellen Infektionsstationen notwendig.

Keine Isolierung. Bei Patienten mit Hepatitis B und C ist keine Isolierung vorzunehmen, sondern die bei allen Patienten üblichen krankenhaushygienischen Vorbeugemaßnahmen.

Krankheitsspezifisches, patientenindividuelles System

Da Pflegende Isolierung nicht täglich erleben und auch nicht anzuordnen haben, geht es nicht darum, Indikationen für bestimmte Isolierungsformen auswendig zu lernen. Erfahrungsgemäß löst eine evtl. notwendige Isolierung bei vielen Pflegenden zuerst einmal Verwirrung aus. Grund der Verwirrung besteht im Ablauf eines mehr oder weniger magischen Rituals, magisch so lange, wie die notwendigen Handlungen für den einzelnen nicht logisch nachvollziehbar sind. Deshalb empfiehlt sich eine patientenindividuelle Absprache mit Ausfüllen und Besprechen eines Epidemiologieprotokolls mit den Beauftragten der Klinikhygiene über den Umfang der Isolierung. Dafür benötigen die Mitarbeiter, insbesondere die Pflegenden, detailliertere Informationen über die Krankheit des Patienten als es für die Anwendung einer bestimmten Isolierungskategorie erforderlich wäre.

Das patientenspezifische System wendet sich gegen die Form der Routine im Krankenhaus, die dem Patienten Freiraum nimmt und seinen Aufenthalt in unmündiger Form bestimmt. Es kann auf die persönliche Situation eines Patienten, auch bei mangelhafter persönlicher Hygiene oder Desorientiertheit, abgestimmt werden. Die Abb. 3.7 kann als Muster eines patientenspezifischen Epidemiologieprotokolls benutzt werden.

Erläuterung des Epidemiologieprotokolls

Beispielhaft soll sie orientiert sein an einem zunächst unklaren Krankheitsbild, eine eher kategoriespezifische Standardisolierung wird bis zur Abklärung ausgeführt.

Bitte sofort die Klinikhygiene über eine Infektionserkrankung oder den Verdacht informieren. Zunächst sind folgende Punkte zu bedenken:

1. Unterbringung: Möglichst in einem Zimmer mit eigener Toilette. An der Tür des Krankenzimmers ist ein Hinweisschild mit der Aufschrift „Besucher bitte im Stationszimmer melden" anzubringen. Damit soll gewährleistet werden, daß Besucher von den Pflegenden in besondere Verhaltensformen eingewiesen werden können. Der Zugang von Angehörigen hat sich dann in der Regel als unproblematisch erwiesen.
2. Schutzkittel: Pflegende, Ärzte, MTA usw. (auch Besucher) müssen vor dem Betreten des Zimmers einen Schutzkittel überziehen. Die Kittel müssen je nach Bedarf gewechselt werden, mindestens aber einmal täglich. Arzt und Pflegende müssen mit dem Patienten absprechen, ob und welche Besucher kommen dürfen.
   Werden die Schutzkittel im Patientenzimmer aufgehängt, muß die kontaminierte Seite nach außen zeigen.
3. Vor dem Zimmer sollen bereitstehen: Gut passende Einmalhandschuhe (hier puderfreie Latexhandschuhe), Desinfektionsmittelspender, Abwurfkorb mit eingespanntem Einmalmüllsack.
4. Händedesinfektion: Nach dem Verlassen des Zimmers die Tür kontaminationslos (z.B. mit dem Ellenbogen) schließen, Handschuhe ausziehen, den Kittel öffnen, abstreifen und mit der Schmutzseite nach innen aufhängen. Danach die Hände mit Desinfektionsmittel desinfizieren.

Epidemiologie - Protokoll

Adressette des aufgenommenen Patienten mit Symptomen/Verdacht auf Infektionserkrankung nach **BSeuchG**

(Hierdurch wird <u>nicht</u> die Meldepflicht nach BSeuchG erledigt, die den Lt. Arzt betrifft!)

⇒ Meldung bitte an Klinikhygiene

Rufgerät 74.230....

Diagnose /Verdachtssymptome: ....

Mitpatienten:...Erreger/Infektiöses Material:.....................................
....

Empfohlene Schutzmaßnahmen nach RICHTLINIE für Krankenhaushygiene und Infektionsprävention RKJ 5/94, BENZ Handbuch der Infektionskrankheiten für den stationären Alltag. Bremen 1994, DASCHNER Praktische Krankenhaushygiene und Umweltschutz. Berlin 1997, 2. Aufl.

- ☐ **Einzelzimmer** (Zimmer kennzeichnen, Besucher müssen sich anmelden)
- ☐ **Mehrbettzimmer** möglich
- ☐ **Händedesinfektion** vor und nach Patientenkontakt bzw. Betreten des Zimmers
- ☐ **Patienten** in hygienische **Händedesinfektion** einweisen (z.B. nach **WC**-Benutzung)
- ☐ **Eigenes WC** oder Nachtstuhl zuweisen mit täglicher desinf. Reinigung
- ☐ **Schutzkittel** (täglich/pro Schicht frisch) bei
    - ☐ Betreten des Patientenzimmers
    - ☐ Kontakt mit Körperflüssigkeiten/Ausscheidungen/Sekreten/Betten des Patienten/ Kontakt mit kontaminierten Körperarealen
- ☐ **Einmalhandschuhe** (bei Kontakt mit Körperflüssigkeiten/Ausscheidungen/Sekreten/ bei Kontakt mit kontaminierten Körperarealen)
- ☐ **Mund-Nasenschutz** erforderlich: ....
- ☐ Wäscheabwurf im Zimmer in gelbgestreiften Textilsack mit äußerem Klarsicht-Plastiksack
- ☐ Müllabwurf in grünen Plastiksack (auf ges. Anforderung: Klinikhygiene/HBD)
- ☐ **Speisereste** zurück in die Spül-Küche
- ☐ **Flächen** (Fußböden, Möbel, Leisten, Nachtschränke, Bettgestelle, u.a.) und Gegenstände (Bücher, Spielzeug, Geschirr u.a.) werden **gereinigt**
- ☐ Sichtbare Kontaminationen (**Verunreinigungen** durch Ausscheidungen/Sekreten/ Blut) müssen sofort desinfizierend gereinigt werden
- ☐ **Laufende Desinfektion** der Pflege-/Behandlungs-/Untersuchungsmaterialien (Instrumente, Steckbecken, Urinflaschen, Thermometer, Nagelschere, Haarbürsten)
- ☐ **Laufende Desinfektion** der Flächen (Fußboden, patientennahe Flächen)
- ☐ **Schlußdesinfektion** als Scheuer-Wisch-Desinfektion
- ☐ **Stuhlprobe** bei **allen** direkten Kontaktpersonen (Namensliste zum Betriebsarzt)
- ☐ Stuhlprobe **nur** von Kontaktpersonen **mit Symptomatik** (Durchfall/Erbrechen)
- ☐ **Aufhebung** der Isolierungsmaßnahmen:
    - ☐ **Drei negative Stuhlproben** im Abstand von je 48 Stunden
    - ☐ **Fünf negative Stuhlproben** im Abstand von je 48 Stunden

Alle Flächendesinfektionsarbeiten mit INCIDIN Plus 0,5% 1 Std. Wert und Handschuhen. Beachten Sie bitte beigefügte **Anlagen:**

Datum:.................... Unterschrift: ....

    Klinikhygiene   Mitarbeiter Pflege

Kopie: Patientenakte/Akte Hygienekommission

Abb. 3.7. Epidemiologieprotokoll

5. Pflegematerialen und Verbandmaterial: Es soll nur das Notwendige im Zimmer bleiben. Pflegeutensilien im Zimmer belassen. Zimmer nur mit Tagesbedarf bestücken. Verabredung zum hygienisch einwandfreien Umgang mit Pflegebedarf bei Aufhebung der Isolierung beachten (Quarantänelagerung). Es können patientenbezogene kleine Einheiten von Tuben und Gefäßen mit Salben, Lotionen und Emulsionen aus der Apotheke bestellt werden. Sich stets bewußt machen, daß das Ende der Isolierung evtl. die Vernichtung der Medikamente zur Folge hat.

6. Bei Kontamination sollten Stauschlauch, Blutdruckmanschette, Stethoskop usw. mit einem desinfektionsmittelgetränkten Lappen abgewischt werden. Während der Isolation sollten diese Artikel im Zimmer bleiben.

7. Vorbeugung gegen Kanülenverletzungen oder Verletzungen durch scharfe, spitze, zerbrechliche Gegenstände *erst recht* bei der Standardisolierung. Dies kann durch entsprechende Abwurfgefäße, die beim Patienten benutzt werden, sichergestellt werden.

8. Eine gesonderte Behandlung des Essentabletts ist in der Regel nicht erforderlich. Das benutzte Geschirr kann wieder in die Spülküche zur chemothermischen Aufbereitung zurückgegeben werden (Daschner 1992).

9. Wäschewechsel: Besonders staubarmes Abziehen praktizieren, nichts vom Bett auf den Boden schütteln. Die abgezogene Bettwäsche, die Handtücher und (hauseigene) Waschlappen werden in einen Infektionswäsche-Tuchsack gegeben. Dieser Wäschesack wird in einem bereitgehaltenen Plastiksack als Transportschutz zum Abholen bereitgestellt.

10. Abfall und Essensreste werden in einem Abfallsack im Zimmer gesammelt. Dieser Sack wird in einen außerhalb des Zimmers bereitgehaltenen Abfallsack gegeben und zum Abholen bereitgestellt.
    In den meisten Kliniken wird noch zuviel Abfall als infektiöser Abfall (C-Abfall) gesammelt. Die Definition der infektiösen Abfälle richtet sich nach der Art der Krankheitserreger unter Berücksichtigung ihrer Ansteckungsgefährlichkeit, der Überlebensfähigkeit, des Übertragungsweges, dem Ausmaß und der Art der Kontamination sowie der Menge des Abfalls. Hier ist es nicht erforderlich, sich nach der LAGA-Veröffentlichung 1992 zu richten. Seit Erscheinen eines Artikels im Bundesgesundheitsblatt (Peters 1992) ist es möglich, diese sehr teure Müllfraktion durch korrekte Bestimmung ohne hygienische Bedenken drastisch zu reduzieren (Sitzmann 1996).

An diesem Beispiel wird deutlich, daß kategoriespezifische Isolierungsmaßnahmen zwangsläufig bei vielen Patienten zu überzogener Prävention führen, da innerhalb einer Kategorie sich die Übertragungswege unterscheiden und das zu erwartende und tatsächliche, kooperative Verhalten eines Patienten eine Isolierungsart mitbestimmen muß. Daher empfiehlt sich ein patientenbezogenes System.

3.5.3
Beispiele für krankheitspezifische Isolierungsverabredungen

Infektionserkrankungen können nach den Hauptübertragungswegen der Erreger eingeteilt werden:

1. durch Kontakt, z.B. die Krankenhausinfektion mit MRSA (s. unten). Zu unterscheiden sind:
   - direkter Kontakt als Körperkontakt, wobei der eine Mensch als Keimquelle fungiert, der andere der Empfänger ist. In der Klinik spielt hauptsächlich der Kontakt über die Hände der Mitarbeiter eine Rolle;
   - indirekter Kontakt: Die Übertragung erfolgt über Gegenstände, mit denen der Mensch Kontakt an infektionsgefährdeten Körperstellen (Schleimhaut, offene Wunden) hat;
   - durch Übertragung respiratorischen Sekrets in Form von großen Tröpfchen: Der Abstand zwischen den beteiligten Personen darf wegen des Gewichts der Speicheltröpfchen nicht weiter als 2 m sein (Kappstein 1997, S. 30);
2. über gemeinsame Vehikel, wie z.B. kontaminiertes Blut (s. Kap. 5.2.6) und kontaminierte Nahrung (s. Kap. 5.2.5) und Wasser in Geräten (s. 5.2.2);
3. über tierische Übertragungsfaktoren (Vektoren), z.B. die Salmonellose (s. Kap. 5.2.5) oder als Zoonose, wie die Tollwut;
4. über die Luft, eine aerogene Infektionsübertragung. Dieser Übertragungsweg mit der Begrifflichkeit Tröpfcheninfektion wird durch das Beispiel der Lungentuberkulose behandelt (s. S. 172).

Im Sinne von Arbeitsanleitungen sind dazu nachfolgend und in den oben angegebenen Kapiteln krankheitsspezifische Isolierungsrichtlinien ausgeführt.

Multi-Kulti: Multiresistente Staphylococcus-aureus-Stämme weltweit

Noch vor 10 Jahren war die Vorstellung, die bakteriell bedingten Krankheiten seien besiegt, weit verbreitet. Ein umfangreiches Arsenal von Antibiotika zur Therapie der unterschiedlichsten Erreger stand zur Verfügung. Inzwischen hat sich die Situation grundlegend gewandelt. Die Bakterien nutzen ihre natürlichen Überlebensstrategien und entwickelten Resistenzen.

Diese multikulturelle Gesellschaft ist weltweit verbreitet (Anonym 1997a, S. 256), es handelt sich tatsächlich um ein weltweit endemisches Auftreten. Der Staphylococcus aureus, ein neben dem Candida albicans am häufigsten für nosokomiale Infektionen verantwortlicher Erreger, zeigt sich immer mehr resistent gegen viele Antibiotika, insbesondere gegen Methicillin (auch Oxacillin genannt). Er wird dann als methicillinresistenter Staphylococcus aureus (MRSA) bezeichnet.

In Südeuropa, wo Antibiotika sehr viel einfacher über die Verkaufstheke gehen, werden deutlich häufiger resistente Stämme beobachtet als in Nordwest-

und Mitteleuropa. So steht Deutschland mit seinen 8% (Anonym 1997b, S. 314) im internationalen Vergleich, bezogen auf alle NKI, noch gut da, denn aus USA werden 13%, aus Italien 26% und aus Japan 36% gemeldet. In Deutschland ist zudem die Behandlung noch mit dem Antibiotikum Vancomycin als Reservemedikament möglich, während in den USA und Japan schon erfolglose Behandlungen gemeldet werden.

Dreißig Prozent der Gesunden sind Träger von S. aureus, doch im Krankenhaus können Infektionen durch MRSA ernsthafte klinische und therapeutische Probleme bereiten, so bei Intensiv-, aber auch Transplantations- und hämatologisch-onkologischen Patienten. Neben seiner Multiresistenz hat dieser Erreger nämlich die ausgeprägte Fähigkeit, Haut und Schleimhaut zu besiedeln, was seine Ausbreitung innerhalb einer Station oder eines ganzen Krankenhauses sehr begünstigt. Somit neigt der Erreger immer öfter zu epidemischen Ausbrüchen, mangelnde (Hände-)Hygiene und der unkritische Einsatz von Antibiotika in Prophylaxe und Therapie fördern die Verbreitung.

Schon mal gehört?

„Der Patient ist immunsupprimiert und wurde wegen seines Fiebers breit antibiotisch gegen alles abgedeckt"
oder
die „blinde" Anwendung von Antibiotika ohne Erregernachweis und Resistenzdiagramm.
Diese Aussagen sind genauso unprofessionell wie sie unsinnig sind, oder paßt das *„breit abdecken"* auch zum folgenden Beispiel? *„Der Patient leidet an einer Endokrinopathie und wurde mit einer breiten Kombination aus ACTH, Insulin und Schilddrüsenhormonen abgedeckt."*

Zusätzlich zu dieser klinisch verursachten Ausbreitung kommt es zu einer ernährungsbedingten Resistenzübertragung durch das Zumischen von Reserveantibiotika bei der industriellen Tiermast in das Futter von Geflügel, Schweinen und Rindern, wirksam als Wachstumsförderer (s. Kap. 5.3.4). Diese infektionsepidemiologische „Schweinerei" ist seit April '97 in der EU wenigstens eingeschränkt.

Was hat es nun für die Pflegenden zu bedeuten, wenn MRSA bei einem Patienten nachgewiesen werden? Auf alle Fälle wird die Pflege schwieriger, die nachfolgende Tabelle 3.32 schildert eine differenzierte Praxis:

- Isolierungsstufe I stellt ein Pflege- und Behandlungskonzept dar bei Patienten mit einer multiresistenten Erregerlokalisation: bei Venenkatheter- und Urosepsis, an einem kleinem Dekubitus, in den Harnwegen, im Liquorshunt, an einer kleiner Wunde.
- Die Isolierungsstufe II ist zu bedenken bei der multiresistenten Erregerlokalisation eines Patienten: mit Pneumonie, großem Dekubitus, im Sputum, in der Trachea, in einer großen Wunde. Eine Gefahr des differenzierten zweistufigen Isolierungssystems ist, daß die MRSA-Kolonisationsorte bei den Patienten häufig wechseln (Dietze et al. 1996, S. 422).

Verlegungen von Patienten zu Untersuchungen innerhalb und außerhalb des Krankenhauses usw. sollten nur bei dringender Indikation ausgeführt werden. Notwendig ist, evtl. vorher einen Verbandwechsel durchzuführen und die Kolle-

Tabelle 3.32. Maßnahmen zur Kontrolle von MRSA. (Mod. nach Schwarzkopf u. Karch 1994)

Maßnahmen	Isolierungsstufe I	Isolierungsstufe II
Einmalhandschuhe		
Bei Kontakt mit infizierten/kontaminierten Körperstellen und deren Sekreten	Ja	Ja
Unbedingt: – bei Verbandwechsel	Ja	Ja
Bei endotrachealem Absaugen	Ja	Ja
Bei Mundpflege	?	Ja
Bei Manipulationen am Blasenkatheter	Ja	Ja
Mund-Nasen-Schutz bei Betreten des Zimmers	Nein	Ja
Händedesinfektion	Ja	Ja
Vor und nach infektionsgefährdenden Tätigkeiten		
Nach Benutzung von Einmalhandschuhen		
Vor Verlassen des Patientenzimmers (kein Händeschütteln!)		
Einzelzimmer oder Gruppenisolierung (als Standardisolierung)	Ja	Ja
Tür geschlossen halten		
Patient soll Zimmer nicht verlassen, bei notwendiger Verlegung zu Untersuchungen usw. s. unten		
Patientengebundene Schürzen/Kittel		
Textilschürzen für übliche pflegerische Tätigkeiten	Ja	Ja
Unsterile OP-Kittel bei intensivem Kontakt (Waschen des Patienten, Lagern, Physiotherapie)	Nein	Ja
Schürzen/Kittel sollen im Zimmer bleiben, Wechsel 3mal täglich	Ja	Ja
Patientengeschirr übliche hygienische Aufbereitung	Ja	Ja
Laufende Desinfektion der patientennahen Flächen mit 0,5%-Lösung sowie Scheuer-Wisch-Desinfektion nach Entlassung, beachte die Möglichkeit einer Quarantänelagerung für benutzte Pflegematerialien	Ja	Ja
Nasenabstrich auf MRSA bei allen von anderen Kliniken und Altenheimen übernommenen Patienten	Ja	Ja
Wäsche- und Müllbehandlung		
Täglich Bettwäsche und Nachthemd nach dem Waschen wechseln	Ja	Ja
Bettwäsche in Textil- und Plastiksack, übliche Müllversorgung	Ja	Ja

gen der Diagnostikabteilung zu informieren. Den Patienten möglichst nur auf einer Trage mit frischer Bettwäsche fahren, anschließend die Trage desinfizieren. Ein Kittelwechsel und konsequente Händedesinfektion der Begleiter ist sinnvoll.

Die zur „Sanierung von Patienten" (Sonntag 1997, S. 272) empfohlene *Körperwaschung mit Antiseptika* breiter bakterizider Wirkung (u.a. PVP-Iod, Octenidin®) ist umstritten (Kappstein 1997, S. 291). Die Prozedur, vor der eigentlichen Körperwaschung mit dem Antiseptikum den gesamten Körper des Patienten „satt mit dem Antiseptikum einzusprühen" oder eine Wannenbaddekontamination des Patienten durchzuführen (Seipp u. Stroh 1997, S. 301) erscheint aus theoretischen Überlegungen sinnvoll, die Frage nach den übrigen kontaminierten inneren Oberflächen (z.B. des Darms) ist damit nicht beantwortet.

Eine konsequente *Händehygiene* aller Beteiligten ist wesentlich. Durch die zunehmende Bedrohung durch antibiotikaresistente Mikroorganismen wird der

Ruf nach neuen und wirksamen Chemotherapeutika laut, das *Vermeiden unkritischer Chemotherapie* ist wirkungsvoller, also insgesamt ein multiprofessionelles Beispiel guter Zusammenarbeit.

Dem rechtzeitigen Erkennen von MRSA-Patienten dienen *Nasenabstriche auf MRSA* zur Kontrolle der Kolonisierung der Patienten. Bei einem gehäuftem Auftreten auf einer Station, d.h. 2 Patienten/2 Wochen, müssen Untersuchungen auf *Nasen-Rachen-Besiedlung* der weiterhin gesunden Mitarbeiter durchgeführt werden. Zeitweise helfen bei diesen Kontaminationen lokale Antibiotikasalbenbehandlungen, aber selbst dagegen gibt es bereits Resistenzen (Anonym 1996).

Als Ziel wird verfolgt, den MRSA-betroffenen Patienten so bald als möglich nach Hause zu entlassen, denn nur dort entsteht wieder seine physiologische Keimflora.

Im Zusammenhang der erforderlichen *abschließenden Scheuer-Wisch-Desinfektion* empfiehlt es sich, entweder das nicht desinfizier- oder sterilisierbare Material, z.B. sauberes Einmalmaterial, nur für andere MRSA-Patienten zu verwenden (Dietze et al. 1996, S. 417) oder in eine „Quarantänelagerung" zu geben. „Unveröffentlichte Untersuchungen von Dietze et al. haben gezeigt, daß MRSA nach wenigen Wochen entscheidend reduziert wird – bei den geringen Ausgangskontaminationen –, weshalb alle Materialien über diese wenige Wochen in Quarantäne genommen werden; diese Materialien sind nicht zu verwerfen, es sei denn, das Haus verfügt über viel Geld." (Persönliche Mitteilung Prof. Dr. H. Rüden 3/1997) Es stellt eine sinnvolle Verbindung von Ökonomie und Ökologie dar, sauberes Material von septischen oder MRSA-Patienten, in Säcken verpackt, für eine 6- bis 8wöchige Quarantäne einzulagern und dann wiederzuverwenden. Sinnvoller ist es natürlich, von vornhinein die Pflegematerialien in diesen Patientenzimmern reduziert vorrätig zu halten.

Tuberkulose (Abb. 3.8)

Probleme des Menschen

Zunächst muß beachtet werden, daß die Tuberkulose (TBC) der Lunge lange Zeit fast symptomlos verläuft, auch wenn bereits röntgenologische Veränderungen nachweisbar sind. Bei weiterem Fortschreiten der Krankheit treten auf:

- vermehrter *Husten* (etwa 45% aller Patienten),
- *Expektoration* (Auswurf); *blutiger Auswurf* (Hämoptyse) findet sich in industrialisierten Ländern bei weniger als 10%,
- *Müdigkeit,*
- *Nachtschweiß* und
- *Gewichtsabnahme.*

Obwohl bereits 1832 der Begriff „Tuberkulose" konzipiert war, wurden die sehr viel anschaulicheren Begriffe aus dem äußeren Erscheinungsbild der Kranken, „Phthise = Auszehrung" und „Schwindsucht", bis in das frühe 20. Jahrhundert weiterverwendet. Mit dieser Volkskrankheit waren die Vorstellungen von Unheilbarkeit und unausweichlichem Tod eng verbunden.

Abb. 3.8.   Krankes Kind
(IND58746) Motherhood, 1903
(charcoal and pastel) by Pablo
Picasso (1881–1973), Musee
Picasso, Barcelona, Spain/
Index/Bridgeman Art Library,
London/New York. © Succes-
sion Picasso/VG Bild-Kunst,
Bonn 1998

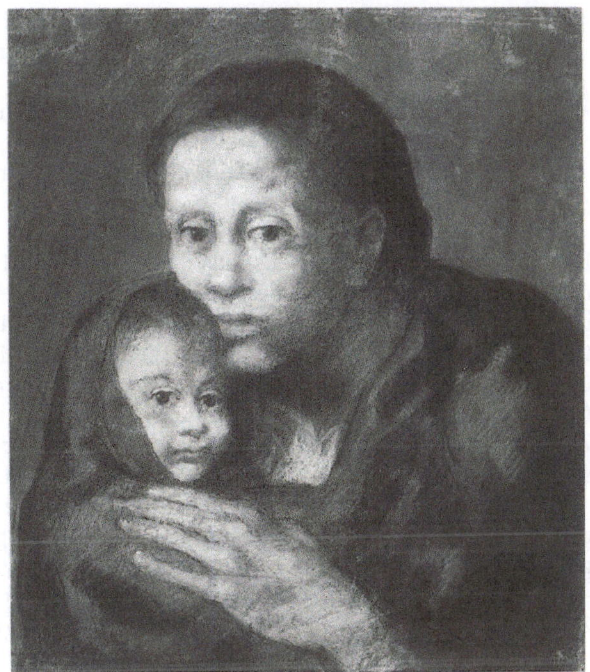

Ein Pleurabefall der Tuberkulose läßt sich bei, anfänglich erheblichen, *atemab-hängigen Schmerzen* vermuten, die im Laufe der Erkrankung abnehmen.

Weiterhin finden sich Zeichen einer *chronischen Entzündung* und *leichtes Fieber*. Die klinische Symptomatik der Lungentuberkulose ist also meist uncharakteristisch.

Fragen und Antworten zur Epidemiologie der Tuberkulose
Es geht also um:

1. den zeitlichen Zusammenhang: Wann?
2. die räumliche/geographische Beziehung: Wo?
3. die betroffenen Personen: Wer?
4. die Übertragungswege: Wie?

Zeitlicher Zusammenhang
Tuberkulose im Alter. In Europa ist die Tuberkulose nicht mehr das Schicksal junger Menschen, die Krankheit spielt sich in immer späteren Jahren ab. Es handelt sich meist um ein Wiederaufflackern alter, lange Zeit latent gebliebener Tuberkuloseherde. Die Symptome, wie sie oben aufgeführt wurden, sind meist weniger dramatisch als beim jungen Menschen und werden in höheren Lebensjahren häufig dem natürlichen Alterungsprozeß angelastet. Sie werden beim älteren Menschen eher als Tuberkulose verkannt.

- Der Husten wird als „normaler Altershusten" befundet, denn er ist auch bei chronischer Bronchitis oder Herzinsuffizienz zu finden. Damit ist das wichtigste Symptom der Tuberkulose maskiert.
- Müdigkeit, Blässe, Appetitlosigkeit sind bei älteren Menschen eher häufig und nicht für eine Tuberkulose spezifisch.
- Auch die Gewichtsabnahme wird aus den Symptomen, altersentsprechend entstanden, interpretiert.

Dies ist um so problematischer, als die Krankheitshäufigkeit im Alter ab 65 Jahren zunimmt. Dies trifft insbesondere für die offene Lungentuberkulose zu, hier ist die Krankheitshäufigkeit von über 70jährigen Männern 3mal so hoch als im übrigen Erwachsenenalter (Konietzko 1990, S. 486). Diese Beobachtungen können überall in Zentraleuropa und den USA gemacht werden. Sie werden vermutlich für die nächsten Jahre noch gelten und erst weniger häufig sein, wenn die große Zahl von jungen Leuten, die in unserer Zeit von einer Primärinfektion ausgeschlossen sind, ins dritte Alter kommen (Arnold et al. 1990, S. 310).

Die Prognose der Alterstuberkulose ist, wenn sie nicht zu spät erkannt und eine Behandlung mit Tuberkulostatika effektiv durchgeführt wird, heute genauso günstig wie in den anderen Lebensjahren (Gesell 1990, S. 192).

Das Risiko, an einer aktiven Tuberkulose zu erkranken, ist auch durch die Zunahme des durchschnittlichen Lebensalters bedingt und führt zu einer zahlenmäßigen Vermehrung dieser Fälle im dritten Alter. Zudem ist der alte Mensch häufig von Primärerkrankungen betroffen, die seine Abwehrkraft reduzieren und die Voraussetzungen für die Manifestation einer Infektion erleichtern. Eine Primärerkrankung mit immundepressorischer Therapie, z.B. chronischer Rheumatismus mit langdauernder Kortikotherapie, kann die klinische Manifestation einer vorbestehenden Infektion erleichtern. Kürzlich wurde die verstärkte Infektionsgefährdung von Herzempfängern aufgrund der lebenslang notwendigen Immunsuppression veröffentlicht (Körner et al. 1997). Schließlich ist es oft erst die Autopsie, durch die zahlreiche Fälle aktiver Lungentuberkulose aufgedeckt werden. Eine möglicherweise wirksame Therapie erfolgte nicht, eine Prävention vor Weiterverbreitung der Infektion wurde bei diesen Patienten nicht realisiert, obwohl sie sehr wahrscheinlich hochkontagiös waren.

Geschichte. Nach Müller (1946) ist die Tuberkulose wohl als die älteste überlieferte und nachgewiesene Infektionskrankheit zu betrachten. Aus der jüngeren Steinzeit (etwa 4000–5000 v. Chr.) konnte ein Skelett mit einem Pott-Buckel, also eine Krümmung der Wirbelsäule im Sinne einer Kyphose, die z.B. bei tuberkulöser Spondylitis vorkommt, wissenschaftlich gesichert werden. In Ägypten konnte bei einer Kindermumie aus der Zeit um 2700 v. Chr. eine Hüftgelenkstuberkulose festgestellt werden.

Um die Jahrhundertwende starben mehr als 25% aller Erwachsenen in den Großstädten Europas und Nordamerikas an Tuberkulose. Es sind verbesserte hygienische und soziale Bedingungen, vermutlich auch eine genetische Selektion der abwehrstärkeren Personen (Fischer 1996), die diese Situation für Europa und die USA veränderte. Mit Beginn des Einsatzes wirksamer Chemotherapeutika in den 50er Jahren wurde eine Heilung möglich.

Ausgehend von der Geschichte der Tuberkulose sind die heutigen Formen des Abbaues sozialstaatlicher Leistungen als bedenklich anzusehen. Mit der Tuberkulose kann vor Augen geführt werden, daß es ursprünglich krasse, für die ganze Bevölkerung von Großstädten lebensbedrohende soziale Mißstände gewesen waren, die auch um den Preis der kommunalen Verschuldung den Aufbau genau jenes Leistungsstaates erzwungen haben, den man heute sorglos meint „deregulieren“ zu können. Hygienerelevante Beispiele hierfür sind die heute praktizierte Privatisierung von Kanalisation, Wasserversorgung, Deregulierung, d.h. Einschränkung von Aufgaben des öffentlichen Gesundheitsdienstes, der Veterinärmedizin, der Zahngesundheitspflege und vieles andere.

Der soziale Kofaktor bei der Ausbreitung der Tuberkulose spiegelt sich auch in der Weltstatistik wider. Von den weltweit 60 Mio. Tuberkulosekranken und den jährlich 10 Mio. Neuinfizierten leben über 95% in den Entwicklungsländern.

Räumliche/geographische Beziehung

Tuberkulosesituation in Deutschland. Es gibt langjährige Trends, die im Unterschied zu osteuropäischen und Entwicklungsländern zeigen, daß für Deutschland eine günstige Situation besteht. Sowohl die Zahl der Erkrankungen der Atmungsorgane als auch die Tuberkuloseerkrankungen anderer Organe sind seit langem rückläufig. Pro Jahr werden etwa 11 000 Tuberkuloseerkrankungen neu diagnostiziert (Anonym 1998).

Trotz der positiven Beobachtungen bleibt die Tuberkulose auch für uns ein bedeutsames Gesundheitsproblem. Das zeigt sich einerseits an den sehr hohen Erkrankungszahlen in anderen Ländern der Welt: Die Tuberkulose steht mit 3 Mio. Todesfällen in der Welt vor Pneumonien an 2. Stelle aller Infektionskrankheiten mit den häufigsten Todesfällen (Domann 1997, S. 3479). Deutlich wird dies auch an den regionalen Unterschieden in Deutschland: Die Erkrankungszahlen in Großstädten (insbesondere Hamburg, Bremen, Berlin mit etwa 20 Neuerkrankungen pro 100 000 Einwohnern/Jahr) weisen auf das Ausmaß von Armut und die Zahl von Risikogruppen (ausländische Mitbürger, Obdachlose, Drogensüchtige, HIV-Positive) hin. Eher schwach besiedelte Bundesländer weisen wesentlich niedrigere Zahlen auf (etwa 10 Neuerkrankungen pro 100 000 Einwohnern/Jahr; Anonym 1997b, S. 248). Zudem kommt die Tuberkulose im Alter in der Mehrzahl unter dem Einfluß einer Änderung der Resistenz zustande, wie dies bei chronischem Alkoholismus, bei Diabetes mellitus, bei Unterernährung oder Tumorkrankheiten der Fall ist. Es handelt sich meist um ein Wiederaufleben einer früheren Infektion, selbst wenn sich diese nie bemerkbar gemacht hat. Es gilt weiter: „Arme sterben früher – Der Körper antwortet mit Krankheiten auf soziale Not" (Blech 1997, S. 45). Die Krankheitshäufung bei Kindern und Jugendlichen zeigt sich insbesondere in Problembezirken der Großstädte (s. Anonym 1992; Abb. 3.9). Bei Sozialhilfeempfängern steht 1996/97 einem Anteil der Tuberkulosekranken von 8,9% ein Bevölkerungsanteil von 2% gegenüber (Forßbohm 1997, S. 156).

Die Situation wird durch Erreger verschärft, die gegen ein oder mehrere Antituberkulostatika resistent sind. Hauptsächlich HIV-Infizierte sind stark von dieser Krankheit betroffen (acc 1996). Multiresistente Tuberkulose ist deshalb sehr gefährlich, weil die Erreger gegen geläufige und auch erprobte Arzneistoffe wie Isoniazid, Ethambutol, Rifampicin und Streptomycin resistent sind. Sie kann sich während der Behandlung entwickeln, oder die Infektion erfolgt durch bereits resistente Erreger. Für deutsche Großstädte sind diese Formen bereits Realität.

Betroffene Personen

Fragen der Epidemiologie nach den betroffenen Personen wurden bei den übrigen Kriterien bereits beantwortet: Tuberkulose ist heute in Deutschland eine Erkrankung der alten Menschen (>70 Jahre), der HIV-Infizierten und der sozial schwach gestellten Bevölkerungsgruppen. Das Risiko, an Tuberkulose zu erkranken, ist für einen HIV-Patienten 100- bis 500mal größer als für einen Gesunden mit intaktem Immunsystem. Während früher Tuberkulose langfristig in Spezialkliniken und Sanatorien mit besseren Kontrollmöglichkeiten behandelt wurde, ist heute die ambulante Behandlung die Regel. Damit stellt die Compliance (Zuverlässigkeit bei der Medikamenteneinnahme) ein großes Problem dar mit Reduzierung der Heilungschancen bei Resistenzentwicklung. Therapieanweisungen verlangen, je nach Schwere der Erkrankung, über 6 Monate bis 2 Jahre eine bis zu 3mal tägliche Medikamenteneinnahme.

Übertragungswege

Die Tuberkulose bettet sich typischerweise in die 4 Hauptübertragungswege von Infektionserkrankungen ein:

- durch Kontakt (z.B. die Krankenhausinfektion MRSA, s. S. 169),
- über gemeinsame Vehikel, wie z.B. Blut und Blutprodukte (s. Kap. 5.2.6), Wasser,
- über tierische Übertragungsfaktoren (Vektoren), z.B. die Salmonellose oder als Zoonose wie die Tollwut,
- über die Luft (z.B. Lungentuberkulose).

Kleinste respiratorische Tröpfchen mit einem Durchmesser von mehr oder weniger als 100 μm (sprich: Mikrometer) werden beim Husten von jedem Menschen in Form von Aerosolen in die Raumluft geschleudert. Die ausströmende Atemluft kann dabei Geschwindigkeiten von bis zu 1000 km/h erreichen. Die Tröpfchen sedimentieren langsam und verdunsten. Zurück bleiben Mikrotröpfchen oder Tröpfchenkerne. Diese bestehen aus festen Bestandteilen, das können Salzkristalle, aber auch Infektionserreger sein. Wenn ein Mensch eine sog. offene Tuberkulose der Atemwege hat (Lunge, Bronchien oder Kehlkopf), enthalten diese winzigen Tröpfchenkerne mit einem Durchmesser 10 μm Mycobacterium tuberculosis. Aufgrund ihrer geringen Größe und des geringen Gewichts können sie langfristig in der Luft schweben (30 min in nicht bewegter Luft) und an Staubpartikeln gebunden über Wochen infektiös bleiben. Trotzdem kommt eine Tuberkuloseübertragung meist nicht über kontaminierte Gegenstände vor, epidemiologisch bedeutsam ist die Aufnahme der Erreger beim Husten mit nahem Kontakt. Der Kranke muß eine entsprechende Konzentration von Tuberkuloseerregern über längere Zeit abgeben. Nur die kleinsten Tröpfchenkerne können genügend lange in der Luft schweben und mit dem Atemzug bis in die Peripherie, also in tiefere Abschnitte der Atemwege (Alveolen) gelangen und eine Infektion verursachen. Größere, beim Husten abgegebene Tröpfchen werden bereits von der Schleimhaut der oberen Atemwege aufgefangen und vom Selbstreinigungsmechanismus der Atemwege eliminiert. Ihre Infektiosität ist daher gering.

Krankheitsbild Tuberkulose mit seinem zeitlichen Ablauf

Tuberkulöse Erstinfektion. Im Gegensatz zu vielen anderen Infektionskrankheiten ist eine Tuberkulose*infektion* nicht gleichbedeutend mit einer Tuberkulose*erkrankung*. Nach Inhalation infektiöser Aerosole kommt es zur Ausbildung eines entzündlichen Infiltrats im Bronchoalveolarraum. Die Mykobakterien werden von Alveolarmakrophagen aufgenommen, es bildet sich eine herdförmige Entzündungsreaktion. Mit der abfließenden Lymphe werden Tuberkuloseerreger verschleppt und in die regionalen (im Hilus liegenden) Lymphknoten abtransportiert. Hier kommt es ebenfalls zu einer spezifischen Entzündungsreaktion. Das erste, Wochen bis Monate in Anspruch nehmende Infektionsstadium der Tuberkulose besteht daher aus einem *Primärherd* in der Lunge und einer Entzündung von Lymphknoten im Lungenhilus. In der Mehrzahl (etwa 95%) heilt die Tuberkulose in diesem Stadium aus, es erfolgte wohl eine Tuberkuloseinfektion, aber keine Tuberkuloseerkrankung. Die Infektion beschränkt sich dann auf die Ausbildung eines passageren *Primärkomplexes*, der sich aus dem kleinen Primärherd mit den beteiligten regionären Lymphknoten des Lungenhilus zusammensetzt. Im Laufe der Jahre kann sich dort Kalk ablagern, der im Röntgenbild lebenslänglich sichtbar bleibt. Ein weiterer Ausdruck der abgelaufenen Infektion ist ein positiver Tuberkulintest (s. unten).

Postprimäre Tuberkulose. Allerdings bleiben die Tuberkuloseerreger in diesen ersten Herden über Jahre oder Jahrzehnte am Leben und können sich im höheren Alter wieder vermehren. Ursache ist meist eine endogene Reaktivierung der seit der Primärinfektion ruhenden Erreger. Eindeutig sind die Dispositionen des Patienten zu diesem Krankheitsverlauf nicht zu bestimmen. Lokale Schädigungen im Bereich der Atmungsorgane, v. a. aber Beeinträchtigungen des Abwehrsystems im weitesten Sinne sind hierbei von Bedeutung.

Die häufigste Form der postprimären Tuberkulose stellt die kavernöse Lungentuberkulose dar, wenn ein Bronchus in die tuberkulöse Nekrose einbezogen wird und es zur Bildung einer Kaverne kommt. Die Tuberkuloseerreger verbreiten sich nun über das Bronchialsystem.

Einige Komplikationen. Kann die tuberkulöse Erstinfektion durch den Organismus nicht beherrscht werden, kommt es zur Einschmelzung im Primärherd oder

in den Lymphknoten im Lungenhilus, und es kann zur Ausbreitung der Tuberkelbakterien auf verschiedenen Wegen kommen. Hier einige Beispiele:

- Bei Einbruch in die Blutbahn (hämatogene Frühgeneralisation) kann es
  gleichzeitig zum Primärkomplex zu einer allgemeinen Ausstreuung von Ent-
  zündungsherden in verschiedende Organe kommen. Die Veränderung der
  Lunge nennt man Miliartuberkulose, da im Röntgenbild hirsekorngroße
  kleine Herde (miliar = hirsekorngroß) zu sehen sind.
- Bei geringerer Streuung über die Blutbahn kann es zur Absiedlung in der
  Lunge, z.B. in der Lungenspitze oder anderen Organen (Leber, Milz, Knochen-
  und Gelenktuberkulose, Urogenitaltrakt) kommen.
- Bei Kindern und Jugendlichen können die Hirnhäute befallen werden, es
  kommt zur tuberkulösen Meningitis.
- Bricht der sich nahe an der Lungenoberfläche befindliche Primärherd in die
  Pleurahöhle ein, kommt es zu einer tuberkulösen Rippenfellentzündung.

Diagnostik

Neben der Beobachtung der Symptome tragen Thoraxröntgen, der bakteriologische Erregernachweis sowie die Tuberkulintestung zur Diagnosefindung bei.

Bakteriologischer Erregernachweis. Die einfache mikroskopische Diagnostik
(mit einer speziellen Färbemethode nach Ziehl-Neelsen) von Sputum, Material
aus Bronchiallavage, Magensaft, Urin oder anderem Material erfordert wenige
Stunden. Eine Differenzierung zwischen Tuberkuloseerregern und sog. Umwelt-
mykobakterien kann mit diesem Direktpräparat aber nicht erfolgen. Zur Spu-
tumprobe ist dem Patienten der Hinweis zu geben, daß es nicht um eine Spei-
cheluntersuchung geht. Sputum muß möglichst aus tieferen Lungenabschnitten
„heraufbefördert" werden. Die höchste Ausbeute an evtl. Tuberkuloseerregern
ergibt die Untersuchung von Morgensputum.

Ein Keimnachweis durch kulturelle Anzüchtung gelingt je nach angewende-
tem Verfahren aufgrund der langen Generationszeit innerhalb 2–8 Wochen, bis
eine sichtbare Kolonie entsteht; mittels radiometrischer Kultur ist nach etwa 14
Tagen ein Keimnachweis möglich.

Bei sehr wenig und schwierig zu gewinnendem Untersuchungsmaterial
(Gelenkpunktat, Liquor usw.) wird der Erregernachweis zudem im zeitaufwendi-
gen Tierversuch zu führen versucht.

Um eine schnelle Entscheidung zur (infektionsverhütenden) Therapie und
arbeits- und kostenaufwendigen Isolation von tuberkuloseverdächtigen Patienten zu fällen, ist ein neuer Test, der Nachweis von Mycobacterium tuberculosis
durch enzymatische Verstärkung mittels Polymerasekettenreaktion (z.B. der
PCR/LCR® = Polymerase-Ligase-Kettenreaktion) anwendbar. Die Nukleinsäure
wird durch bestimmte enzymatische Verfahren vermehrt, so daß schon eine
geringe Anzahl von Bakterien ausreicht, um ein Ergebnis innerhalb von 5 h zu
erzielen.

Dieser Test konnte sich bei der Untersuchung einer Mumie aus der ägyptischen Zeit des Neuen Reichs (1550–1080 v. Chr.) bewähren: Nachdem Forschern
typische Veränderungen der Wirbelsäule und am rechten Lungenflügel auffielen,

konnten sie die Tuberkulose molekulargenetisch mit Hilfe der Polymerasekettenreaktion nachweisen (FAZ 1997, S. N2).

Tuberkulintestung. Die Tuberkulinreaktion besitzt unter den Diagnoseverfahren noch immer eine zentrale Bedeutung: Ihr positiver Ausfall beweist bei immunologisch gesunden Personen lediglich das Vorhandensein von Antikörpern gegen Tuberkuloseerreger, z.B. nach ausgeheilter durchgemachter Erstinfektion, bei stiller Feiung nach Kontakt mit Tuberkulosebakterien oder nach einer BCG-Schutzimpfung. Ein wiederholt negativer Ausfall schließt das Vorliegen einer tuberkulösen Erkrankung weitgehend aus. Die Reaktion beruht auf einer Überempfindlichkeit des Organismus gegen Eiweißbestandteile des Erregers. Der Wirtsorganismus reagiert, wenn er zuvor schon Kontakt mit Mykobakterien hatte. Für den Tuberkulintest wird gereinigtes Tuberkulin, d.h. Zerfallsprodukte von Tuberkelbakterien, verwendet.

Im klinischen Bereich wird der Mendel-Mantoux-Tuberkulintest bevorzugt: 10 Tuberkulineinheiten (0,1 ml) werden streng intrakutan an der Volar- oder Dorsalseite des Unterarmes injiziert, frühestens nach 72 h wird der Test abgelesen, spätestens nach 1 Woche. Die Reaktion in Form einer alleinigen Rötung oder ein evtl. aufgetretenes Ödem der Haut ist als negativ anzusehen, eine tastbare Verhärtung ab 6 mm ist als positiv anzusehen.

Für ambulant durchzuführende Tuberkulintestung werden – wenn auch hinsichtlich der Sensitivität erhebliche Vorbehalte bestehen – meist Stempeltests eingesetzt. Wegen ihrer Ungenauigkeit ist von der Anwendung abzuraten. Der Tuberkulin-Tine-Test wird mittels 4 Stahlzinken mit gereinigtem Tuberkulin an der Unterarminnen- oder -außenseite durchgeführt. Der Testkörper wird, senkrecht aufgesetzt, für zirka 2 s fest eingedrückt. Die Teststelle sollte man trocknen lassen und nicht verbinden. Positiv wird die Reaktion gewertet, wenn an mindestens einer der 4 Einstichstellen eine tastbare Verhärtung nachgewiesen werden kann. Eine alleinige Rötung der Einstichstelle ist nicht ausreichend. Das Ablesen der Stempeltests sollte niemals vor Beginn des 4. Tages nach Testung erfolgen.

Bei angeborenem oder erworbenem Immunmangelsyndrom (z.B. HIV-Infektion) sowie unter immunsuppressiver Therapie kann die Reaktion auf Tuberkulin trotz Infektion fehlen (Ferlinz 1996a).

Therapie und Prävention

Neben allgemeinen Pflegemaßnahmen, die denen der Pflege eines Patienten mit Pneumonie entsprechen, müssen Maßnahmen zur Infektionsverhütung und Unterbrechung der Infektionskette ausgeführt werden. Aus den epidemiologischen Daten, dem Wissen um die Widerstandsfähigkeit des Mikroorganismus (s. unten) und Hinweisen zum Krankheitsbild lassen sich alle Maßnahmen zur Verhütung der Tuberkuloseübertragung vom Patienten auf empfängliche Menschen in der Umgebung eines Tuberkulosepatienten ableiten.

Daraus ergibt sich, daß gezielte Maßnahmen zur Infektionsverhütung nur bei Patienten mit „offenen" Formen der Tuberkulose notwendig sind, wozu

- die offene Lungentuberkulose mit Möglichkeit der Freisetzung von erregerhaltigen Aerosolen,

- die Kontaminationsmöglichkeit mit Urin bei der Urogenitaltuberkulose und
- mit Eiter, z.B. bei der perforierten Lymphknotentuberkulose, zählen.

Als „offen" wird eine Tuberkulose bezeichnet, wenn in den Ausscheidungen des Patienten Tuberkelbakterien nachgewiesen werden können. Gegenüber dem mikroskopischen Nachweisversuch hat die kulturelle Untersuchung eine 10mal höhere Empfindlichkeit.

Mykobakterien und ihre Widerstandsfähigkeit. Mycobacterium tuberculosis ist ein langsam wachsender Aerobier mit einer Verdopplungszeit von etwa 12–20 h. Zur Resistenz gegen die Wirtsabwehr trägt die charakteristische wachs- und lipoidreiche Zellwand ebenso bei wie zur Resistenz gegen äußere Einflüsse. Im Vergleich zu anderen Bakterien sind die Mykobakterien eher unempfindlich. Einige Beispiele sollen angeführt werden:

- Auf UV-Licht, d.h. Sonnenlicht, reagieren Mykobakterien durch schnelles Absterben auf Oberflächen.
- Durch Magensalzsäure werden Tuberkuloseerreger nicht abgetötet. Somit gelangen sie z.B. beim Herunterschlucken erregerhaltigen Speichels in den Darm und können dort eine Tuberkulose der Mesenteriallymphknoten verursachen.
- Desinfektionsmittel müssen ausdrücklich gegen Mykobakterien zugelassen sein, wenn sie für diese Infektionsfälle eingesetzt werden sollen. Diese Regelung gilt in Deutschland auch für Flächen, obwohl vom CDC aufgrund der möglichen Infektionsübertragung ausschließlich über die Inhalation erregerhaltiger Aerosole konsequenterweise nur eine *Reinigung* der patientennahen und -fernen Flächen empfohlen wird (Kappstein 1997, S. 275).
- Wie bereits geschildert, ist Mycobacterium tuberculosis gegen Austrocknung sehr widerstandsfähig. Die Erreger können im Staub wochenlang in infektiöser Form überleben. Zur Übertragung der Krankheit ist jedoch die Inhalation großer Mengen Tuberkuloseerreger, z.B. beim nahen Kontakt zu einem hustenden infektiösen Tuberkulosepatienten, erforderlich.
- Gegen Kälte sind Tuberkuloseerreger unempfindlich; sie sind im Labor jahrelang bei Temperaturen von –70 °C, überlebensfähig, bei Temperaturen über 65 °C dagegen nur bis etwa 30 min.

Grundlagen einer gezielten Infektionsverhütung. Fachgesellschaften, z.B. das Deutsche Zentralkomitee zur Bekämpfung der Tuberkulose in Berlin geben ständig aktualisierte Richtlinien und Empfehlungen zur Behandlung der Tuberkulose heraus (z.B. Richtlinien zur Chemotherapie 1995, zur Tuberkulindiagnostik 1996, Empfehlungen zur Infektionsverhütung 1996 und zur Umgebungsuntersuchung 1996, Info für Patienten und Angehörige 1997). Sie sind zur aktuellen Anpassung von pflegerischen und therapeutischen Hinweisen sehr gut geeignet und praktikabel.

Für die Praxis des Allgemeinkrankenhauses als hilfreich hat sich ein Epidemiologieprotokoll für jeden Patienten mit Verdacht oder bekannter offener Lungentuberkulose erwiesen (Abb. 3.9).

Epidemiologie - Protokoll

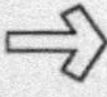

> **Adressette** des aufgenommenen Patienten mit Symptomen/Verdacht auf Infektionserkrankung nach **BSeuchG**
>
> (Hierdurch wird <u>nicht</u> die Meldepflicht nach BSeuchG erledigt, die den Lt. Arzt betrifft!)

Meldung bitte an Klinikhygiene

Rufgerät 74.230....

Diagnose /Verdachtssymptome: Verdacht auf offene Lungen - TBC

Mitpatienten:.................................Erreger/Infektiöses Material: Tröpfchenkerne, d.h. Aerosole, die lange als Partikel schweben können.

Empfohlene Schutzmaßnahmen nach RICHTLINIE für Krankenhaushygiene und

Infektionsprävention RKI 5/94, BENZ Handbuch der Infektionskrankheiten für den stationären Alltag. Bremen 1994, DASCHNER Praktische Krankenhaushygiene und Umweltschutz. Berlin 1997, 2. Aufl., Veröffentlichung des Dt. Zentralkomitee zur Bekämpfung der Tuberkulose (1996)

[X] **Einzelzimmer** (Bezugspflege hier bes. sinnvoll, Zimmer kennzeichnen, Tür geschlossen halten, Besucher anmelden lassen, bis 2-3 Wochen nach Beginn einer effektiven Therapie)

☐ **Mehrbettzimmer** möglich

[X] **Händedesinfektion** vor und nach Patientenkontakt bzw. Betreten des Zimmers

☐ **Patienten** in hygienische **Händedesinfektion** einweisen (z.B. nach **WC**-Benutzung)

☐ **Eigenes WC** oder Nachtstuhl zuweisen mit täglicher desinf. Reinigung

[X] **Schutzkittel** (täglich/<u>pro Schicht frisch</u>) bei

    ☐ Betreten des Patientenzimmers

    [X] Kontakt mit Körperflüssigkeiten/Ausscheidungen/Sekreten/Betten des Patienten/ Kontakt mit kontaminierten Körperarealen

[X] Einmal**handschuhe** (bei Kontakt mit Körperflüssigkeiten/Ausscheidungen/Sekreten/ bei Kontakt mit kontaminierten Körperarealen)

[X] **Mund-Nasenschutz** empfohlen, besser ist Abstand mit entsprechender Patienteninformation und möglichst nur tuberkulinpositive Mitarbeiter mit Pflege betrauen.

[X] **Wäscheabwurf im Zimmer** in gelbgestreiften Textilsack mit äußerem Klarsicht-Plastiksack

[X] **Müllabwurf** in grünen Plastiksack (auf ges. Anforderung: Klinikhygiene/HBD)

[X] **Speisereste** zurück in die zentrale Spül-Küche

☐ **Flächen** (Fußböden, Möbel, Leisten, Nachtschränke, Bettgestelle, u.a.) und Gegenstände (Bücher, Spielzeug, Geschirr u.a.) werden **gereinigt**

[X] Sichtbare Kontaminationen (**Verunreinigungen** durch Ausscheidungen/Sekreten/ Blut) müssen sofort desinfizierend gereinigt werden

[X] **Laufende Desinfektion** der Pflege-/Behandlungs-/Untersuchungsmaterialien (Instrumente, Steckbecken, Urinflaschen, Thermometer, Nagelschere, Haarbürsten)

[X] **Laufende Desinfektion** der Flächen (Fußboden, patientennahe Flächen) Anmeldung bei der Reinigungsfirma erforderlich, Benachrichtung der hauswirtschaftlichen Mitarbeiterin

[X] **Schlußdesinfektion** als Scheuer-Wisch-Desinfektion anmelden.

Alle Flächendesinfektionsarbeiten mit z.B. **INCIDIN Plus 1% 1 Std. Wert** und Handschuhen.

Beachten Sie bitte beigefügte **Anlagen**: Informationen zum Mitarbeiterschutz.

Datum:.....................Unterschrift: ....

           Klinikhygiene   Mitarbeiter Pflege

Kopie: Patientenakte/Akte Hygienekommission

Abb. 3.9. Epidemiologieprotokoll

Dieses Protokoll wird nachfolgend erläutert. Es enthält Regelungen zu einem Nichtseuchenfall, d.h., es handelt sich um *einzelne* Erkrankungsfälle, bei denen Anordnungen durch das Gesundheitsamt nicht erwartet werden.
Erläuterungen der Grundregeln einer gezielten Infektionsverhütung

- *Zu Einzelzimmer:* Es können mehrere Tuberkulosepatienten in einem Mehrbettzimmer liegen. Eine Zunahme medikamentenresistenter Tuberkuloseerkrankungen wird beobachtet, es dürfen Patienten nur mit gleichem Resistenzmuster zusammen untergebracht werden. Grundsätzlich soll ein Patient, solange er infektiös ist, sein Zimmer nicht verlassen, möglichst auch nicht zu Diagnose- und Therapiemaßnahmen. Wenn es unvermeidlich ist, soll der Patient ausnahmsweise einen Chirurgie-Mundschutz tragen. Damit wird bei hustenden Patienten die Freisetzung respiratorischer Tropfen verhindert, die sich durch Austrocknung zu Tröpfchenkernen verändern können. Die Mitarbeiter der Funktionsabteilungen sind über den Status des Patienten zu informieren.
  Besonders hier empfiehlt sich das Pflegesystem der Bezugspflege (Sitzmann 1998), um so wenig Mitarbeiter wie möglich in die pflegerische Betreuung einzubeziehen. Beschränkt auf nahestehende Besucher sollen diese in die Information über den Grund der Isolierung und den Übertragungsweg der Tuberkulose einbezogen werden.
  Eine wichtige Unterstützung des Patienten in psychohygienischer Hinsicht stellt die Empfehlung dar, bei entsprechender Compliance des Patienten für die Einhaltung der Schutzmaßnahmen (Nutzen von Einmalpapiertaschentüchern bei Husten, Niesen oder Kommunikation mit anderen) einen täglichen Spaziergang im Krankenhausgartengelände, evtl. in Begleitung, zu ermöglichen (Kramer 1997, S. 529). Aufenthalt in Frischluft stellte vor der Antibiotikaära eine der wesentlichsten Behandlungsformen dar.
  An Tuberkulose infizierte Kinder können nicht zu Überträgern werden – diese wichtige Information ist für eine evtl. in Betracht gezogene und häufig unmöglich durchzuführende Isolation von Kindern anzuwenden (Weist 1997, S. 31). Im Magensaft erkrankter Kinder ist die Zahl vitaler Tuberkuloseerreger wesentlich niedriger als bei Erwachsenen. Viel wichtiger ist die Untersuchung der Eltern und übrigen Bezugspersonen der Kinder.
- *Zu Händedesinfektion:* Neben den üblichen Indikationen soll grundsätzlich beim Betreten und Verlassen dieses Patientenzimmers eine hygienische Händedesinfektion durchgeführt werden. Bewährt haben sich im Allgemeinkrankenhaus, transportable Ständer mit montiertem Spender türnah aufzustellen, um die Benutzung aus Flaschen mit Kontaminationsgefahr zu vermeiden.
- *Zu Schutzkittel:* Ein Kittel muß nicht bei jedem Betreten des Zimmers getragen werden. Bei Arbeiten mit Sekretkontaminationsmöglichkeit (z.B. während Bronchoskopie, tracheobronchialer Absaugung und Intubation) soll er getragen werden. Schutzkittel sollen im Zimmer bleiben. Sollte das nicht möglich sein, ist er mit der Innenseite nach außen aufzuhängen.
- *Zu Einmalhandschuhe:* Hier gilt das übliche Grundprinzip der Distanzierung: Vor jedem möglichen Kontakt mit infektiösem Material, d.h. im speziellen Fall Sputum, und beim sonstigen Umgang mit Körpersekreten sind Einmalhandschuhe zu tragen.

- *Zu Mund-Nasen-Schutz:* Die Patienten sind durch Erklärung des Infektionsweges der Tuberkulose anzuhalten, beim Husten oder Nießen ein Papiertaschentuch vor den Mund zu halten und sich beim Husten abzuwenden. Damit wird ein besserer Infektionsschutz erreicht, als durch den im OP üblichen Mund-Nasen-Schutz. Dieser filtert keine Aerosole, d.h. Mikrotröpfchen mit einem Durchmesser <5 µm, wie sie durch Inhalation für die Tuberkuloseübertragung in Frage kommen.

  Für den Mitarbeiterschutz bei Bronchoskopie, tracheobronchialer Absaugung, In- und Extubation sowie zur Pentamidin-Inhalation bei Aids-Patienten als hustenprovozierende Maßnahme sowie auf ausdrücklichen Wunsch des Mitarbeiters sind theoretisch nur Feinstaubmasken mit hoher Filterleistung sinnvoll. Zur Rechtfertigung der hohen Kosten trotz des noch nicht eindeutig bewiesenen Infektionsschutzes muß zumindest auf korrekten Sitz geachtet werden. Die Maske muß am Gesicht eng anliegen, womit ihre Akzeptanz wegen schwereren Atmens und Druck auf das Gesicht nachläßt.

  Es wird betont (Kappstein 1997, S. 273), daß sich die Poren der Feinstaubmasken bei Industriearbeiten kurzfristig verlegen. Bei den Raumluftbedingungen der Klinik ist dies nicht zu erwarten, so daß diese Masken von einer Person lange Zeit verwendet werden können. Keinesfalls muß mehrmals am Tag eine neue Maske benutzt werden.

- *Zu Wäscheabwurf:* Da eine sorgfältige Unterscheidung der Wäsche des Patienten nach sekretkontaminierter und nicht kontaminierter Wäsche praktisch nicht möglich ist, soll die Bettwäsche des Patienten im Zimmer in einen Tuchsack gegeben werden, der den Verabredungen des Transports infektiöser Wäsche entspricht. Außerhalb des Zimmers ist er zum Schutz der Transportmitarbeiter je nach Krankenhaus noch in einen Plastiksack zu geben.

  Kann Leibwäsche des Patienten nicht zentral als Infektionswäsche gewaschen werden, soll eine vorherige chemische Desinfektion mit einem Mittel erfolgen, das nach der RKI-Liste zugelassen ist, aber in DGHM-Konzentration angewendet werden kann.

- *Zu Müllabwurf:* Ähnlich wie beim Umgang mit Wäsche ist eine sorgfältige Differenzierung des Mülls nach infektiösem Müll wie Einmalsputumbecher, Papiertaschentücher, Verbandmaterial, Absaugkatheter und übrigem Müll im Einzelfall des Allgemeinkrankenhauses nicht praktikabel. Der rationierte und nur auf besondere Anforderung ausgegebene Müllbeutel für C-Müll ist hier sinnvoll anzuwenden.

- *Zu Speisereste:* Einmalgeschirr ist nicht angebracht. Das Geschirr wird wie von anderen Patienten der maschinellen thermischen Reinigung zugeführt.

- *Zu Desinfektion von Flächen bei sichtbarer Kontamination:* Auch diese Grundregel der Hygiene, sichtbare Kontaminationen (Sputum, Blut, Stuhl usw.) sofort desinfizierend zu entfernen, gilt bei Tuberkulosekranken.

- *Zu laufender Desinfektion:* Übliches Verfahren der desinfizierenden Aufbereitung von Pflege- und Behandlungsmaterialien ist die Aufbereitung im Reinigungs- und Desinfektionsautomat. Stuhl und Urin werden der öffentlichen Kanalisation ohne chemische Desinfektion zugeführt, eine thermische Aufbereitung des Steckbeckens beispielsweise empfiehlt sich.

- *Zu laufender Desinfektion der Flächen:* Patientennahe Flächen des Zimmers und der Fußboden werden desinfizierend gereinigt. Die Konzentrationen der DGHM-Liste sind ausreichend, da es sich meist um einzelne Krankheitsfälle handelt, bei denen das örtliche Gesundheitsamt keine seuchenhygienische Anordnungen gibt (Seuche heißt, daß es sich nicht um eine einzelne Infektionskrankheit handelt). Auch nach einer Operation ist nur eine Scheuer-Wisch-Desinfektion in DGHM-Konzentration und -einwirkungszeit sinnvoll. Praktisch heißt dies, daß nach der desinfizierenden Reinigung und Abtrocknung des Fußbodens (Unfallgefahr!) der Operationsbetrieb fortgesetzt werden kann. Der OP oder die Luft im OP müssen nicht „ruhen".
- *Zu Schlußdesinfektion:* Obwohl die Scheuer-Wisch-Desinfektion eines Patientenzimmers nach Aufhebung der Isolierung völlig ausreichend ist, wird eine Raumdesinfektion durch Versprühen oder Verdampfen von Formaldehyd immer wieder zur Diskussion gestellt, und ständig werden Ausbildungsgänge zur Erlangung eines besonderen Befähigungsscheines (nach TRGS 522) angeboten. Nur auf ausdrückliche Anordnung des Gesundheitsamtes, das ist in der Regel im Seuchenfall bei mehreren Erkrankungsfällen, muß die Schlußdesinfektion in dieser Form ausgeführt werden. Sie bleibt Ausnahmefällen, z.B. tracheotomierten Patienten mit längerfristigem Auswurf großer Mengen erregerhaltigen Materials vorbehalten. Ihrer Effektivität sind Grenzen gesetzt durch fehlende Penetration der Erreger sowie Wirksamkeitseinbußen an kalten Flächen durch zu niedrigen Dampfdruck (Kramer 1997, S. 531).

Bewertung des beruflichen Risikos. Nach umfangreichen Vergleichsbeobachtungen (Hofmann 1997, S. 318) zeigt sich, daß sich das berufliche Tuberkuloseinfektionsrisiko von Beschäftigten im Gesundheitsdienst wesentlich der Allgemeinbevölkerung angepaßt hat. Jedoch dürfte durch die Altershäufigkeit der Tuberkulose für Altenpfleger-/innen ein erhöhtes Erkrankungsrisiko bestehen. Weiter bleibt ein Berufsrisiko für Beschäftigte im Gesundheitswesen. Besonders bei Patienten mit unbekannter und deshalb unbehandelter pulmonaler oder laryngealer Tuberkulose mit fehlender Isolierung kann es zu einer nosokomialen Übertragung kommen (Griffith 1997).

Kontaktpersonen eines zunächst unerkannten Tuberkulosepatienten sollen an den Betriebsarzt gemeldet werden, der das Ausmaß der nachfolgenden Untersuchungen (Tuberkulintestung, evtl. Röntgenthorax) bestimmt. Dazu sind Angaben entsprechend des in Tabelle 3.33 angeführten Erfassungsbogens nützlich.

In Empfehlungen zum Infektionsschutz heißt es, daß in der Pflege offener Lungen-Tuberkulosekranker bevorzugt tuberkulinpositive Mitarbeiter eingesetzt werden sollen. Dies ist heute nicht mehr zu realisieren, da die meisten jüngeren Menschen keinen Primärkontakt mit Tuberkulose mehr hatten.

Wegen eines früher erhöhten berufsbedingten Risikos für Ärzte und Pflegende, an Tuberkulose zu erkranken, wurde noch 1991 empfohlen, daß für Tuberkulinnegative mit hohem Expositionsrisiko die Indikation für eine Tuberkuloseschutzimpfung bestehe (Schulze-Röbbecke u. Rüden 1991, S. 454). Inzwischen wird jedoch von der Ständigen Impfkommission am RKI die Impfung gegen Tuberkulose nur noch für Säuglinge und Kinder mit einem *erhöhten* Ansteckungsrisiko empfohlen. Es wird sogar betont, daß „bei Erwachsenen ... die

Tabelle 3.33. Meldebogen für Kontaktpersonen mit Tuberkulosepatienten (offene infektiöse Atemwegtuberkulose). (Mod. nach Kramer 1997, S. 531)

Angaben zum Erkrankten Name, Vorname	Station/ Zimmer	Aufenthalt ohne Isolierung von/bis

Kontaktpersonen mit Exposition gegenüber Tuberkuloseerregern
① = hoch
(z.B. durch Bronchoskopie, Intubation, Beatmung, Atemtherapie, wiederholte Pflege)
② = niedrig
(z.B. keine direkte Pflege oder ärztl. Maßnahme, kurze Exposition, Zimmerreinigung)

Name, Vorname	Ärzte	Pflegende	Übrige Mitarbeiter (Funktionsbereich, Reinigungsdienst u.a.)
	① ②	① ②	① ②
	① ②	① ②	① ②
	① ②	① ②	① ②
	① ②	① ②	① ②
	① ②	① ②	① ②
	① ②	① ②	① ②
	① ②	① ②	① ②

Impfung nach heutiger Auffassung keinen sicheren Nutzen (bringe)" (Anonym 1997a).

Bei beruflicher Exposition solle die Ansteckungsgefahr durch entsprechendes hygienisch-präventives Verhalten vermieden werden. Insbesondere gelte dies für Anfänger in den medizinischen Berufen. Die Tuberkulose sei noch immer eine der wichtigsten berufsbedingten Infektionskrankheiten.

Tuberkulose in der Literatur. Das Krankheitsbild der Tuberkulose in verschiedenen Literaturquellen zu beobachten, ist sehr aufschlußreich. Die Wandlungen, die um die Jahrhundertwende diese Krankheit erfahren hat, ist aus 3 Beispielen sehr schön ableitbar. In der Novelle von Paul Heyse „Unheilbar" (1862) ist sie noch als unheilbar hingestellt, obwohl es um 1860 bereits medizinische Veröffentlichungen über ihre Heilbarkeit gab. Bei Veröffentlichung von Arthur Schnitzlers Novelle „Sterben" 1892 zeichnete sich bereits länger die bakterielle Ära ab. Der Bakteriologe Robert Koch veröffentlichte 1882 seine Ergebnisse der Tuberkuloseforschung: „Das Vorkommen charakteristischer Bazillen sei regelmäßig mit Tuberkulose verknüpft." (Schader 1987, S. 46).
In Thomas Manns Roman „Der Zauberberg" aus dem Jahr 1924 wird die Tuberkulose in die Ära der Radiologie gestellt, nachdem in Würzburg 1895 Wilhelm Conrad Röntgen die Aufnahme einer Hand anfertigte, die mit den von ihm entdeckten „X-Strahlen" durchleuchtet worden war. Bereits 1896 wies ein Pariser Arzt, C.-J. Bouchard, nach, daß nicht nur Krankheiten des Skeletts mit diesem Verfahren erkannt werden konnten, sondern auch tuberkulöse Lungenveränderungen. So kommt dem Phänomen der Durchleuchtung im „Zauberberg" eine bedeutende Rolle zu. Auch die vor Einführung der Tuberkulostatika seit 1902 praktizierte Anlage eines Pneumothorax als ausgezeichnete Behandlungsmöglichkeit, insbesondere von Kavernen, findet im „Zauberberg" häufig Erwähnung und ausführliche Symptombeschreibung.

Zusammenfassung

- *Erreger:* in Europa überwiegend Mycobacterium tuberculosis (66%).
- *Epidemiologie:* Verbreitung weltweit; in Europa und USA Erkrankungshäufung bei >70jährigen, den HIV-Infizierten und sozial schwach gestellten Bevölkerungsgruppen.
- *Übertragung:* Tröpfcheninfektion durch kleinste Tröpfchenkerne beim Husten (Sputum, Bronchialsekret).
- *Dauer der Infektiosität:* 2–3 Wochen nach Beginn einer effektiven Chemotherapie.
- *Formen:* meist Lungentuberkulose (ca. 85%), selten extrapulmonal.
- *Diagnose:* Sputumuntersuchung, Tuberkulintest, Röntgen des Thorax.
- *Behandlung:* Chemotherapie (Kombinationstherapie) über mehr als 6 Monate.
- *Prophylaxe:* Bei beruflicher Exposition sollte die Ansteckungsgefahr durch entsprechende Verhaltensweisen (z.B. Beobachtung der eigenen Gesundheit) und hygienische Schutzmaßnahmen reduziert werden.
- *Meldepflicht:* Erkrankung und Tod.
- *Bedeutung für Gesundheitsberufe:* zweithäufigste berufsbedingte Infektionskrankheit. Wiederkehrende Tuberkulintestung bei Tuberkulinnegativen erforderlich.

? *Praxisanfrage*

Eine Patientin, die seit mehr als 3 Wochen trotz Behandlung weiterhin säurefeste Stäbchen ausscheidet, d.h. als Patientin mit offener Lungentuberkulose zu gelten hat, soll entlassen werden. Sie ist selbständig in der Körperpflege, benötigt aber Hilfen für den Haushalt und zum Einkaufen. Welche hygienischen Schutzvorkehrungen sind zu treffen?

Antwort

Auch beim Nachweis säurefester Stäbchen 3 Wochen nach Beginn einer adäquaten Behandlung ist die Wahrscheinlichkeit der Ansteckungsfähigkeit gering. Es kann sich um die Ausscheidung toter Bakterien handeln.

- *Empfehlung für die Mitarbeiter der Sozialstation:* Im häuslichen Bereich sollten möglicherweise mit keimhaltigen Partikeln kontaminierte Oberflächen desinfizierend gereinigt werden. Es empfiehlt sich ein aldehydisches Präparat in niedriger – z.B. 0,5% Konzentration – Einwirkzeit 1 h (Handschuhe tragen). Händedesinfektion bei Tuberkulose 2mal, wenn ein Kontakt mit kontaminiertem Material des Patienten (Sputum) bestand. Auf eine gute Lüftung der Wohnung sollte geachtet werden. Wiederkehrende Tuberkulintestung bei tuberkulinnegativen Mitarbeitern mit längerer Betreuungstätigkeit ist erforderlich.
- *Krankenfahrer:* Die Mitarbeiter des Fahrdienstes sind zu informieren. Während der Fahrt sollte der Patient bei offener Lungentuberkulose einen Mund-Nasen-Schutz tragen. Sollte er stark gehustet haben, so ist eine Scheuer-Wisch-Desinfektion der Patientenumgebung des Fahrzeuges nach

Abschluß der Fahrt notwendig. Keinesfalls eine Sprühdesinfektion durchführen. Andernfalls ist die übliche routinemäßige Reinigung, evtl. Desinfektion des Fahrzeuges ausreichend.

- *Zum Arztbesuch:* Grundsätzlich sollten diese Patienten vor Beginn oder nach Ende der Sprechstunde in der Praxis behandelt werden.

3.5.4
Alte und „neue" Infektionskrankheiten

Neue Erreger?
Die Aufmerksamkeit der Menschen wecken die Medien mit Überschriften wie „Killerviren", „Killerinfektionskrankheiten", „Ebola-Angst". Sie sprechen von „neuen" Viren. Korrekt ist aber, daß sie durch Mutationen und Neukombinationen des Erbgutes aus bereits existierenden hervorgehen. Dabei besteht stets das Risiko, daß sie zu einem gefährlicheren Stamm werden. Es sind keine neuen Erreger, es gibt aber wohl alte und neue Infektionskrankheiten.

→ **Man unterscheidet heute:**

- *„Emerging Diseases:* neue oder neu identifizierte, regional oder weltweit auftretende Infektionskrankheiten, die eine erhebliche Gefahr für die Gesundheit der betroffenen Bevölkerung darstellen ...
- *Re-emerging Diseases:* bekannte Infektionskrankheiten, die nach Perioden einer geringeren Bedeutung wieder bzw. vermehrt oder mit neuen Eigenschaften (z.B. Antibiotikaresistenz der Erreger) auftreten, dadurch erhebliche Gesundheitsgefahren für die betroffene Bevölkerung auslösen ..."
(Anonym 1997a, S. 92)

Mit verbesserten diagnostischen Methoden, neuen Nachweis- und Kultivierungstechnologien gelang in den letzten Jahren und Jahrzehnten bei vielen Erkrankungen der Beweis, daß sie durch spezifische Mikroorganismen bedingt oder mit bedingt sind. Durch Entdeckung bisher unbekannter pathogener Mikroorganismen unterliegt das Spektrum der Infektionskrankheiten ständiger Veränderung. Zunehmend wird Mikroorganismen auch eine Rolle bei der Entstehung von chronischen, chronisch-degenerativen, neurologisch-psychiatrischen und malignen Erkrankungen (Tabelle 3.34) zugetraut, und immer weiter werden auch bei akuten Erkrankungen neue, bislang unbekannte Erreger identifiziert.

Tabelle 3.34. Einige in den letzten Jahren gefundene Erreger, bei denen Erkrankungen mit einer infektiösen Genese bewiesen wurde oder diskutiert wird. (Mod. nach Baumgarten 1997, S. 19; Anonym 1997, S. 56)

Erkrankungen	Erläuterungen zu kürzlich gefundenen Erregern
Gastrointestinal Chronische Magenschleimhautentzündung, Magengeschwüre	*Helicobacter pylori:* Die Euphorie, daß mit Antibiotika gastritische Beschwerden zu beheben und Magenkarzinome zu vermeiden sind, sollte kritisch gedämpft werden. Die Ulkusbehandlung kann wohl beschleunigt und Rezidive können verhindert werden. Unklar ist jedoch, warum viele Träger des 1983 gefundenen Bakteriums niemals Magenkrankheiten haben
Morbus Crohn	*Mycobacterium paratuberculosis und Paramyxovirus:* Da die klinische Symptomatik der Darmtuberkulose und des Morbus Crohn weitgehende Ähnlichkeiten aufweist und die Erreger bei Patienten mit Morbus Crohn gefunden wurden, hat man zunächst eine infektiöse Ursache vermutet.
Diabetes mellitus	*Enteroviren oder Echoviren:* Die Isolierung dieser Viren aus der Bauchspeicheldrüse von Patienten mit insulinabhängigem Diabetes förderte die Vermutung über Virusinfektionen in der frühen Kindheit und die Entstehung eines jugendlichen Diabetes
Neurologisch Creutzfeld-Jakob-Krankheit	*Vermutlich Prionen:* Die humane Infektion mit BSE einer neuen Variante wird immer wahrscheinlicher. Im Hirngewebe BSE-erkrankter Rinder und Patienten sind verschiedene gleiche Faktoren gefunden worden (Sentker 1997, S. 49)
Bestimmte Formen der Depression und Schizophrenie	*Bornavirus:* Die in der Veterinärmedizin bekannte Krankheit wird durch ein Virus verursacht und besteht in einer fatalen Enzephalitis. Bei Patienten mit Depressionen wurde dieses Virus isoliert
Gefäßerkrankungen Koronare Arteriosklerose	*Chlamydia pneumoniae:* Zwischen dem Erreger, der Lungenentzündungen verursacht, wurden Beziehungen zur Entstehung der Arteriosklerose vermutet
Maligne Neubildungen Lymphatische Tumoren Bösartige Gefäßneubildungen	*Herpesviren:* Ein ursächlicher Zusammenhang zwischen Herpesvireninfektionen und diesen malignen Erkrankungen ist sehr wahrscheinlich

Wir verändern aber auch die Lebensbedingungen für Mikroorganismen:

1. Wir nehmen Einfluß auf die Evolution der Mikroorganismen durch Behandlung: Krankheitserreger können deshalb außerordentlich rasch und erfolgreich weiterevoluiren, weil wir sie hartnäckig „bekämpfen" (Markl 1996, S. N1). Bei der Behandlung von Kranken ergeben sich durch die Intensivmedizin neue Möglichkeiten, dies führt aber auch zu neuen Infektionsrisiken.

2. Mikroorganismen sind zu einer effizienten Anpassung an eine sich ändernde Umwelt fähig: Die seit Jahrmillionen bestehenden Existenzbedingungen werden durch menschliche Eingriffe verändert. In einzelnen Fällen läßt die verän-

derte Umgebung ihre Vermehrung und Verbreitung zu, und bei den günstigen Bedingungen tauchen dann plötzlich unbekannte Krankheitsbilder auf (Tabelle 3.35). An 2 Beispielen aus unserem Lebenskreis soll dies verdeutlicht werden:

Tabelle 3.35. Beispiele für Faktoren, die die Ausbreitung von Infektionskrankheiten unterstützen. (Mod. nach Domann 1997, S. 3482; Exner 1996, S. 207; le Guenno 1997)

Faktoren	Erkrankungen, assoziierte Erreger	Beispiele möglicher beeinflussender Faktoren
Ökologische Veränderungen	Hämorrhagisches Fieber durch Hantaviren	Abholzung von Regenwäldern Veränderung im Ackerbau mit Begünstigung von Nagetieren (Mäusen)
	Lassa-Fieber	Urbanisierung mit Begünstigung von Nagetieren, Erhöhung der Exposition (in der Regel in Wohnungen)
	Dengue-Fieber, Hämorrhagisches Rift Valley Fiebervirus, übertragen durch blutsaugende Stechfliege	Ausbreitung durch Klimaveränderung, Bau von Staudämmen, Landwirtschaft, Bewässerung, Autoreifenhalden (Brutplätze für Mücken), möglicherweise Änderung in der Virulenz oder Pathogenität der Viren
	Schistosomiasis	Dammbau
Veränderungen in der Tierhaltung	Bovine spongiforme Enzephalopathie (BSE)	Änderung im Tierfutterherstellungsprozeß (Scrapieinfizierte Schafe zur Verwertung als Tiermehl), Tiermehl verfüttert an vegetarische Rinder
	Influenza (pandemisch)	Möglicherweise kombinierte Schweine- und Entenhaltung, Begünstigung des Austausches von Vogel- und Säugetierinfluenzaviren, Antigendrift
Folge neuer Erntemethoden	Junin- oder Erntefieber	Erntemaschinen zerstückeln im Feld nistende Mäuse, Erntearbeiter inhalieren mit Viren gesättigten Staub aus Mäuseblut
Technologie und Industrie	Legionella pneumophila Enterohämorrhagische Escherichia coli	Klimaanlagen und Warmwassersysteme Massentierzucht Massenlebensmittelherstellung
Lebensverhältnisse und Verhalten der Menschen	HIV-Erkrankung	Wirtswechsel vom Affen zum Menschen, Migration in die Städte, Sexualverhalten (Prostitution, homosexuelle Promiskuität, Sextourismus), internationaler Bluthandel, vertikale Mutter-Kind-Übertragung
	Hepatitis B Hepatitis C	Migration in die Städte, Sexualverhalten (Prostitution, homosexuelle Promiskuität, Sextourismus), internationaler Bluthandel, vertikaler Mutter-Kind-Übertragung
	Durchfallerkrankungen Diphtherie	Flüchtlingsströme Zusammenbruch von Gesundheitssystemen, z.B. in der ehemaligen Sowjetunion

Tabelle 3.35. (Fortsetzung)

Faktoren	Erkrankungen, assoziierte Erreger	Beispiele möglicher beeinflussender Faktoren
Internationaler Reiseverkehr und Handel	Cholera	Möglicherweise Einschleppung über Schiffe, Begünstigung der Ausbreitung durch fehlende Trinkwasserhygiene
	Ebola- (und Marburg-)Virus	Folge des Handels mit Laboraffen; Übertragung durch Affen
Medizinische Entwicklungen (neue Behandlungsformen, erweiterte Diagnostik)	Hepatitis B Hepatitis C	Transfusion, Organtransplantation, Nadelstichverletzung, Intensivmedizin
	Antibiotikaresistente Staphylokokken, Pneumokokken, Enterokokken, Pseudomonaden, Mykobakterien	Falscher, ungezielter, zu häufiger Einsatz von Antibiotika bei Mensch und Tier → Selektionsdruck → Resistenzbildung, Übertragung der Resistenzen innerhalb der Bakterienwelt

Rotavirus. An den weltweit als Hauptursache der kindlichen Diarrhö verbreiteten Rotaviren läßt sich die Betrachtung um die sog. „neuen Erreger" aus unserer klinischen Praxis nachvollziehen. Sie existierten sicher bereits vor ihrer Entdeckung 1973 (Exner 1996, S. 206), werden aber erst seit dieser Zeit besonders im Winter bei Säuglingen und Kleinkindern in Krankenhäusern und Kinderheimen, seltener bei alten Erwachsenen mit Diarrhöen gefunden (Bienz 1989, S. 331). Wegen der Erzeugung der Diarrhö und der großen Menge an infektiösen Partikeln (1 Mrd. pro Gramm Stuhl, zur Infektion genügen 10 Partikel) haben die Viren ihre kontinuierliche Übertragung und somit ihr Überleben gesichert (Mims et al. 1996, S. 328).

Rotaviren werden per os aufgenommen, es wird auch eine Tröpfcheninfektion vermutet. Warum sie bei dem einen keine Erkrankung hervorrufen, beim anderen sich in den Dünndarmzotten vermehren und zu Durchfall und Erbrechen mit der Gefahr der Dehydration führen, ist unbekannt. Vielfach wird davor gewarnt, den Virusnachweis im Stuhl überzubewerten. Eine solche Interpretation ist bei Durchfall nur mit Vorsicht angebracht, da häufig eine andere Ätiologie zugrunde liegt. Es werden auch bei dieser Virusart bei Kleinkindern zwischen 50 und 70% symptomlose Ausscheider gefunden, bei Schuleintritt ist die Durchseuchung 100%.

Trotzdem ist im Fall eines Ausbruchs in der Klinik die beste Prophylaxe die Einhaltung einer peinlich genauen Hygiene für alle Beteiligten, da das Virus außerhalb des Menschen sehr stabil ist (Falke 1994, S. 773).

BSE. Die Menschen haben Angst, daß die tödliche Krankheit des hirnzerstörenden BSE-Erregers auch auf den Menschen überspringen könne. Die üblichen Desinfektionsmittel und Sterilisationsverfahren versagen, und das menschliche Hirnschwammpendant, der Erreger der Creutzfeldt-Jacob-Krankheit (CJK) läßt sich experimentell von Mensch zu Mensch übertragen. Kannibalische Futterriten wurden in den Ställen praktiziert und den vegetarischen Kühen Fleisch- und Knochenmehl und den Kälbern Muttermilchersatz aus Tierkörperbeseitigungsanstalten verfüttert.

Zu diesem Thema ist bedenkenswert, wie sich Rudolf Steiner in einem Vortrag (1923) äußert: „Sie wissen ..., es gibt Tiere, die sind ... vegetarische Wesen. Nun denken Sie sich, ... der Ochse würde anfangen, Fleisch zu fressen ... Die Folge davon würde sein, wenn der Ochse direkt Fleisch fressen würde, ... der Ochse würde verrückt werden. Wenn wir das Experiment machen könnten, eine Ochsenherde plötzlich mit Tauben zu füttern, so würden wir eine ganz verrückte Ochsenherde kriegen ..."

Ochsen und Kühen wurde aus Profitsucht jahrelang Fleischmehl verfüttert, Schweinen werden weiter ohne Einschränkung sämtliche Speisereste mit dem Fleisch ihrer Artgenossen usw. vorgesetzt.

An diesem Beispiel wird deutlich: Nicht die „bösen" Krankheitserreger sind es, die uns krankmachen, sondern die mangelnde Achtung vor den Pflanzen und Lebewesen, die uns zur Nahrung dienen, deren ehrfurchtsgebietende Wesen wir nicht mehr genügend bedenken.

Oft ziehen sich Viren wieder in ihre ökologischen Schlupfwinkel zurück. Nur einigen Mikroorganismen (BSE, HIV, HBV, HCV) gelingt es, bis in die hygienische Welt der Industrienationen vorzudringen. Ist das der Grund, warum so halbherzig Prävention praktiziert wird?

Schluß

Noch vor rund einem Jahrzehnt glaubte der Mensch, inzwischen vor großen Epidemien geschützt zu sein. Wie trügerisch dies war zeigte Aids. Und mit dem Auftreten weiterer Erreger ist zu rechnen.

Sollen wir uns selbst und unsere Kinder dazu erziehen, einerseits alles tun, um vermeidbare Gesundheitsgefährdung zu unterlassen und uns so gesund wie möglich zu erhalten? Müssen wir andererseits Krankheit, Leiden, Gebrechen und Tod wieder als Teil der Normalität des Lebens akzeptieren lernen? Müssen wir wieder lernen, daß ein Leben unter Beschwerden und Behinderung ein sinnvolles, erfülltes Leben sein kann, wenn es Respekt und Akzeptanz erlebt?

Damit wird keinesfalls Fatalismus auf dem Gebiet der Ökologie und der Hygiene das Wort geredet. Es soll jedoch falscher Aktionismus und das Verdecken der wahren Ursachen vermieden werden. Und es darf uns nicht nur das Sterben in Europa interessieren, sondern auch die Millionen Menschen, die jährlich z.B. an Durchfall in Entwicklungsländern sterben.

3.5.5
Schutz des Berufsnachwuchses

 *Praxisanfrage*

Fragen der Lehrer für Pflegeberufe zur Infektionsprävention:
Empfiehlt es sich, Auszubildenden der Krankenpflege den pflegerischen Umgang mit Patienten mit offener Lungentuberkulose, Hepatitis A, HBV und evtl. anderen (z.B. Aids) zu verbieten? Für uns steht u.a. im Hintergrund, daß bei einer berufsbedingten Infektion die ausbildungsrelevanten Fehlzeiten überschritten werden und die Ausbildung evtl. gefährdet ist. Geben Sie bitte Empfehlungen zur Prävention.

Antwort
Offene Lungentuberkulose. Für die Allgemeinbevölkerung hat Tuberkulose in Europa und USA ihre Bedeutung verloren. Mit der steigenden Zahl von HIV-Infizierten und Aids-Kranken sowie dem Auftreten multiresistenter Tuberkulosebakterien muß sie jedoch für den Gesundheitssektor neu beachtet werden. Durch die Altershäufigkeit der Tuberkulose dürfte für junge Altenpfleger-/innen ein erhöhtes Erkrankungsrisiko bestehen. Obwohl das berufliche Risiko von Mitarbeitern im Gesundheitsdienst sich dem Erkrankungsrisiko der Allgemeinbevölkerung angeglichen hat (Hofmann 1997, S. 318), sollte die arbeitsmedizinische Überwachung intensiviert werden (z.B. wiederkehrende Tuberkulintestung bei Tuberkulinnegativen). Durch die Einstellungsuntersuchung sollte Klarheit über die Tuberkulinreaktion bestehen.
In Empfehlungen zum Infektionsschutz heißt es, daß in der Pflege offener Lungen-Tuberkulosekranker bevorzugt tuberkulinpositive Mitarbeiter eingesetzt werden sollen. Dies ist heute nicht mehr zu realisieren, da die meisten jüngeren Menschen keinen Primärkontakt mit Tuberkulose mehr hatten. Eine Impfung empfiehlt sich nicht, es wird sogar betont, daß „bei Erwachsenen … die Impfung nach heutiger Auffassung keinen sicheren Nutzen (bringe)" (Anonym 1997, S. 171).
Kontaktpersonen eines zunächst unerkannten Tuberkulosepatienten sollen an den Betriebsarzt gemeldet werden, der das Ausmaß der nachfolgenden Untersuchungen (BSG, Tuberkulintestung, evtl. Röntgenthorax) bestimmt.
Bei beruflicher Exposition solle die Ansteckungsgefahr durch entsprechendes hygienisch- präventives Verhalten vermieden werden. Insbesondere gelte dies für Anfänger in den medizinischen Berufen. Besonders bei Patienten mit unbekannter und deshalb unbehandelter pulmonaler oder laryngealer Tbc mit fehlender Isolierung kann es zu einer nosokomialen Übertragung kommen (Griffith 1997). Damit ist die Gefährdung der Pflegenden in Ausbildung durch solche unerkannt gebliebenen Patienten höher als die pflegerische Betreuung bekannter Tuberkulosekranker unter Beachtung entsprechender Präventionsmaßnahmen.

HAV. Pflegende in der Erwachsenenkrankenpflege haben ein leicht erhöhtes Risiko gegenüber der Allgemeinbevölkerung. Kinderkrankenschwestern und Erzieherinnen weisen ein deutlich höheres Risiko auf, was daran liegen kann, daß HAV-Infektionen bei Kindern häufig anikterisch ablaufen können. Die sehr hohe Gefährdung von Kanalarbeitern, Mitarbeitern in der Behindertenpflege und Mitarbeitern des Reinigungsdienstes weist auf das Risiko durch Stuhlkontakt und den fäkal-oralen Übertragungsweg hin (Hofmann 1994, S. 39). Damit begründet sich die Empfehlung einer Verstärkung der Anstrengungen um eine adäquate Händehygiene (u.a. „Nach dem Stuhlgang, vor dem Essen, Händewaschen nicht vergessen …"), eine aktive Impfung ist lediglich bei ständigen Mitarbeitern in der Pädiatrie sowie Auszubildenden anzuraten, die eine Abenteuerreise nach Afrika, Südamerika oder Fernost beabsichtigen. Hier spielt der Übertragungsweg über kontaminierte Lebensmittel eine Rolle.

HBV. Ohne Impfschutz liegt das Risiko, an einer Hepatitis B zu erkranken, derzeit bei etwa 4% pro Jahr und Exposition, z.B. durch Kanülenstichverletzung. Insgesamt haben medizinische Mitarbeiter ein 2,5fach erhöhtes Risiko, an einer HBV-Infektion zu erkranken. Dabei spielen folgende Flüssigkeiten, die für eine Übertragung des HBV in Frage kommen, eine Rolle: Blut, Tränen, Urin, Galle, Vaginalsekret, Sperma, Speichel. Arbeitsmedizinisch hat nur Blut und Sperma eine relevante Erregerkonzentration (Hofmann 1997, S. 304). Eine Impfempfehlung sollte Auszubildenden unter besonderem Hinweis auf chronische schwere Verläufe gegeben werden. Eine Einsatzbeschränkung rechtfertigt sich nicht, da die größere Gefährdung durch Patienten mit unbekannter HBV-Infektion besteht. Das gleiche gilt für Pflegende in Ausbildung in der pflegerischen Betreuung von Aids-Kranken.
Der berufsgenossenschaftliche Versicherungsschutz ist nicht an den Abschluß einer Berufsausbildung gebunden, er besteht auch während einer Ausbildung.

Weiterführende Literatur

Anonym (1997) Neue TRGS 540 Ausgabe Dezember 1997. Bundesarbeitsblatt 12: 58—63
Becker S (1998) Moderne Verbandstoffsysteme. Krankenhauspharmazie 19: 167–176
Brandt I et al. (1997) Schwamm drüber – Umweltschonende und gesundheitsbewußte Reinigung in öffentlichen Einrichtungen. Landschaftsverband Westfalen-Lippe, Münster, S 25f
Daschner F (1993) Plastik oder Leinen: Nutzen, Kosten und Probleme. In: Schweins M et al. (Hrsg) Hygiene im chirurgischen Alltag. de Gruyter, Berlin
Dettenkofer M, Daschner F (1997) Umweltschonende Sterilisation und Desinfektion. In: Daschner F (Hrsg) Praktische Krakenhaushygiene und Umweltschutz. Springer, Berlin Heidelberg New York Tokyo
Deutsches Zentralkomitee zur Bekämpfung der Tuberkulose (Hrsg) (1997) Was man über die Tuberkulose wissen soll. DZK, Berlin
Grimm H-U (1997) Die Suppe lügt. Klett-Cotta, Stuttgart
Heine R (1995) Variationen zur Ganzkörperwaschung. In: Heine R, Bay F (Hrsg) Pflege als Gestaltungsaufgabe. Hippokrates, Stuttgart
Hofmann F (1994) Arbeitsbedingte Belastungen des Pflegepersonals. Ecomed, Landsberg, S 68–75

Just H-M, Ziegler R (1996) Empfehlungen zur Infektionsverhütung bei Tuberkulose. pmi Verlagsgruppe, Frankfurt/Main

Kappstein I (1997) Epidemiologie und Prävention von postoperativen Infektionen im Operationsgebiet. In: Daschner F (Hrsg) Praktische Krankenhaushygiene und Umweltschutz. Springer, Berlin Heidelberg New York Tokyo, S 102

Köther I, Gnamm E (1993) Altenpflege in Ausbildung und Praxis. Thieme, Stuttgart

Kramer et al. (1993) Wundantiseptik. In: Kramer A et al. (Hrsg) Klinische Antiseptik. Springer, Berlin Heidelberg New York Tokyo

Ledwig A, Malitz E (1995) Pflegeprozeß und Pflegedokumentation. In: Sitzmann F (Hrsg) Pflegehandbuch Herdecke. Springer, Berlin Heidelberg New York Tokyo

Lifton R J (1988) Ärzte im Dritten Reich. Klett-Cotta, Stuttgart

Mann T (1993) Der Zauberberg. Fischer, Frankfurt/Main

Mims CA, Playfair J, Roitt JM, Wakelin D, Williams R (1996) Medizinische Mikrobiologie. Ullstein-Mosby, Berlin

Niedner R (1997) Medikamentöse Therapie der Wunde. In: Bienstein C, Schröder G, Braun M, Neander K-D (Hrsg) Dekubitus. Thieme, Stuttgart

Peters J (1992) Abfälle aus Einrichtungen des Gesundheitsdienstes – Einteilung in Risikogruppen und Entsorgung. Bundesgesundheitsblatt 35: 27–38

Scherrer M, Kümmerer K, Dettenkofer M (1996) Die Bedeutung von Ökobilanzen in Klinik und Praxis. In: Fenner T (Hrsg) Öko-Management in Klinik und Praxis. Schattauer, Stuttgart

Schwarzkopf A, Karch H (1994) Ein zweistufiges Isolierungssystem zur Bekämpfung nosokomialer Infektionen mit Oxacillinresistenten Staphylococcus aureus und anderen multiresistenten Erregern. Hyg Med 11: 595–601

Sitzmann F (1996) Abfallhandling im Klinikalltag. In: Bazan M, Biedermann H (Hrsg) Müll im Krankenhaus. Fischer, Stuttgart Jena

Turner TD (1993) Wundauflagen. In: Sedlarik KM (Hrsg) Wundheilung. Fischer, Jena, S 311–328

Wallhäußer K H (1995) Praxis der Sterilisation, Desinfektion – Konservierung. Thieme, Stuttgart, S 186

KAPITEL 4

Ein-Blick in die klinische Mikrobiologie

Inhaltsverzeichnis

4.1 Einleitung 195

4.2 Formen und einige physiologische Grundlagen der Bakterien 199

4.3 Wichtige Erreger nosokomialer Infektionen und Aspekte
zur pflegerischen Prävention 202

4.4 Mikrobielle Normalbesiedlung des Menschen 213

4.5 Widerstandsfähigkeit (Tenazität) von Mikroorganismen
und einige praktische hygienische Konsequenzen 219
4.5.1 Welche Lebensbedingungen nutzen Mikroorganismen für ihr Überleben 219
4.5.2 Beispielhafte praktische Konsequenzen aus dem Wissen
um die Überlebensfähigkeit von Mikroorganismen 225
4.5.3 Besonders zu beachtende Gefahrenpunkte 228

4.6 Entnahme und Zwischenlagerung von mikrobiologischem
Untersuchungsmaterial 231
4.6.1 Entnahme der unterschiedlichen Untersuchungsmaterialien 232
4.6.2 Wohin mit mikrobiologischen Proben? 236

4.7 Mikroorganismen als Waffen – biologische Kriegführung 237

Weiterführende Literatur 239

4.1
Einleitung

Eine einseitige Beschäftigung mit Krankenhaushygiene läßt bei Mikroorganismen nur an Schäden und Störungen des Funktionsablaufs des Organismus denken, die sie bei den Menschen verursachen. Somit wird nur die Gruppe der krankheitserregenden oder pathogenen Mikroorganismen betrachtet, mit der sich u.a. die humanmedizinische Mikrobiologie befaßt. Während die schädlichen Wirkungen der Mikroorganismen allgemein bekannt sind, werden ihre nützlichen Funktionen gewöhnlich unterschätzt. Neben ihrer physiologischen Bedeutung für ein gesundes menschliches Leben werden sie z.B. industriell in erheblichem Maß zur Herstellung und Veredlung von Lebensmitteln und anderen Erzeugnissen genutzt (Tabelle 4.1).

Tabelle 4.1. Einige Beispiele für die technische Nutzung von Mikroorganismen. (Nach Rehm 1980; Schlegel 1992, S. 12)

Einige Beispiele	Herstellung von	Hilfe durch die Mikroorganismen
Klassische mikrobielle Verfahren	Bier und Wein Backwaren Milchprodukten Speiseessig Zitronensäure	Hefen Backhefe Milchsäurebakterien Essigsäurebakterien Aspergillus niger
Antibiotikaproduktion		Pilze, Aktinomyzeten, Bakterien
Neue mikrobielle Verfahren	Karotinoide und Steroide Aminosäuren	Pilze Zum Beispiel Corynebacterium glutamicum
Erschließung von Rohstoffen	Gewinnung von Rohstoffen aus Erdöl, Erdgas und Zellulose	
Gentechnologie (Übertragung von Fremd-DNA in Bakterien)	Hormonen, Antigenen, Antikörpern u.a. Proteinen	Zum Beispiel Escherichia coli

Die aktuelle gesellschaftliche Diskussion um gentechnisch veränderte Organismen (GVO) weist uns auf die Brisanz dieser Themen hin. Allein aus dem Lebensmittelbereich können 3 Kategorien unterschieden werden:

- Nahrungsmittel, die aus gentechnisch veränderten Organismen bestehen, wie z.B. gentechnisch veränderte Tomaten, die eine längere Lagerfähigkeit besitzen, oder genmanipulierte und dadurch schädlingsresistente Maissorten,
- Lebensmittel, die lebende GVO enthalten, z.B. Joghurt mit entsprechend veränderten Milchsäurebakterien,
- Produkte, die aus GVO (in den meisten Fällen handelt es sich um Bakterien) isoliert oder verarbeitet wurden, z.B. gentechnisch hergestellte Aminosäuren, Enzyme oder Vitamine.

Die Bedeutung unserer engen Beziehung zu dieser Thematik soll am Beispiel der kontrovers diskutierten Kennzeichnungspflicht verdeutlicht werden (Mertens 1996, S. B-933):

1. *In den USA wurde eine transgene Sojabohne mit einem Paranußgen hergestellt, um den Gehalt einer essentiellen Aminosäure zu erhöhen. Bei Tests zur Nahrungsmittelverträglichkeit stellte sich bei Personen mit Paranußallergie eine Unverträglichkeit gegenüber dieser Sojabohne heraus, was tödliche Folgen aufgrund eines anaphylaktischen Schocks haben kann.*
2. *Es könnten Antibiotikaresistenzen, die in den gentechnisch veränderten Mikroorganismen vorkommen, auf pathogene Keime oder Bakterien der Darmflora des Menschen übertragen werden.*

Mikroorganismen sind in der Natur weit verbreitet und kommen außer in Mensch und Tier im Boden, im Wasser und in der Luft vor. Ein Gramm guter Ackerboden kann bis zu mehrere Milliarden Mikroorganismen enthalten, darunter etwa 30–50 Pilzarten, 2000–2500 Bakterienarten sowie etwa 20 Arten von Aktinomyzeten, einer besonderen Bakterienform (Müller 1983, S. 15). Erdboden stellt das größte Keimreservoir dar. Nur nährstoffarme Böden und tiefe Erdschichten sind arm an Mikroorganismen.

Alle Mikroorganismen haben eine wichtige und nützliche Funktion im Stoffkreislauf der Natur, indem sie z.B. tote organische Substanzen in anorganische, den Pflanzen als Nährstoffe dienende Substrate umwandeln.

Seit dem Bestehen von Leben, d.h. seit mehr als 4 Mrd. Jahren, gibt es jene einzelligen Lebewesen, die wegen ihrer Kleinheit seit unserem Jahrhundert als Mikroorganismen bezeichnet und untersucht werden. Neben der Unterscheidung in ein Tier- und Pflanzenreich wird seit etwa 100 Jahren die Mikrobiologie als Zweig der Gesamtbiologie ausgegliedert.

Aus der Vielzahl der Mikroorganismen – allein für die Bakterien werden 3700 Arten geschätzt (Wallhäußer 1995), die in der Natur vorkommenden Pilzspezies werden mit etwa 50 000 angegeben (Müller 1983, S. 81) –, die es auf der Welt gibt, und derjenigen, die für den Menschen pathogen sind, muß für die Absicht dieses Buchs eine Auswahl getroffen werden. Bei einem großen Teil handelt es sich um einzellige Mikroorganismen: entweder *Bakterien*, *Pilze* oder *Protozoen*. Ein anderer Teil wird zu den subzellulären (Molekülen) gezählt, die *Viren* und *Prionen*. Die eingeschränkte Darstellung soll nach nachstehenden Kriterien vorgenommen werden:

Relative Häufigkeiten. Die Auswahl der beschriebenen Mikroorganismen ist nach der *Häufigkeit* nosokomialer Infektionen vorgenommen worden (Tabelle 4.2). Dies bedingt eine Abhängigkeit von der Infektionslokalisation. Bei den bakteriellen und einigen nichtbakteriellen Erregern liegen dazu eindeutige Literaturangaben vor (NIDEP-Studie), bei weiteren wurde den Erfahrungen entsprechend vorgegangen.

Handlungsrelevanz. Die Inhalte wurden auf *konkrete Handlungsmöglichkeiten* der Pflegenden bei ihrer täglichen Arbeit beschränkt.

Schwere der Infektionen. Ergänzt wurde dieser Teil durch seltenere, aber *schwerwiegende Infektionen* und die Rolle der Mikroorganismen bei der Pathogenese.

Unterscheidung Hospitalkeime und andere bakterielle Krankheitserreger (Tabelle 4.3). In Bezug auf Hospitalkeime und andere bakterielle Krankheitserreger ist ein ständiger Wandel zu beobachten, dazu einige Beispiele:

1. Im Krankenhaus finden sich die ursprünglichen Hospitalkeime A-Streptokokken und enteropathogene Escherichia-coli-Stämme (EPEC) heute selten, außerhalb des Krankenhauses sind sie jedoch weltweit verbreitet, insbesondere in Ländern der Dritten Welt. Als Grund für diesen Wandel ist festzustellen: „Im allgemeinen ist die Schädigung um so geringer, je älter die Beziehung

Tabelle 4.2. Relative Häufigkeiten von Erregerarten beim Vorliegen nosokomialer Infektionen, Angaben in Prozent. (Geändert aus Rüden et al. 1995)

	Harnwegs-infektionen	Atemwegs-infektion	Wund-infektionen	Primäre Sepsis	Sonstige	Gesamt
Escherichia coli	40,5	9,9	18,3	13,2	15,6	22,4
Enterokokken	19,8	29,5	27,2	0	11,7	14,75
Staphylococcus aureus	3,2	25,4	45,5	15,8	13,0	11,11
Sonstige Staphylo-coccus-Spezies	4,5	9,9	14,8	34,2	10,4	8,01
Pseudomonas aeruginosa	5,4	31,8	26,0	0	1,3	7,65
Klebsiella-Spezies	4,1	20,8	15,0	10,5	3,9	6,01
Candida-Spezies	5,4	19,1	0	2,6	9,1	5,46
Sonstige Strepto-coccus-Spezies	1,8	8,7	8,2	0	9,1	4,01
Proteus mirabilis	5,0	4,0	2,4	0	2,6	3,1

zwischen Wirt und Parasit schon ist. Viele mikrobielle Krankheitserreger, und nicht nur die zur normalen Flora gehörigen, sondern auch viele andere, potentiell pathogene, leben die meiste Zeit in friedlicher Koexistenz mit ihren Wirten." (Mims et al. 1996, S. 59)

2. Staphylococcus aureus, zwischen obligat und fakultativ pathogen angesiedelt, ist außerhalb und innerhalb des Krankenhauses gleich häufig anzutreffen:
   - *im Krankenhaus* in Wundinfektionen, Katheterinfektionen und Sepsis mit häufigen Resistenzen,
   - *außerhalb des Krankenhauses in der Praxis:* als Erreger von Erkrankungen der Haut und der Hautanhangsgebilde.
3. Pseudomonas aeruginosa ist überall in der Umwelt, Feuchtigkeit vorausgesetzt, zu finden. Bis vor wenigen Jahrzehnten galt er als apathogen. Heute ist er als Krankenhauskeim, vielfach resistent gegen Desinfektionsmittel und Antibiotika, zu betrachten, und die Infekte mit Pseudomonas aeruginosa haben in den letzten Jahrzehnten laufend zugenommen.

Mit dieser Selektion soll dem Leser, der selbst nicht in der Diagnostik oder Therapie von Infekten tätig ist, eine Information in zusammengefaßter Form gegeben werden, eine Vollständigkeit der medizinischen Mikrobiologie ist selbstverständlich damit in keiner Weise gegeben. Der Kapitelüberschrift entsprechend kann es sich nur um einen Einblick handeln.

Tabelle 4.3. Unterscheidung Hospitalkeime und andere bakterielle Erreger

1. Obligat humanpathogene Bakterien: z.B. Choleravibrionen, Salmonellen	Keine Hospitalkeime, da plötzlich und massenhaft auftretend, spontan ausheilend oder bei Indikation empfindlich für antibiotische Therapie
2. Fakultativ pathogene Bakterien: z.B. Kolibakterien	*Abhängig von:* *1.* dem Wirt und seinen besonderen Umständen im Krankenhaus: patienteneigene Faktoren *2.* vielfältigen krankmachenden Eigenschaften der Keime (Virulenzfaktoren). Sie können fähig sein: sich festzusetzen (Kolonisation), sich zu vermehren, die Haut- und Schleimhaut zu durchdringen (Invasion), die Abwehr des Wirtes (Immunsystem des Menschen) zu täuschen oder ausschalten, Toxine zu bilden (Fieber erzeugen, Körperzellen zerstören, Nervenzellähmungen), Enzyme zu bilden (körpereigene Gewebebestandteile auflösen), zu einer Veränderungstendenz, besonders unter dem Druck der antibiotischen Therapie
3. Apathogene Bakterien: z.B. Umweltkeime: aerobe Sporenbildner	3. Umgebung des Patienten (Mitarbeiter und Mitpatienten, Einrichtung)

4.2
Formen und einige physiologische Grundlagen der Bakterien

Die für die Medizin wichtigen Bakterien werden eingeteilt:
1. nach ihren 3 mikroskopisch erkennbaren, *Grundformen* und ihrer *Lagerung* zueinander (Tabelle 4.4):
   - Kokken (Kugelbakterien),
   - Stäbchen,
   - schraubenförmig gekrümmte Bakterien.

   Weitere ergänzende Variationen in ihren Formen sind in Tabelle 4.5 dargestellt;
2. nach ihrer *Verhaltensweise bei der Gramfärbung* zum besseren Erkennen unter dem Mikroskop:
   - grampositive Bakterien,
   - gramnegative Bakterien (der vorher aufgebrachte Farbstoff zur Differenzierung läßt sich mit Alkohol wieder herauslösen);
3. weiter lassen sich *physiologisch-biochemische Merkmale für Bakterien* ableiten, z.B.
3.1. ihr Verhältnis zum Sauerstoff (Klein u. Hahn 1994, S. 38):
   - obligat aerobe Bakterien sind Mikroorganismen, die sich nur in Gegenwart von Sauerstoff vermehren. Klinische Beispiele sind: Tuberkulosebakterien, Pseudomonas aeruginosa, Legionellen;
   - fakultativ anaerobe Bakterien können ohne Sauerstoff ebenso wachsen wie in dessen Gegenwart. Klinische Beispiele sind Staphylokokken, Streptokokken, Pneumokokken;

Tabelle 4.4. Morphologie von Bakterien. (Mod. nach Kayser 1989, S. 74; Wallhäußer 1995, S. 16)

Formen		Aussehen unter dem Mikroskop	Beispiele
Kugeln (Kokken)	Im Haufen oder Trauben	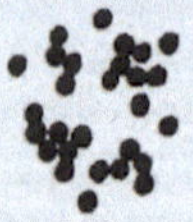	Staphylokokken, z.B. Staphylococcus aureus
	In gewundenen Ketten	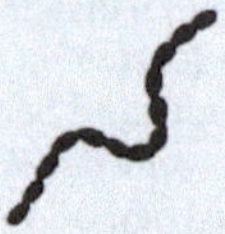	Streptokokken, z.B. Streptococcus pyogenes
	Doppelt (paarig) aneinander gelagert	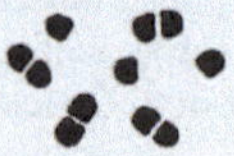	Diplokokken, auch Neisserien genannt; z.B. Neisseria gonorrhoeae (Gonokokken)
	Doppelt aneinander gelagert mit Schleimkapsel	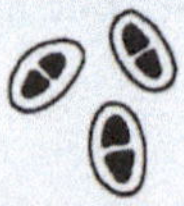	Pneumokokken, auch Streptococcus pneumoniae genannt
Stäbchen	Gerade	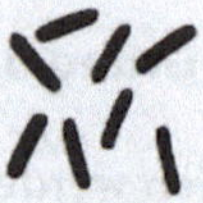	Enterobacteriaceae (aus dem Darmtrakt, z.B. Salmonellen)
	Keulenförmig	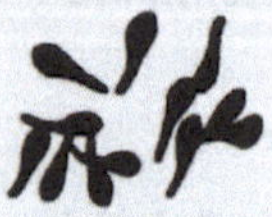	Korynebakterien, z.B. Corynebacterium diphtheriae
	Mit zugespitzten Enden	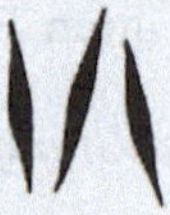	Fusobakterien
Gekrümmt	Einfach gekrümmt	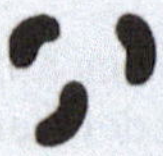	Vibrionen, z.B. Vibrio cholerae
	Spiralig gekrümmt	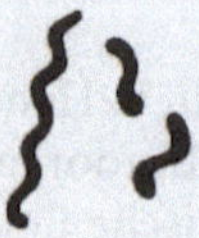	Treponema pallidum

Tabelle 4.5. Morphologie von Bakterien – ergänzende Variationen

Formen	Aussehen unter dem Mikroskop	Beispiele
Sporenbildende Stäbchen (s. Kap. 4.7)		Bazillen, z.B. Bacillus antracis (Milzbrand) Clostridien, z.B. Clostridium perfringens (Gasbrand)
Begeißelte Stäbchen		Escherichia coli entspricht den übrigen Enterobacteriaceae, ist aber rundum begeißelt
Schraubenförmige Bakterien mit Geißeln		Vibrio cholerae mit einer einzigen Geißel

- obligate Anaerobier: Bei diesen Bakterien führt Sauerstoff zum Zelltod. Als strenge Anaerobier gelten Tetanusclostridien. Sie können Sporen bilden, d. h. Zellformen mit extrem herabgesetztem Stoffwechsel mit Widerstandsfähigkeit gegen Hitze, Chemikalien und Strahlen als Überlebensformen;

3.2. ihre *Temperaturabhängigkeit* beim Wachstum (s. Kap. 4.5);

3.3. die *pH-Abhängigkeit* des Wachstums: Neben der Temperatur beeinflußt die Wasserstoffionenkonzentration den Stoffwechsel und das Wachstum von Mikroorganismen. Bevorzugtes Wachstum von Hefen und Schimmelpilzen findet im sauren Bereich (bis pH 5,5), im neutralen bis schwach alkalischen pH-Bereich vom größten Teil der Bakterien statt. Im stark alkalischen Bereich (pH >9,6) wachsen besonders die bei Harnwegsinfektionen vorkommenden Mikrokokken sowie die fäkalen Streptokokken. Die meisten Bakterien können sich unterhalb eines pH-Werts von 3–4 nicht mehr vermehren (Wallhäußer 1995, S. 28);

3.4. der *Bedarf an Nährstoffen*, z.B. Wasser (s. auch Kap. 4.5 – Lagerdauer von Medizinprodukten): Wasser ist eines der wichtigsten Lebenselemente und zugleich begrenzender Faktor für Wachstum und Vermehrung von Mikroorganismen. Es ist ein wesentlicher Bestandteil der lebenden Zelle. Der Wassergehalt von Bakterienzellen beträgt zwischen 70 und 98% (Müller 1983, S. 117). Für die Übertragung von Krankheiten ist Wasser vielfach verantwortlich. Die relative Luftfeuchtigkeit (RF) ist ebenfalls ein bestimmender Lebensfaktor, bei Werten <65% ist für nahezu alle Mikroorganismen kein Wachstum mehr, sondern höchstens ein Überleben möglich (Wallhäußer 1995, S. 34).

4.3
Wichtige Erreger nosokomialer Infektionen und Aspekte zur pflegerischen Prävention

Die Reihenfolge und die Auswahl der dargestellten Mikroorganismen erfolgt entsprechend ihrer klinischen Bedeutung (Tabelle 4.6; s. Kap. 4.1).

Bei jeder Betrachtung des Risikos von Mikroorganismen ist jedoch der bereits von Pasteur (1822–1895) formulierte Hinweis zu bedenken: „Der Keim ist nichts – das Terrain ist alles." Er weist damit auf die Bedeutung infektionsbegünstigender Faktoren des Menschen und der Umgebung hin und warnt damit vor einer kleinlichen Betrachtungsweise möglicher pathogener Wirkungen von Kleinlebewesen.

Die Darstellungen basieren auf der nachfolgend angegebenen Literatur: Daschner (1992), Hahn et al. (1994), Kappstein (1997), Kayser et al. (1989), Rüden (1995), Schlegel (1992), Wallhäußer (1995).

Tabelle 4.6. Aspekte zu den wichtigsten Erregern nosokomialer Infektionen

Erreger (Besonderheiten, Vorkommen, Pathogenität)	Häufigste Infektionsquellen	Übertragung	Aspekte zur pflegerischen Prävention
1. Escherichia coli Nicht pathogen, solange am natürlichen Standort und im ausgewogenen Anteil der gesamten Bakterienmasse im Darm	Bestandteil der physiologischen Darmflora Infektionen mit opportunistischen Stämmen meist endogener Ursache	Gelangt aus dem Darm in den extraintestinalen Bereich; unter veränderten Bedingungen, z.B. reduzierter Abwehrkraft und Standortwechsel kann er zum Infektionserreger werden.	Korrekte Händehygiene Präparatenentsprechende Einwirkzeit der Schleimhautantiseptik beachten
Pathogen ist Escherichia coli in der Bauchhöhle (Operationswunden), im Harntrakt, in Wunden (Dekubitalgeschwüre)		Endogene Übertragung, aber auch als Schmierinfektion: Lokalinfektionen, wie Harnwegsinfektionen (Katheter) und Eiterungen, Sepsis	Aseptisches Arbeiten, strenge Indikation für transurethralen Katheterismus, angepaßte Intimpflege (Waschrichtung von der Symphyse zum Anus), separater Waschlappen oder Einmalwaschlappen
Überlebt auch eine zeitlang außerhalb des Darmes		Indikatorkeim (fäkale Kontamination) für Trinkwasser, Badewasser und Nahrungsmittel	Sauberkeit im Umgang mit Lebensmitteln

Tabelle 4.6. (Fortsetzung)

Erreger (Besonderheiten, Vorkommen, Pathogenität)	Häufigste Infektionsquellen	Übertragung	Aspekte zur pflegerischen Prävention
Obligat-pathogene Escherichia-coli-Stämme (z.B. enteropathogene = EP EC, enterohämorrhagische = EHEC) gehören nicht zur physiologischen Darmflora	Hauptreservoir sind Rinder, Kälber und Schweine (ungenügend gekochtes Fleisch und Milch)	Niedriger hygienischer Standard (fäkal-oral) (Säuglings-)Dyspepsie in Entwicklungsländern und bei Touristen (Reisediarrhö)	Vermeidung einer Schmierinfektion: Händehygiene, insbesondere in der Säuglingspflege sowie im Umgang mit Lebensmitteln („Boil it, peel it, cook it – or forget it!")
2. Enterokokken (Enterococcus) Wichtigste Arten: Enterococcus faecalis Enterococcus faecium			
Fakultativ anaerob, widerstehen extremen Bedingungen wie Hitze (45 °C), pH 9,6, Nährstoffmangel und hohen Salzkonzentrationen	Normaler Standort im Dickdarm von Mensch und zahlreichen Säugetieren und Vögeln	Häufiger Erreger von Harnwegsinfektionen Sepsis Infektionsbedingte Endokarditis und in Dekubitalgeschwüren	Da endogene Infektion (Abwehrgeschwächte) Prävention kaum möglich
Fähigkeit zur Entwicklung von Resistenzen gegen zahlreiche Antibiotika, insbesondere vancomyzinresistente Enterokokken (VRE)	Fähigkeit zur raschen Ausbreitung von epidemischen Stämmen mit Kolonisierung und langwährendem Trägertum der besiedelten Personen	Kolonisierte Intensivpatienten	Konsequente und frühzeitig eingeleitete Hygienemaßnahmen, z.B. Isolierung dieser Patientengruppen, korrekte Händehygiene
3. Staphylococcus aureus Vermehrung aerob und anaerob Gegenüber physikalischen und chemischen Noxen sehr resistent: können 60 °C 15–30 min lang ertragen Anspruchslos, ziemlich resistent gegen Trockenheit Gegen chemische Noxen widerstandsfähiger als andere Bakterienarten	Ubiquitäres Vorkommen, v.a. auf der Haut und Schleimhaut (von Mitarbeitern in Krankenhäusern). Je nach untersuchter Gruppe können 10–90% der Menschen „Keimträger" sein	Besonders häufig im vorderen Nasenbereich Übertragung durch Hände und Tröpfchen, selten: Staub	Persönliche Hygiene („Beherrsche deine Hände") = Cave: individuelle Angewohnheiten Nase-Hand-Kontakt sowie Haare-Hand-Kontakt reduzieren Korrekte Händehygiene

Tabelle 4.6. (Fortsetzung)

Erreger (Besonderheiten, Vorkommen, Pathogenität)	Häufigste Infektionsquellen	Übertragung	Aspekte zur pflegerischen Prävention
Fähigkeit zur Entwicklung von Resistenzen gegen zahlreiche Antibiotika, insbesondere methizillinresistente Staphylococcus aureus (MRSA)	Fähigkeit zur raschen Ausbreitung von epidemischen Stämmen mit Kolonisierung und langwährendem Trägertum der besiedelten Personen	Kolonisierte Mitarbeiter und Intensivpatienten	Konsequente und frühzeitig eingeleitete Hygienemaßnahmen, z.B. Isolierung dieser Patientengruppen, korrekte Händehygiene, evtl. Sanierung bei „Keimträgern"
Neben Escherichia coli häufigster Erreger von Venenkatheterinfektionen, Abszessen Häufigster Erreger von postoperativer Wundinfektion und Osteomyelitis sowie Harnwegsinfektionen Rasche Vermehrungsfähigkeit	Immungeschwächte Patienten: tiefliegende Infektionen, Sepsis Patienten mit normaler Abwehr: Hautinfektionen		
Manche Stämme bilden Toxine, *Nahrungsmittelvergiftungen* (Enterotoxin, das innerhalb von wenigen Stunden Übelkeit, Erbrechen, Diarrhöen, Kreislaufsymptome auslöst) *Toxic-Shock-Syndrom* (Fieber, Hypotension, scharlachartiges Exanthem) oder eine *epidermolytische Krankheit* (Scalded-Skin-Syndrom – Schälblase im frühen Säuglingsalter) verursachen	Kontamination von Milch, Milchprodukten, Eiern, Fleisch oder anderen Nahrungsmitteln mit enterotoxinbildenden Stämmen und günstigen Temperaturen	Enterotoxin ist durch kurzzeitiges (15–30 min) Erhitzen auf 100 °C nicht zu inaktivieren Zuerst bei jungen Frauen bei Verwendung von Vaginaltampons beobachtet, Entwicklung aber auch bei Furunkeln und Wunden möglich	Defekte an Haut keimdicht verbinden, insbesondere beim Umgang mit Lebensmitteln Korrekte Händehygiene
4. Koagulasenegative Staphylokokken (insbesondere Staphylococcus epidermidis und Staphylococcus saprophyticus)			

Tabelle 4.6. (Fortsetzung)

Erreger (Besonderheiten, Vorkommen, Pathogenität)	Häufigste Infektionsquellen	Übertragung	Aspekte zur pflegerischen Prävention
Sie gehören zur physiologischen Bakterienflora von Haut und Schleimhäuten des Menschen Sehr resistent gegen Austrocknung Eine von den Erregern gebildete Schleimschicht ermöglicht, sich dem Zugriff der Phagozytose zu entziehen und sich weiterzuverbreiten Besonders disponiert sind Frühgeborene und abwehrgeschwächte Patienten	Fähigkeit zur Vermehrung bei Trägern von Implantaten (z.B. Kunststoffkathetern, künstlichen Herzklappen) und diese Materialen zu metabolisieren, d.h. zu verdauen Folge = Endoplastitis mit Sepsis	Häufig endogene Infektionen während Operationen (z.B. Endoprothesen), beim Legen von Venenkathethetern In der Regel kommt es nur bei lokaler oder allgemeiner Abwehrschwäche des Wirtsorganismus zur klinisch manifesten Infektion	Korrekte Händehygiene OP-Vorbereitung (Körperpflege, Rasur) zeitentsprechend Einwirkzeit der Hautantiseptik beachten
5. Pseudomonas aeruginosa In der Natur weit verbreitet: Vorkommen im Erdboden, in Oberflächengewässern, auf Pflanzen und im Darm von Mensch und Tier. Sie finden sich im Abwasser und in der Luft Pseudomonasarten gehören zu den widerstandsfähigsten und anspruchslosesten Bakterien überhaupt, so sind manche Desinfektionsmittel, z.B. QUAT's, nicht wirksam; sie können wachstumsfördernd wirken Pseudomonas aeruginosa stellt nur wenig Ansprüche an das Nährmedium:	Abwehrgeschwächte Patienten, insbesondere hämatologische, onkologische und Verbrennungspatienten sowie Früh- oder Neugeborene sind die Domäne der Pseudomonas-aeruginosa-Infektionen *Mögliche Infektionen:* Atemwege, Harnwege, Haut (z.B. Verbrennung) Sepsis Otitis (Diabetiker, Schwimmer) Augeninfektion Endokarditis und Osteomyelitis (bei intravenös Drogenabhängigen) Meningitis (nach Lumbalpunktion, postoperativ)	*Ärztlich-pflegerische Maßnahmen* mit Endoskopen, Desinfektionsmitteln, Salben, destilliertem Wasser, Inkubatoren *Patient zu Patient:* Waschbecken, Kosmetika, auch indirekt über die Hände der Mitarbeiter Im Krankenhaus steigt die Kolonisation der Patienten parallel zur Dauer des Aufenthaltes (insbesondere Axilla, Leistenbeuge, Perineum, äußeres Ohr, oft auch oberer Respirationstrakt und Besiedlung des Darmes)	Korrekte Händehygiene Sorgfältige Asepsis und Antisepsis Hygienischer Umgang mit Mehrdosisentnahmeflaschen Möglichst patientenbezogene Pflegematerialien (Salben usw.) Hygienische Sorgfalt bei der Körperpflege

Tabelle 4.6. (Fortsetzung)

Erreger (Besonderheiten, Vorkommen, Pathogenität)	Häufigste Infektionsquellen	Übertragung	Aspekte zur pflegerischen Prävention
Er kann sich in einem feuchten Milieu, das nur Spuren von Nährsubstraten enthält, vermehren, z.B. in jeder Form von Wasser, einschließlich entionisiertem Wasser, Augentropfen usw. = typischer „Naß- oder Pfützenkeim", aber auch in trockenem Milieu gute Überlebensfähigkeit			
Unter geeigneten Wachstumsbedingungen bilden einige Stämme einen gelben Farbstoff, der grünlich fluoresziert, sowie einen Farbstoff, der blaugrünes Pyocyanin bildet, woher der alte Name *Pyocyaneus* = blaugrüner Eitererreger, stammt Bildung eines charakteristischen Duftstoffes: süßlich aromatisch	Fähigkeit zur Bildung einer Schleimschicht, die die Phagozytose erschwert. Bei Patienten mit Mukoviszidose finden sich „mukoide" Stämme, die besonders viel Schleim produzieren	Schläuche von Beatmungsgeräten, Inhalationsgeräte Luftbefeuchter	Hygienisch korrekter Umgang mit Beatmungsmaterialien, Inhalationsgeräten Hygienisch einwandfreie Absaugtechnik Händedesinfektion vor und nach Benutzung von Einmalhandschuhen
6. Klebsiellen: Klebsiella pneumoniae Klebsiella oxytoca Vorkommen in der Erde und im Wasser, bei 10% der gesunden Menschen auch im Darm und oberen Respirationstrakt. Klebsiellen sind damit fakultativ pathogene Erreger.	Für Infekte muß in der Regel eine Prädisposition beim Wirt gegeben sein, z.B. eine chronische Lungenkrankheit	*Endogene Übertragung:* Als NKI-Erreger können Sepsis, Harnwegs- und Atemwegsinfektionen durch Klebsiellen hervorgerufen werden *Exogene Übertragung:* Über schlecht gewartete Luftbefeuchter von Klimaanlagen: Pneumonien Durch Mitarbeiter kontaminierte Infusionen und Blutkonserven	Vermeiden einer Schmierinfektion durch kontaminierte Hände Dekontamination der Arbeitsflächen und Flaschenstopfen durch Wischdesinfektion mit Alkohol

Tabelle 4.6. (Fortsetzung)

Erreger (Besonderheiten, Vorkommen, Pathogenität)	Häufigste Infektionsquellen	Übertragung	Aspekte zur pflegerischen Prävention
7. Candida-Spezies insbesondere Candida albicans und Kandidosen der Haut und Schleimhäute Pilzerkrankungen durch Candida werden heute als Kandidosen bezeichnet, überwiegend (90%) durch Candida albicans hervorgerufen Häufigster Erreger von nosokomialen Pilzinfektionen Erkrankungen des Mundes, der Speiseröhre oder der Scheide werden *Soor* genannt	Die Ubiquität des Erregers zeigt, daß spezielle prädisponierende Faktoren hinzukommen müssen, damit eine manifeste Erkrankung entsteht	*Lokale Einflüsse:* z.B. *mechanische* Irritation durch schlecht angepaßte Zahnprothese, chemische Einflüsse: Windelbereich (Dermatitis ammoniacalis) Hautinfektionen besonders an feuchten und warmen Teilen des Körpers (Candida intertrigo)	Wichtigste Vorbeugungsmaßnahme ist das Vermeiden von Störungen der normalen körpereigenen Flora sowie der Infektabwehr *Äußere Haut:* trocken halten, altersentsprechende Hautpflege *Mundschleimhaut:* keine prophylaktische Anwendung desinfektionsmittelhaltiger Pflegemittel, z.B. Chlorhexidin Vagina: Erhaltung des sauren Scheidenmilieus
Mensch ist Hauptwirt von Candida albicans, beim Gesunden befindet er sich auf den Schleimhäuten des Orogastrointestinaltraktes in geringer Zahl. Es zeigen sich auf der Mundschleimhaut weißliche, fest haftende Beläge an der Wangenschleimhaut Die Vulvovaginitis ähnelt im Aussehen dem Mundsoor Sekundärer Befall der Lungen, Nieren und anderen Organen	Candidainfektionen sind mit Ausnahme der Kandidose des Neugeborenen endogene Infekte In der Umgebung des Menschen kann sich der Erreger nur kurzfristig in Feuchtbiotopen halten Bei wegbahnender Grundkrankheit	*Allgemeine begünstigende Faktoren:* Hohes Alter, maligne Tumore, Immunmangelsyndrome (insbesondere Aids), endokrinologische Faktoren: Diabetes mellitus, Schwangerschaft, intensive Therapie mit Antibiotika mit Unterdrückung der bakteriellen Flora	Eine Übertragung erfolgt nicht: Dieser Hinweis galt bis vor kurzem! Aktuell werden nosokomiale Übertragung resistenter Candidaspezies beschrieben, besonders bei onkologischen und Aids-Patienten Pflegerische Prävention durch angepaßte Hygiene

Tabelle 4.6. (Fortsetzung)

Erreger (Besonderheiten, Vorkommen, Pathogenität)	Häufigste Infektionsquellen	Übertragung	Aspekte zur pflegerischen Prävention
8. Streptokokken Eine Gattung runder oder ovaler, paarig oder in Ketten sich lagernder Kokken, die fakultativ Anaerobier sind. Untergliedert in zahlreiche Arten, z.B. β-hämolysierende Streptokokken der Serogruppe A (unter anderem *Streptococcus pyogenes*): klassischer Erreger des Kindbettfiebers Mensch ist der einzige Wirt, er ist besiedelt v.a. auf der Schleimhaut des Oropharynx A-Streptokokken produzieren verschiedene Substanzen, die ihre spezifische Fähigkeiten bedingen: Adhärenz an Schleimhautzellen Ausbreitungsfaktor (Hyaluronidase) erleichtert Verbreitung im Gewebe Produktion von Toxinen, welche das Exanthem und Enanthem beim Scharlach bedingen	Diese obligat pathogenen Erreger erzeugen: *Eitrige Infektionen* (Angina, Pharyngitis, Pyodermien, Impetigo, Puerperalsepsis, Meningitis) *Toxinbedingte Erkrankung* (Scharlach, nekrotisierende Fasciitis) *Nichteitrige, immunpathologisch bedingte Erkrankungen* (Akutes rheumatisches Fieber, akute Glomerulonephritis)	*Tröpfcheninfektion* von der Schleimhaut des Nasen-Rachen-Raums, auch von erregertragenden KH-Mitarbeitern *Schmier-(Kontakt)infektionen* bei Übertragung von Pyodermien Monatelang in Staub oder Bettwäsche vermehrungsfähig, diese Übertragung spielt jedoch ganz geringe Rolle	*Geburtshilfe:* nach Blasensprung sterile Handschuhe benutzen. Direkten Kontakt mit Wochenfluß vermeiden Isolierung von Patientinnen bis 24 h nach Beginn einer effektiven Antibiotikatherapie. Gründliche Reinigung und Desinfektion sanitärer Anlagen *Genitalhygiene:* direkten Körperkontakt mit Wasserauslaß von Bidet vermeiden Korrekte Händehygiene Auch nach stummer Infektion können noch monatelang A-Streptokokken im Nasen-Rachen-Raum von Mitarbeitern nachweisbar sein, d.h. evtl. asymptomatischen Trägerstatus prüfen
β-hämolysierende Streptokokken der Serogruppe B B-Streptokokkeninfektionen zählen	Obligat pathogene Erreger Asymptomatisches Vorkommen auf Urogenital- und Intestinalschleimhaut	Bei Erwachsenen: Puerperalinfektion, Endometritis, Sepsis, Pyelonephritis, Pneumonie u.a.	Nosokomiale Infektionen sind selten Intrapartale Infektionen gelten als nosokomiale Infektionen, auch wenn

Tabelle 4.6. (Fortsetzung)

Erreger (Besonderheiten, Vorkommen, Pathogenität)	Häufigste Infektionsquellen	Übertragung	Aspekte zur pflegerischen Prävention
heute zu den sexuell übertragbaren Krankheiten	Schwangere sind bis zu 40% asymptomatische Trägerinnen	Übertragung auf das Neugeborene durch Schleimhautkontakt kann zu Konjunktivitis, Omphalitis, Sepsis oder Meningitis führen	der Erreger aus dem endogenen Reservoir der Mutter stammt
Pneumokokken (*Streptococcus pneumoniae*) sind eine α-hämolysierende Streptokokkengattung, paarförmig wachsend Typischer Eitererreger: erzeugt Infekte der oberen und tiefen Atemwege; Meningitis; Otitis media *Enterokokken* (s. unter 2)	Natürliches Habitat ist die Schleimhaut des oberen Respirationstraktes: bis 70% gesunder Erwachsener sind Keimträger. Die wirksame Abwehr des Atemtraktes verhindert in der Regel Erkrankung	Trägerrate ist in Heimen, Kasernen und unter Bedingungen ähnlich engen Zusammenlebens besonders hoch. Alkoholismus (Leberzirrhose) prädisponiert	Pneumokokkeninfektionen werden selten von Mensch zu Mensch übertragen, meist gehen Erkrankungen von der eigenen Flora aus (endogene Infektion)
9. *Proteus mirabilis* Namengebung aus der griechischen Sagenwelt: Proteus wechselt seine Gestalt häufig. Die Keime der Gattung können sehr kurze und sehr lange Stäbchen bilden. Vorkommen als *Fäulniskeim* im Erdboden und Abwasser und in manchen Lebensmitteln, z.B. in überreifem Käse. Aber auch im Darmtrakt gesunder Menschen zu finden	Harnwegsinfektionen: Keim ist meist zu finden, wenn bereits mehrfach ein Keimwechsel stattgefunden hat Sepsis, Endokarditis, Meningitis, Infektionen von Dekubital- und Verbrennungswunden	Urogenitaltrakt Dekubitalgeschwüre Verbrennungswunden	Hygienisch einwandfreier Verbandwechsel auch bei sog. septischen Wunden Leicht verderbliche Nahrungsmittel im Kühlschrank aufbewahren Allgemein hygienischer Umgang mit Nahrungsmitteln
10. *Legionellen* (*insbesondere Legionella pneumophilia*) Vorkommen in natürlichen Gewässern und in künstlichen Wasseranlagen (Wasser und Erd-	Übertragung von Mensch zu Mensch bisher nicht bekannt, Wasser aus Trinkwasserleitungen, insbeson-	Mögliche Übertragung: Aus dem Biofilm der Leitungen können einzelne Legionellen für eine Infektion in Frage	Abwehrgeschwächte Patienten, insbesondere Transplatatempfänger, vor Aerosolen schützen,

Tabelle 4.6. (Fortsetzung)

Erreger (Besonderheiten, Vorkommen, Pathogenität)	Häufigste Infektionsquellen	Übertragung	Aspekte zur pflegerischen Prävention
keim). Als Krankheitsbild Legionellose erst seit 1976 bekannt (Legionärspneumonie und Pontiac-Fieber mit Enzephalopathie) Risikofaktoren: Hohes Lebensalter Rauchen Alkoholabusus chronische Lungenerkrankungen	dere Warmwassernetz, ist das einzige Erregerreservoir	kommen Teile des Biofilms werden losgespült und inhaliert, bzw. aspiriert und verschluckt und sind dadurch vor der körpereigenen Abwehr geschützt Legionellenhaltige Amöben werden inhaliert oder aspiriert	z.B. durch Filter an Wasserzapfstellen (Wartung!) Zur Beatmung und Inhalation darf kein Leitungswasser verwendet werden Bei Reinigung von Inhalatoren mit Leitungswasser muß eine sorgfältige Trocknung vor Wiederverwendung sichergestellt sein Umgebungsuntersuchungen nur bei tatsächlichen Infektionsproblemen mit Legionellen (WHO, CDC)
11. Aspergillus (insbesondere Aspergillus fumigatus und Aspergillus flavus) Findet sich weltweit überall in der Umwelt. Ständige Kontaktmöglichkeit mit Aspergillensporen, besonders auf pflanzlichem Material Voraussetzung für eine Aspergillose ist eine besonders ausgeprägte Abwehrschwäche (Patienten mit Leukämie, bei Leber- oder Knochenmarktransplantation, Zytostatikatherapie)	Bei diesen Patienten zweithäufigste opportunistische Mykose, wobei besonders Aspergillus fumigatus und Aspergillus flavus eine ausgeprägtere Fähigkeit zur Kolonisierung der Schleimhäute haben	Übertragung erfolgt auf dem Luftweg (Bioaerosol), primäres Zielorgan ist die Lunge. Im Krankenhaus aufgetretene Ausbrüche sind meist mit Bautätigkeit in der Nähe der Patienten beobachtet worden. Doch: Möglichst sporenfreie Luft ist nur für Hochrisikogruppe zu gewährleisten	Exogene Erregerquelle wahrscheinlich: Verbesserung der Luftqualität hilfreich: Staubentwicklung vermeiden Bei Bautätigkeit effekte Staubschutzmaßnahmen durchführen Trockenblumensträuße und Topfblumen bei gefährdeten Pateinten vermeiden Nur schälbare Früchte und Gemüse (also kein Salat), sterile Gewürze bei Hochrisikogruppe

Viren (Tabelle 4.7)

Als Virus bezeichnet man eigenständige infektiöse Einheiten (*keine* eigenständigen Lebewesen), die sich in vielfacher Hinsicht von den übrigen Mikroorganismen unterscheiden:

- *Größe:* Viren sind filtrierbare Partikel; das bedeutet, daß Viren bakteriendichte Filter passieren können. Ihre Größe liegt zwischen 25 (Picornavirus als kleinstes humanpathogenes Virus) und 300 nm (Pockenviren).
- *Aufbau:* Viren werden als einfach aufgebaut dargestellt. Sie enthalten zwar Nukleinsäuren (jeweils nur DNA oder RNA), Proteine und Lipide, aber keines der Strukturelemente, welche für den Aufbau der Zelle typisch sind, wie Kern, Mitochondrien, Ribosomen usw.
- *Antibiotika:* Viren sind unempfindlich gegen Antibiotika, die gegen Bakterien und andere Erreger eingesetzt werden können. Einige Chemotherapeutika sowie Interferon haben sich bei Viruserkrankungen bewährt, insgesamt sind aber die Erfolge bei der Entwicklung antiviraler Mittel vergleichsweise gering.
- *Vermehrung:* Viren sind obligate Zellparasiten, d.h., die Vermehrung geschieht immer durch die anabolische Leistung der lebenden Wirtszellen. Außerhalb lebender Zellen liegt das Virus als Viruspartikel oder Virion vor und kann sich nicht vermehren.

Von großer Bedeutung sind *nosokomiale oder iatrogene Virusinfektionen,* die bis in jüngster Zeit durch Blutspenden, für Transfusionen, Organtransplantate sowie durch unzureichend aufbereitete Instrumente (z.B. Endoskope) in Praxis und Klinik übertragen wurden. Beim Umgang mit Körperflüssigkeiten und Sekreten können wirksame Vorsichtsmaßnahmen realisiert werden. Neben den erst in letzter Zeit in Betracht gekommenen infektiösen Übertragungen von unkonventionellen Viren (Prionen) bei der Creutzfeldt-Jakob-Erkrankung (Arbeitshypothese!), steht die Existenz von Viren zur Diskussion, die wir noch nicht kennen (sog. neue Erreger).

Viren treten in den Organismus über die Konjunktiven, die Mundhöhle, den Nasen-Rachen-Raum, den Gastrointestinaltrakt oder das Genitale ein. Einzelne können durch den Stich eines Insekts oder Mikrotraumen über die Haut in das Blut gelangen; primärer Ansiedlungsort für Papillomviren ist das Hautepithel.

Obwohl als sog. Vehikel oder Übertragungsformen Staubpartikel, Aerosole, Handtücher, Hände, mit Blut kontaminierte Kanülen oder medizinische Instrumente in Frage kommen, muß bedacht werden, daß sich im Verlauf der Evolution Erreger und Mensch wechselseitig anpassen mußten, um zu überleben. Während sich der Erreger optimale Ausbreitungswege und die vorteilhaftesten Standorte ausgewählt hat, wurden im Menschen besonders geeignete Schutzmechanismen der Basisabwehr und der spezifischen Immunreaktion weiterentwickelt. Diese können hier nicht weiter ausgeführt werden. Wir leben jedoch nicht allein in unserer Welt, sondern teilen diesen Lebensraum mit Tieren, Pflanzen und Mikroorganismen, und es gruppieren sich verschiedene Lebensgemeinschaften (Biotope). Sie sind abhängig von den Lebensumständen, dem Klima und den geologischen (Bodenstruktur, chemische Zusammensetzung usw.) Faktoren. So beher-

Tabelle 4.7. Ausgewählte Übertragungsmöglichkeiten von Viren. (Mod. nach Hahn et al. 1994)

Übertragungswege	Virus	Erreger von
Tröpfchen, Speichel	Influenza	Influenza (Grippe)
	Masern	Hochkontaginöse Krankheit
	EBV (Epstein-Barr-Virus)	Infektiöse Mononukleose
	HSV (Herpes-simplex-Virus)	Generalisiertem Herpes
	ZMV (Zytomegalievirus)	Pneumonie
	Polio	Poliomyelitis, spinale Kinderlähmung
	Röteln	Röteln mit möglichen Embryopathien
Schmutz- und	Picornavirengruppe	Hepatitis
Schmierinfektion	(u.a. HAV, Polio)	Kinderlähmung
	Rota	Rotavirusdiarrhö
	HAV (Hepatitis-A-Virus)	Hepatitis
	HEV (Hepatitis-E-Virus)	Hepatitis
Lebensmittel	Polio	Kinderlähmung
Trinkwasser	Rota	Rotavirusdiarrhö
Schwimmbäder	Polio	Kinderlähmung
Fußböden	HPV (humanes Papillomvirus)	Warzen
Staub, Handtücher	VZV (Varizellen-Zoster-Virus)	Windpocken, Gürtelrose
Instrumente	Adeno	Infektion der oberen Luftwege,
Endoskope		des Auges und des Verdauungstraktes
	HBV (Hepatitis-B-Virus)	Hepatitis
	HIV	Erworbenem Immundefektsyndrom (Aids)
	Unkonventionelle Viren, z.B. JCK	Creutzfeldt-Jakob-Krankheit
Berührung	HPV	Warzen
Händedruck	Rhinoviren	Schnupfen
Kuß	HSV	Generalisiertem Herpes
	ZMV	Hepatitis, Pneumonie
Sexualverkehr	HIV	Aids
	HBV	Leberentzündung
	ZMV	Pneumonie
	HSV	Generalisiertem Herpes
	HPV	Warzen
Organe, Blutproben	ZMV	Tödlicher Erkrankung bei Frühgeborenen, bei Aids: Pneumonie
	HIV	Aids
	HBV	Hepatitis
	HCV	Hepatitis
	HDV	Hepatitis
	EBV (Epstein-Barr-Virus)	Infektiöse Mononukleose
	Unbekannte Viren	?
Kanülen	HIV	Aids
	HBV	Hepatitis
	HCV	Hepatitis
	HDV	Hepatitis
Perinatal	HBV	Hepatitis
	HSV	Generalisiertem Herpes
	VZV	Windpocken, Gürtelrose
Intrauterin	ZMV	Totgeburt
	Röteln	Röteln, mit möglichen Embryopathien
	Parvo	Ringelröteln
	VZV	Windpocken, Gürtelrose
	HIV	Aids
	HSV	Generalisiertem Herpes

bergt nicht nur unsere Umgebung eine Vielzahl von Mikroorganismen sondern auch wir selbst (s. Kap. 4.4). Diese körpereigene Mikroflora übt eine Schutzfunktion gegen standortfremde Mikroorganismen aus.

Die Sorge um Krankheitsverhütung zeigt manchmal skurrile Ergebnisse: Am Beispiel der BSE haben wir den schlagenden Beweis, daß sich Veränderungen der Lebensbedingungen des Menschen und der Tiere, ja der gesamten Umwelt, auch auf die Ausprägungsformen von Krankheiten auswirken (s. Kap. 3.5.4). Umstellung der Ernährung von Rindern als reine Vegetarier durch sog. Kraftfutter, in Wirklichkeit unfachlich aufbereitete Tierkadaver, führt zu BSE-kranken Rindern. An den Zucht- und Lebensbedingungen der Kreaturen wird jedoch wenig geändert. Die Abschlachtung tausender Tiere und eine schnell formulierte Prionenhypothese als Tatsache soll Erklärungshintergrund verschaffen und Aktivität der Classe politique demonstrieren. Hintergrund ist, daß der Erreger von BSE und/oder CJD bis heute unbekannt ist. Als eine bisher ungesicherte Arbeitshypothese wird die Prionenhypothese betrachtet „... und es ist nach wie vor offen, ob die (veränderten) Prionen diese Krankheiten verursachen oder nur sekundäre Symptome darstellen" (ABBOTT-TIMES 1997). Die BSE-Prionen tragen evtl. zur Krankheit bei, sind aber möglicherweise nicht das infektiöse Agens selbst. Bislang unbekannte Erreger, virusähnliche, winzige Partikel könnten BSE, Creutzfeld-Jakob-Krankheit und ähnliche Krankheiten verursachen. Zur Vorbeugung dieser Mensch und Tier schwer belastenden Krankheiten wären jedoch erhebliche Forschungsaufwendungen und Aktivitäten zu einer wesensgemäßen Tierhaltung notwendig.

4.4
Mikrobielle Normalbesiedlung des Menschen

Normal- oder Standortflora

Mikroorganismen, die ihren Wirt nicht schädigen, werden als *Kommensalen* bezeichnet, sie bilden die Normal- oder Standortflora der Haut und Schleimhäute. Diese Mikroflora des Menschen besiedelt

- die äußere Haut,
- die Schleimhäute
  - des Oropharynx,
  - des oberen Respirationstrakts,
  - des Dickdarms und
  - des unteren Genitaltrakts.

Sofort nach der Geburt beginnt diese physiologische Kolonisation, die Mikroorganismen stammen von der Mutter und der Umgebung des Kindes. Die Staunen erregende Anpassung des Spektrums erfolgt innerhalb weniger Tage an diejenige des Erwachsenen. Man schätzt, daß der Mensch mit etwa 500 verschiedenen Arten zusammenlebt (Wallhäußer 1995). In den einzelnen Organbereichen ist bisher die in Tabelle 4.8 beschriebene Normalbesiedlung gefunden worden.

Umgebungsfaktoren

Eine Reihe von Umgebungsfaktoren beeinflussen die physiologische Bakterienflora:

- Dazu gehört die relativ gleichbleibende *Temperatur* im jeweiligen Lebensbereich (Körperkern 37 °C).

Tabelle 4.8. Normale Keimflora bei gesunden Menschen. (Mod. nach Bär 1994)

Körperstelle	Flora
Gewebe, Liquor, Mittelohr, Nasen- und Kiefernebenhöhlen, Blase, Uterus, Tuben	Steril
Konjunktiva	Nur von wenigen koryneformen Bakterien und Staphylococcus epidermidis besiedelt, ständige Reinigung durch Lidschlag
Haut, äußerer Gehörgang, distale Urethra,	Propionibakterien, Staphylococcus epidermidis, Staphylococcus saprophyticus, Korynebakterien
Mund: Zunge und Wangenschleimhaut, Zahnfleisch, Tonsillenkrypten	Vergrünende (Viridans-)Streptokokken, Neisseriaarten, Branhamella catarrhalis, Hefen, unter anderem Candida Bacteroides, Fusobakterien, Peptostreptokokken, Aktinomyzeten, Spirochäten
Nasopharynx	Mikroorganismen der Mundhöhle, gelegentlich Streptococcus pneumoniae, Neisseria meningitidis (Meningokokken), Hämophilus, Anaerobier
Respirationstrakt unterhalb des Larynx	Aufgrund des Ziliarepithelschlages und der Schleimhaut des Repirationsepithels steril
Ösophagus	Transiente, d.h. temporäre Mundflora
Magen	Schnelle Keimfreiheit nach Mahlzeiten
Dünndarm	Obere Abschnitte steril
Dickdarm des mit Muttermilch gestillten Säuglings	Bifidobakterien, mit Kuhmilch oder Babynahrung ernährte Säuglinge weisen eine dem Erwachsenen ähnliche Bakterienflora auf
Dickdarm	Höchste Bakteriendichte: bis 10^{12}/g Fäzes, Mikroflora besteht aus bis zu 500 Arten 99% obligat anaerobe Bakterien: insbesondere Bacteroide, Bifidobakterien, Eubakterien, Clostridien, Laktobazillen 1% fakultative Anaerobier: Enterokokken, Enterobakterien, davon Escherichia coli mit 1–2% der gesamten Bakterienmasse im Darm Transiente: Pseudomonas-Spezies, Candida-Spezies, Bacillus-Spezies, Trichomonaden
Vagina: präpubertär und postmenopausal	Haut- und Dickdarmflora
Vagina: während des fortpflanzungsfähigen Alters	Laktobazillen (Döderlein-Stäbchen), α-hämolysierende Streptokokken, Hefen u.a.

- Geringer Feuchtigkeitsgehalt ist für das Wachstum limitierend. Deshalb finden wir in „feuchten Kammern" ein erhöhtes Infektionsrisiko: z.B. Leistenbeuge und Bauchfalten (Intertrigo) sowie unter dicht abschließenden Windelhosen und Handschuhen.
- Für die meisten Mikroorganismen stellen Armut und Hunger eine normale Lebenssituation dar, es wechseln Phasen äußerst langsamen Wachstums mit schnellem Wachstum ab. Die Art der Besiedlung mit Mikroorganismen wird durch die *Lebens- und Eßgewohnheiten* des Menschen beeinflußt. Beispielsweise wirkt sich stark zuckerhaltige Nahrung positiv auf das Wachstum kohlehydratverwertender Bakterien im Mund aus, die anfallende Milchsäure führt zur Plaquebildung und fördert die Kariogenese.

- Die *Wasserstoffionenkonzentration* (pH) hat eine wesentliche Bedeutung als regulatorischer Faktor:
  - Auf der gesunden Haut werden pH-Werte von 5,5 gefunden, so daß hier nur relativ säurefeste Keime (z.B. Mykobakterien, Streptokokken, Staphylokokken und Propionibakterien) gedeihen können, die sich von den im Schweiß enthaltenen Nährstoffen ernähren. Abgesehen von der Produktion geruchtragender Substanzen hat die normale Hautflora keine nachteiligen Konsequenzen für den Menschen. Durch den berufsbedingten Einsatz von Händedesinfektionsmitteln ist mit einem Austrocknen der Haut und einem Verlust des physiologischen Säureschutzmantels zu rechnen. Trockene, rissige und durch Tenside alkalisierte Haut führt zu Entzündungen durch andere Bakterien und Hefen. Sie fördert die Verbreitung von Hospitalismuserregern. Ein passendes Beispiel: Nach Müller (1946) tritt bei versuchsweise mit Escherichia coli, Typhus- oder Ruhrbakterien kontaminierten Händen schon nach 30 min eine starke Verminderung der Erreger ein. Bei irreversibler Schädigung des Säuremantels der Haut halten sich jedoch Pseudomonas aeruginosa auf der Haut.
  - Durch die Magensäuresekretion werden pH-Werte bis zu pH 1 erreicht. Nur säurefeste Mikroorganismen überstehen dieses Milieu, Helicobacter pylori schützen sich durch ihre Ureaseaktivität vor der Säure und schaffen sich ein neutrales Umfeld (Hahn u. Vogt 1994).
  - Als Folge der Milchsäurebildung durch Laktobazillen (Döderlein-Stäbchen) in der Vagina der geschlechtsreifen Frau besteht ein pH-Wert von 4–4,5. Auch hier ist der Schutz vor der Ansiedlung von pathogenen Keimen die Begründung.

Einige wachstumsregulative Faktoren der physiologischen Bakterienflora sind:

- *Temperatur:* Die Temperatur des Menschen liegt zwischen 32 °C (äußere Hautoberfläche) und 37 °C (Körperkerntemperatur). Darauf richten sich die unterschiedlichen Mikroorganismen (auf der Haut gedeihen umwelt- und die innere Oberfläche besiedelnde Keime mit einem Vermehrungsoptimum bei 37 °C) ein.
- *Feuchtigkeit:* Bakterielle Vermehrung ist immer an Feuchtigkeit gebunden. Bestes Gedeihen deshalb: Magen-Darm-Schleimhaut, bedeckte Oberflächen der äußeren Haut (Achselhöhlen, Hautfalten).
- Angebot an Nährstoffen: Lebens- und Eßgewohnheiten beeinflussen die Besiedlung mit Mikroorganismen: z.B. im Mund hohe Zahl kohlehydratverwertender Bakterien mit Milchsäure- und Plaquebildung, Kariogenese.
- pH-Wert: Die Wasserstoffionenkonzentration hat an einigen Standorten eine herausragende regulatorische Bedeutung:
  - Magen: pH-Werte bis 1: kein bakterielles Leben auf Dauer möglich,
  - Vagina: infolge der Milchsäurebildung bei der geschlechtsreifen Frau: pH 4–4,5: Behinderung der Kolonisation pathogener Keime,
  - Haut: pH-Wert 5,5, auch hier gedeihen nur relativ säureresistente Keime. Eine Alkalisierung führt zu Entzündungen durch andere Bakterien und Hefen.

● Bakterielle Interaktionen: Sie führen zu gegenseitiger Einschränkung von Bakterienwachstum, das können Substrat- („Nährstoff-") und die Metabolitenkonkurrenz (Abfallprodukte des einen sind toxisch für den anderen) sein.

Wirkungen der Normalflora

Durch diese Möglichkeiten sorgt der Mensch dafür, daß die kolonisierten Mikroorganismen keinen Schaden verursachen, auch sorgt eine physiologische Bakterienflora für die Förderung und Entwicklung des Immunsystems. Die Folgen von fehlenden körpereigenen Bakterien zeigen sich bei Versuchstieren, die über Generationen keimfrei aufgezogen werden,

● in Immunmangelzuständen,
● in unvollständiger Ausbildung der Peyer-Plaques, d. h. Lymphgewebe
● sowie in einem völlig anderen Verhalten als ihre normal aufgewachsenen Artgenossen.

Die nützlichen Funktionen beispielsweise der Hautflora werden deutlich, wenn bei Applikation und systemischer Anwendung von bakteriostatischen Antibiotika auch die Bakterien der Haut betroffen werden. Dann kommt es zur Vermehrung von Candida albicans, einer pathogenen Hefe im Mund, Verdauungstrakt oder Genitalbereich.

In diesem Zusammenhang von positiven und negativen Wirkungen einer Normalflora zu sprechen, steht uns nicht zu. Wir können uns jedoch verdeutlichen, welchen Wert für uns Menschen die physiologische Bakterienflora hat und wann wir abwehrgeschwächte Patienten vor eigenen und fremden Mikroorganismen in der therapeutischen Betreuung zu schützen haben.

Das „ökologische Gleichgewicht" unseres Organismus versucht, örtlichen Störungen entgegenzuwirken und zum ursprünglichen Optimum zurückzukehren. Als Schutzfunktion bewirkt die *Kolonisationsresistenz,* daß sich die aus der Umwelt stammenden Keime nicht oder nur vorübergehend ansiedeln können. Das ist der Beitrag der Normalflora zur Abwehr pathogener Erreger und sollte bei der Anwendung antibiotischer Substanzen mit Zerstörung auch der Normalflora bedacht werden. Zu einem Einbruch pathogener Keime in eine autochthone Lebensgemeinschaft kommt es, wenn es vorher, durch welche Eingriffe auch immer, zu einer Schädigung der Mikroflora gekommen ist.

An *endogenen Infektionen* leiden immunsupprimierte Patienten, bei denen die Mehrzahl der Infektionserreger aus der patienteneigenen Flora stammt. Eine *Superinfektion* als Folge der Schädigung der normalen Umgebungsbedingungen, z.B. durch einen transurethralen Katheter, eine Verbrennung der Haut, können auch Angehörige der Normalflora hervorrufen.

Bedeutung der Normalbesiedlung der Haut als Kontaminationsfaktor

In Reinraumbereichen wie OP oder Knochenmarktransplantationseinheiten können Mikroorganismen mit Gefahr für die Patienten eingeschleppt werden. Dabei ist der Mensch das Hauptkeimreservoir für die in der Raumluft vorkommenden Mikroorganismen, jedoch spielt die Luft als Überträger von Krankenhausinfektionen eine untergeordnete Rolle (Adam u. Daschner 1984).

Zunächst ist als wesentlichste Kontaminationsquelle die Haut und Schleimhaut des Patienten selbst, also die patienteneigene Mikroflora, anzusehen. Daraus resultieren die endogen bedingten Infektionen mit einem Anteil von etwa 65% aller Krankenhausinfektionen. In dieses Keimreservoir sind die Erreger einzurechnen, die durch den Aufenthalt des Patienten auf der Station erworben wurden.

Die Entstehung krankenhauserworbener Infektionen erfolgt folgendermaßen:

1. *endogen:* Keime der patienteneigenen Flora, wodurch die meisten Harnwegsinfekte, Wundinfektionen nach Darmeingriffen und Candidasepsis verursacht werden;
2. *exogen:* Keime aus dem Umfeld des Patienten:
   - direkter Kontakt: insbesondere durch die Hände der Krankenhausmitarbeiter übertragen,
   - indirekter Kontakt: z.B. mit unsterilen Instrumenten, Geräten, Luft.

Der Anteil *exogen bedingter Infektionen* wird auf 35% geschätzt, wovon nahezu 90% durch direkten Kontakt, vorwiegend der Hände, an die Umwelt und somit an Kontaktpersonen und Gegenstände abgegeben werden. In Bewegung ist die Keimabgabe größer als im Ruhezustand (Tabelle 4.9).

Während auf der Körperhaut in der Regel die bakterielle Besiedlung mit pathogenen Keimen niedrig ist, findet sich auf der Kopfhaut ein höherer Anteil pathogener Keime. Staphylococcus aureus erreicht gelegentlich einen Anteil von 30%, Escherichia coli bis zu 20% und Streptokokken über 10% (Wallhäußer 1995, S. 175).

Die Haut stellt eines der wesentlichsten Mikrobiotope für die Keime dar. Dabei ist zu unterscheiden zwischen:

- Keimen der *residenten oder autochthonen, also bodenständigen Mikroflora:* Sie werden auch als Normalflora bezeichnet mit folgenden Eigenschaften:
  - Die Population ist relativ konstant (in der Keimzahl und Zusammensetzung).
  - Es besteht ein Gleichgewicht zwischen Abnahme durch Waschen, Reibung (z.B. durch Kleidung) und Absterben sowie Zunahme durch Wachstum. Die Keime sind ständig nachweisbar.
  - In der Regel ist die Keimzahl auf normalerweise bedeckten Hautpartien höher als auf unbedeckten Arealen.
  - Sie sind relativ fest an die Haut gebunden und damit schwer zu entfernen.

Tabelle 4.9. Keimabgabe durch den Menschen. (Nach Wallhäußer 1995)

Keimabgabe durch	Anzahl der dabei abgegebenen Keime
Fingerkuppe	$20–100/cm^2$
Hand	Einige Tausend
Einmal Niesen	$10^4–10^6$
Speichel	$10^6–10^8/ml$
Nasensekret	$10^6–10^7/ml$

- Potentiell pathogene Spezies finden sich eher selten und in geringer Keimzahl.
- Vorübergehend vorhandenen *Anflugkeimen,* auch als *transiente oder temporäre Keime* bezeichnet mit den Eigenschaften:
  - durch Kontakt erworben,
  - mit großer Variation nach Art und Zahl,
  - locker auf der Haut liegend,
  - an Hautfett und Schmutz gebunden,
  - besonders zahlreich unter den Nägeln der Finger und Zehen,
  - insgesamt mehr an unbedeckter (Hände, Gesicht) als an bedeckter Haut,
  - leicht zu entfernen durch Waschen oder Reiben an der Kleidung,
  - verschwinden teilweise auch von selbst,
  - teilweise auch Anpassung an die neue Umgebung möglich, d.h., sie werden „resident".

Abgabe von Hautpartikeln und Mikroorganismen von der Haut

Es gibt einige Besonderheiten bei der Keimabgabe mit Hautpartikeln (Noble 1975; mitgeteilt von Frau PD Dr. I. Kappstein, Freiburg).

Menge der bakterienhaltigen Hautschuppen. Ungefähr alle 4 Tage werden sämtliche Hautschuppen der Körperoberfläche einmal abgeschilfert, d.h., daß täglich $\geq 10^7$ Hautpartikeln abgegeben werden. Besonders zahlreich beim Baden und Duschen werden jedoch auch beim normalen Gehen 10^4 feine Hautschüppchen/min abgegeben. Ebenso erfolgt durch den Luftstrom eine Abgabe von der unbekleideten Haut im Stehen. Etwa 10 mg Hautpartikel werden alle 2 h in der Kleidung abgelagert (etwa 20 µ Teilchengröße), durch die Maschen von Baumwolle (etwa 80 µ Maschenweite) oder Ärmel-, Hals- und Beinöffnungen der Bereichskleidung des OP usw. gelangen diese Hautschuppen in die Umgebung. Die Besiedlung der Haut ist unterschiedlich: Nur etwa 10% der Hautschuppen tragen Bakterien. Man ermittelte, daß die Haut mit bis zu 10^3 Keimen/cm² Oberfläche Gewebe besiedelt ist (Bär 1994, S. 123). Zu finden sind sie hauptsächlich im Stratum corneum, also der Hornschicht der Epidermis und den Harrfollikeln. Auf transiente Keime haben die von der menschlichen Haut ausgeschiedenen Hautlipide und Fettsäuren eine hemmende oder sogar bakterizide Wirkung. Auch das Stoffwechselprodukt der den Hauptanteil der Hautflora stellenden Propionibakterien, die Propionsäure, hat diese Wirkung.

Duschen. Die Abgabe von bakterienhaltigen Hautpartikeln ist direkt nach dem Duschen höher. Es werden dabei wohl Bakterien entfernt, andererseits erfolgt dadurch jedoch eine Verteilung von Bakterien auf andere Hautareale und bei ausgetrockneter Haut werden durch die Entfernung von Talg mehr Hautpartikel abgegeben. Ungefähr 2 h später ist in der Regel durch die natürliche Regeneration die Haut wieder normal, die Haut setzt aus epidermalen Zellen neue Kittsubstanz frei. Deshalb ist direkt präoperatives Duschen von Operateuren infektionsgefährdend. Benutzen eines Schwimmbades ohne vorherige Körperreinigung setzt Keime in der unvorstellbaren Zahl von 10^8–10^9 frei.

Disperser. Manche Personen geben mehr bakterientragende Hautschuppen an die Umgebung ab als der Durchschnitt, sie streuen. Dies muß nicht notwendigerweise mit Hautkrankheiten (z.B. Ekzem, Psoriasis) verbunden sein. Viele „Disperser" sind ohne klinisch sichtbare Hautanomalien, und das Ausmaß der Streuung variiert.

Geschlecht. Bei Untersuchungen hat sich gezeigt, daß Männer mehr streuen als Frauen. Frauen haben größere Hautschuppen, Männer sind durchschnittlich größer. Männer geben deshalb 1,45mal mehr Hautschuppen ab.

Männer sind stärker kolonisiert, sie geben 3,5mal mehr Bakterien ab als Frauen.

4.5
Widerstandsfähigkeit (Tenazität) von Mikroorganismen und einige praktische hygienische Konsequenzen

Einführung

Laut Pschyrembel darf der Begriff „Tenazität" nur auf die Widerstandsfähigkeit eines Virus gegenüber äußeren Einflüssen bezogen werden. *Alle* Mikroorganismen haben jedoch im Lauf der Evolution eine Reihe von Eigenschaften erworben, mit denen sie versuchen, die meist wirkungsvollen Reaktionen des Menschen bzw., allgemeiner gesprochen, von potentiellen Wirten, zu umgehen oder zu überwinden. Sie müssen sich in bestimmter Weise verändern, wenn sie einen Wirt erfolgreich infizieren und sich in der Natur behaupten wollen. Im folgenden sollen dazu auf die praktische Situation des Krankenhauses bezogene Gesichtspunkte ausgeführt werden.

4.5.1
Welche Lebensbedingungen nutzen Mikroorganismen für ihr Überleben?

Man kann auch fragen: Welche Gegenreaktionen entwickeln Mikroorganismen, um die Erregerabwehr des Menschen zu beeinflussen? Für ihre Vermehrung benötigen die Mikroorganismen entsprechende Milieufaktoren, von denen einige ausgeführt sind.

Resistenz gegenüber Austrocknen

Es ist zu erwarten, daß Mikroorganismen, die stabil gegen Austrocknen sind, sich besser verbreiten können als andere. So sind *Streptococcus pyogenes,* die typischerweise eitrige Infektionen (Angina, Pyodermien, Meningitis) und toxinbedingte Erkrankungen (Scharlach) hervorrufen können, gegen äußere Einflüsse vergleichsweise resistent. Sie halten sich wochenlang im Staub oder in der Bettwäsche vermehrungsfähig. Trotzdem spielen diese Medien eine geringe Rolle in

Tabelle 4.10. Resistenz von Mikroorganismen gegenüber Austrocknen und Bedeutung für die Verbreitung. Keime, die bereits dehydriert sind (Sporen, experimentell gefriergetrocknete Viren usw.) sind zudem weniger empfindlich gegenüber Hitzeinaktivierung. Sporen können Jahre im Schmutz oder im Erdboden überdauern (Mims et al. 1996, S. 77)

Resistenz von Mikroorganismen gegenüber Austrocknen und Bedeutung für die Verbreitung		
Stabilität nach Trocknung	Beispiele	Konsequenz
Stabil	Tuberkelbakterien, Staphylokokken	Verbreitung in der Luft erleichtert (Staub, ausgetrocknete Tröpfchen)
	Clostridiensporen, Anthraxsporen	Gute Verbreitung über Schmutz
	Hepatitis-B-Virus: relativ unempfindlich gegen Austrocknung	Blutkontaminationen sofort mit Desinfektionsmittel beseitigen
	Pockenviren außerordentlich resistent gegen Austrocknung	Sowohl durch Tröpfchen als auch durch Staubübertragung über mehrere Meter möglich
Instabil	Neisseria meningitidis, Streptokokken, Bordetella pertussis, Erkältungsviren, Grippeviren, Masern	Enger (respiratorischer) Kontakt erforderlich
	Gonokokken, HIV, Treponema pallidum	Sexualkontakt erforderlich
	Poliovirus, Hepatitis A, Vibrio cholerae, Leptospiren	Übertragung durch Wasser und Nahrungsmittel
	Gelbfiebervirus, Malaria, Trypanosomen	Verbreitung über Vektoren; die Keime müssen in einem Wirt verbleiben
	Wurmeier und -larven (Ausnahme Madenwürmer)	Benötigen feuchtes Milieu

der Übertragung (Hahn u. Miksits 1994, S. 269), ihre Lebensfähigkeit kann nicht aktiv genug sein. Die Übertragung erfolgt durch Tröpfcheninfektion. Weitere Beispiele sind in Tabelle 4.10 dargestellt.

Sporenbildung

Als Dauer- und Überlebensformen von Bakterienzellen lassen sich die Sporen ansehen, sie bewahren diese vor einem Absterben bei ungünstigsten äußeren Bedingungen. Es sind Zellformen ohne erkennbare Stoffwechselaktivität. Sie sind gegen Austrocknung, Hitze, Chemikalien und Strahlen widerstandsfähig. Für die medizinische Mikrobiologie sind die als *Bazillen* bezeichneten aeroben Sporenbildner sowie die *Clostridien* als anaerobe Sporenbildner von Bedeutung. In einem günstigen Nährmilieu beginnen die meisten Sporen zu keimen, d.h., es erfolgt die Umwandlung in die vegetative Zellform. Nur in dieser Form können sich Sporenbildner vermehren.

Im Gegensatz zu den oben angeführten Bakteriensporen sind Pilzsporen keine Dauerformen, sie dienen der Vermehrung und Verbreitung, können also mit den Samen der Pflanzen gleichgesetzt werden.

Die Überlebensfähigkeit von sonst ubiquitär in der Natur verbreiteten Bakteriensporen der Gattung Bacillus in aufbereiteten Kunststoffen (DSD- oder Grüne-Punkt-Material) wurde durch Rink et al. (1997) untersucht. Bacillus stearothermophilus, der sonst zur Überprüfung von Autoklaven verwendet wird, wurde nach absichtlichem Verunreinigen des Polyäthylens im Spritzgußprodukt festgestellt. Diese Ergebnisse wurden in die ökonomisch und politisch brisante Diskussion um die Müllverbrennung oder die rohstoffliche Verwertung, wie z.B. Hydrierung in Kohle-Öl-Anlagen oder Einsatz von Altkunststoffen als Reduktionsmitteln im Hochofen, lanciert.

Nach welcher Zeit müssen Sporen bei der Sterilisation abgetötet sein? Durch gespannten, gesättigten Dampf wird bei der Sterilisation mit feuchter Hitze eine Schädigung der Mikroorganismen erreicht. Diese Einwirkung ist zeit- und temperaturabhängig. Bisher war die Reduktion einer Population von 1×10^6 bei 121 °C innerhalb von 16,5 min zu erbringen. Gemäß des neuen Normwerks EN 866, Teil 3, wird jetzt eine höhere Resistenz erwartet. Es wird demnach eine Zeit von 22 min benötigt.

Für die Sterilisation bei einer Temperatur von 134 °C gilt, daß die Inaktivierung der Prüfkeime schneller erfolgt. Spätestens nach einer Einwirkzeit von 2 min sollten keine vermehrungsfähigen Keime mehr nachweisbar sein (Anonym 1997). Bisher lag der entsprechende Wert bei 5 min (Tilkes 1995, S. 9).

Nährstoffansprüche

Für die meisten Bakterien beträgt die Generationszeit, d.h. das Zeitintervall für eine Verdoppelung der Zellzahl, etwa 20–30 min, bei langsam wachsenden Bakterien, wie z.B. Mycobacterium tuberculosis, liegt sie bei etwa 15 h. „Theoretisch entstehen aus einer einzigen Bakterienzelle bei einer Generationszeit von 30 min innerhalb 24 h 2^{48} und in 48 h 2^{96} Nachkommen. Das sind unvorstellbare Mengen" (Wallhäußer 1995, S. 16), die nur bei ausreichendem Nährstoffangebot erreicht werden. In den Großfermentern der Industrie werden die für den Aufbaustoffwechsel notwendigen Nährstoffe in 10- bis 100facher Menge zur Verfügung gestellt. In biologischen Kläranlagen mit ihren Reinigungsstufen, einer Stoffwechselleistung der eingebrachten Mikroorganismen, entsteht beispielsweise aus 200 m³ Abwasser mit einem sehr hohen Nährstoffangebot etwa 1 t Klärschlamm – ein weiteres großes Umweltproblem.

Das Wachstum der Mikroorganismen ist an das Vorhandensein von Wasser gebunden. In zweideutiger Hinsicht kann man behaupten *„Wasser ist Leben".* Dort, wo für Keimarmut gesorgt werden soll, müssen trockene Bedingungen geschaffen werden, d.h. ein begrenzender Faktor für das Wachstum. Andererseits sind die im Wasser gelösten Substanzen Nährstoffe, aus denen die Mikroorganismen ihr Zellmaterial aufbauen und Energie gewinnen. Also gilt auch: „Ohne Wasser kein Leben" denn bei einer relativen Luftfeuchtigkeit (RF) von <65% (Wallhäußer 1995, S. 34) ist nahezu kein Wachstum mehr möglich (Oberflächenbefall in Räumen) .

Schimmelpilze benötigen eine noch höhere Luftfeuchtigkeit für ihr Wachstum: So ist *Rhizopus nigricans,* ein Pilz der auf Brot ein weißes, graues oder unterschiedlich gefärbtes, fadenartiges Pilzmyzel bildet, das später meist lebhaft gelb, rot, grün oder schwarz gefärbte Sporen entwickelt (Müller 1983, S. 198), auf eine minimale Luftfeuchtigkeit von 93% angewiesen. Zur Prävention kann dieses Wissen bei der Lagerung von Brot angewandt werden.

Pseudomonas aeruginosa gehört zu den anspruchslosesten Bakterien überhaupt. Dadurch ist dieser Art in nahezu jeder Umgebung eine Überlebenschance gesichert, und dementsprechend ist sie weitverbreitet. Als typischer „Naß- oder Pfützenkeim" findet sich Pseudomonas aeruginosa an feuchten Stellen, an denen organische Substanz, wenn auch nur in Spuren, vorkommt.

Widerstandsfähigkeit gegen Säure

Als Beispiel seien Tuberkulosebakterien angeführt, die eine dicke Zellwand aufweisen, die

- ihnen eine hohe Resistenz gegen chemische und physikalische Einwirkungen gibt,
- eine lange Generationszeit bedingt, da Nährstoffe nur sehr langsam durch die Zellwand penetrieren können,
- Säurefestigkeit verleiht, d.h., sind die Mykobakterien zur Diagnostik (Ziehl-Neelsen-Färbung) einmal angefärbt, lassen sie sich auch mit einem Alkohol-Salzsäure-Gemisch nicht entfärben.

Temperaturabhängigkeit

Kältetoleranz von Bakterien

Die Wuchsgeschwindigkeit ist von der optimalen Temperatur abhängig. Für die meisten Bakterien liegt das Temperaturoptimum zwischen 37 und 43 °C. Oberhalb oder unterhalb dieser Marken nimmt die Wachstumsgeschwindigkeit ab, und die meisten Bakterien stellen das Wachstum unter 4 °C und über 50 °C ein (Abb. 4.1).

Wärmetoleranz

Einige Bakterienspezies wachsen jedoch auch noch bei 55 °C und halten in ihrer Vegetationsform Temperaturen bis zu 93 °C aus. Es handelt sich hierbei um sog. thermophile Bakterien (z.B. Schwefelbakterien aus einem Geysir im Yellowstone Park). Aus Erdöl, fast 1700 m unter der Erdoberfläche, wo bis zu 70 °C Hitze und $1,62–10^7$ Pa (160 atm) Druck herrschen, lassen sich Mikroorganismen kultivieren (FAZ 1995). Während Rickettsien überwiegend gegen Austrocknung und Erhitzen relativ empfindlich sind, überdauert der Erreger des Q-Fiebers (Coxiella burnettii) auch außerhalb des Wirts. Normales Pasteurisieren von Trinkmilch (es gibt verschiedene Techniken, z.B. die Dauererhitzung auf 60 °C für 30 min mit anschließender schneller Abkühlung) tötet Coxiellen noch nicht ab. Extrem thermophile Bakterien, z.B. das erst 1989 entdeckte Methanbakterium (Archaebakterien), zeigen eine Temperaturtoleranz bis 100 °C, sie sind dabei noch vermehrungsfähig und verlieren bei <84 °C und >115 °C diese Fähigkeit (Wallhäußer 1995, S. 17).

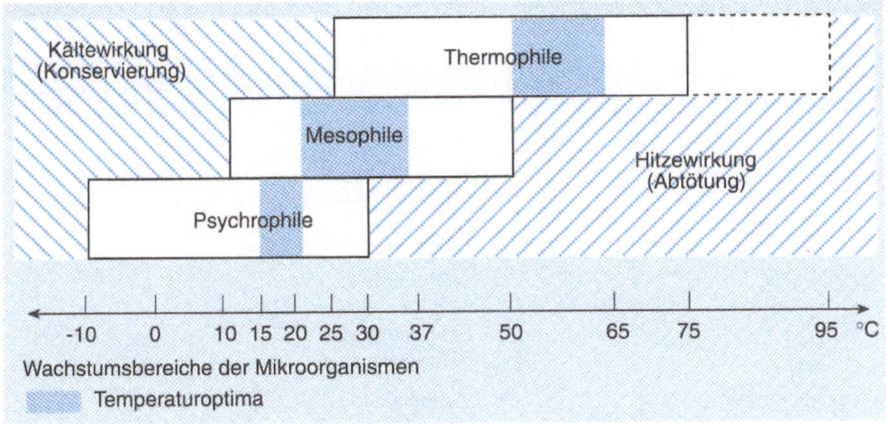

Abb. 4.1. Temperaturtoleranzen der Mikroorganismen. (Mod. nach Müller 1983, S. 59)

Das Hepatitis-B-Virus übersteht eine

- 30minütige Behandlung bei 50 °C,
- 1stündige Behandlung bei 60 °C und wird bei dieser Temperatur erst nach 10 h nahezu inaktiviert. Bei 100 °C ist es nach 10 min inaktiv.

Auch Enterokokken widerstehen extremen Bedingungen, wie z.B. Hitze (45 °C).

Widerstandsfähigkeit gegenüber Desinfektionsmitteln

Durch eine Reihe chemischer Substanzen wird das Wachstum von Mikroorganismen verlangsamt oder völlig unterdrückt. Bemerkenswert ist, daß generelle Zell- und Stoffwechselgifte (z.B. Schwefelwasserstoff, Phenol, Kohlenmonoxid) von einigen Bakterien toleriert werden oder sogar als Energiequelle dienen können (Schlegel 1992, S. 220). Biozidresistenzen, d.h. Widerstandsfähigkeiten von Mikroorganismen gegenüber sonst biozid wirkenden Substanzen, haben in den letzten Jahren zunehmend an Bedeutung gewonnen. In Tabelle 4.11 sind die wichtigsten Wirkstoffe angeführt, bei denen Resistenzphänomene an Mikroorganismen aus unterschiedlichen Untersuchungsproben beschrieben wurden.

Quaternäre Ammoniumverbindungen können auf Pseudomonaden wachstumsfördernde Wirkungen ausüben (Hahn 1994, S. 345). Auch Coxiella burnettii, der Erreger des Q-Fiebers (Kap. 5.2.6), ist gegenüber Desinfektionsmittel sehr widerstandsfähig.

Bakterizidie (Verlust der Lebensfähigkeit) oder Bakteriostase (Sistieren des Wachstums) sind u. a. von

- der Konzentration,
- der Einwirkungszeit und
- der Anwendungsweise (Sprühen, Verteilen und Wischen) der antimikrobiellen Substanz abhängig.

Tabelle 4.11. Resistenzen gegen mikrobiozide Wirkstoffe. (Mod. nach Kaulfers 1995; Schwarzmüller 1996, S. 183)

Desinfektionswirkstoff	Aus Kläranlagen, Schwimmbädern, Flüssen, Trinkwasser isolierte Bakterien
Schwermetallsalzverbindungen, z.B. Quecksilber	Staphylokokken Enterobakterien Pseudomonaden
Hexachlorophen	Pseudomonaden
Clorhexidin	Streptokokken Staphylokokken Enterobakterien Pseudomonaden
Benzalkoniumchlorid	Staphylokokken Enterobakterien Pseudomonaden
Formaldehyd	Enterobakterien Pseudomonaden
Glutardialdehyd	Pseudomonaden
PVP-Jod	Pseudomonaden

Beim Sprühen sind die mechanischen Effekte sehr gering, hier muß die Wirkung allein vom Wirkstoff erbracht werden. Beim Wischen bzw. Scheuern sind Abtragung und Verteilung sehr groß. In kürzester Zeit werden die Mikroorganismen mit dem Desinfektionswirkstoff in innigen Kontakt gebracht. Mit dem zum Wischen verwendeten Reinigungsgerät wird ein großer Teil der Kontamination von der Fläche abgenommen. Das Desinfektionsmittel muß nur noch auf $^1/_{100}$–$^1/_{1000}$ der ursprünglichen Keimpopulation wirken (Spicher u. Peters 1997, S. 137).

Schutz durch Überzug mit einer Fibrinschicht

Von einer Endoplastitis spricht man, wenn implantiertes Kunststoffmaterial mit fakultativ pathogenen Mikroorganismen (z.B. Staphylococcus epidermidis) besiedelt wird, die extrazelluläre polymere Substanzen (EPS) bilden (Vogel 1994). Vermittelt durch die EPS, die im wesentlichen aus Polysacchariden besteht, können die Mikroorganismen über längere Zeit an den Oberflächen persistieren. Sie schützen sich durch einen Fibrinschichtüberzug vor der körpereigenen Abwehr und Antibiotikaeinwirkung und sind besonders gefürchtet an Implantaten wie Hydrozephalusventilen, Venenkathetern und Herzklappen. Ursprünglich waren sie als Umweltkeim eingestuft, seit den Untersuchungen von Daschner und anderen werden sie als fakultativ pathogen eingestuft und als Erreger von krankenhauserworbener Sepsis und z. T. von Harnwegsinfektionen und tiefen Wundinfektionen betrachtet (Wallhäuser 1995, S. 175).

Kommunikationsfähigkeit

Mikroorganismen sind zu einer ganzen Reihe von Manipulationen ihrer Umgebung fähig, wenige dieser Manipulationsmöglichkeiten wurden oben ausgeführt. Bisher hielt man Mikroorganismen für Anhäufungen von Einzelkämpfern, also von wenig mitteilsamen individuellen Zellen (Losick u. Kaiser 1997).

Heute ist man der Meinung, daß die meisten mit ihren Nachbarn, ob nun anderen Bakterien oder sogar anderen Zelltypen, in kommunikativem Austausch stehen. Durch vielerlei chemische Signale, Botenstoffe, ist es ihnen möglich, das Verhalten einer Population als Ganzes in eine bestimmte Richtung zu lenken.

Aus vielen Beispielen soll eines geschildert werden: Intensiven Signalaustausch gibt es bei einer Familie von Bodenbakterien, den Streptomyzeten. Die ubiquitär in Erde, Staub und Getreide vorkommenden Mikroben lieferten einen Großteil der heute bekannten Antibiotika (so Aktino-, Tetra-, Aureo- und Erythromyzin, Chloramphenicol oder das gegen Tuberkulose eingesetzte Streptomyzin), die heute teilweise vollsynthetisch hergestellt werden. Weiterhin entstanden daraus Substanzen zur Unterdrückung der Immunabwehr nach Organtransplantationen. Auch der typisch erdige Geruch im Wald und bei der Gartenarbeit entsteht durch ihre Stoffwechselarbeit.
Streptomyzetenkolonien wachsen – ähnlich Pilzgeflechten – als fadenartige langgestreckte, teils verästelte Zellen. Sie ernähren sich aus zersetzendem pflanzlichem Material, in das sie einwachsen. Aus vielen Forschungsarbeiten kann gefolgert werden, daß die Auswüchse, Lufthyphen genannt, als Ergebnis chemischer Signale bei Nahrungsmangel entstehen.

4.5.2
Beispielhafte praktische Konsequenzen aus dem Wissen um die Überlebensfähigkeit von Mikroorganismen

Lagerdauer von Medizinprodukten

Unter trockenen Lagerungsbedingungen gibt es keine nachweislichen Anzeichen dafür, daß Mikroorganismen sterile Außenverpackungen durchdringen und sich im Innern vermehren (Deverill 1996). Eine Sterilverpackung gilt grundsätzlich als keimdichte Barriere. Als Ursache für Unsterilität der Verpackung gelten u.a. z.Z.:

- eine Beschädigung der Verpackung,
- das Berühren weicher Verpackungen, wodurch Schweiß und Mikroorganismen auf die Verpackung übertragen und evtl. penetrieren können,
- eine Verformung der Verpackung, z.B. beim Umlagern,
- eine Änderung des Luftdrucks oder der Lufttemperatur,
- eine Änderung der Luftfeuchtigkeit (Dennhöfer 1994).

Für unter mitteleuropäischen Krankenhausbedingungen gelagerte Sterilverpackungen (Sterilgutlager der Zentralsterilisation oder OP-Abteilung) bestehen nur organisatorisch-ökonomische Gründe für eine begrenzte Lagerzeit (Luther u.

Martiny 1992). Sterilgut mit langer Lagerungsdauer wird „gehamstert", es entsteht eine unnötige Kapitalbindung.

Sehr kurze Lagerzeiten, wie sie von interessierten Kreisen in nationalen oder internationalen Normen festgeschrieben werden, erhöhen den Aufwand für die Überprüfung der Verfalldaten sowie die Neuaufbereitung mit ökonomischen und ökologischen Folgen.

Die Zahl sedimentierter Mikroorganismen sowie ihre Lebensfähigkeit nehmen mit zunehmender Lagerungsdauer nur bis zu einer bestimmten Menge zu, da die sedimentierten Mikroorganismen einem Absterbeprozeß unterliegen. „... Die mikrobielle Kontamination von Außenflächen von Sterilgutverpackungen bei Lagerung in medizinischen Einrichtungen und unter den dort üblichen Lagerbedingungen (ist) geringfügig ..." (Hummel et al. 1993)

Im Fall der veränderten Parameter Luftdruck, Lufttemperatur und Luftfeuchtigkeit kann es bei Durchfeuchtung der Papiere zu einem Eindringen von Schimmelpilzsporen kommen (Rüden 1977, persönliche Mitteilung). Hier wurden Haltbarkeitszeiten von Sterilgut unter hohen relativen Luftfeuchten in Klimakammern und Lagerung in der Außenluft während der kalten Jahreszeit untersucht. Bereits nach Untersuchungsbeginn führte feuchtigkeitsgesättigte Luft zur Unsterilität. Diese Faktoren können eine Rolle bei außerhäusiger lohnabhängiger Aufbereitung von Sterilmaterial und LKW-Transport spielen.

Unterschiedliche Absterbekinetiken von Mikroorganismen fordern eine primäre Reduzierung der Ausgangskontamination

Man darf nicht davon ausgehen, daß bei Desinfektions- und Sterilisationsverfahren die vorhandenen Mikroorganismen alle zum gleichen Zeitpunkt abgetötet werden. Auch ist eine 100%ige Abtötung in der Regel unter Praxisbedingungen, selbst mit Sterilisationsverfahren, nicht oder nur selten erreichbar und schon gar nicht nachweisbar (Wallhäußer 1995, S. 465). So ist nicht nachweisbar, daß von 1 Mio. sterilisierter Instrumente nicht mehr als 1 Instrument noch kontaminiert ist. Der Erfolg der Desinfektion und Sterilisation ist von der Ausgangskeimzahl und Keimart abhängig, die verschiedenen Keimarten haben, wie oben beschrieben, unterschiedliche Überlebensstrategien entwickelt. Andererseits konnte für Bakterien und Viren ermittelt werden, daß der Prozentsatz der inaktivierten Mikroorganismen bei einem vorgegebenen Verfahren in allen zeitlichen Abschnitten pro Zeiteinheit gleich ist (Tilkes 1995, S. 4). Die Relevanz der Ausgangskeimzahl wird damit deutlich. Sie soll durch verschiedene Verfahren zur Vorbereitung der Sterilisation auf ein möglichst niedriges Niveau gesenkt werden. Deutlich wird dies am Beispiel von Clostridium tetani (Erreger des Wundstarrkrampfes): diese Spore hat in trockener Hitze (150 °C) eine Überlebenszeit von über 1 h (Wallhäußer 1995, S. 657). Das setzt zur sicheren Sterilisation eine gute Vorreinigung voraus; was nicht sauber ist, kann nicht sterilisiert werden.

Dieses Wissen wurde bei der Programmierung von Desinfektions- und Reinigungsautomaten berücksichtigt, in dem die Reinigungsleistung der Maschinen auf niedrigem Temperaturniveau verbessert wurde (z.B. Vario-TD-Verfahren von Miele). Die Ab- und Ausschwemmung von Schmutz auf Instrumenten o.ä. steht zur Reduzierung der Ausgangskeimzahl am Anfang des Prozesses. Eine Denaturierung von Schmutz wird durch die niedrige Reinigungstemperatur von 45°C verhindert. Durch die anschließende thermische Desinfektion der zuvor gereinigten Materialien wird eine sichere Voraussetzung für die evtl. nachfolgende, wirkungsvolle Sterilisation erreicht (Michels 1994).

Bei der Vorbereitung zur Sterilisation mit mikrobiziden Gasen (Formaldehyd, Ethylenoxid) ist ebenso eine korrekte reinigende Aufbereitung notwendig. Die Wirksamkeit mikrobizider Gase ist nur bei einem direkten Kontakt des Gases mit der Mikroorganismuszelle möglich. Bei in Proteinpartikeln und Schmutz eingehüllten Kontaminationskeimen versagen diese Verfahren (Wallhäußer 1995, S. 297). Besonders in Instrumenten aus der minimalinvasiven Chirurgie („lange, enge Lumen") ist diese Problematik relevant.

Lagerfähigkeit von mit Enterococcus faecium kontaminierten Prüfsets

Zur Überprüfung der maschinellen Dekontaminationsverfahren (z.B. Reinigungs- und Desinfektionsautomaten, Mehrtankgeschirrspülmaschinen u.a.) werden häufig offene Bioindikatoren verwendet, da auch die mechanische Einwirkung dieser Maschinen auf den Dekontaminationserfolg überprüft werden soll. Es handelt sich dabei um Schrauben, Stahlplättchen oder Schläuche, die mit einer definierten Prüfanschmutzung und einem Stamm Enterococcus faecium mit geringem pathogenem Vermögen kontaminiert wurden. Die nicht eingesetzten Prüfsets lassen sich durch die extreme Widerstandsfähigkeit mehrere Monate bei –20 °C aufbewahren.

Quarantänelagerung bei MRSA

Das vermehrte Auftreten von antibiotikaresistenten Mikroorganismen, insbesondere methizillinresistenten Staphylococcus aureus (MRSA), vancomyzinresistenten Enterokokken (VRE) oder multiresistentem Staphylococcus epidermidis (MRSE), macht es notwendig, Patienten in gesonderten Zimmern unterzubringen (Isolierung). Auch bei septischen Wundverhältnissen empfiehlt es sich, die Pflegematerialien im Patientenzimmer zu belassen. Einige Autoren empfehlen nach Entlassung des Patienten sämtliche Einmalmaterialien zu verwerfen (Seipp u. Stroh 1997), andere schildern, daß die mikrobielle Kontamination von Außenflächen von Sterilgutverpackungen geringfügig ist (Hummel et al. 1993, S. 374). In einem Schriftwechsel mit Rüden 1997 stellte dieser klar, daß „... MRSA nach wenigen Wochen entscheidend reduziert wird – bei den geringen Ausgangskontaminationen –, weshalb alle Materialien über diese wenigen Wochen in Quarantäne genommen werden; diese Materialien sind nicht zu verwerfen, es sei denn, das Haus verfügt über viel Geld."

Diese Praxis, seit Jahren durchgeführt, zeigt sack- und zentnerweise optisch sauberes Quarantänematerial, das der Station nach 6–8 Wochen zur Weiterverwendung wieder zurückgegeben wird, mit reduzierter Müllmenge und Kostenersparnis.

4.5.3
Besonders zu beachtende Gefahrenpunkte

MRSA und die Wirksamkeit von alkoholischen Händedesinfektionsmitteln

Die Bedeutung einer sachgerechten Durchführung der Händedesinfektion im Zusammenhang von MRSA ist bekannt. Der Hauptübertragungsweg ist die transient besiedelte Hand der Mitarbeiter. Die Compliance der Mitarbeiter im Krankenhaus hinsichtlich der Händehygiene ist schlecht, Ärzte fallen besonders aus dem Rahmen (Kampf et al. 1997). Als besonders problematisch wird eine Vedünnung der Händedesinfektionsmittel angesehen: Die Applikation des Händedesinfektionsmittels auf die feuchte oder nasse Hand wird gegenüber MRSA wahrscheinlich nur zu einer eingeschränkten Keimreduktion führen. Einzelne Präparate weisen durch einen hohen Propanolgehalt eine starke Sofortwirkung auf. Insgesamt erreichen alkoholische Präparate aber nach 15 s Einwirkzeit eine ausreichend starke Keimreduktion.

Pneumonierisiko abwehrgeschwächter Patienten durch Pilzsporen

Die Übertragung einer lungenwirksamen Aspergillose (Pilzerkrankung der Lunge) durch Staub während Baumaßnahmen ist nicht eindeutig bewiesen, da

- die Aspergillen weltweit überall in der Umwelt vorkommen,
- jeder Mensch ständig diese winzigen Sporen einatmet und
- ein Aspergilloserisiko bei Patienten mit schwerer Beeinträchtigung der Infektionsabwehr (z.B. Patienten mit Knochenmark- und Lebertransplantation) 10fach höher als bei anderen abwehrgeschwächten Patienten (Zytostasepatienten und postoperative Patienten) ist.

Voraussetzung für die Manifestierung einer Aspergillose ist in der Regel eine Abwehrschwäche, somit ist sie auch als eine opportunistische Infektion (Korting 1994) aufzufassen. Die Aspergillussporen werden inhaliert. Das klinische Bild reicht von der allergischen Alveolitis bis zum Asthma bronchiale und einer allergischen Bronchitis. Bei der akuten invasiven Lungenaspergillose entwickelt sich das Myzel (die Pilzfäden) innerhalb der Lunge mit der Folge von Fieber, Husten, Atemnot und Leukozytose. Besonders bei Alkoholikern und Immungeschwächten kann die Aspergillose invasiv und hämatogen gestreut werden (Schiefer 1995) und ist oft tödlich.

Der Zusammenhang von Ausbrüchen dieser pulmonalen Aspergillose wird meist im Zusammenhang mit Baumaßnahmen in der Nähe der betroffenen Patienten beschrieben. „Bei Ausbrüchen nosokomialer Aspergillosen ist eine exogene Erregerquelle wahrscheinlich. Solche Ausbrüche wurden meist im Zusammenhang mit Bautätigkeiten in der Nähe der betroffenen Patienten beschrieben." (Kappstein 1997, S. 155)

Weiter wird herausgestellt, daß nicht die absolute Keimzahl in der Luft für eine Besiedlung der Lunge entscheidend ist, sondern vielmehr, daß Aspergillus fumigatus und Aspergillus flavus (diese Pilze führen bevorzugt zur Aspergillose) gegenüber Aspergillus niger eine besonders ausgeprägte (Haft-)fähigkeit (Tenazität) zur Kolonisierung der Schleimhäute besitzen.

Deshalb und auch aus forensischen Gründen müssen wirkungsvolle Schutzmaßnahmen bezüglich der Erregerübertragung getroffen werden.

Korrekte Kühlung von Lebensmitteln

Kühlen und Gefrieren wird in zunehmenden Umfang zur Lagerung von Lebensmitteln angewandt. Die Tiefkühltruhen und Kühlhäuser halten das Gefriergut bei –20 °C. Durch korrektes Einhalten dieser Temperaturen läßt sich z.B. die Lagerzeit von maximal 6 Wochen beim Kühlen bei 4 °C auf 10–15 Monate bei Rinder- und auf 6–7 Monate bei Schweinefleisch ausdehnen (Franzke 1990, S. 74). Ausschlaggebend ist die Geschwindigkeit, mit der ein Temperaturbereich von –0,5 bis –5 °C durchlaufen wird. Je geringer die Gefriergeschwindigkeit, desto größer ist der Anteil extrazellulär gefrorenen Wassers mit osmotischem Entzug von Wasser und Saftverlust des Fleisches beim Auftauen.

Die Lagerung der Lebensmittel bei diesen Temperaturen führt weder zu einer nennenswerten Verminderung der Lebensfähigkeit der Mikroorganismen noch zur Zerstörung ihrer Toxine; das Wachstum wird aber völlig unterbunden (Schlegel 1992, S. 229). Es ist ein weitverbreiteter Irrtum, daß durch das Gefrieren von Lebensmitteln die darin enthaltenen Keime sämtlich abgetötet werden würden. Besonders Bodenbakterien haben eine größere Widerstandsfähigkeit (Müller 1983, S. 45). Auch Viren werden durch tiefe Temperaturen (Gefrierkost) i. allg. nicht geschädigt.

Für das neu entwickelte Frischlagern von Lebensmitteln bei Temperaturen nahe 0 °C werden eine differenzierte „trockene" Frischlagerzone, z.B. für Fleisch und Milchprodukte, genutzt sowie ein Feuchtefach nahe 0 °C zur „taufrischen Lagerung" von Obst und Gemüse. In der feuchten Frischlagerzone herrscht eine durch einen Feuchtefilter eingehaltene Luftfeuchtigkeit bis maximal 90%.

Korrekte Erwärmung von Lebensmitteln

Durch den Genuß virusinfizierter Lebensmittel werden keine akuten, lebensbedrohenden Krankheitserscheinungen, wie z.B. bei den bakteriellen Lebensmittelvergiftungen, ausgelöst. Trotzdem sind sie nicht zu vernachlässigen. Besonders bei Lebensmitteln wie Milch und Milchprodukten, Muscheln und Austern sowie Fisch und Hackfleisch ist mit der Anwesenheit von humanpathogenen Viren (z.B. Poliomyelitis, Hepatitis A und E) zu rechnen. Durch korrekte Erwärmung, wobei die Kerntemperatur eine wichtige Rolle spielt, sind Viruskontaminationen unschädlich zu machen. Hepatitis-A-Viren überleben das Dünsten, dies kann am Beispiel der Auster verdeutlicht werden (Wallhäußer (1995; S. 84). Sie öffnet sich über kochendem Wasser zwar schon nach etwa 1 min, in ihrem Innern besteht dann jedoch erst eine Temperatur von etwa 45 °C. Zur Inaktivierung der HAV ist Erhitzen bei 95 °C über 5–20 min erforderlich. Als Rat können das Vermeiden einer Kontamination oder Kochen gegeben werden, Gefahr besteht bei der Anwendung der Mikrowelle und nicht erreichter Kerntemperatur.

Hitzeresistenz von Sporenbildnern

Im Lebensmittelbereich werfen Sporen der Bazillen und Clostridien besondere Probleme auf, da sie extrem hitzebeständig sind und zu den widerstandsfähigsten Formen des Lebens überhaupt zählen (Müller 1983, S. 58). Gasbildende Bazillen fallen als Ursache des Verderbs von Gemüsekonserven durch sog. Bombagebildung auf. Außerordentlich günstige Verhältnisse finden anaerobe Sporenbildner der Gattung Clostridium in Konserven, da sie unter Luftabschluß wachsen. Besonders gefährlich ist der Befall mit dem Erreger des Botulismus, Clostridium botulinum, der nicht in jedem Fall an sensorischen Veränderungen des Inhalts zu erkennen ist. Er bildet toxische Stoffwechselprodukte, die nicht selten zu schweren tödlichen Lebensmittelvergiftungen führen.

Begrenzende Faktoren für das Wachstum sind z.B. der pH-Wert, Obstprodukte mit pH <4,0 verhindern das Auskeimen. Lagertemperaturen für Konserven zwischen 0 und 10 °C sollen angestrebt werden.

Korrekte Waschschüsselaufbereitung

Die Standardreihenfolge der Ganzwaschung sieht nach der Waschung des Oberkörpers eine Fuß- und Beinwaschung vor. Anschließend soll nach Waschwasser-, Lappen- und Handtuchwechsel die Intimpflege vorgenommen werden. Die Möglichkeit der Verbreitung von Hauterkrankungen aus dem Fuß-Bein-Bereich in den Intimbereich besteht, wenn nicht 2 getrennte, desinfizierend aufbereitete Schüsseln (Kap. 3.3.4) verwendet werden.

Keimarme Verhältnisse verlangen Trockenheit

Dort, wo keimarme Verhältnisse erreicht werden sollen, muß Feuchtigkeit vermieden werden.

Das Prinzip „Ohne Wasser kein Leben" kann insbesondere beim Wachstum von Pseudomonas aeruginosa durch hygienisches Arbeiten und im Umgang mit verschiedenen Pflegeartikeln beachtet werden (Tabelle 4.12).

Auch im trockenen Milieu weist Pseudomonas aeruginosa eine beträchtliche Überlebensfähigkeit auf und ist gegen viele gebräuchliche Antibiotika resistent. Deshalb ist eine primäre Vorsorge wichtig.

Tabelle 4.12. Einige Vorbeugemöglichkeiten der Prävention von Pseudomonas aeruginosa-Kontamination

Optimale Wachstumsbedingungen für Pseudomonas aeruginosa in:	Prävention der Kontamination
Blumenvasen	Vasen nur trocken aufbewahren, keine Schnittblumen bei abwehrgeschwächten Patienten
Waschbecken	Wasserstrahl nicht direkt in die Abflußöffnung richten, Hände grundsätzlich unter fließendem Wasser und nicht im Becken waschen, kontaminationsfreies Abdrehen des Wasserhahns mit benutztem Einmalhandtuch oder berührungslose Wascharmaturen (Lichtkontakt oder Fuß- oder Ellenbogenbedienung)
Beatmungsschläuche	Handling nur mit Einmalhandschuhen und anschließender Händedesinfektion, Wechselintervalle (s. Kap. 5.2.2), hygienischer Umgang bei Atemgaskonditionierung
Endoskope	Nur hängende, trockene Aufbewahrung
Seife	Keine Stückseifen
Waschlappen	Möglichst keine patienteneigene benutzen, zur Intimpflege Einmalmaterial einsetzen
Luftbefeuchter	Nur sterile Systembefeuchtung nutzen
Desinfektionsmittel	Verkeimung zentraler Zumischanlagen, regelmäßige Wartung dezentraler Dosiergeräte

4.6
Entnahme und Zwischenlagerung von mikrobiologischem Untersuchungsmaterial

Einführung

Eine sachgemäße Gewinnung und Lagerung des Untersuchungsmaterials sowie sein möglichst rascher Transport zum mikrobiologischen Labor sind die Voraussetzungen für zuverlässige Untersuchungsergebnisse.

Zur Gewinnung und weiteren Bearbeitung mikrobiologischen Untersuchungsmaterials müssen folgende Punkte berücksichtigt werden:

- der geeignete Zeitpunkt der Materialgewinnung, z.B. möglichst früh, vor Beginn einer Antibiotikatherapie, sollte Material zur Erregerisolierung entnommen werden;
- der richtige Entnahmeort: Wird dieser Punkt nicht beachtet, können aus dem gewonnenen Material keine Erreger nachgewiesen werden (Abb. 4.2);

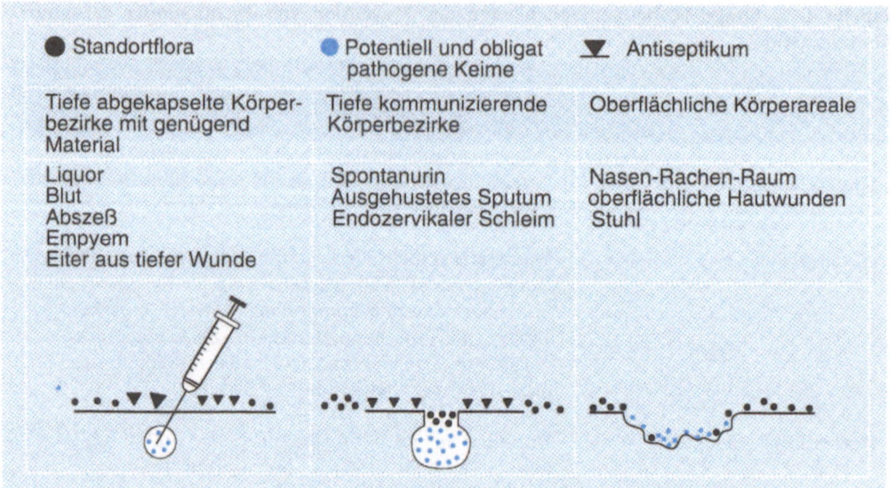

Abb. 4.2. Gewinnung von Untersuchungsmaterial. (Mod. nach Großgebauer et al. 1994, S. 231)

- der Einsatz einer optimalen Entnahmetechnik: Gut bedacht werden muß die Gefährdung des Anzüchtergebnisses durch Kontaminationen aus der Umgebung, d.h. Begleitflora. Vor Entnahme von Blut, Liquor und Blasen*punktions*urin ist deshalb eine adäquate Hautantiseptik durchzuführen. Andererseits sind Kontaminationen von Material eines Körperbereiches mit physiologischer Bakterienflora meist nicht zu vermeiden;
- der korrekte hausspezifische Materialtransport.

4.6.1
Entnahme der unterschiedlichen Untersuchungsmaterialien

Blutkulturen

Die Blutentnahme erfolgt zu Beginn des Fieberanstiegs aus unterschiedlichen peripheren Venen. Oxoid-Signal®-Blutkulturflaschen sollen vor Gebrauch bei 18–25 °C gelagert werden; unter diesen Verhältnissen ist die Flasche bis zum aufgedruckten Verfallsdatum zu verwenden (Auszug aus Anwendungshinweis). Punktionsstelle angeben.

Liquor

Liquor soll möglichst sofort körperwarm in das Labor gebracht werden, damit empfindliche bakterielle Erreger (Meningokokken, Pneumokokken) nicht absterben.

Material aus dem oberen Respirationstrakt (Rachen-, Tonsillen-, Nasenabstriche)

Die Entnahme soll möglichst lange nach Nahrungsaufnahme bzw. Nasensäuberung erfolgen.

Material aus dem unteren Respirationstrakt (Sputum, Trachealsekret, durch Bronchoskopie gewonnene Sekrete, Lungenpunktionsmaterial)

Sputum und Trachealsekret sind fast immer mit Standortflora kontaminiert. Um die Kontamination möglichst gering zu halten, sollte kurz vor dem Abhusten der Mund mehrmals mit frischem Leitungswasser gespült werden. Nach Möglichkeit soll nur das Morgensputum verwendet werden.

Eiter, Wundabstriche und Abszeßpunktate

Durch Punktion gewonnenes Material ist besser geeignet als Abstriche. Sofern mehr als 1 ml Untersuchungsmaterial zur Verfügung steht, wird dieses mittels Spritze aspiriert und in einem sterilen Röhrchen eingesandt. Ist weniger Material vorhanden, wird es mittels Abstrichtupfer aufgesaugt.

Stuhlkulturen

Von festen Stühlen wird eine bohnengroße Menge eingesandt; bei flüssigen Stühlen sind 1–2 ml Probe erforderlich, wobei möglichst die blutigen, eitrigen oder schleimigen Beimengungen zur Untersuchung erwünscht sind.

Uringewinnung zur Urindiagnostik

Eine Vielzahl von Bakterien kann eine Harnwegsinfektion verursachen (s. Kap. 5.2.1). Die Untersuchung des Urins ist eine diagnostische Basismethode. Prinzipiell nur frischen Urin zum Labor geben, ein schnelles Aufarbeiten ist anzustreben, da sonst durch Ausfällen von Salzen, Hämolyse von Erythrozyten, Bakterienwachstum und ammoniakalische Zersetzung Verfälschungen auftreten können.

Nicht jeder Keimnachweis im Urin entspricht einer Harnwegsinfektion, häufig handelt es sich auch um Verunreinigungen des Urins. Daher ist eine kontaminationsfreie Harnprobe für ein relevantes bakteriologisches Resultat von ausschlaggebender Bedeutung.

Die Uringewinnung erfolgt heute in der Regel

- bei Männern durch den sog. Mittelstrahlurin als Methode der *ersten* Wahl,
- bei Frauen durch Mittelstrahlurin oder Katheterisierung: Da das Risiko einer iatrogenen Infektion besteht, sollte eine Katheterisierung nur unter strenger

Indikation (z.B. bei Kontraindikation für Blasenpunktion) und sterilen Kautelen durchgeführt werden;
- bei Kindern durch Einmalplastikklebebeutel.

Eine suprapubische Blasenpunktion durch den Arzt sollte immer dann durchgeführt werden, wenn das bakteriologische Ergebnis des Mittelstrahlurins nicht zweifelsfrei ist. Beachtet man die Kontraindikationen – Blutungsneigung, eitrige Harnwegsinfektion, Voroperation im Unterbauch, Verdacht auf Tumor – ist die Methode problemlos durchzuführen.

Mittelstrahlurin
- Beim Mann wird die Vorhaut zurückgestreift, mit Einmalwaschlappen die Eichel und Harnröhrenmündung gründlich gereinigt (kein Desinfektionsmittel verwenden: evtl. negative Verfälschung eines bakteriologischen Befundes), Auffangen von 10–50 ml Urin, jedoch nicht die erste Portion!
- Kooperationsfähige, selbständige Frau: Gewinnung von Mittelstrahlurin nach dem Duschen, nach einer Genitalspülung oder mechanischen Reinigung des äußeren weiblichen Genitals mit Einmalwaschlappen (kein Desinfektionsmittel verwenden: s. oben). Dabei nicht der Frau den Eindruck vermitteln, daß sie unsauber ist. Vielfach ist durch die Krankheit oder den Krankenhausaufenthalt mit seinen meist erheblichen Einschränkungen im heute üblichen Komfort der Körperpflege die übliche Reinigung erschwert. Hier kann leicht eine Frau mit normalen Hygienevorstellungen und dem für die Untersuchung erforderlichen Standard durch eine ungeschickte Anweisung beleidigt werden!
Zur Reinigung und Urinabgabe in entgegengesetzter Richtung mit gespreizten Beinen über die Toilette stellen. Immer von vorn nach hinten reinigen! Der Urin wird stehend entleert. Auffangen aus dem freien Urinstrahl durch die Patientin selbst. Cave: kontaminierte Schamhaare.
- Eher immobile Frau: Gewinnung von Mittelstrahlurin auf dem gynäkologischen Untersuchungsstuhl nach Duschen, Genitalspülung oder Reinigung (s. oben), auch auf der Bettpfanne mit pflegerischer Unterstützung. Bei Mißlingen: Katheterismus mit aseptischer Technik.
Beim Trocknen der Schleimhaut nicht reiben, sondern tupfen. Es besteht die Gefahr falsch positiver Erythrozytenbeimengungen durch Mikroblutungen.

Mit Teststreifen lassen sich folgende Parameter als Screening durchführen:

- pH-Wert: Normalerweise ist der Urin sauer, der Wert schwankt zwischen 5 und 6. Alkalisch ist der Urin bei entsprechender Ernährung, alkalisierender Therapie und Harnwegsinfekten;
- Eiweiß: Eiweißkonzentrationen größer als Spur deuten auf eine pathologische Proteinurie hin;
- Glukose;
- Ketone: Normalerweise enthalten Harnproben keine Ketone; es gibt jedoch erkennbare Veränderungen durch physische Belastungen wie Fasten, Schwangerschaft oder Leistungssport;
- Bilirubin: Geringste Verfärbungen gelten als positiv und sind damit als pathologisch zu werten;

- Urobilinogen: Bei Gesunden werden Urobilinogenkonzentrationen von 0,2–1,8 mg/dl gefunden;
- Nitrit: Im Harn vorhandenes Nitrat wird durch die meisten harnwegspathogenen Bakterien (gramnegative Keime) zu Nitrit reduziert. Die Wahrscheinlichkeit des Nachweises wird durch eine längere Verweildauer des Harns in der Blase erhöht, deshalb sollte möglichst der erste Morgenurin verwendet werden;
- spezifisches Gewicht: Normalwerte für das spezifische Gewicht liegen etwa bei 1,016–1,022 bei Erwachsenen mit normaler Ernährung und Flüssigkeitsaufnahme;
- Erythrozyten/Hämoglobin (Blut);
- Leukozyten.

Im Sediment lassen sich neben Zylindern und Erythrozyten infektspezifische Leukozytenbefunde erheben: Normalerweise findet man 0–5 Leukozyten pro Gesichtsfeld. Vermehrtes Auftreten spricht für eine entzündliche Erkrankung der Nieren oder ableitenden Harnwege, die bakteriologisch abgeklärt werden muß. Der alleinige Nachweis von Bakterien ohne Leukozyturie ist häufig auf eine Verunreinigung zurückzuführen.

> **! Beachte**
> Bei Durchführung einer Uricult®-Untersuchung den Urin steril auffangen, Nährboden kurz eintauchen, Uricult®-Gefäß *nicht mit Urin aufgefüllt* zum Labor geben! Unbeimpfte Nährböden nicht auf Station im Kühlschrank lagern, sie sind Klimaschrankpflichtig.

Aus Fertigungsgründen erscheint es nicht möglich, ein Gel (Gleitmittel Endosgel® oder Instillagel®) ohne antimikrobiell wirksamen Konservierungsstoff- und Desinfektionsmittelzusatz herzustellen.

> **! Beachte**
> Achten Sie bitte bei einer diagnostischen Urinabnahme durch Einmalkatheterismus darauf, daß die 1. Urinprobe in einem eigenen Gefäß verworfen wird; erst die 2. Portion Urin ist in eine sterile Schale zu geben und damit der Nährboden zu beimpfen. Die Gefahr falsch-negativer bakteriologischer Ergebnisse ist sonst gegeben.

> **! Beachte**
> Beachten Sie bei der Urinabnahme bei liegendem Katheter (transurethral oder suprapubisch):
> - Abnahme nur an der Punktionsstelle des geschlossenen Drainagesystems nach vorheriger Desinfektion mit alkoholischem Desinfektionsmittel (z.B. softasept®N), niemals aus dem Sammelbeutel,
> - anschließend Urinentnahme mit Kanüle und Spritze.

Keimnachweis

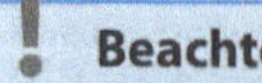

Beachte

Wichtig ist eine rasche Aufarbeitung des Urins. Bei längerer Aufbewahrung ist eine ausreichende Kühlung (4 °C) notwendig.

Bereits im gramgefärbten Präparat eines Tropfens von frisch gelassenem Urin sind Keime mikroskopisch nachweisbar und grob zuzuordnen (grampositiv, gramnegativ). Der Nachweis von Bakterien mit dieser Methode weist schon auf das Vorliegen einer signifikanten Keimzahl hin. Die Nitritprobe (z.B. mit Teststreifen) ist ein einfacher Nachweis von Kolibakterien. Für die Keimzahlbestimmung stehen verschiedene Methoden zur Verfügung. Am einfachsten ist die Verwendung von Eintauchnährböden. Diese vorgefertigten Nährböden werden nach Eintauchen in den Urin über 18–24 h bei 37 °C bebrütet. Anschließend läßt sich im positiven Fall die Keimzahl bestimmen. Die qualitative Untersuchung sowie die Resistenzbestimmung wird im bakteriologischen Labor vorgenommen. Bei Mittelstrahlurin gilt eine Keimzahl über 100 000/ml als signifikant, 10 000–100 000/ml als kontrollbedürftig, unter 10 000 als Hinweis für eine Verunreinigung. Blasenpunktionsurin ist, wenn keine Infektion vorliegt, steril.

4.6.2
Wohin mit mikrobiologischen Proben?

Entscheidend für die Untersuchung von Blut, Liquor, Stuhl usw. ist die richtige Lagerung oder der korrekte Transport der Materialien. Meist ist bis zum nächsten Morgen eine materialgerechte Zwischenlagerung notwendig. Prinzipiell gibt es 3 Möglichkeiten, die in Tabelle 4.13 aufgezeigt werden.

Der Nachweis von Mykobakterien erfordert wiederholte Einsendungen und größere Probenvolumen.

Tabelle 4.13. Optimale Zwischenlagerung mikrobiologischen Materials

Kühlschrank (4 °C)	Brutschrank (36–37 °C)	Raumtemperatur
Sputum, Trachealsekrete	Blut in Blutkulturflaschen	Punktionsflüssigkeiten (Aszites, Pleurapunktat)
Urin nativ	Urin im Uricult-Behälter	Abstrichtupfer (Bakterien oder Pilze)
	Liquor für bakterielle Diagnostik (wenn Weiterverarbeitung binnen etwa 12 h möglich)	Fremdkörper (z.B. Venenkatheterspitze)
	Liquor in Blutkulturflasche (wenn Weiterverarbeitung in über 12 h möglich)	Stuhlprobe (falls Keimzahl wichtig: Kühlschrank)

4.7 Mikroorganismen als Waffen – biologische Kriegführung

Historie

Im Zweiten Weltkrieg begann weltweit die Entwicklung biologischer Waffen. Die Geheimhaltung ist sehr weitgehend, Informationen liegen vorwiegend aus den 1945 von den Amerikanern konfiszierten deutschen Akten vor.

Während Amerika in enger Zusammenarbeit mit England ein großes Potential an biologischen Waffen mit den entsprechenden Vorbereitungen Japans begründete, haben sie die deutschen „Leistungen" auf diesem Gebiet überschätzt (Deichmann 1992).

In Deutschland konzentrierte sich die Entwicklung bei den Massenvernichtungswaffen auf chemische Waffen: Bereits 1936 wurde das Nervengift Tabun durch Chemiker des IG-Farbenkonzerns entwickelt, seit 1942 stand es zum Großeinsatz bereit. Auf dem Gebiet der biologischen Waffen waren im Gegensatz dazu keine nennenswerten Waffen entwickelt worden. Dies lag in einer Anordnung Hitlers 1942 begründet, jegliche *offensive* biologische Kriegsforschung zu verbieten, was die Wehrmacht jedoch in verschiedenen Sektionen nicht hinderte, eine als *defensiv* vorgesehene biologische Kriegsforschung zu betreiben. Die Forschungen erstreckten sich auf den Sabotage- und Masseneinsatz beim Menschen von „Pest-, Typhus-, Paratyphusbazillen, Choleravibrionen und Milzbrandsporen". Zur Verwendung dieser Erreger wurden Laborversuche durchgeführt und ein synthetisches Medium für die Verbreitung von Bakterien entwickelt. Damit sollte der Virulenzerhalt der Erreger über mehrere Wochen erreicht werden.

Von den Veterinärmedizinern wurden Erreger der Maul- und Klauenseuche vom Flugzeug aus freigesetzt, sowie weitere künstliche Infektionen bei Rentieren und Rindern hervorgerufen.

Forschungen der Landwirtschaftlichen Sektion bezogen sich auf die Produktion von Unkraut zur Erstickung von Nutzpflanzen, Versuche mit Schädlingen von Wiesen und Rüben sowie Anwendungsmöglichkeiten der Krautfäule von Kartoffeln. Arbeiten mit Kartoffelkäfern und die Züchtung im Reichsgebiet von 20–40 Mio. Käfern wurden als problematisch erachtet. Trotzdem wurden 1943 vom Flugzeug aus Kartoffelkäfer bei Speyer abgeworfen (Deichmann 1992, S 215).

Die Begründung der Opposition Hitlers gegen die umfassende Förderung der biologischen Kriegführung kann nur aus den Argumenten der beteiligten Wissenschaftler abgeleitet werden: Einerseits wurde die Gefahr gesehen, daß sich der Einsatz dieser Waffen nicht begrenzen läßt und sich Krankheitserreger oder Schädlinge auch im eigenen Land ausbreiten könnten, andererseits befürchtete man die Vergeltung mit gleichen Waffen.

Durch Himmler unterstützt, erfolgten zum Ende des Krieges Untersuchungen zu biologischen Kampfstoffen, insbesondere der Pestbakterien. Andere Forschungen gingen dahin, künstliche Massenübertragungen des Malariaparasiten auf den Menschen zu erreichen. Dabei sind Menschenversuche in Konzentrationslagern durchgeführt worden.

Gegenwart und Zukunft

Daß dieser Exkurs nicht nur einen historischen Hintergrund hat und diese Kriegsmaterialien auch weiter eine un-heimliche Bedeutung haben, läßt sich aus einigen wenigen zugänglichen Informationen ableiten.

So wurden die japanischen Wissenschaftler und Ärzte, die zwischen 1933 und 1945 wenigstens 3000 Personen in der Mandschurei bei Experimenten mit biologischen Kampfstoffen töteten, nach dem Krieg von den siegreichen Amerikanern nicht wie sonst üblich als Kriegsverbrecher angeklagt. Sie wurden, ebenso wie einige an diesen brutalen Entwicklungen beteiligte Deutsche, von den Amerikanern in ihre eigenen „sensiblen militärischen Programme" übernommen. Also existieren zumindest die Kenntnisse zur Herstellung dieser fürchterlichen Waffen bei den interessierten Kreisen auf der Welt weiter.

Das geht auch aus einer winzigen Meldung (DIE ZEIT vom 11. 4. 1997) hervor, daß in Rußland neben der aktuellen Entwicklung von neuen Nervengiften ein gentechnisch veränderter Milzbranderreger (Bacillus anthracis) erforscht wurde, der gegen alle bekannten Antibiotika resistent sei. Die Autoren halten diese Meldung für den gegenwärtig „erschreckendsten Aspekt auf dem Gebiet der Massenvernichtungswaffen."

Biologische Waffen sind ein Nebenschauplatz, wenn es um die sog. „Killerviren" geht. Es wird berichtet, daß die amerikanische und russische Forschung auf dem Gebiet der Filoviren, zu denen das Ebolavirus gehört, lange von den Militärs beherrscht war (Flöhl 1995b). Angeblich soll ihre Verwendungsuntersuchung für biologische Waffen eingestellt worden sein.

Eine neue „Spirale des Schreckens" sieht ein Autor (DIE ZEIT Nr. 49 vom 28. 11. 1997) in den Fähigkeiten der Länder Irak, Iran und anderer Länder, schnell und billig Bio- und Chemiewaffen herzustellen. Auch hier spielen Milzbrandbakterien wieder eine Rolle: 5 Jahre nach dem Golfkrieg gab der Irak zu, 9000 l davon produziert zu haben. Die tödliche Dosis für einen Menschen wird mit 10 000 Bakterien angegeben – weniger als ein Tröpfchen aus einem Parfümzerstäuber. Angeblich seien sie mittlerweile vernichtet. Das Know-how und Nährlösungen läßt sich jedoch jederzeit aktivieren -im Internet gibt es sicher entsprechende Rezepte. In der Phase erneuter Drohungen und Herausforderungen Anfang 1998 zwischen den USA und dem Irak erschrecken wiederum Meldungen über die Existenz biologischer Kampfstoffe, z.B. zur Auslösung von Milzbrand (Anthrax; Ulfkotte 1998, S. 11). In Radionachrichten wird von Impfstoffanforderungen Israels gegen Milzbrandkampfstoff gesprochen. Milzbrand ist vorwiegend eine Krankheit von Pflanzenfressern wie Schafen, Ziegen, Rindern und Pferden, die die Erreger mit den Fäzes, dem Urin und Speichel ausscheiden. Die Infektion des Menschen entsteht durch direkten Kontakt mit infizierten Tieren oder durch Sporen in Tierprodukten (Häute, Felle, Wolle, Knochenmehl in Dünger usw.). Die Haut ist die normale Eintrittsstelle. Toxische Produkte bewirken eine Ödembildung, und eine Papel entwickelt sich innerhalb 12–36 h. Diese ulzeriert, ihre Mitte wird schwarz und nekrotisch (griechisch anthrax = Kohle). Die Bakterien breiten sich in der Lymphe aus, und in 10% der Fälle erreichen sie das Blut und erzeugen eine Septikämie. Bei Inhalation der Sporen führt die Vermehrung der Bakterien in der Lunge zu pulmonalem Ödem, mediastinaler Hämorrhagie mit Ausbreitung ins

Blut und dann zum Tod. Frühzeitig und in hohen Dosen verabreichtes Penizillin kann eine erfolgreiche Behandlung sein.

Weiterführende Literatur

Daschner F (1992) Krankenhausinfektionen: Entstehung, Häufigkeit, Erreger, Übertragung. In: Daschner F (Hrsg) Praktische Krankenhaushygiene und Umweltschutz. Springer, Berlin Heidelberg New York Tokyo, S 70f.
Deichmann U (1992) Biologen unter Hitler – Vertreibung, Karrieren, Forschung. Campus, Frankfurt/Main, S 211
Mims CA et al. (1996) Medizinische Mikrobiologie. Ullstein-Mosby, Wiesbaden
Rüden H et al. (1995) Nosokomiale Infektionen in Deutschland – Erfassung und Prävention (NIDEP-Studie). Nomos, Baden-Baden

Verhütung und pflegerische Beeinflussung krankenhauserworbener Infektionen (Nosokomialinfektionen = NKI)

5

Inhaltsverzeichnis

5.1 Einführung 241
5.1.1 Physiologischer Schutz vor Mikroorganismen und unser Zusammenleben 241
5.1.2 Wichtige Erregerreservoire von Krankenhausinfektionen
und ihre Übertragungswege 246
5.1.3 Häufigkeit krankenhauserworbener Infektionen mit Hauptgruppen
von nosokomialen Infektionen (NKI) 252

5.2 Abteilungsübergreifende vorbeugende Maßnahmen (Beispiele) 256
5.2.1 Harnwegsinfektionen 256
5.2.2 Pneumonie 269
5.2.3 Postoperative Wundinfektionen 296
5.2.4 Bakteriämie/Sepsis 304
5.2.5 Gastrointestinale Infektionen 318
5.2.6 Durch Blut übertragbare Infektionen 334
5.2.7 Pflegerische Unterstützung der Infektionsprävention
in Therapie- und Bewegungsbecken 346
5.2.8 Prävention von Infektionen bei Patienten mit Tumorkrankheiten 351

5.3 Abteilungsbezogene Vorbeugung krankenhauserworbener Infektionen 365
5.3.1 Anästhesie und Hygiene 365
5.3.2 Verhalten im OP 370
5.3.3 Sinnvolle Hygiene- und Desinfektionsmaßnahmen
in Geburtshilfe und Pädiatrie 382
5.3.4 Lebensmittelhygiene und hygienisches Verhalten in der Küche 398

5.4 Zusammenfassung 415
Weiterführende Literatur 417

5.1
Einführung

5.1.1
Physiologischer Schutz vor Mikroorganismen und unser Zusammenleben

Im Laufe der hunderte Millionen Jahre umfassenden Evolution gelang es dem Menschen, in der andauernden Auseinandersetzung mit den Mikroorganismen sehr effiziente Erkennungs- und Reaktionsformen zu entwickeln. Dies sind bei-

Tabelle 5.1. Obligatorische Schritte einer Infektion. (Verändert entnommen aus Mims 1996, S. 58)

Stufe	Voraussetzungen	Ereignis
Kontakthaftung und/oder Eintritt in den Körper	Überwindung der natürlichen Schutz- und Eliminationsmöglichkeiten	Eintritt
Lokale oder systemische Ausbreitun im Körper	Überwindung der lokalen Sofortabwehr	Verbreitung
Vermehrung	Erhöhung der Anzahl von Mikroorganismen (viele sterben im Menschen oder auf dem Weg zu neuen Wirten)	Vermehrung
Überwindung der Abwehr	Überwindung von Immun- und anderen Abwehrmöglichkeiten für eine Zeitspanne, die einen vollständigen Vermehrungszyklus ermöglicht	Mikrobielle Antwort auf die Abwehr des Menschen
Austritt aus dem Körper und Verbreitung	Verlassen des Körpers an einer Stelle und auf eine Weise, welche die Verbreitung zu neuen Wirten ermöglicht	Übertragung
Schädigung des Menschen	Nicht unbedingt erforderlich, jedoch die Regel. Unausweichlich ist die Schädigung beim Verlassen des Körpers, z.B. bei Erkältungen, Durchfall, dem Austritt von Flüssigkeit aus Bläschen oder Eiter	Infektionskrankheit mit Manifestation klinischer Symptome

spielsweise wirkungsvolle Entzündungs- und Immunreaktionen, die das Wachstum und eine weitere Verbreitung von Keimen verhindern und sie aus dem Körper entfernen. Wäre die Abwehr vollständig, dann gäbe es nur wenige Infektionskrankheiten. Die Mikroorganismen haben ihrerseits durch die Begegnung mit den Abwehrmöglichkeiten des Menschen im Laufe der Evolution eine Reihe von Eigenschaften entwickelt, die es ihnen ermöglichen, die körpereigene Abwehr zu umgehen oder zu überwinden. Für jeden Schritt einer erfolgreichen Infektion gibt es eindeutige Voraussetzungen (Tabelle 5.1), die erfüllt werden müssen.

In der schnellen Generationszeit eines durchschnittlichen Bakteriums (z.B. Escherichia coli oder Staphylococcus aureus bei reichhaltigem Kulturmedium 15 min) im Vergleich zu etwa 20 Jahren beim Menschen, verläuft die Evolution und Anpassung an veränderte Lebensbedingungen sehr viel schneller als beim Menschen.

Der Mensch hat eine Reihe von Abwehrleistungen gegen Infekte entwickelt. Durch die ihm physiologisch zur Verfügung stehenden Abwehrmechanismen (s. Tabelle 5.2) kann der menschliche Körper unempfindlich oder immun gegen Krankheitserreger werden. Jede Störung der unspezifischen und spezifischen Abwehr mit ihren jeweiligen humoralen und zellulären Komponenten führt zu einer erhöhten Anfälligkeit für Infektionen. Menschen kommen oft mit primären (= kongenital bedingten) oder sekundären (= im Laufe des Lebens, oft erst im Laufe des Krankenhausaufenthalts, erworbenen) Störungen der Infektabwehr ins Krankenhaus oder Altenheim und benötigen Pflege, Behandlung und Betreuung.

Es ist hilfreich, sich mit den wichtigsten natürlichen Infektionsschutzmöglichkeiten vertraut zu machen.

Der natürliche Schutz vor Infektionen

Der Mensch besitzt eine Reihe wirkungsvoller äußerer und innerer Schutzmöglichkeiten (Tabelle 5.2).

Tabelle 5.2. Der natürliche Schutz des Menschen vor Infektionen

Organbereiche	Anatomisch-mechanische Schutzfaktoren	Physiologisch-chemische Schutzfaktoren	Schutz durch „Standortflora"	Beeinträchtigungen des Schutzes durch Behandlung und Pflege
Haut	Geschlossene, mehrschichtige Epitheldecke verhindert als mechanischer Widerstand das Eindringen von Mikroorganismen Schleim schützt Schleimhautepithel: Erreger werden in klebrigen Glykoproteinen des Schleims eingebettet und dringen nicht bis zum Wandepithel Durch regelmäßige Abschilferung gehen aufgelagerte Bakterien verloren	Selbstreinigung durch Schweiß, Verhinderung der Sprödigkeit durch Talgdrüsen. Konstanz des Säuren-Basen-Gleichgewichts, gebildet durch Aminosäuren und freie Fettsäuren (Säureschutzmantel zwischen pH 4 und 5,5) Die freien Fettsäuren auf der Haut wirken wie Seifen, d.h. bakteriostatisch	Gesundes Neugeborenes ist zunächst keimfrei. Während der Geburt und in der Neugeborenenphase beginnt die Kolonisation der äußeren Haut, der Atemwege, des Magen-Darm-Trakts und der Scheide mit Mikroorganismen. Auf der äußeren Haut befinden sich etwa 10^6 Keime/cm^2, sie bieten Schutz vor hochvirulenten Erregern z.B. durch Nährstoff- und Platzkonkurrenz	Schädigung durch Operation, Verletzung, Verbrennung, Aufweichen, z.B. Hände („Waschfrauenhände") Virusinfektionen, z.B. Influenzaviren, können diesen Schutz zerstören. Folgen: Superinfektionen durch Bakterien, Selbstreinigungsprozeß wird durch Verhornung gestört
Augen	Durch Tränenfluß und die regelmäßige Lidbewegung wird die Augenbindehaut gereinigt		Besiedlung von wenigen coryneformen Bakterien und Staphylococcus epidermidis	Fehlender Lidschlag bei Lähmungen fördert Austrocknen und Infektionen
Atemwege	Behaarung in Nase Langer Weg der Luft („Totraum") Schleimabsonderung Gerichtete Bewegung der Zilien Der bakterienhaltige Schleim wird	Sekretabsonderungen mit seiner Antikörperwirkung Husten- und Nießreflex	In der vorderen Nasenhöhle sind bis in 1 cm Tiefe die Hautkeime vertreten: häufig pathologische Kolonisation von Staphylococcus aureus Im Rachen befindet	Angeborene oder erworbene Störungen der Zilienfunktion (Dysfunktion zilientragender Zellen, Mukoviszidose) führen zu Sekretstau und chronischen Atem-

Tabelle 5.2. (Fortsetzung)

Organ-bereiche	Anatomisch-mechanische Schutzfaktoren	Physiologisch-chemische Schutzfaktoren	Schutz durch „Standortflora"	Beeinträchtigungen des Schutzes durch Behandlung und Pflege
Atemwege	durch Räuspern, Husten- und Niesreflex nach außen befördert, abge-hustet oder verschluckt		sich meist Mundflora (s. unten) Unterhalb des Kehlkopfs ist der Repirationstrakt physiologisch steril, ebenso das Innenohr und die Nebenhöhlen	wegserkrankungen Virusinfektionen und Inhalation toxischer Gase, z.B. Formaldehyd, Zigarettenrauch, stören die Zilienaktivität Ausfall der Nasenatmung durch Schnupfen, Intubation, Umgehung der oberen Luftwege bei Intubation und Tracheo-tomie, Verlust der Tonsillen
Mund	Tägliche Speichelmenge beträgt 1500 ml. 1 ml Speichel enthält etwa 10^9 Bakterien und reinigt die Schleimhautober-fläche des Mundes	Teilweise durch Lymphgewebe	An den Zähnen haften viele Erreger, sie spielen eine Rolle bei der Patho-genese der Karies, beson-ders bei dauernuckelnden Kindern = „die Strepto-kokken-Millionäre"; das Plaquematerial der Karies enthält 10^{10} Keime/g Material Obligat anaerobe Bakte-rien: Zahnfleischtaschen und Tonsillenkrypten, verursachen die Parodon-titis. Kolonisation der Zahnoberfläche ist stark von der Zahnhygiene und ernährungsabhängig	Speichelfluß und Selbstreinigung der Mundhöhle bei Intubation gestört. Hospitalismuskeime wuchern in der nur unzureichend durch Mundpflege gereinigten Mundhöhle
Magen-Darm-Trakt	Kein eigentlicher mechanischer Schutz gegen Einnahme von Mikroorganismen. Nur teilweise Entfer-nung durch Aus scheidung	Durch die Säureschranke des Magens (0,1 Mol Salzsäure, pH zwischen 1 und 2) werden fast alle mit der Nahrung zuge führten Bakterien abge-tötet. Nur Mycobacterium tuberculosis und Helico-bacter pylori überleben bis in den Darm Scharfes Würzen der Nahrung fördert die Pro-duktion der schützenden Magensäure zur Abwehr enteraler Infektionen (z.B. im vorderen Orient, Asien)		Hyp- und Anazidität kann zum Erregerwachs-tum mit Gefahr für die Atemwege führen Zu große Mengen mit der Nahrung aufgenom-mener Bakterien (z.B. Salmonellen und Shigellen) können den Dünndarm erreichen

Tabelle 5.2. (Fortsetzung)

Organbereiche	Anatomisch-mechanische Schutzfaktoren	Physiologisch-chemische Schutzfaktoren	Schutz durch „Standortflora"	Beeinträchtigungen des Schutzes durch Behandlung und Pflege
Darm des Säuglings			Gestillte Säuglinge haben eine Darmflora, bei denen Bifidobakterien überwiegen (bis 99%), daraus resultiert ein pH-Wert von 5–5,5	Mit Kuhmilch oder Industriebabynahrung gefütterte Säuglinge haben eine Bakterienflora des Erwachsenen
Urogenitaltrakt	Entleerung des Urins (täglich etwa 1 l) Einseitige Flußrichtung des Urins (Spüleffekt) Länge der Urethra (Frau wesentlich kürzer als beim Mann, d.h. geringerer Schutz)	pH-Wert der Vagina (stabil zwischen 4,0 und 4,5)	Saures Milieu wird durch Laktobazillen (Döderlein-Flora) aufrechterhalten, die das Glykogen des Vaginalepithels abbauen. Dadurch ist eine Besiedlung nur wenigen Bakterienarten möglich	Ausschalten der Barriere durch Katheter Veränderung der Bakterienflora durch Antibiotikatherapie, Vaginalspray, Hormonbehandlung, immunsuppressive Therapie
Blutkreislauf und	Abschluß nach außen Nach Kontamination ist Blutbahn jedoch Transportbahn für Mikroorganismen und Toxine	Zelluläre (mononukleär-phagozytäres System) und humorale (Antikörper) Abwehrmechanismen	Blut gilt als steril. Schleimhäute sind jedoch nicht dicht gegenüber der Standortflora, z.B. werden beim Kauen Keime der Zahnfleischstandortflora ins Blut gepreßt	Jede Eröffnung nach außen, Verletzung der Haut, Arterien- und Venenverweilkatheter Der physiologische Translokationsprozeß kann bei entzündeter oder nekrotischer Darmschleimhaut sowie nach Strahlen- und Zytostatikatherapie maligner Tumoren pathologisch gesteigert sein: Ursache für lebensgefährliche Septikämien. Analog bei der Vagina
Lymphbahnen	Siehe oben	Siehe oben	Durch die gesunde Darmschleimhaut können Keime in die Lymph- und Blutbahn eindringen	

Neben diesen in der naturwissenschaftlich orientierten Medizin oft als allein ausschlaggebend für den Infektionsschutz beschriebenen Faktoren existieren weitere. Die Wissenschaft beschreibt „soziale Gradienten" (Blech 1997, S. 45), die unsere Gesellschaft in eine gesunde Oberschicht und morbide Mittel- bis Unterschicht spaltet. Sind diese Bedingungen von Armutsforschern zunächst vorwiegend an chronischen Erkrankungen wie Herzinfarkt und Schlaganfall ermittelt, kann festgestellt werden, daß sie sich auch auf die Widerstandsfähigkeit eines Menschen gegen Infektionen auswirken. So wird beobachtet, daß eine Neugeboreneninfektion besonders bei Kindern von Müttern auftritt, die durch ihre Lebensumstände (z.B. als alleinerziehende Mütter) erhöhtem psychosozialen Streß ausgesetzt sind (Saling 1992, S N2). Es sind also seelisch-geistige bzw. neurovegetative Faktoren, die im Krankenhaus, Altenheim usw. den erwünschten Heilungsverlauf, aber auch die Infektionsabwehr beinträchtigen. Ein Krankenhausaufenthalt kann im Sinne einer Immunsuppression so den menschlichen Organismus schädigen, daß der Heilungsverlauf beeinträchtigt wird und der Krankenhausaufenthalt als negative Streßbelastung auf die Psychoneuroimmunologie/Streßimmunologie (Beck 1995) wirkt.

Wesentliche Faktoren dabei sind:

- Versachlichung der Persönlichkeit eines Patienten bzw. Bewohners (s. Kap. 1.3 Sprache und Hygiene),
- Bauliche und räumliche Verhältnisse (Beispiel: der typische Krankenhausflur),
- Farben („kalte" Farben),
- Gerüche (muß ein Krankenhaus nach Urin, Stuhl und Desinfektionsmittel riechen?),
- Lärm (Streß durch Lärm),
- das Klima im Umgang der Berufsgruppen.

Hier besteht pflegeorientierter Forschungsbedarf.

5.1.2
Wichtige Erregerreservoire von Krankenhausinfektionen und ihre Übertragungswege

Die Übertragung geschieht am wirkungsvollsten direkt von Mensch zu Mensch. Außerhalb von Altenheim und Krankenhaus werden die gewöhnlichen, weltweit verbreiteten Infektionen über

- die Atemwege,
- die fäkal-orale Route oder
- durch das Zusammenleben der Geschlechter übertragen.

Eine andere Form sind die Zoonosen, also Infektionen, die direkt von Tieren (z.B. Tollwut) oder durch Stiche (z.B. Malaria) und Bisse (z.B. Typhus durch Läuse) übertragen werden können. Die wesentlichsten Mechanismen der Übertragung von Infektionen sind

1. Kontakt (direkte Berührung),
2. Aspiration (einatmungsbedingtes Verschlucken),

Tabelle 5.3. Wichtigste Erregerreservoire von Krankenhausinfektionen. (Nach Daschner 1992)

Krankenhausinfektionen	Erregerreservoir
Harnwegsinfektion	Stuhlflora Flora des ersten Drittels der Urethra Seltener Hände und Spülflüssigkeit
Pneumonie	Flora des Nasen-Rachen-Raums und des Magens Nasennebenhöhlen Stuhlflora Seltener Inhalationslösungen und Hände
Postoperative Infektionen im Operationsgebiet	Nasen-Rachen-Flora des Operationsteams Hautflora des Patienten Intestinalflora des Patienten bei Darmeingriffen Hände Selten die Luft, mit Ausnahme bei Fremdkörper-implantationen
Bakteriämien/Sepsis	Hautflora (z.B. bei Venenkatheter) Gastrointestinalflora (physiologische Translokation) Flora des Respirationstrakts (Pneumonie) Flora des Urogenitaltrakts (z.B. Harnwegsinfektionen)

3. Ingestion (Verschlucken, peroral),
4. Injektion oder Inokulation (Einimpfung),
5. Inhalation (Einatmung).

Von den wichtigsten Krankenhausinfektionen sind die häufigsten Erregerreservoire in Tabelle 5.3 dargestellt.

Übertragungsarten von Krankenhausinfektionen

Ausgehend von der Haut:

Obwohl jeder Mensch pro Tag etwa 5×10^8 (Mims et al. 1996) abgeschilferte Hautschuppen in die Umgebung streut, werden Mikroorganismen eher direkt durch Kontakt (Hände) als nach Freisetzung in die Umgebung übertragen. Das wichtigste Erregerreservoir des potentiell pathogenen Staphylococcus aureus ist die Haut von Patienten und Mitarbeitern, sehr viel seltener die Luft. Nach Daschner (1992) stimmen die meisten Studien überein, daß die Hände der ärztlichen Mitarbeiter wesentlich häufiger und mit höheren Keimzahlen kontaminiert sind als die von Pflegenden.

Die Fußsohlenwarzen hervorrufenden Papillomaviren werden auch meist durch direkten Kontakt übertragen, sind sehr stabil und können sich indirekt verbreiten (kontaminierte Böden, Schwimmbeckenränder). Zur Übertragung von Staphylokokken (führen zu Furunkel, Karbunkel usw.; neonatale Hautsepsis) sind nach Mims et al. (1996) Hautläsionen oder Nasebohren typische Übertragungsursachen.

Ausgehend vom Respirationstrakt

Zur effektiven Abgabe von Keimen aus der Nasenhöhle bedarf es einer Erhöhung der Sekretion von Nasenschleim, die durch Niesen und Husten unterstützt wird. Es wird geschätzt, daß mit einem Niesanfall bis zu 20.000 Tröpfchen erzeugt werden, von denen viele, besonders im Falle einer Erkältung, Viruspartikel enthalten.

Das normale Sprechen trägt im Stationsbereich weniger zur Verbreitung von Luftkeimen bei, im OP jedoch kann aus der Gefahr die Notwendigkeit einer strengen Disziplin, insbesondere des OP-Teams, abgeleitet werden. Dies um so mehr, als gerade bei den Konsonanten F, P, T und Sch eine erhöhte Keimabgabe besteht, Schimpfworte und Flüche besonders häufig mit diesen Buchstaben beginnen und damit eine nachhaltige Wirkung beim Patienten erreicht wird.

Sie ist wiederum von der Tröpfchengröße abhängig:

- Große Tröpfchen werden über Strecken von etwa 4 m geschleudert.
- Die kleineren kommen noch weiter.
- Tröpfchen mit einem Durchmesser kleiner als 10 µm können beim Einatmen durch die Nasenschleimhaut eingefangen werden.
- Die kleinsten Tröpfchen mit einem Durchmesser zwischen 1 und 4 µm bleiben in der Luft suspendiert und können bis in die untersten Atemwege gelangen.

Ausgehend vom Darm

Endogene Infektionen, insbesondere mit gramnegativen Keimen aus der Stuhlflora, werden während eines Krankenhausaufenthalts häufig durch Mikroorganismen des Patienten, seltener durch die Mitarbeiter, ausgelöst.

Unter der Voraussetzung, daß ein Mikroorganismus in ausreichender Zahl mit dem Kot ausgeschieden wird, die hygienischen Bedingungen nicht optimal sind und genügend empfängliche Individuen in der Nähe sind, ist die Verbreitung von Darmbakterien gesichert.

Ausgehend von Blut

Infektiöse Partikel (HBV, HIV) können durch Injektionsnadeln (Nadelstichverletzung) und mangelhaft aufbereitete invasive Instrumente übertragen werden. Da Blut bis zu 1 Mio. infektiöser Dosen pro Mikroliter enthält, können schon winzigste Blutmengen die Infektion übertragen. HCV und HDV verbreiten sich auf ähnliche Weise wie HBV, d.h. über Bluttransfusionen usw.

Ausgehend von Geräten mit Feuchtstellen

Obwohl aus Beatmungsgeräten, O_2-Anfeuchtern, Inhaliergeräten usw. die besonders in diesem feuchten Milieu sich vermehrenden gramnegativen Keime, z.B. Pseudomonas aeruginosa, isoliert werden können, stammt der überwiegende Teil dieser Keime im Trachealsekret eines intubierten und beatmeten Patienten aus seiner Stuhlflora und Magenflora sowie seinem Nasen-Rachen-Raum.

Es gibt eine kleine Anzahl gesunder Träger, die den Keim als Teil der normalen Darmflora beherbergen, bei Krankenhauspatienten ist dies häufiger. Daraus entwickeln sich bei immunkomprimierten Patienten die endogenen Infektionen, bei intubierten Patienten als Pneumonie, ebenfalls aber als Harnwegsinfekte, Septikämien, Osteomyelitis und Endokarditis. Sie sind ein wichtiges Lungenpathogen bei der Mukoviszidose.

Für bakterielle Biofilme ist vielfach belegt, daß sie für einen Teil der nosokomialen Infektionen und für septischen Schock verantwortlich sind. Ein Biofilm ist eine mikrobielle Kolonie, die in einer Matrix organischer Polymere eingebettet ist und an einer Fläche haftet. Aus der Zellwand der in derartigen Biofilmen enthaltenen Bakterien können zudem pyrogene Lipopolysaccharide oder Endotoxine freigesetzt werden. Sie führen bei Mensch und Tier zu Fieber und septischem Schock, selbst wenn nur geringe Mengen aufgenommen werden.

Ausgehend von Gegenständen
Eine außerordentlich geringe Rolle spielen für die Übertragung von Krankenhausinfektionen Schuhsohlen, Fußböden (trotzdem in der Klinik nur mit Badesandalen duschen!), Waschbecken, Gulli von Waschbecken, Wände und Decken von Patientenzimmern, Möbel und die Heizungen.

Infektionsrisiko durch Gegenstände
- Minimales Risiko:
  - Gegenstände usw. in einiger Entfernung vom Patienten, z.B. Wände, Decken, Fußboden, Waschbecken;
  - Gegenstände in der Nähe des Patienten, z.B. Bettgestell, Nachttisch, Blumenvasen.
    ⇒ Erforderliche Dekontaminationsmaßnahme: Reinigung und Trocknung.
- Geringes Risiko:
  - Gegenstände in Kontakt mit intakter Haut des Patienten, z.B. Stethoskop, Badewannen, Waschschüsseln, Besteck, Telefon.
    ⇒ Erforderliche Dekontaminationsmaßnahme: Reinigung und Trocknung, evtl. Desinfektion.
- Mäßiges Risiko:
  - Gegenstände in Kontakt mit intakten Schleimhäuten, z.B. Beatmungszubehör, Thermometer, Endoskope;
  - Gegenstände kontaminiert mit virulenten oder leicht übertragbaren Erregern, z.B. Bettschüssel eines Patienten mit Salmonellose;
  - Gegenstände, die bei stark infektionsgefährdeten Patienten eingesetzt werden.
    ⇒ Erforderliche Dekontaminationsmaßnahme: Desinfektion.
- Hohes Risiko:
  - Gegenstände in engem Kontakt mit einer Schädigung von Haut und Schleimhäuten, z.B. Wundverbände;
  - Gegenstände in Kontakt mit normalerweise sterilen Körperregionen, z.B. chirurgische Instrumente, Kanülen, Spritzen, Implantate, Blasenkatheter/ Zystoskopie.
    ⇒ Erforderliche Dekontaminationsmaßnahme: Sterilisation, zuvor thermische Desinfektion.

Ausgehend von Tieren (Hunde, Katzen, Vögel)

Tiere haben im Krankenhaus oder Altenheim eine oft erhebliche Bedeutung für die psychische Verfassung schwerkranker Patienten oder desorientierter, alter Menschen. Außerdem benötigen blinde Menschen ihren Führhund, eine Einschränkung aus infektionspräventiven Überlegungen heraus würde die Bewegungsfreiheit blinder Menschen stark einschränken. Gegen den Hundebesuch spricht dann nichts (Kappstein 1997, S. 48), wenn

- der Hund gegen Tollwut geimpft ist,
- er keine Flöhe und Würmer hat,
- das Tier ausgeführt wird und die Exkremente korrekt entsorgt werden.

Wenn ein Kind keinen Kontakt mit den Fäzes des Hundes hat, ist auch gegen den Besuch eines Hundes nichts einzuwenden, der nicht so trainiert ist wie der Blindenhund. Dies widerspricht wohl einem DKG-Rundschreiben (1997), wirkt aber bei schwerkranken Kindern seelisch heilsam.

Da das Infektionsrisiko bei Vögeln und Katzen nicht abzuschätzen ist, sollte ein Kontakt, insbesondere mit schwerkranken abwehrgeschwächten Kindern, nicht gestattet werden.

Positive Erfahrungen wurden mit gut gepflegten Aquarien auf neurologischen Pflegegruppen, auf der Station für Rückenmarkverletzte und in der Kinderambulanz gemacht.

Bei allen Überlegungen zur Reduzierung des Infektionsrisikos ist eine Aussage von Eugen Roth zu beherzigen:

„Das ist der Krankenhäuser Sinn,
daß man gesund wird drin,
doch wenn man's ist,
dann schnell heraus,
ansteckend ist das Krankenhaus.“
(Aus: Eugen Roth, Wunderrezepte)

? *Praxisanfrage*

Sind Lagerungsfelle in der Frühgeborenenpflege als Ursache für Krankenhausinfektionen anzusehen? Bei uns entstanden hygienische Unsicherheiten durch massiv beworbene Lagerungs- und Stillkissen, die mit „Entspannungskugeln" gefüllt sind. Was gibt es sonst noch zu bedenken?

Antwort

Die häufigsten Erregerreservoire der wichtigsten Krankenhausinfektionen sind oben genannt. Es ist die Frage zu beantworten, wodurch Krankenhausinfektionen zu erwarten sind:

1. Wesentlichste Infektionsquelle ist zunächst der Patient selbst (s. Kap. 4.4). Die Haut, der Respirationstrakt und der Darm des Patienten sind die wichtigsten Infektionsquellen. Darauf zurückzuführende Infektionen werden als endogene Infektionen bezeichnet.

2. Die Hände der Mitarbeiter sind mit ihrer residenten und transienten Flora
   eine weitere wichtige Infektionsquelle. Hierauf gilt ein Hauptaugenmerk in
   der Betreuung von Frühgeborenen zu richten.
3. Eine weitere wichtige Infektionsquelle sind Geräte mit Feuchtstellen, d.h.
   Inhalatoren, Beatmungsgeräte usw.
4. Die Gefahr durch Gegenstände (s. oben) ist abhängig davon, ob es sich um
   Materialien handelt, die mit normalerweise sterilen Körperregionen in
   Kontakt kommen (z.B. intravenöse Katheter) oder Kontakt mit intakter
   Haut haben.

Gegenstände und Lagerungsmittel zählen nicht zu den wichtigen Infektionsquellen. Ein ergänzender Aspekt läßt sich vom Wollfett (Adeps lanae anhydri-
cus) ableiten, das naturbelassene Felle enthalten. Dieses wasserfreie gereinigte
Fett der Schafwolle, hat „... die Fähigkeit, das Doppelte seines eigenen
Gewichts (an) Wasser aufzunehmen, es wird nicht ranzig und nicht schimme-
lig ..." (Hunnius 1966, S. 25). Daraus kann abgeleitet werden, daß Schaffelle
zumindest ursprünglich eine antimykotische Wirkung haben. Sicher wird
durch Waschen ein Teil dieser Wirkung reduziert. Ein trockenes Milieu stellt
jedoch einen wichtigen Infektionsschutzfaktor dar.
Fazit: Saubere naturbelassene Felle guter Qualität, evtl. von den Eltern für das
Frühgeborene gekauft und im Kopf- und Pobereich mit einer Baumwollwindel
abgedeckt, bergen keine Gefahr einer krankenhauserworbenen Infektion. Die
elterneigenen Felle werden bei Entlassung mit nach Hause gegeben.
Beim „Schlafen auf Schafen" (Anonym, 1997) sollte auf eine gute Gerbqualität
geachtet werden. Üblich sind die in Tabelle 5.4 aufgeführten Gerbungen.
Aus erweiterter Sicht der Hygiene sind jedoch auch unsere Unsicherheiten in
der Beurteilung der Wahrnehmung zu betrachten. Welche Sinne sind bei der
Anwendung von Lagerungsfellen oder C...-Kissen (100% Polystyrol, vom Hersteller C... als *Entspannungskugeln* bezeichnet) angesprochen (Tabelle 5.5)?
Einige Infos zur Werkstoffkunde des mit „Entspannungskugeln" gefüllten
Lagerungskissens: Styrol (Vinylbenzol) wird aus Steinkohlenteer hergestellt
und dient als technisches Ausgangsmaterial von Äthylbenzol, einer farblos,
angenehm riechenden Flüssigkeit, leicht polymerisierbar zu Polystyrolen, die
als Kunststoffe ausgedehnte Verwendung finden (elektrisches Isoliermaterial,
Haushaltsgegenstände). Mit ihnen sind die meisten Still- und Lagerungskissen
für Säuglinge gefüllt.
Unmittelbar nach Beantwortung dieser Praxisanfrage erschien ein Test von
Stillkissen im Öko-Test-Magazin. Von einigen Herstellern waren sie mit Poly-
styrolkügelchen gefüllt. In der Veröffentlichung (Breum 1997, S. 26) wird auf
die Ausgasung des Styrols, das als nervenschädlich und krebsverdächtig eingestuft wird, hingewiesen. Die gemessenen Werte schwanken stark, weil sich
der Stoff allmählich verflüchtigt, andererseits gibt es Firmen, die auf einen
niedrigen Styrolgehalt achten.

Das von den Mitarbeitern im Vergleich zum Dinkelkissen oder Schaffell angefragte Lagerungskissen mit „Entspannungskugeln" des Herstellers C... wurde wegen des höchsten Styrolgehalts vom Öko-Test-Magazin 12/97 (Breum 1997, S. 30) als nicht empfehlenswert eingestuft. Zynisch könnte man den auf diesen Kissen gelagerten Frühgeborenen und Säuglingen zurufen: „Ruhe sanft."
Trotz dieses hier eindeutigen Urteils muß man beachten: „Die qualitative Welt der Sinne ist nicht Gegenstand der exakten Wissenschaften." (Hensel 1966, zitiert in Carle 1993, S. 203).

5.1.3
Häufigkeit krankenhauserworbener Infektionen
mit Hauptgruppen von nosokomialen Infektionen (NKI)

Aus Aktualitätsgründen soll die Häufigkeit von NKI aus der in Deutschland ersten Studie zu diesem Thema entnommen werden. Obwohl NKI schon seit vielen Jahrzehnten bekannt sind und beobachtet werden, „... wurde (bisher) in Deutschland keine repräsentative prospektive Studie zur Häufigkeit nosokomialer Infektionen durchgeführt" (Rüden et al. 1995, S. 9).

Obwohl eine Prävention der NKI nur teilweise erreicht werden kann – die bedeutendste Studie bisher zu diesem Thema, die SENIC-Studie (1981) über einen

Tabelle 5.4. Gerbungen für Babyschaffelle

Gerbungsmethoden	Qualität	Waschbarkeit
Weißgerbung mit Alaun, Mehl, Milch und Fett	Eher eine Konservierung, Leder bleibt besonders weich und behält seine ursprüngliche Farbe	Nicht waschbar
Pflanzliche Mimosa- oder Katechu-Gerbung: Gerbstoffe aus dem Holz tropischer Akazien	Felle zeigen oft eine rötliche Farbe	Lassen sich nur 2- oder 3mal vorsichtig waschen
„Medizinische oder Relugan-Gerbung": Gerbung mit aluminiumhaltigem Salz, Alaun, Zusatz von Glutaraldehyd	Leicht gelbliche Felle, Verbindung mit Glutaraldehyd mit dem Eiweiß der Tierhaut sehr eng: im Test nicht herauslösbar	Waschbar
Abzulehnende Inhaltsstoffe: Glutaraldehyd *und Chrom* Optische Aufheller Pestizide antimikrobielle Aufrüstung, z.B. 2-Phenylphenol		

Tabelle 5.5. Wie man gebettet wird, so muß man liegen

Sinnesbereich	Lagerungsfell mit 100% Baumwollwindel als Bezug	Polystyrol mit 100% Baumwolle als Bezug
Tastsinn	Geburt und die schlagartigen Veränderungen (Sitzmann 1995, S. 61) Thomas von Aquin: Die Haut ist der Sinn aller Sinne Haut ist das größte Sinnesorgan Begreifen geschieht durch Greifen – Denkhirnentwicklung Unterschiedliche Ein-„drücke" (Sitzmann 1995, S. 65)	Polystyrol mit 100% Baumwolle als Bezug Was fühle ich, wenn ich Polystyrol-Kugeln ahne?
Bewegungs- und Lagesinn	Dieses Sinnesorgan gibt uns Auskunft über Ruhe oder Bewegung unserer Gliedmaße, Veränderung der Beugung wird noch bis 0,038° wahrgenommen (Sitzmann 1995, S. 69) Ohne diese Wahrnehmung bliebe jede Bewegung reflexhaft und ungesteuert (Sitzmann 1995, S. 69) Lagerung nicht dogmatisch handhaben (Goebel u. Glöckler 1991, S. 256)	Ist die Zwangslage erwünscht? „Die Form ändert sich nicht ungewollt, es wirkt fixierend" (Prospekt der Firma C…)
Geruchssinn	Fell riecht leicht Geruch zeigt ausgeprägte Adaptation (Sitzmann 1995, S. 88), d.h., man gewöhnt sich schnell und nimmt nur noch Unterschiede wahr Trotzdem: „Schnüffeltuch" oder Brusttuch der Mutter wirkt dauerhaft beruhigend. Es kann die Aufmerksamkeit steigern. Für Gerüche hat der Mensch ein ausgeprägtes Langzeitgedächtnis.	Wie wirkt eine neutrale Umgebung ohne Duft oder ausschließlich der Duft des Waschmittels? Zu beobachten ist ein chemischer Eigengeruch der Kissen
Hörsinn	„Das Kind wird später um so feiner differenzieren können in seiner Tonwahrnehmung, je sensibler und behutsamer seine Umgebung mit der akustischen Welt umgegangen ist." (Goebel u. Glöckler 1991, S. 248) „Geräusche der Umwelt offenbaren uns Qualitäten." (Sitzmann 1995, S. 118)	– Wie hört sich für ein Frühgeborenes das Knirschen, Quietschen der Styroporkugeln an? Machen Sie selbst einen Test, indem Sie 2 Styroporflächen aneinanderreiben. Kann das Frühgeborene Frequenzen wahrnehmen, die wir nicht hören? Zwingen wir zu defensivem Hören?
Wärmesinn	„Wärmeregulation des Neugeborenen ist sehr störanfällig und unreif." (Goebel u. Glöckler 1991, S. 252) … Deshalb Frühgeborene im Inkubator anziehen oder wenigstens auf ein Schaffell legen Entwicklung eines gesunden Wärmeempfindens ist … heute wichtig (Sitzmann 1995, S. 108) Es geht um die Entwicklung von Gefühlswärme	Kunststoff-„Füllung bewirkt einen guten Temperaturausgleich" (Prospekt Firma C…). Wie verhält sich der Körper des Erwachsenen in Kunststoffkleidung?

Tabelle 5.5. (Fortsetzung)

Sinnesbereich	Lagerungsfell mit 100% Baumwollwindel als Bezug	Polystyrol mit 100% Baumwolle als Bezug
Ergebnis = Lebenssinn	Marcovich weist auf eindrucksvolle Beobachtungen bei Frühgeborenen hin: quere Stirnfalte oder steile Stirn-Nasen-Falte gibt Hinweise auf Wohlfühlen oder Unwohlsein (Sitzmann 1995, S. 55)	Sind wir fähig, das Wohlfühlen eines Frühgeborenen zu beurteilen? Können wir seine Befindlichkeit auf einem Kunststoffkissen beurteilen?

Zeitraum von 10 Jahren bei 338 000 Patienten konnte ermitteln, daß durchschnittlich 32% der Gesamtzahl an NKI durch professionelle Prävention zu vermeiden gewesen wären –, ist es Aufgabe der Hygienebemühungen, soweit wie möglich durch professionell und wissenschaftlich begründete Prävention auf die zusätzlich leidauslösenden Infektionen einzuwirken. Dieser niedrige Anteil der vermeidbaren Infektionen soll keinesfalls wichtige Aktivitäten zur weiteren Reduzierung von NKI bremsen, keinen passiven Fatalismus auslösen, genausowenig soll die relativ niedrige Gesamtprävalenz (Zahl der Erkrankten zu einem bestimmten Zeitpunkt) an NKI von 3,5% als Ergebnis der NIDEP-Studie die Vorstellung vermitteln, daß in Deutschlands Krankenhäusern hygienisch alles in Ordnung sei. Diese Gesamtraten sagen für die Identifikation von hygienischen Problemfeldern wenig aus. Entscheidend sind die auf bestimmte Patientengruppen, bestimmte fördernde Faktoren oder bestimmte Operationsarten bezogenen Raten. Nur mit solchen Zahlen sind vergleichende Untersuchungen möglich und sollen in Krankenhäusern in einem qualitätsfördernden Erfassungsprogramm ermittelt werden.

Zu den einzelnen häufigsten nosokomialen Infektionen

Die Verteilung der Hauptgruppen der nosokomialen Infektionsarten ist in Abb. 5.1 dargestellt.

Harnwegsinfektionen

Die weitaus häufigste Manifestation einer krankenhauserworbenen Erkrankung sind Harnwegsinfektionen, von der asymptomatischen Bakteriurie bis zur Urosepsis. Sie machen 40,2% der NKI aus. Es zeigte sich, wie seit langem bekannt, eine deutliche Alters- und Geschlechtsabhängigkeit.

Als Risikofaktoren für die Entstehung von Harnwegsinfektionen sind in vielen Studien bestätigt:

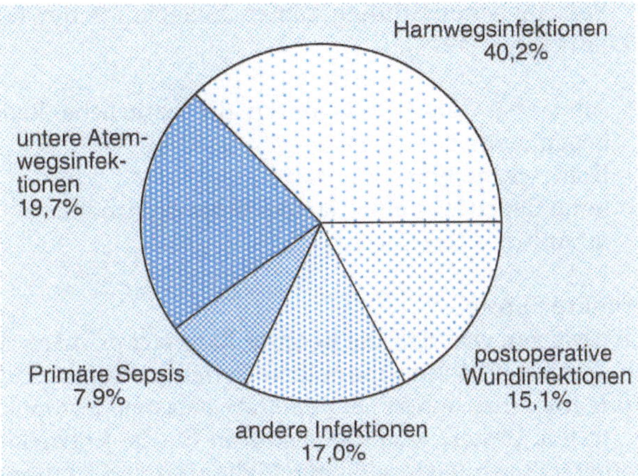

Abb. 5.1. Anteil einzelner Infektionsarten an allen NKI. (Aus: Rüden et al. 1997)

- Harndrainage (beim einmaligen Blasenkatheterismus weniger als beim transurethralen Blasenverweilkatheter),
- Alter (>75 Jahre),
- weibliches Geschlecht,
- reduzierter körperlicher Allgemeinzustand.

Als ausschlaggebend für eine Infektion spielt bei Operationen weniger die durchgeführte Operation als die häufig damit verbundene postoperative Harndrainage, kombiniert evtl. mit verringerter Flüssigkeitsaufnahme, eine wichtige Rolle.

Untere Atemwegsinfektionen

Der Häufigkeit nach folgen Infektionen der Atemwege (fast 20% aller NKI), wovon Pneumonien mit 75% am häufigsten beobachtet wurden, die weiteren waren Bronchitiden. Der größte Anteil aller NKI in der Intensivmedizin wurde mit über 53% bei den unteren Atemwegsinfektionen gefunden.

Als Risikofaktoren für nosokomiale untere Atemwegsinfektionen gelten:

- fortgeschrittenes Alter,
- reduzierter körperlicher Allgemeinzustand,
- chronische Atemwegserkrankungen,
- vorausgegangene Operationen.

Weiter ist noch von Bedeutung, daß die Pneumonien zu den führenden Todesursachen bei den NKI-bedingten Todesfällen zählen.

Postoperative Infektionen im Operationsgebiet

Diese Gruppe der NKI war mit 15,1% vertreten, die Mehrheit davon waren oberflächliche Wundinfektionen (78%). In der Gynäkologie wurde diese Infektion sehr selten beobachtet, wahrscheinlich bedingt durch das niedrigere Alter gegenüber chirurgischen Patienten.

Verschiedenen Studien kamen hinsichtlich der Risikoberwertung zu folgenden Ergebnissen:

- Alter (>45 Jahre), was durch die natürliche Reduktion der Immunabwehr begründet ist,
- Diabetes mellitus,
- hohe Bedeutung einer langen Operationsdauer,
- männliches Geschlecht.

Primäre Sepsis

Zu erwarten war, daß die höchste Rate von primärer Sepsis in der Intensivmedizin festgestellt wurde, männliche Patienten waren häufiger infiziert. Insgesamt ist diese mit einer hohen Letalitätsrate belastete Komplikation an den NKI mit 7,9% vertreten. Weitere wichtige Faktoren für die Entwicklung der Sepsis sind Gefäßkatheter, Bewußtseinsstörung, Malignom und Immundefizienz.

In der Kategorie „andere nosokomiale Infektionen" herrschen die Haut- und Weichteilinfektionen vor sowie die intraabdominalen Infektionen und Mundhöhleninfektionen.

5.2
Abteilungsübergreifende vorbeugende Maßnahmen (Beispiele)

5.2.1
Harnwegsinfektionen

Einführung

Harnwegsinfektionen (HWI) zählen zu den häufigsten krankenhauserworbenen Infektionen (NKI = nosokomiale Infektionen), es gibt jedoch zwischen den Fachbereichen große Unterschiede. So erreichen HWI mit über 40% in der Inneren Medizin den höchsten Anteil an den NKI, sind in der Neonatologie jedoch nur mit etwa 4% (Kappstein 1997, S. 67) beteiligt. Diese Zahlen können bereits in Richtung der Risikofaktoren interpretiert werden, denn eine *Katheterisierung der Harnwege* ist der wichtigste exogene Risikofaktor und wird in der Neugeborenenpflege selten durchgeführt.

Die wichtigsten Risikofaktoren einer katheterbedingten Harnwegsinfektion sind:

- Grundleiden des Patienten,
- Geschlecht des Patienten,
- Alter des Patienten,
- Kathetermaterial,
- Qualität des Katheterisierens,
- Diskonnektionen,
- Fehler bei der Intimpflege,
- Liegedauer des Katheters.

Wichtigste Risikofaktoren einer katheterbedingten Harnwegsinfektion

Grundleiden. Patienten mit NKI sind oft vielfach krank, d.h. multimorbid. Somit spielt auch die Schwere ihrer Grundkrankheit, z.B. des Diabetes mellitus, des Polytraumas, eine wesentliche Rolle.

Geschlecht des Patienten. Die höhere Infektrate bei Frauen wird mit der unterschiedlichen Länge der Harnröhre (2,5–4 cm gegenüber 25 cm beim Mann) und den besseren Bedingungen für die Mikroorganismen, die Harnblase zu erreichen, begründet. Es wurde beobachtet (Wille 1997), daß die Harnröhre bei der Frau aufgrund der anatomischen Verhältnisse zeitweise über die gesamte Länge bis zum Schließmuskel der Blase physiologisch bakteriell besiedelt sein kann. Im Gegensatz dazu ist die Harnröhre des Mannes nur im distalen Drittel physiologisch besiedelt. Zwangsläufig werden diese physiologischen Darm- und Hautkeime mit dem Katheter auch bei Einhaltung aseptischer Technik in die Blase verschleppt.

Alter des Patienten. Über 65jährige Patienten haben die höchsten Infektionsraten. Die Harnwegsinfekte stellen im Alter weniger das primäre Ereignis dar, sondern häufiger die Komplikation einer infektdisponierenden Grunderkrankung.

Kathetermaterial. Grundsätzlich muß man davon ausgehen, daß jedes Kathetermaterial für den Körper einen Fremdkörper darstellt. Zusätzlich wird das Material durch die einwirkenden Sekrete und Körperflüssigkeiten (Urin und evtl. Blut) noch verändert. Durch Erfahrungen und Beobachtungen mit entzündlichen Affektionen der Harnröhre und Folgekomplikationen, z.B. Harnröhrenstrikturen, wurde die Notwendigkeit erkannt, die bisherigen Kathetermaterialien (Naturlatex und Naturkautschuk) besonders bei der Langzeitdrainage durch Silikon zu ersetzen oder teflonbeschichtete und silberbeschichtete Hydrogelkatheter zur Minimierung der Inkrustationen zu verwenden. Die zunehmenden Gefahren durch Latexallergien sind zu bedenken. Vorteile des Silikonmaterials gegenüber Latex sind, daß es anschmiegsamer ist, sich dünner ziehen läßt, wodurch die Durchflußrate bei gleichem Außendurchmesser höher wird, und Inkrustationen durch die glattere Oberfläche später auftreten.

> **! Merke**
> Trotzdem gilt bei der Absicht einer Langzeitdrainage, sobald wie möglich einen suprapubischen Katheter zu legen.

Das Kathetermaterial und sein klinischer Anwendungsbereich sind:

- Einmalige Anwendung (Einmalkatheterismus) und intermittierender Einmalkatheterismus:
  - Polyvinylchlorid (PVC),
  - hydrogelbeschichtete (hygroskopische) Latex- oder PVC-Materialien;
- kurzfristige Anwendung (bis 5 Tage):
  - Latex,
  - besser sind beschichtete (Hydrogel- oder Silikonbeschichtung auf Latex) Katheter;

- langfristige Anwendung, wenn nicht durch suprapubischen Katheter zu vermeiden:
  - Silikon.

Unabhängig vom Material besteht bei transurethralen Verweilkathetern mit ihrer Fixierung durch einen Ballon bei Zugbelastung eine Druckläsionsgefährdung der sehr druckempfindlichen Blasenschleimhaut am Übergang vom Blasenboden zur Harnröhre. Die Zeitabhängigkeit des Risikos einer Harnwegsinfektion ist auch damit zu begründen.

Qualität des Katheterisierens. Alte Erfahrungen aus Querschnittzentren mit zentralisiertem Katheterismus durch einen sog. „Katheterpfleger" zeigen, daß bei dieser funktionalen Pflegeorganisation die niedrigste Infektionsrate zu beobachten war.

Diese empirische Erfahrung wurde bestätigt, als das Harnwegsrisiko bei Durchführung des Katheterismus durch examinierte und nicht ausgebildete Pflegende verglichen wurde (Brühl et al. 1995, S. 3). Übung und die „leichte" Hand spielen also bei der aseptischen Technik eine wichtige Rolle. Einer Forderung nach einem „Katheterteam" (Wille 1997) kann man sich nur mit Bedenken aus beruflichen Entwicklungsgründen anschließen – die US-amerikanische Praxis eines Teams von Ärzten ausschließlich für das Legen von Venenverweilkathetern und den Verbandwechsel muß nicht Schule machen.

Diskonnektionen. Sie fördern Infekte, insbesondere das unbeabsichtigte Ziehen eines Katheters durch den Patienten selbst mit den Verletzungsfolgen und die Diskonnektion durch die Mitarbeiter. Diese Kenntnis ist die Argumentation für die unbedingte Forderung nach der geschlossenen Harndrainage, auch beim Gewinnen von Urin für die Labordiagnostik. Bei einer unbeabsichtigten Diskonnektion ist das Beutelsystem zu wechseln und der Katheterpavillon vor der Verbindung mit einem alkoholischen Spray zu desinfizieren.

Fehler bei der Intimpflege. Bedeutsam ist sicher das verwendete Material (Einmalkompressen, keine Patientenwaschlappen) sowie die Richtung der Reinigung (immer vom Harnröhreneingang weg); die Intimpflege ist eng mit dem Schamgefühl des Menschen verbunden und hat einen ästhetischen Aspekt (Sauberkeitsgefühl für den Patienten). Folgen mangelnder oder falscher Intimhygiene können rasch zu Hautveränderungen, Juckreiz, unangenehmer Geruchsbildung und aufsteigenden Infektionen im Bereich der Harnwege führen.

Bei der *Intimpflege der Frau* geht es um die Reinigung und Pflege des Bereichs, der im engeren Sinne den Unterbauch, die Leisten, die Innenseiten der Oberschenkel und das äußere Genitale (Vulva) mit Schamhügel, Schamlippen und Scheidenvorhof umfaßt. Die Intimpflege kann durch Waschen, Spülung oder mit Hilfe des Closomaten® geschehen, einer sanitären Anlage, die für Spülen und Trockenfönen der Intimregion in das WC integriert ist. Das Sitzbad hat ebenso eine reinigende und pflegerische Wirkung.

Zur *Intimregion des Mannes* gehören im engeren Sinne der Unterbauch, die Leisten, die Innenseiten der Oberschenkel und der Penis. Zur Reinigung wird die

Vorhaut des Gliedes zurückgestreift und mit Wasser und Seife gewaschen. Die Seife wird gründlich mit Wasser entfernt und dann die Vorhaut wieder über die Eichel geschoben.

Liegedauer des Katheters. Beim Einmalkatheterismus (Rettberg u. Weidner 1995, S. 4 III-1.3) tritt eine Infektion in ≤1–5% der Fälle auf, beim Dauerkatheterismus beobachtet man ≥95% Infektionen. Man rechnet mit einer Zunahme von 5–10% Infektionen pro Tag Verweildauer (Kappstein 1997, S. 81).

Viele nosokomialen Harnwegsinfektionen werden nicht erkannt, weil klinische Symptome wie Harndrang, Pollakisurie, Dysurie, Druckgefühl hinter dem Schambein, Nierenklopfschmerz, Leukozyturie und/oder Fieber (Sitzmann 1996) als *Infektions*zeichen fehlen. Auch ist eine *Bakteriurie* keinesfalls identisch mit einer Harnwegsinfektion, obwohl die Begriffe häufig synonym verwendet werden. Eine Bakteriurie liegt z.B. bei einem Test mit freiwilligen Gesunden vor: Nach der Inkorporation einer Keimsuspension, also einer Instillation wie sie von dopingerfahrenen Sportlern mit fremdem Urin durchgeführt wurde, in die distale Harnröhre und Harnblase liegen nach 72 h wieder sterile, d.h. physiologische Verhältnisse vor. Daran wird deutlich, daß diese Bakteriurie nur eine *Kolonisation* ohne Entzündungszeichen darstellte. So gilt auch der auf früheren epidemiologischen Studien beruhende Begriff der „signifikanten" Bakteriurie (10^5 oder mehr koloniebildende Einheiten/ml Harn) nur für den akuten unkomplizierten Harnwegsinfekt und für Mittelstrahl- oder Katheterurin. Niedrige Werte liegen bei chronisch immunsupprimierten Patienten sowie bei Harnwegsobstruktionen vor (Komaroff 1986).

Weitere Infektabwehrmöglichkeiten des Körpers

Unser Körper verfügt über eine Reihe weiterer Infektabwehrmöglichkeiten unter physiologischen Verhältnissen:

- den pH-Wert des Urins, der je nach Ernährung bei 5–8 liegt,
- das Wash-out-Phänomen bei ausreichender Diurese, die besonders bei älteren Menschen von Bedeutung ist,
- die Muzinschicht der Harnblase (Schleimstoff der Schleimhaut zum Schutz),
- die antirefluxiven Harnleiter-Blasen-Einmündungen,
- antibakteriell wirksame Enzyme,
- die vaginale physiologische Keimbesiedlung der Frau durch Laktobazillen. Sie fördern durch ihr östrogeninduziertes Wachstum das saure Scheidenmilieu, ein postmenopausal erhöhter pH-Wert des Vaginalsekrets führt zu einer Veränderung der physiologischen Besiedlung mit erhöhter Harnwegsinfektgefahr (Sökeland u. Sulke 1992).

Die bakterielle Normalbesiedlung des Urogenitalbereichs weist folgende Besonderheiten auf:

- Urethra: Der distale Teil der Harnröhre ist bis etwa 1 cm unterhalb der Harnröhrenöffnung mit denjenigen Keimen besiedelt, die auch im Dammbereich zu finden sind.

- Blase: Der Urin in der Blase ist steril; die im Mittelstrahlurin bis 10^4/ml enthaltenen Keime gelten als Kontaminationskeime, sofern keine chronisch entzündlichen Prozesse vorliegen und stammen aus der Urethra. Nur bei der suprapubischen Blasenpunktion kann beim Gesunden steriler Harn gewonnen werden.

Hygienisch relevante Einwirkungs- und Präventionsmöglichkeiten

Aus den wichtigsten Risikofaktoren und physiologischen Verhältnissen lassen sich hygienisch relevante Einwirkungs- und Präventionsmöglichkeiten ableiten.

Strenge Indikationen für Katheterisierung

- Transurethralen Dauerkatheter nicht bei inkontinenten Bewohnern oder Patienten zur Arbeitserleichterung nutzen.
- Primär Inkontinenzhilfsmittel auswählen (auffangende – z.B. selbsthaftendes Kondomurinal, Plastikklebebeutel – oder körpernahe Hilfsmittel: z.B. Vorlagen, Windelhosen, Unterlagen). Bei der Anwendung von Kondomurinal (Sauer 1993, Stöhrer et al. 1994) ist es wichtig, die exakte Größenbestimmung und Paßform zu beachten, da es sonst zu Druckulzera kommt.
- Möglichst eine suprapubische Harndrainage vor Durchführung eines absehbar länger liegenden transurethralen Dauerkatheterismus (Liegezeit >24 h; Bach 1997) anlegen lassen. Vor- und Nachteile der beiden Techniken s. Tabelle 5.6. Weitere Indikationen können die diagnostische (radiologische Diagnostik, Urodynamik, Bilanzierung der Harnausscheidung in der Intensivmedizin) oder therapeutische (intra- und postoperative Harndrainage, Spül- und Instillationsbehandlung z.B. nach transurethraler Operation, Blasenentleerungsstörung) Katheterisierung sein. Der Restharn wird heute sonographisch bestimmt.

Durch die suprapubische Katheterisierung besteht eine alternative Möglichkeit, die Komplikation Harnwegsinfekt (Tabelle 5.6) zu vermeiden.

Verwendung eines sterilen geschlossenen Urindrainagesystems bei jeder Dauerdrainage

Zur Verbesserung der hygienischen Sicherheit muß an ein Drainagesystem eine Reihe von Forderungen gestellt werden, die noch längst nicht bei allen Anbietern erfüllt sind. Dieser Mangel besteht vielfach, um auf dem Markt vordergründige (preisliche) Vorteile zu haben.

Zunächst *an die Adresse der Betreuenden des Patienten:*

> → **Definition**
>
> Ein geschlossenes Urindrainagesystem bedeutet, daß weder zur Urindiagnostik, noch zur Entleerung des Sammelbeutels, noch zum Umlagern des Patienten die Verbindung von Katheter und Beutelansatz unterbrochen werden darf.

Tabelle 5.6. Nosokomiale Harnwegsinfektion: ein Patientenschicksal im Krankenhaus?

	Transurethrale Katheterdrainage	Suprapubische Katheterdrainage
Vorteile	Von geübten Pflegenden durchführbar Kein abdominales Verletzungsrisiko	≤ Harnwegsinfektionen Punktionskanal ist leichter keimarm zu halten Keine Schleimhautirritationen Keine Läsion der Harnröhre Spätfolgen selten, d.h. keine postinstrumentelle Urethritis, Prostatitis, Epididymitis Positiv für Patienten in der Handhabung und subjektiv bessere Akzeptanz Spontanmiktion sowie Restharnbestimmung möglich
Nachteile	Schwierige Positionierung bei Harnröhrenerkrankungen (Striktur, Prostataadenom) Mukopurulente Schleimstraße (Periurethra – Meatus – distale Urethra – Harnblase) Harnwegsinfektionen (sehr häufig) Häufige Spätfolgen (Harnröhrenstrikturen)	Intraperitoneale Verletzungsgefahr Verstopfungsgefahr durch kleines Lumen Retrovesikale Gefäßverletzung

Ein *Urindrainagesystem soll folgenden Anforderungen* entsprechen:

- Flüssigkeitsdichte Beutelentlüftung: Fehlt diese, kann das Katheterauge durch einen Sogeffekt mit Blasenschleimhaut zugedeckt sein, und es kommt nicht zum ungehinderten Abfluß;
- Tropfkammer mit sichtbarem Abtropfen über den „Pasteur"-Einlauf mit hydrophober, bakteriendichter Belüftungsfläche für optimalen Druckausgleich und gutes Ablaufverhalten des Urins;
- positionsunabhängiges Membranrückschlagventil: Ein nicht dicht schließendes „Flatter"ventil genügt den Anforderungen einer Rückflußsperre nicht;
- Katheteransatz mit integrierter patientennaher Punktionskammer, die auch die mehrmalige kontaminationsfreie Urinentnahme mit Kanüle und Spritze ermöglicht;
- nicht nachtropfender Auslauf, der einhändig zu bedienen ist;
- Stecklasche, um zusätzliche Bodenfreiheit zu erreichen;
- ausreichend langer Ableitungsschlauch, um Zug auf den Katheter zu vermeiden.

Im ambulanten Bereich und zur Rehabilitation querschnittgelähmter Patienten mit suprapubischem Katheter werden zur kontinuierlichen Urinableitung *Beinbeutel* verwendet. Sie müssen allen oben angegebenen Anforderungen entsprechen. Weitere Notwendigkeiten sind:

- Beutelsysteme mit zu geringem Fassungsvermögen für die Nacht scheiden aus, wenn sie nicht diskonnektionsfrei an einen Nachtbeutel angeschlossen werden können. Dieser braucht dann nicht mit Tropfkammer usw. ausgestattet sein.
- Die Zulaufschläuche müssen den unterschiedlichen Anforderungen (Befestigung am Oberschenkel, Unterschenkel und am Urinar) in ihrer Länge entsprechen.
- Besonders bei diesen aktiven Patienten ist ein wirkungsvolles Rücklaufventil erforderlich.

Katheterlegen als standardisierter aseptischer Eingriff

Katheterlegen ist als aseptischer Eingriff vorzunehmen, eine Standardisierung des Eingriffs ist hygienisch sinnvoll.

- Hygienische Bedingungen: Reinigung der äußeren Genitalien einschließlich der Harnröhrenöffnung mit Einmalwaschlappen.
- Aseptische Bedingungen:
  - hygienische Händedesinfektion vor Öffnen des Kathetersets,
  - Schutzkittel oder Vorbindeschürze,
  - sterile Handschuhe.
- Steriles Katheterset (möglichst hauseigener Standardinhalt, gepackt in Zentralsterilisation oder auf Station mit anschließender Sterilisation, wegen des Müllanfalls keine industriekonfektionierten Einmalsets). Mindestinhalt:
  - 1 Nierenschale,
  - 1 Petri-Schale,
  - 2 anatomische Pinzetten,
  - 1 Kompresse (10×10),
  - 6 Tupfer (groß),
  - 1 Schlitztuch,
  - 1 Einschlagtuch (A4-Format).
- Schleimhautantiseptikum: bei Verwendung von PVP-Jod unbedingt Einwirkzeit von 2 min beachten. Diese Zeit gilt ab dem letzten Tupferstrich über das Ostium urethrae externum (äußere Harnröhrenöffnung) und wirkt bei dieser Prozedur sehr lange! Bei Verwendung einer jodfreien Alternative, z.B. Octenisept® 1 min nach dem letzten Desinfektionsgang beachten,
  - Instillagel®, enthält Lidocain, Endosgel® ohne Lidocain, z.B. für Querschnittgelähmte, die im Urogenitalbereich schmerzunempfindlich sind (einzeln verpackt).
- Steriles geschlossenes Urindrainagesystem mit Rückflußventil (z.B. monoflo®, Saerstedt MPL UD 3®).

Steriles Gleitmittel

Reichlicher Gebrauch von sterilem Gleitmittel, insbesondere beim Mann, ist angezeigt: Dadurch wirkt sich ein lumenweitender und läsionsreduzierender Effekt an der Harnröhre aus.

Es ist angebracht, die Wirkungsweise der Lokalanästhesie durch ein Aufträufeln des Gleitmittels auf die Harnröhrenmündung einzuleiten, anschließend die äußere Harnröhrenöffnung zu spreizen, den Konus der Spritze aufzusetzen und das Gleitmittel bei Streckung des Gliedes zu instillieren. Das Herauslaufen des Gleitmittels vermeiden, indem die Harnröhre einen Augenblick komprimiert wird.

Zu beachten ist der Inhalt eines Desinfektionsmittels in Instillagel® und Endosgel®. Es handelt sich um die Kombination von Chlorhexidingluconat, Methyl- und Propyl-4-hydroxybenzoat. Der Zusatz macht Sinn beim therapeutischen Katheterismus, da hiermit eine Desinfektionswirkung während des Hochschiebens des Katheters erreicht wird. Problematisch ist zum einen, daß das Ergebnis der Uricult®-Untersuchung falsch negativ beeinflußt wird. Der Rat des Herstellers, mit oberflächenaktiven Substanzen wie Tween 80 und Sojalezithin die antiseptische Wirksamkeit aufzuheben, ist praxisfremd. Der Desinfektionszusatz wirkt sich auf das Untersuchungsergebnis aus, da bereits geringste Mengen von Chlorhexidin evtl. vorhandene Keime im Urin abtöten. Ein weiteres Manko ist, daß langfristig an den intermittierenden Katheterismus gebundene Patienten (z.B. Querschnittgelähmte) einer weiteren Allergiegefahr ausgesetzt sind (Schriftverkehr zum Thema Desinfektionsmittel im INSTILLAGEL mit dem Hersteller [FARCO Pharma, Köln], Prof. P. Brühl Bonn und Prof. F. Daschner, Freiburg 1+2/96).

Deshalb ist zu bedenken:

- Urin für Uricult® grundsätzlich mit dem gut vorbereiteten Mittelstrahlurin gewinnen (s. S. 234).
- Falls das nicht möglich ist, kann der Conveen®- oder LoFric®-Katheter benutzt werden, ein Katheter mit einer Polyvinylpyrrolidonbeschichtung (PVP): Gibt man in der Klinik steriles NaCl 0,9% in die transparente Verpackung, bindet das PVP die Wassermoleküle und quillt auf. Nach 30 s hat sich ein Film gebildet, der den Katheter gleitfähig macht.
- Sonst ausnahmsweise *den Einmalkatheter* mit geringer Menge Gleitmittel benetzen, mit dem sterilen Handschuh verstreichen, und dann den Katheter schieben.

Sie erreichen dadurch, daß die aufwendige Vorbereitung und Urinuntersuchung auch ihren Sinn bringt.

So wie eine Urethritis durch zu wenig Gleitmittel entstehen kann, ist eine weitere Ursache der zu dicke Katheter.

Übliche Durchmesser sind (gemessen in Charrière = 1 Charr = $^1/_3$ mm) bei

- Kindern ab 10 Jahren: Charr 8–10,
- Frauen: Charr 12–14,
- Männern: Charr 14–18.

Größere Kaliber sollten nur nach operativen Therapien (transurethrale Operationen) verwendet werden. Es sollte die übliche Ballongröße 10 ml gewählt werden, größere Ballonfüllungen gleichfalls nur nach operativen Therapien (z.B. 30 ml).

Fixierung des Katheters und Vermeidung eines Rückstaus

In der Blase den Ballon mit sterilem Aqua destillata auffüllen, kein NaCl 0,9% benutzen. Kochsalzlösung kann im Ballon auskristallisieren und zur Komplikation „nicht entblockbarer Dauerkatheter" führen. Da es durch Diffusion zu einem

Teilverlust der Ballonfüllung in die Blase kommt, ist der Hinweis „sterile Lösung" wichtig.

Um ein Hin- und Herrutschen des Dauerkatheters in der Harnröhre zu vermeiden, ist dieser bei Schwerkranken oder unruhigen Patienten mit Heftpflaster am Oberschenkel zu befestigen.

Die suprapubische Drainage wird entweder auch mit einem Ballon in der Blase fixiert oder mit einer Hautnaht.

Um einen Rückstau in der Ableitung zu vermeiden, ist zunächst auf die Qualität des Ableitungsschlauchs zu achten: Zu weiche Schläuche knicken leichter ab. Den Beutel keinesfalls über Blasenniveau heben und den Ableitungsschlauch nicht durchhängen lassen, Urin aus dem Beutel- und Ableitungssystem ist eher bakteriell verändert.

Kein Blasentraining durchführen! Auch zur Entwöhnung von einem Dauerkatheter ist eine solche Praxis unbedingt zu vermeiden. Die Harnblase hat eine ausgezeichnete Adaptationsfähigkeit. Bei chronisch-dialysepflichtigen Patienten mit minimaler Restdiurese wird nach Nierentransplantation ein normales Fassungsvermögen wieder erreicht, ohne daß eine Blasenplastik oder womöglich -transplantation durchgeführt wird. Das „Training" der Harnblase sollte unbedingt den körpereigenen Regulationsmechanismen überlassen bleiben, Schrumpfblasen als Folge von Verweildrainagen sind nicht bekannt. Ein *solches Blasentraining* erhöht die Infektkomplikationen. Zur Überprüfung der Fähigkeit zur Spontanmiktion bei liegendem suprapubischem Katheter kann ein kurzfristiges Abklemmen des Katheters sinnvoll sein, z.B. nach einer transurethralen Prostataresektion oder nach einer vaginalen Hysterektomie bei liegendem suprapubischem Katheter. Damit kann überprüft werden, ob eine normale Miktion wieder möglich ist.

Zur Vorbereitung des Legens eines suprapubischen Katheters ist die Angabe für den Urologen wichtig, ob die Blase ein Mindestfüllvolumen von 300 ml hat; damit sollen Fehlpunktionen in das Peritoneum vermieden werden. Diese Information kann durch *einmaliges* Abklemmen des transurethralen Katheters über wenige Stunden bei normaler Nierenfunktion erzielt werden.

Kann dieses Füllvolumen bei einem Patienten mit einem transurethralen Katheter auf der Station nicht erreicht werden, ist es vor der suprapubischen Blasenpunktion möglich, die Blase nach der Gabe eines Spasmolytikums transurethral aufzufüllen. Damit ist die Gefahr einer Fehlpunktion reduziert. Aber auch das ist kein Blasentraining!

Reduzierung der Verweildauer

Während einige Autoren von der unbedingten Notwendigkeit eines routinemäßigen Wechsels des Dauerkatheter (abhängig von Material und der Indikation) ausgehen (Bach u. Panknin 1995, S. 53), fordern andere, daß kein routinemäßiger Wechsel des Katheters erfolgt (CDC in: Kappstein 1997. S. 82).

Zu empfehlen ist zunächst, keinen routinemäßigen Wechsel des Katheters zu praktizieren, vielmehr soll bei der Anwendung des transurethralen Katheters bei Verwendung von Silikon nur bei Verstopfung ein Wechsel erfolgen. Bei anderen Materialien eher nach 2 Wochen wechseln wegen der erhöhten Inkrustationsgefahr mit Verstopfungsneigung und Verletzungsgefahr der Harnröhre beim Zurückziehen des inkrustierten Katheters. Ist keine Anlagerung zu beobachten, kann das Wechselintervall verlängert werden bei weiterer Indikationsüberprüfung für den suprapubischen Katheter.

Bei der Anwendung des suprapubischen Katheters ist alle 4 Wochen ein Wechsel zu bedenken, evtl. auch erst nach Verstopfung.

Keine routinemäßigen Blasenspülungen mit Antibiotika

Da bei der Anwendung von Antibiotika immer die Gefahr einer Selektionierung bestimmter resistenter Problemkeime der Darmflora besteht, die über den Katheter als Probleminfektion in die oberen Harnwege aufsteigen, sollten vorbeugende Antibiotikagaben unterbleiben.

Sauberes Arbeiten bei Entnahme von Urinproben (transurethral oder suprapubisch)

Am Drainageschlauch des geschlossenen Drainagesystems befindet sich patientennah eine Punktionsstelle zum hygienisch einwandfreien Entnehmen von Urin zu bakteriologischen Untersuchungszwecken. Der vorher kurzfristig abgeklemmte Schlauch kann nach Desinfektion der Entnahmestelle mit einem alkoholischen Desinfektionsmittel mit Spritze und Kanüle punktiert werden, um den Urin zu gewinnen. Niemals Urin aus dem Sammelbeutel zur Untersuchung geben.

Die Ablaßstelle des Urinbeutels muß sauber- und trockengehalten werden. Sie soll in trockenem Zustand wieder in die Schutzhülle zurückgesteckt werden. Handschuhe und Vorbindeschürze zum Ablassen des Urins tragen.

Tägliche korrekte Intimtoilette und Katheterpflege

Die Reinigung und Pflege des Intimbereichs wird von den Pflegenden übernommen, wenn die Patienten dies nicht selbständig oder nicht korrekt durchführen können. Haut und Schleimhaut sollten bei der Reinigung behutsam gewischt und beim sorgfältigen Trocknen nicht gerieben, sondern getupft werden. Da die Sekrete und Ausscheidungen potentiell infektiös und die Hände der Pflegenden die häufigsten Überträger von Keimen sind, ist das Tragen von Handschuhen bei der Intimpflege unabdingbar.

Transurethraler Katheter. Der Übergang des Verweilkatheters in den Meatus urethrae muß saubergehalten werden.

- Bei der Frau:
  - regelmäßige Intimwäsche (mindestens 1mal täglich). Bei Blutungen oder anderen vaginalen Ausscheidungen oder bei Frauen, die die Ausscheidung von Stuhl nicht kontrollieren können, ist dies mehrmals täglich notwendig;
  - Genitalspülungen mit Calendulalösungen, z.B. Calendulaessenz 10%, 25 ml auf 1 l lauwarmes Wasser;
  - bei Kontamination mit Stuhl Desinfektion mit sterilen Kompressen und Schleimhautdesinfektionsmittel (z.B. Octenisept®, Einwirkzeit beachten). Die Strichrichtung ist immer in Richtung Gesäß. Die Reinigung geschieht sowohl beim Waschen wie auch beim Spülen nach dem Prinzip „von innen nach außen" oder vom körpernahen zum körperfernen Ende des Katheters hin.

- Beim Mann:
  - regelmäßige Intimwäsche, d.h. 2mal täglich mit unsterilen Kompressen, separater Waschschüssel, Handschuhen und einer Arbeitsweise, bei der das Wasser nicht kontaminiert wird. Verkrustungen am Übergang in den Meatus urethrae mit Wasser und Seife entfernen;
  - Bestandteil der korrekten Katheterpflege ist das sog. „Schleifchen" oder eine „Krawatte", deren Aufgabe es ist, Harnröhrensekret aufzufangen und somit eine Kontamination des Katheters, der Oberschenkel des Patienten und der Bettdecke zu verhindern. Dazu wird eine keimarme Kompresse trocken am Harnröhreneingang positioniert und 2mal täglich im Zusammenhang der Intimwäsche gewechselt. Nur dann wirkt sie im Sinne der Hygiene. Die Kompresse *nicht* mit Desinfektionsmittel benetzen, denn es stellt nach anfänglicher antimikrobieller Wirkung ein gutes Nährmedium für Keimkulturen dar: Damit wird eine Keimstraße in die Harnröhre hinein erzeugt.
    Auf die Bedeutung der sorgfältigen Intimpflege durch das Waschen mit Seife und Wasser, um die Bildung von Inkrustierungen am Übergang des Katheters in die Urethra zu verhindern, weist Kappstein (1997) hin: der Einsatz von Antiseptika bei der Meatuspflege kann das Lumen der Urethra nicht erreichen.

Suprapubischer Katheter. Hier empfiehlt sich folgende Vorgehensweise:

- tägliche Palpation durch den intakten Verband;
- Verbandswechsel nach 72 h, wenn Verband intakt, dabei Einstichstelle mit Octenisept® oder alkoholischem Hautdesinfektionsmittel (z.B. softasept-N®) desinfizieren;
- Patienten, die das Bewegungsbad benutzen sollen (z.B. Querschnittgelähmte), erhalten einen Folienverband, z.B. Tegaderm® in Sandwichtechnik, bei dem der Katheter zwischen 2 Folienverbänden plaziert ist (Abb. 5.10a–c);
- Erfahrungen aus dem ambulanten Bereich zeigen, daß Patienten mit einem suprapubischen Fistelkatheter mit Ballonblockierung in der Folge gut ohne Verband auskommen, eine weitere Sicherung ist durch schlingenförmiges Ankleben durch Pflaster auf der Bauchhaut möglich. Nur nach Erstpunktion ist zur Stillung einer aktuellen Blutung des Stich- bzw. Punktionskanals ein Verband erforderlich;
- prinzipiell ist eine regelmäßige Perinealhygiene, insbesondere nach dem Stuhlgang, wichtig, da der „Keimnachschub" von hier kommt.

Das Baden von Menschen mit transurethralen Dauerkatheter, ebenso mit suprapubischen Katheter, ist in der Badewanne erlaubt und erwünscht. Dazu muß der Beutel abgeklemmt, aber nicht dekonnektiert werden. Eine Positionierung außerhalb der Wanne unter dem Wannenboden ist wegen der begrenzten Schlauchlänge nicht praktikabel (Brühl 1997, S. 521).

Weitere pflegerische Anwendungen zur Prophylaxe einer Harnwegsinfektion
Auflage einer Eukalyptusöl-Blasenkompresse. Die Auflage einer Eukalyptusöl-Blasenkompresse (2%ig) kann tags und/oder nachts erfolgen (Krause u. Uhlmann 1998)

Indikationen sind:

- Schmerzen bei Blasenentzündungen,
- Unterstützung einer regelmäßigen Miktion (bei Harninkontinenz), jeweils in Absprache mit dem Arzt,
- Behebung einer akuten Harnretention nach lumbaler Bandscheibenoperation (Belzner 1997).

An *Material* wird benötigt:

- Eukalyptusöl 2%,
- 1 Baumwollrestetuch in entsprechender Größe (doppelte Lage),
- Wattepackung (fingerdickes Stück Watte in ES-Kompressen mit Pflaster fixiert),
- 1 Plastiktüte (lebensmittelgeeignet!, keine Mülltüte),
- 1 Molton-Tuch,
- 2 Sicherheitsnadeln,
- 2 Wärmflaschen.

Zur *Durchführung* wird wie folgt vorgegangen: Das Baumwollrestetuch in der geöffneten Plastiktüte ausbreiten, mit dem Öl übergießen und gleichmäßig verteilen (gut durchzogen, aber nicht durchtränkt). Die Wattepackung und die Plastiktüte werden nun zwischen die beiden gut warmen Wärmflaschen gelegt. Das Molton-Tuch darumschlagen und durchwärmen lassen. Danach die Ölkompresse auf die entsprechende Körperstelle legen und zügig mit der Wattepackung und dem Molton-Tuch abdecken und fixieren. Es wird keine Wärmflasche benutzt.

Die *Dauer* richtet sich nach Verordnung, evtl. auch über Nacht.

Bei der Nachbereitung sollte wie folgt vorgegangen werden:

- Nach dem Abnehmen der Kompresse den Patienten entsprechend gut warmhalten,
- Wattepackung und Molton-Tuch luftig aufhängen,
- Ölkompresse zum Aufbewahren wieder in die Plastiktüte geben (Luftabschluß).

Bei einer Wiederholung der Behandlung jedesmal nur einige Tropfen dazuträufeln.

Der Duft der Kompresse muß stets frisch sein. Erneuerung des Kompressentuches nach Bedarf, jedoch spätestens nach 10 Anwendungen.

Ausreichende Flüssigkeitszufuhr. Auf eine ausreichende Flüssigkeitszufuhr ist zu achten. Trinkmenge in Absprache mit dem Arzt.

Spezielle Teegaben. Zur Unterstützung der Ausscheidung können spezielle Tees (z.B. Equisetumtee, Bärentraubenblättertee, Brennesseltee) gereicht werden, ebenfalls in Absprache mit dem Arzt.

Warmhalten des Intimbereichs. Dies kann durch Tragen eines weiten Schlüpfers, ggf. einer Wollhose erreicht werden. Dieser Wärme- und Intimschutz dient auch in der Phase der nachfolgenden Entwöhnung vom Katheter:

- als Stimulation des Beckenbodens und Intimbereichs,
- er stellt eine Möglichkeit bei älteren Menschen dar, die Situation im Zusammenhang von Harn- und Stuhldrang eher wieder zu erkennen,
- Einnässen wird schlechter bemerkt, wenn der Schlüpfer fehlt!

> **! Merke**
>
> **Zusammenfassende Merkpunkte: Verhütung von Harnwegsinfektionen**
>
> 1. Strenge Indikationen für Katheterisierung: nicht als Arbeitserleichterung,
> 2. korrekte Antiseptik des Meatus urethrae bzw. Schleimhautantiseptik,
> 3. reichlicher Gebrauch von sterilem Gleitmittel (Lumenweitung sowie als läsionsreduzierende Maßnahme),
> 4. Katheterlegen ist als aseptischer Eingriff vorzunehmen, Standardisierung des Eingriffs sinnvoll,
> 5. steriles geschlossenes Urindrainagesystem verwenden,
> 6. Katheter fixieren,
> 7. Rückstau vermeiden,
> 8. Reduzierung der Verweildauer, Katheterwechsel je nach verwendetem Material (mit Ableitungssystem),
> 9. keine routinemäßigen Blasenspülungen mit Antibiotika,
> 10. bei Entnahme von Urinproben stets steril arbeiten, niemals aus Katheterbeutel,
> 11. korrekte Intimtoilette (mit Einmalmaterial) und Dauerkatheterpflege,
> 12. Patienten viel zu trinken anbieten, wenn keine Kontraindikationen bestehen.

> **? Praxisanfrage einer Mitarbeiterin aus der Krankengymnastik**
>
> Frau M., eine jüngere Patientin mit frühkindlicher Hirnschädigung und multipler Sklerose, wurde mit transurethralem Blasenkatheter aufgenommen. Sie erhielt ihn vor 3 Jahren. Kann sie ohne hygienische Bedenken im Bewegungsbad krankengymnastische Therapie erhalten?
>
> **Antwort**
> Nach kurzer Liegezeit sollte bei einem Patienten die Indikation für einen Blasenkatheter überprüft werden. Besteht sie weiter, sollte unbedingt auf einen suprapubischen Fistelkatheter hingewirkt werden. Hiermit ist ohne hygienische Bedenken für die begleitende Mitarbeiterin und nachfolgende Badegäste bei Anwendung der oben beschriebenen Folienverbandstechnik die Benutzung des Bewegungsbads möglich.
> Die Patientin wird durch das Bewegungsbad nicht hygienisch gefährdet. Vielmehr entstehen durch den liegenden transurethralen Katheter hygienische Beeinträchtigungen der Wasserqualität durch das unvermeidliche Urethralsekret und damit eine Gefährdung der übrigen Badegäste.

> **?** **Praxisanfrage eines pflegerischen Mitarbeiters aus der Neurologie**
>
> Wir mußten bei einem Patienten einen transurethralen Blasenkatheter für kurze Zeit legen. Warum ist es aus infektiologischer Sicht so problematisch, durch Abklemmen des Katheters ein sog. Blasentraining durchzuführen?
>
> **Antwort**
> Bei jedem Katheterismus kommt es durch das Hochschieben des Katheters zu einer Kontamination des Blaseninhalts. Physiologisch ist der Urin steril. Stauen Sie durch z.B. 3stündiges Abklemmen des Katheters den kontaminierten Harn, fördern Sie die Möglichkeit einer Infektion. Vielleicht erleidet Ihr Patient bei einem kurzzeitig liegenden, ständig abfließenden und gut gepflegten Katheter keine Harnwegsinfektion.

5.2.2
Pneumonie

Einführung

Mit unserer Atemluft atmen wir Millionen schwebender Partikel ein, darunter auch Mikroorganismen, die fast alle harmlos sind. In der Umgebung eines infizierten Menschen und z.B. im Krankenhaus enthält die Luft jedoch eine Anzahl pathogener Mikroorganismen. Hier sind wirkungsvolle Reinigungsfunktionen unseres Körpers von Bedeutung, die den Respirationstrakt sauber halten. Sie spielen somit eine lebenswichtige Rolle bei der Abwehr einer Infektion sowohl der oberen als auch der unteren Atemwege (Tabelle 5.7).

Die Reinigung erfolgt durch die Nasenhaare sowie den Schleimüberzug der Mukosa in den Nasengängen und des Tracheobronchialraums. Diese halten die Partikel zurück. Durch den verzweigten Aufbau der Nasenhöhle kommt es zu einer turbulenten Gasströmung, die den Kontakt zwischen Atemluft und Schleimhaut intensiviert. Der Kontakt mit zahlreichen dünnwandigen Blutgefäßen der Nasenhöhle erwärmt die Luft, bei Eintritt in die Alveolen hat sie die Körpertemperatur von 37 °C erreicht und ist vollständig mit Waserdampf gesättigt (Thews 1995, S. 568).

Das Atemgas wird durch Drüsensekret angefeuchtet, normalerweise gewährleistet die Produktion von 100 ml Bronchialsekret pro Tag in Zusammenarbeit mit der Ziliartätigkeit die Reinhaltung der Bronchialschleimhaut. Der Rachen ist außerdem reich mit lymphatischem Gewebe zur Bakterienabwehr ausgerüstet.

Mikrobielle Normalflora

Wie in anderen Bereichen des Körpers kommt auch im oberen Respirationstrakt und im Oropharynx physiologisch eine Vielzahl von Mikroorganismen vor, ohne Schaden anzurichten (Tabelle 5.8). In ihrer Zusammensetzung ist die Normalflora von Individuum zu Individuum ähnlich. Sie besiedelt Nase, Mund, Rachen und

Tabelle 5.7. Funktionen der Atemwege: Reinigung, Erwärmung und Befeuchtung

| Funktionen der verschiedenen Organe der Atmung | | |
Organe	Aufgaben	Einige Negativeinwirkungen in Klinik
Nase und Nasenhöhle mit leistungsfähigen Schleimdrüsen	Befeuchtung der Atemluft Erwärmung der Atemluft Reinigung der Atemluft Geruchswahrnehmung Komponente des Geschmackssinns	Inspirationsluft enthält kleinere Partikel, Staub und Bakterien Mundatmung fördert Erkrankungen der Atmungsorgane Mangelnde Erwärmung und Befeuchtung, z.B. bei O_2-Therapie Intubation reduziert Befeuchtung und Erwärmung Nasensonde zur Sauerstoffinsufflation oder als Magensonde
Nasennebenhöhlen Rachen	Erwärmung der Atemluft Funktion als Resonanzorgan Mündung der Ohrtrompete als Ort des Druckausgleichs zum Mittelohr Mit lymphatischem Gewebe zur Bakterienabwehr	Infektion bei Langzeitintubation mit Sepsisgefahr Entzündungen des Halsraumes greifen evtl. zum Mittelohr über
Kehlkopf mit der Funktion des Hustenreflexes	Stimmbildner Pforte der Atemluft (Verschluß bei der Bauchpresse) Schutzfunktion für untere Atemwege durch Hustenreflex	Medikamentöse Sedierung des Hustenreflexes Fehlende Funktion bei Intubation „Stille Aspiration" aufgrund fehlender Sensibilität/Wahrnehmungsstörungen im Bereich des Kehlkopfeingangs Verzögerter Schluckakt bei sehr alten Menschen
Luftföhre mit respiratorischem Epithel (Flimmerzellen)	Weitere Erwärmung und Befeuchtung der Atemluft Durch rhythmische Zilienbewegungen des respiratorischen Epithels wird Schleim mundwärts zum Kehlkopfdeckel befördert und verschluckt	Einziger natürlicher Feind der Zilien ist die Austrocknung Schädigung der Trachealwand durch Intubation (Cuffdruck) Schädigung bei Rauchern: Fremdpartikel können nur noch ausgehustet werden
Bronchialbaum	Bei Eintritt in die Alveolen hat Atemluft Körpertemperatur angenommen und ist vollständig mit Wasserdampf gesättigt	Trockene und kalte Beatmungsluft schädigt das respiratorische Epithel
Lungen	Gasaustausch unter der Voraussetzung von oberflächenaktiven Substanzen (Surfactants)	Parenchymveränderungen: z.B. Pneumonie Surfactantfunktionsstörung: z.B. durch Aspiration von Sekreten Volumenverminderung: z.B. bei Pneumothorax, schmerzbedingter Schonatmung Immobilität (Bettruhe) mit reduzierter Atemtiefe (Atelektasengefahr) Operative Eingriffe z.B. im Bauchraum, die zu einer Behinderung der Zwerchfellatmung führen und eine Atelektasenbildung fördern

Tabelle 5.8. Mikrobielle Normalflora des Respirationstrakts. (Mod. nach Mims et al. 1996; Kayser 1989)

Mikrobielle Normalflora des Respirationstrakts Mikroorganismen		Vorkommen
Bacteroides		Sehr häufiges Vorkommen +++
Vergrünende Streptokokken		Häufiges Vorkommen ++
(Viridans-Streptokokken)		Bei mehr als 50% der Menschen
Pneumokokken (Streptococcus pneumoniae)		
Neisseriaarten, Moraxella catarrhalis		
Korynebakterien		
Staphylococcus aureus		
Anaerobe Kokken		
Fusiforme Stäbchen		
Candida albicans		
Streptococcus mutans		Haftet ausschließlich an den Zähnen; er spielt eine Rolle in der Pathogenese der Karies
Haemophilus influenzae		
Streptococcus pyogenes		Gelegentlich +
Neisseria meningitidis		In weniger als 10% gesunder
Apathogene Mykobakterien		Menschen
Enterobakterien, dabei auch	Besonders nach	Selten (+)
Escherichia coli	Antibiotika-	In weniger als 1% gesunder
Pseudomonas aeruginosa	therapie	Menschen
Candida albicans		
Klebsiella pneumoniae		
Corynebacterium diphtheriae		
Legionella pneumophilia		
Pneumocystis carinii, Mycobacterium tuberculosis		Latent in folgenden Geweben: Lunge
Zytomegalievirus		Lymphknoten usw.
Herpes-simplex-Virus		Sensorische Neuronen/
Eppstein-Barr-Virus		mukosaverbundene Drüsen
Alle Erreger, ausgenommen Mycobacterium tuberculosis, sind bei den *meisten* Menschen vorhanden		

Zähne und ist in normalen Lebensphasen an das Leben dort gut angepaßt. Nur wenn die Abwehrlage eines Menschen geschwächt ist, bereiten die dort ansässigen Kleinstlebewesen Probleme.

Die Schleimhaut des *Munds* und *Rachens* ist von einer dichten Flora anaerober und aerober Bakterien besiedelt: Man schätzt, daß 1 ml Speichel etwa 10^8 Bakterien enthält. Im Rachen finden sich die gleichen Bakterien wie in der Mundflora mit einigen zusätzlichen Arten. Bei einer oralen Fehlbesiedlung erfolgt eine Verschiebung des Keimspektrums zugunsten einzelner Keime, sie ist z.B. bei Karies und Gingivitis zu beobachten. Die *vordere Nasenhöhle* trägt bis zu 1 cm Tiefe die gleiche Bakterienbesiedlung wie die äußere Haut. Häufig zeigt diese Region eine pathologische Kolonisation durch Staphylococcus aureus, insbesondere bei Menschen im Krankenhaus.

Der *Respirationstrakt unterhalb des Kehlkopfs* ist normalerweise aufgrund der Wirkung des Ziliarepithelschlags und der Schleimschicht des Respirationsepithels steril. Auch die *Nebenhöhlen und das Innenohr* sind beim Gesunden nicht von Bakterien besiedelt.

Bei vielen dieser Gruppen von Mikroorganismen gibt es obligat pathogene Arten, wie z.B. Legionellen oder Corynebacterium diphtheriae. Andere Arten dieser Gruppen sind Bestandteil der physiologischen Standortflora von Haut und Schleimhäuten. Bei anderen Arten müssen sich spezielle prädisponierende Faktoren beim Menschen entwickeln, damit manifeste Erkrankungen entstehen, dies trifft z.B. bei dem bei einer Fehlbesiedlung vorhandenen Candida albicans und den Entstehungsbedingungen einer Kandidose, beispielsweise im Mund zu. Zum Entstehen einer Infektion des oberen und tiefen Respirationstrakts läßt sich eine Verallgemeinerung zu 2 Gruppen von Mikroorganismen vornehmen. Eine Gruppe von „professionellen Eindringlingen" (Mims et al. 1996) kann durch ihre speziellen Eigenschaften, z.B. Anheftungsmöglichkeit, den intakten Respirationstrakt schädigen und seiner Abwehr entgehen. Die 2. Gruppe von Mikroorganismen ruft dann eine Erkrankung hervor, wenn die Abwehrlage des Menschen geschwächt ist (Tabelle 5.9).

Einteilung der Pneumonien nach verschiedenen Kriterien

Obwohl es in diesem Kapitel um nosokomial erworbene Pneumonien geht, sollen einige Kriterien zur Einteilung der Pneumonien betrachtet werden. Die Pneumonie gehört mit der Harnwegsinfektion und der postoperativen Infektion im Operationsgebiet zu den 3 häufigsten nosokomialen Infektionen. Allgemein zählt die Pneumonie zur häufigsten, durch Infektionskrankheiten bedingten Todesursache in den Industrieländern.

In der Klinik erfolgt die Infektion der Lunge meist dadurch,

- daß die Erreger aus der Normalflora des oberen Respirationstrakts nach dorthin aspiriert werden. Diese Aspiration auch kleinster Volumina (Mikroaspiration) von Sekret oder Magensaft mit hohen Keimzahlen potentiell pathogener Erreger hat die größte Bedeutung;
- daß inhaliertes, bakterienhaltiges Aerosol in den tiefen Respirationstrakt gelangt oder
- daß – dies ist ein seltener Infektionsweg – Mikroorganismen über das Blut von Infektionsherden (z.B. Katheterseptikämien) oder sogar aus dem Darm in die Lungen gelangen, man spricht hier von einer bakteriellen Translokation.

Irritationen der oberen Atemwege (z.B. bei Intubation) können auch umgekehrt zu einer bakteriellen Translokation aus den Atemwegen ins Blut führen.

Der Respirationstrakt hat nur wenige Reaktionsmöglichkeiten auf eine Infektion, sie zeigen sich in den Einteilungen radiologischer und pathologischer Untersuchungsergebnisse (Tabelle 5.10).

Unterschiede zwischen nosokomialen und häuslich erworbenen Pneumonien
Wie Tabelle 5.11 zeigt, unterscheidet sich die nosokomiale bakterielle Pneumonie von einer zu Hause erworbenen Pneumonie sowohl durch das Erregerspektrum

Tabelle 5.9. Professionelle und sekundäre Eindringlinge des Respirationstrakts. (Mod. nach Mims et al. 1996)

Typ	Voraussetzungen	Beispiele
Professionelle Eindringlinge (sind in der Lage, den intakten, gesunden Respirationstrakt zu infizieren)	Adhäsion an normale Schleimhaut (ungeachtet des mukoziliaren Systems)	Viren des Respirationstrakts (Influenza-, Rhinoviren) Streptococcus pyogenes (Rachen) Streptococcus pneumoniae (Pneumokokken) Mycoplasma pneumoniae Chlamydien (Psittakose, Chlamydienpneumonie)
	Fähigkeit, mit den Zilien zu interferieren, sie also zu beeinflussen	Bordetella pertussis, Mycoplasma pneumoniae, Streptococcus pneumoniae (Pneumolysin)
	Fähigkeit, der Zerstörung durch die alveolären Makrophagen zu widerstehen	Legionellae, Mycobacterium tuberculosis
	Fähigkeit, lokal Gewebe zu zerstören (Mukosa, Submukosa)	Corynebacterium diphtheriae (Toxin) Streptococcus pneumoniae (Pneumolysin)
Sekundäre Eindringlinge (infizieren bei geschwächter Abwehr)	Initiale Infektion und Schädigung durch Viren des Respirationstrakts (z.B. Influenzavirus	Staphylococcus aureus, Streptococcus pneumoniae Pneumonie als Folgekrankheit einer Influenzavirusinfektion
	Lokale Abwehrmechanismen (z.B. zystische Fibrose) Chronische Bronchitis Lokaler Fremdkörper oder Tumor	Staphylococcus aureus, Pseudomonas aeruginosa Haemophilus influenzae, Streptococcus pneumoniae usw.
	Geschwächte Immunantwort bei Aids oder bösartigen Tumoren	Pneumocystis carinii, Zytomegalievirus, Mycobacterium tuberculosis, Aspergillus fumigatus usw.
	Geschwächte Immunantwort bei alten Menschen, Alkoholismus, Nieren- und Leberkrankheiten	Streptococcus pneumoniae, Staphylococcus aureus Haemophilus influenzae usw.

als auch durch den Verlauf und die Sterblichkeit. In einer Studie, die fast 2000 Patienten einer Intensivstation mit mindestens 48 h Behandlung umfaßte (Fagon et al. 1996), wurde bei den fast 17% der Fälle mit nosokomialer Pneumonie eine Sterberate dieser Patienten von 52,4% festgestellt.

Tabelle 5.10. Einteilung der Pneumonien nach verschiedenen Kriterien

Kriterium	Pneumonieart	Erläuterung	
Ursache (Ätiologie)	Primäre Pneumonien	Abwehrfunktion des Patienten ist intakt	
	Sekundäre Pneumonien	Patientengruppe, die ein zusätzliches Grundleiden hat mit Schwächung der körpereigenen Abwehr, häufig nosokomiale Infektionen	
Erreger	Siehe Tabelle 5.11 Unterschiede zwischen nosokomialen und häuslich erworbenen Pneumonien		
Klinisches Bild	Typische (lobäre) Pneumonien	Akuter Krankheitsbeginn mit Fieber, Schüttelfrost, Husten mit Expektoration von eitrigem Sputum, Tachykardie und Tachypnoe, oft auch Thoraxschmerzen	
	Atypische Pneumonien	Beginn subakut, Husten meist unproduktiv, Körpertemperatur nur mäßig erhöht Beim alten Menschen sehr vermindert ausgeprägte Krankheitszeichen, oft nur Dyspnoe, Tachykardie, leichte Zyanose sowie Konfusion und Desorientiertheit; auch in Form der terminalen Pneumonie des Sterbenden	
Pathologisch-anatomische Kriterien	Alveoläre Pneumonien	Sowohl bei der primären als auch bei der sekundären Pneumonie kann sich die Entzündung entweder in den Alveolen oder im Interstitium abspielen	
	Interstitielle Pneumonien	Charakteristisch für eine virale Infektion der Lunge mit Invasion des Lungeninterstitiums	
Epidemiologische Kriterien	Nosokomiale Pneumonien Unterscheidung nach	Frühe (Early-onset-) Pneumonie: meist Bakterien, die häufig den Nasen-Rachen-Raum gesunder Menschen	Spätpneumonie: Auftreten >3 Tage nach der stationären Aufnahme Erreger häufig gramnegative Stäbchen, z.B.

Tabelle 5.10. (Fortsetzung)

Kriterium	Pneumonieart	Erläuterung	
		besiedeln und bei der stationären Aufnahme bereits vorhanden sind	Klebsiella pneumoniae, Enterobakterien, Pseudomonas aeruginosa oder Staphylococcus aureus als häufigster grampositiver Erreger
	Nicht nosokomiale Pneumonie		

Tabelle 5.11. Unterschiede zwischen nosokomialen und häuslich erworbenen Pneumonien. (Mod. nach Grieb 1991; Opferkuch u. Tauchnitz 1994; Kappstein 1997, *NNIS-Daten)

	Nosokomiale Pneumonie	*	Häuslich erworbene Pneumonie
Häufiger Erreger	Staphylococcus aureus	20%	Pneumokokken (Streptococcus
	Pseudomonas aeruginosa	16%	pneumoniae)
	Enterobacter species	11%	Haemophilus influenza und
	Klebsiellen	7%	Staphylococcus aureus oft nach
	Haemophilus influenzae	5%	Virusgrippe
	Escherichia coli	4%	
	Proteus (gramnegativ)		≤5% bei Behandlung zu Hause
Letalität	20–50% Davon bei $^1/_3$ septischer Verlauf mit einer Letalität von 70%		15% bei Behandlung im Krankenhaus

Pathogenese bronchopulmonaler Infektionen

Die Prinzipien der Pathogenese von Pneumonien (Aspiration, Inhalation und Translokation) in der Klinik sind auch in der folgenden Übersicht zu erkennen, die die Risikofaktoren an der Trias Patient, Krankenhausbehandlung und Erreger festmacht (Tabelle 5.12).

Die erst 1976 in den USA nach einem großen Ausbruch mit 221 erkrankten und 34 verstorbenen Personen gefundenen Legionellen werden in der Klinik übertragen:

- nicht von Mensch zu Mensch,
- selten aerogen durch Inhalation von Aerosolen, z.B. Duschen,
- meist durch Aspiration, Ingestion (Verschlucken) z.B. beim Absaugen, bei der Mundpflege, durch Magensonden bei der Ernährung sowie
- lokal durch Waschen des Patienten etwa mit einer Wundinfektion bei Immunsupprimierten in der Herzchirurgie am Sternum oder nach einer Totalendoprothese. Eine Warmwasserbesiedlung großer Wassersysteme sollte wegen des ubiquitären Vorkommens der Legionellen erst beim Ausbruch nosokomialer Atemwegsinfektionen untersucht und saniert werden (Grossart 1998).

Tabelle 5.12. Trias bronchopulmonaler Infektionen als krankenhauserworbene Infektion

Trias	Risikofaktoren	
Patient	Alter über 70 Jahre	
	Grundkrankheit (Koma, Diabetes, Adipositas, Lungenerkrankung, Tumorleiden)	
Krankenhaus-behandlung	Medikamente	Antibiotika
		Steroide, Zytostatika
		Antacida, H_2-Blocker
		Zentral dämpfende Substanzen (Narkotika, Sedativa)
		Endotrachealtubus
	Sonden	Magensonde für mehr als 24 h
		Eingriffe an Kopf, Hals oder Abdomen über 4 h
	Operationen	
	Beatmung	Dauer der Beatmung
	Aufenthalt	Präoperativer Krankenhausaufenthalt länger als 7 Tage
Erreger	Bakterien	Prävalenz über 90%
	Gramnegative Keime	
	Escherichia coli,	
	Klebsiellen,	
	Pseudomonas aeruginosa u.a.	Kolonisation mit Pseudomonas (z.B. Intensiv-pflegepatient)
	Darmbakterien	
	Legionellen	
	Grampositive Kokken:	
	Staphylococcus aureus,	
	Streptococcus pneumoniae	
	Viren	Selten
	Pilze	Selten

Vorbeugung

Eine effektive Vorbeugung und pflegerische Beeinflussung nosokomialer bronchopulmonaler Infektionen können sich an den Hauptfaktoren der Pathogenese dieser krankenhauserworbenen Pneumonien orientieren (Abb. 5.2).

Reduzierung der Kolonisation des Nasopharynx aus dem Magen-Darm-Trakt und Aspirationsverhinderung

Mundpflege

Der Stellenwert einer korrekten Mundpflege wird aus hygienischer Sicht oft unterschätzt. Es dient dem Wohlbefinden, wenn der Mensch eine intakte Mundschleimhaut und Zunge, geschmeidige Lippen und belagfreie Zähne hat. Eine gute Funktion der Mundschleimhaut und Parotis spielt weiterhin eine wichtige Rolle bei der Kommunikation, einer beschwerdefreien Nahrungsaufnahme und freieren Atmung sowie zur Entzündungsprophylaxe von Atemwegserkrankungen. Der

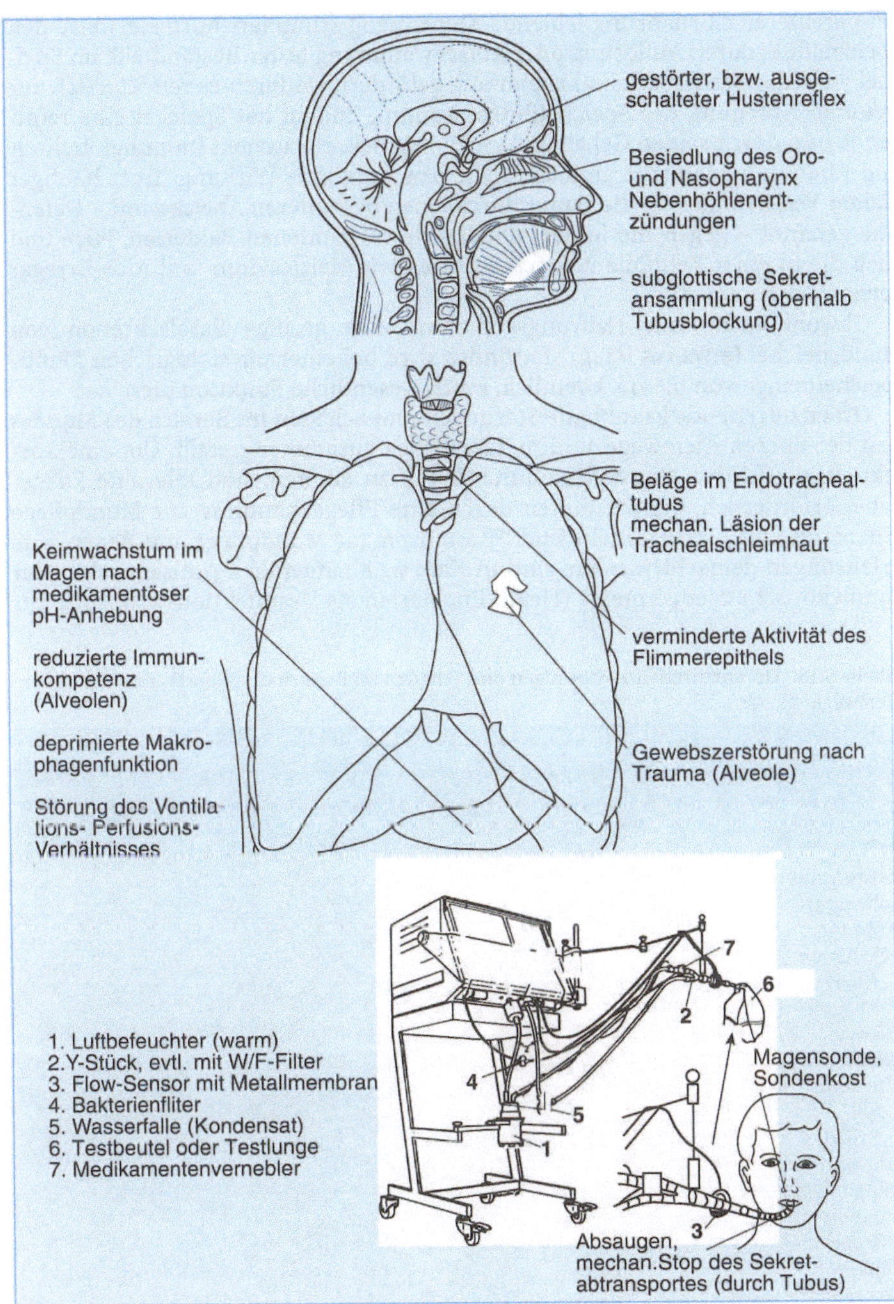

Abb. 5.2. Infektionsgefährdung des Beatmungspatienten

bei parenteraler Ernährung fehlende Kauvorgang stimuliert normalerweise den Speichelfluß, durch Auflösung oder Aufschwemmung fester Bestandteile im Speichel wird die Geschmackswahrnehmung gefördert, wodurch es reflektorisch zur weiteren Anregung des Speichelflusses kommt. Zudem hat Speichel eine reinigende und durch seinen Gehalt an Lysozymen, sekretorischem Immunglobulin A und Rhodanidionen eine antibakterielle bzw. antivirale Wirkung. Trotz häufiger kleiner Verletzungen ist die Zunge durch einen besonderen Abwehrstoff – Defensine genannt – gegen die in der Mundhöhle vorhandenen Bakterien, Pilze und auch die in einer Zellhülle verpackten Viren wie Herpesviren und Aids-Erreger gefeit (Hobom 1995).

Obwohl auch ohne Nahrungsaufnahme eine geringe Basalsekretion von Mundspeichel (etwa 0,5 l/Tag) stattfindet, wird bei einer physiologischen Mundspeichelmenge von 0,6–1,5 l deutlich, welch wesentliche Funktion diese hat.

Oft anzutreffende krankhafte Störungen und Schäden im Bereich des Mundes und der oberen Atemwege sind in Tabelle 5.13 zusammengestellt. Um eine korrekte und effektive Mundpflege durchführen zu können, sind relevante Pflegedaten erforderlich, die am besten durch eine Pflegeanamnese zur Mundpflege (Sitzmann 1996) zu ermitteln sind. Substanzen zur Mundpflege, mit denen gute Erfahrungen gemacht wurden, sind in Kap. 5.2.8 aufgeführt. Antiseptische oder antimykotische Medikamente (Hexitidin, Merfen als Desinfektionswirkstoffe zur

Tabelle 5.13. Oft anzutreffende Störungen und Schäden im Bereich des Mundes und der oberen Atemwege

	Trockene, aufgesprungene Lippen	Trockene borkig belegte Zunge	Trockene Mundschleimhaut	Parotitis	Soor	Aphten	Rhagaden	Herpes simplex-Infektion: Herpesbläschen	Mundgeruch	Stomatitis aphtosa
Atmen mit offenem Mund	x		x							
Exsikkose	x	x	x				x			
Fieber	x	x	x			x	x	x		
Nahrungskarenz		x	x	x					x	
Radiotherapie				x	x	x		x		
Zytostatikatherapie					x	x		x		
Vitamin-B- und Eisenmangel		x	x			x				
Eingeschränkte Abwehr			x	x	x		x			
Antibiotikatherapie				x	x					

Mund„pflege") nur nach strenger Indikationsstellung, keinesfalls standardmäßig verwenden. Das Durchbewegen des Unterkiefers (passive Kautätigkeit) regt die Sekretproduktion der Parotisdrüse an. Übungen im Gesichts- und Mundbereich beinhalten Wahrnehmungsübungen und Tonusregulierung. Diese können in das Waschen, das Zähneputzen und bei der Mundpflege integriert werden (Nusser-Müller-Busch 1995, 1997). Sie unterstützen die Sekretproduktion der Speicheldrüsen.

Eine Kontamination der Mundspüllösungen ist zu vermeiden, daher das Set mindestens täglich wechseln und desinfizierend thermisch aufbereiten.

Selektive Dekontamination des Digestionstrakts (SDD)

Pneumonien während der Beatmung entstehen durch Abstieg fakultativ pathogener Mikroorganismen aus dem Oropharynx in die tieferen Bronchialabschnitte. Durch allgemeine Immunsuppression, Aufhebung physiologischer Barrieren im Rahmen der Intubation und Adhäsion an Kunststoffmaterialien (Magensonde, O_2-Sonde) wird dies begünstigt. Keimreservoir ist zunächst das physiologisch besiedelte Biotop des oberen Respirationstrakts und sekundär auch kontaminiertes Magensekret. Tubus und Magensonde wirken als „Schiene". Prinzipiell wurde mit der SDD durch lokale antimikrobielle Prophylaxe eine Verringerung oder Verhütung dieser Kolonisation mit der Entwicklung von Beatmungspneumonien bei dieser besonders gefährdeten Patientengruppe erwartet. Beobachtet werden bei der SDD Resistenzentwicklung oder Selektion, ihre Erfolge in der Reduktion von Pneumonien werden eher zurückhaltend gewertet (Kappstein 1997).

Streßulkusprophylaxe

Während der Beatmung besteht die Gefahr von Blutungen und Streßulzera im Magen-Darm-Trakt, u.a. bedingt durch Dauerstreß und den Verzicht auf enterale Ernährung. Anerkannte Therapieprinzipien zur Prophylaxe sind neben der adäquaten Analgosedierung die frühzeitige enterale Ernährung (Sondenkost) und eine mäßige Erhöhung des Magensaft-pH. Durch ein Anheben des intragastralen pH-Werts auf über 6 steigt das Pneumonierisiko beatmeter Patienten an.

Ansäuerung der enteralen Nahrung

Der meist neutrale Bissen der Nahrung gelangt in den Magen, wo er eine Ansäuerung auf etwa pH 2 erfährt, wodurch zunächst eine Denaturierung von Eiweiß einschließlich einer Abtötung von Bakterien erfolgt. Mit dem Therapieansatz der Ansäuerung der Sondennahrung wird die Kolonisierung des Magens mit potentiell pathogenen Pneumonieerregern vermindert.

Lagerung

Reflux von Mageninhalt in die Speiseröhre ist physiologisch (Jaspersen u. Micklefield 1997). Durch eine gerichtete peristaltische Aktivität wird der Magensaft innerhalb kurzer Zeit per Selbstreinigung wieder in den Magen befördert. Man spricht jedoch von Mikroaspiration, wenn sich die Aspiration des Mageninhalts auf die oberen Atemwege auswirkt (Jaspersen 1996), wodurch Atemwegserkrankungen (z.B. Laryngitis, Bronchitis, Atelektasen und Pneumonien) ausgelöst oder unterstützt werden können. Insbesondere nachts und in waagrechter Körperlage können geringe Mengen des sauren Refluates in den Tracheobronchialbaum gelangen. Dem gilt es, durch eine mindestens halbsitzende Position (Albrecht-Pfaffendorf u. Zegelin 1995) vorzubeugen. Sofern keine Kontraindikation besteht, sind immer 30–40° anzustreben. Aber auch das Testen der Sondenlage vor Sondenkostgabe dient der Aspirationsvorbeugung sowie die Prüfung der korrekten Blockung der Tubusmanschette.

Weitere pneumonieprophylaktische Lagerungshinweise finden Sie auf S. 290.

Überwachung des Cuffdrucks

Durch einen Cuff, also eine aufblasbare Blockmanschette um den Endotrachealtubus, wird während der Beatmung verhindert, daß Inspirationsgas aus der Trachea in den Mundraum entweicht oder Sekret aus dem Mund-Rachen-Raum in die Lungen eindringt. Das Gewebe der Trachealschleimhaut ist druckempfindlich und wird geschädigt, wenn der Cuffdruck zu hoch ist. Hochwertige Materialien und Großvolumenniederdruckballons gewährleisten eine hohe Druckverteilung auf die Schleimhaut und schützen vor Druckschäden. Das Sekret oberhalb des Cuffs ist vor Manipulationen am Tubus zu entfernen (CDC-Kategorie IB).

Sondenkosternährung

Hinweise zur pneumonievorbeugenden Sondenkosternährung finden Sie in Kap. 5.2.5 Gastrointestinale Infektionen.

Unterstützung physiologischer Verhältnisse bei Inhalation, Intubation und Beatmung

Reduzierung der Intubations- und Beatmungsfolgeschäden. Die endotracheale Intubation und Tracheotomie sind die wichtigsten Verfahren zur Beseitigung einer mechanischen Verlegung der Atemwege und Voraussetzung für den Einsatz von Beatmungsgeräten. Damit muß jedoch die gestörte oder gar völlig fehlende Selbstreinigung der Lunge durch pflegerische Maßnahmen unterstützt bzw. ersetzt werden. Um die Gefahren, hier insbesondere aus hygienischer Sicht, für den Patienten zu vermindern, müssen folgende pflegerische Aufgaben ausgeführt werden:

- Atemgaskonditionierung, d.h. Erwärmung und Anfeuchtung des Inspirationsgases,
- Reinigung der Nasengänge,
- Freihalten des Mund-Rachen-Raums,
- Unterstützung einer adäquaten Beatmung: Schlauchsystemwechsel, Kondenswasser, s. S. 282, 283 (Lagerung usw.),
- Überwachung des Cuffdrucks,
- endotracheales Absaugen,
- Kanülenversorgung bei tracheotomierten Patienten.

Atemgaskonditionierung

Physiologische Grundlagen. Die von den oberen Atemwegen für die Atmung geschaffenen Bedingungen werden durch Intubation und Beatmung verändert. Besonders in diesem Behandlungsbereich hat die für das Leben wesentliche Aussage „Ohne Wasser kein Leben" einen zweideutigen Einfluß (Abb. 5.3):

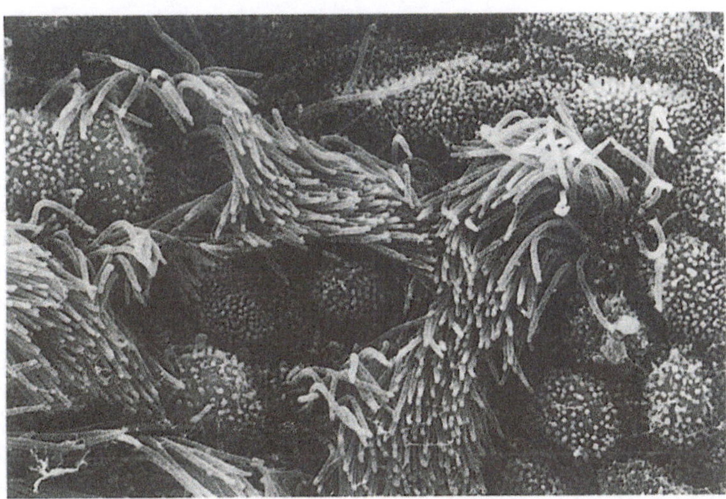

Abb. 5.3. Aufbau der normalen Bronchialschleimhaut. (Aus Spornitz 1996)

- Ohne Wasser ist die physiologische Fähigkeit des Trachealepithels, insbesondere der Zilien, nicht möglich. Das gilt insbesondere für die Selbstreinigung des Respirationstrakts.
- Dort, wo keine Restfeuchtigkeit in gelagertem Beatmungszubehör verbleibt, ist ein Wachstum von Mikroorganismen erschwert, wenn nicht sogar mit ihrem Leben unvereinbar. Ein Teil der Mikroorganismen kann sich nur in engem Kontakt mit Wasser vermehren (z.B. der typische „Naß- oder Pfützenkeim" Pseudomonas aeruginosa); deshalb auch die Sorge um das regelmäßige Entleeren und Entsorgen von Kondenswasser aus den Beatmungsschläuchen.

Eine ungenügende Anfeuchtung der Inspirationsluft führt zu einer Beeinträchtigung der Zilienbewegung (Klecmann 1989) mit:

- erheblichen Einschränkung bei einer Wasserdampfsättigung unter 70%,
- Sistieren der Zilienbewegung bei einer 50%igen Sättigung bereits nach 8–10 min,
- Aufhören der Zilienbewegung bereits nach etwa 5 min, wenn eine nur 30%ige Sättigung besteht.

Die verlangsamte Ziliarmotorik und eingeschränkte Epithelfunktion in der Schleimbildung kann zur Folge haben

- eine Zunahme der Viskosität von Schleim und Sekret (Sekreteindickung),
- eine Abnahme des Lumens der Atemwege durch Sekretstau,
- ein Zugrundegehen von respiratorischem Epithel. Dies kann bereits nach 1stündiger Beatmung mit trockenen Gasen entstehen,
- die Bildung von Atelektasen mit Beeinträchtigung des pulmonalen Gasaustausches.

Aktive Atemgasanfeuchtung – Sauerstoffinsufflation. Der angebotene reine O_2 ist trocken und muß zur Vermeidung von Schäden angefeuchtet werden. Die Fähigkeit des Inspirationsgemischs, Feuchtigkeit aufzunehmen, ist stark von der Temperatur abhängig. Je wärmer die Luft, desto mehr Feuchtigkeit kann sie aufnehmen.

Müssen noch nachfüllbare Sprudlerflaschen verwendet werden, darf die Befüllung der jeweils thermisch aufbereiteten Verneblerflaschen nur mit *sterilem* Aqua destillata bei einem 24stündigen Wechsel erfolgen. Andernfalls ist eine kontaminationsfreie O_2-Befeuchtung nicht zu realisieren. Bei geschlossenen Sterilwassersystemen sind die Standzeiten, z.B. Respiflo H bis zu 77 Tage, oder die Entleerung des Systems bis auf einen produktionsbedingten Rest ohne hygienische Probleme untersucht. Es liegen Gutachten für den sicheren Gebrauch der geöffneten Flasche über mehr als 70 Tage bei wechselnden Patienten vor. Bedingung ist die Beachtung absolut hygienischen Umgangs mit täglichen Wechsel der O_2-Sonde/-Brille und des Verbindungsschlauchs. Diese sehr hohe Sicherheit bei der Befeuchtung von O_2 ist nur durch das Herstellungsverfahren ohne Zusatz von Chemikalien zum Wasser möglich. Kunststoffgranulat wird direkt zu Flaschenbehältern verblasen, wobei Temperaturen zwischen 180 und 226 °C während etwa 2 min durchlaufen werden. Bei diesem Vorgang werden (nach Wallhäußer 1995) vegetative Bakterien sowie Pilzsporen und Bazillensporen abgetötet. Mit dem keimarmen Kunststoffgranulat entstehen beim Verblasen sterile Behälter. Diese werden in einem unmittelbar anschließenden Arbeitsgang mit entmineralisiertem und entchlortem, 5fach destilliertem und filtriertem Wasser (Filter mit einer Porosität von 0,22 Mikron, um Mikroorganismen zu beseitigen) gefüllt und versiegelt. Durch einen kontinuierlichen Zirkulkationsprozeß des aufbereiteten Wassers (bei einer Heißlagerung des Reinwassers von mindestens 80 °C) wird die gleichbleibende Qualität erreicht. Es empfiehlt sich, angebrochene Flaschen während der Phase der Nichtbenutzung mit einem neuen Verbindungsschlauch zu versehen und dann eine O_2-Sonde mit einer belassenen Verpackung zu fixieren. So läßt sich die Flasche bis zur Restentleerung nutzen.

Anfeuchtung der Atemgase mit Kaskaden. Hierbei werden die Atemgase in feinen Luftperlen durch das geheizte Wasser im Vorratsbehälter geleitet, eine regulierbare Thermostatheizung ermöglicht eine 100%ige Wasserdampfsättigung bei Körpertemperatur. Aus hygienischen Gründen darf das Kondenswasser im Schlauchsystem niemals in den Vorratsbehälter zurückgeführt werden, um eine Kontamination des sterilen Wassers zu vermeiden. Beheizbare Atemschlauchsysteme verhindern die Kondensatbildung. Weiter sind diese Geräte unter Niveau von Tubus bzw. Trachealkanüle zu plazieren, damit Kondenswasser aus dem Schlauchsystem nicht in die Trachea fließt. Eine Positionsänderung der Beatmungsschläuche birgt immer die Gefahr einer ungewollten „Bronchiallavage" durch kontaminiertes Kondenswasser in sich. Wasserfallen bedeuten einen zusätzlichen Schutz für den Patienten. Wegen der hohen Keimzahl im Kondenswasser sollten Pflegende zur Vermeidung einer Kontamination der Hände Handschuhe (nicht unbedingt Latex!) tragen. Es besteht eine Übertragungsgefahr der Keime auf andere infektionsgefährdete Körperstellen. Auch nach Benutzung von Handschuhen muß eine hygienische Händedesinfektion angeschlossen werden.

Hier können wiederverwendbare, thermisch aufbereitete Kaskadentöpfe zur Befüllung mit sterilem Wasser (erst unmittelbar vor Gebrauch), oder Einmalsysteme für die Atemgasanfeuchtung verwendet werden.

Der Wechsel des Beatmungssystems (Schlauchsystem und Kaskade) wird bei dieser Anwendung alle 48 h vollzogen (CDC-Kategorie IA), die hygienische Sicherheit ist durch die Kaskadentemperatur von etwa 50 °C höher als bei kalt befüllten O_2-Befeuchtern. Eine Vermehrung der häufigen Erreger nosokomialer Pneumonien wird bei dieser Temperatur verhindert.

Vernebler. Diese Geräte erzeugen mechanisch (Düsenvernebler) oder mit Hilfe von Ultraschall Aerosole zur Anfeuchtung des Inspirationsgases. Die Partikelgröße sollte so groß sein, daß sie bis in die kleinsten Bronchien gelangen können (zwischen 10 und 30 µm). Die Geräte sollten eine relative Luftfeuchtigkeit von 80–100% erreichen und das Atemgas auf Körpertemperatur erwärmen können. Steriles Aqua destillata soll zur Anwendung kommen, prinzipiell gilt zum Wechsel der Befeuchterflüssigkeit das oben Gesagte. Das Vernebler- und Schlauchsystem sollte thermisch nach jeder Benutzung aufbereitet werden.

Passive Atemgasanfeuchtung. Seit einigen Jahren werden Wärme- und Feuchtigkeitsaustauscher (WFA; englisch „heat-and-moisture-exchanger" = HME), auch künstliche Nase, Klimatisierungs- oder Bakterienfilter, HME-Filter, keimabscheidende Beatmungsfilter genannt, verwendet. Das Prinzip ist physikalisch gesehen ebenso einfach wie wirkungsvoll. Während der Exspiration passieren die warmen und feuchten Gase des Patienten den relativ kühlen WFA; dabei wird das Gas abgekühlt, der WFA erwärmt, und Wasser kondensiert aus dem Gas auf dem Filtermedium. Während der nächsten Inspiration wird kühles und trockenes Inspirationsgas durch den WFA geführt und so erwärmt und befeuchtet. Eine aktive Befeuchtung des Atemgases entfällt. Je nach Filtermedium (Polyesterfasern, Papier, keramikummantelte Glasfasern usw.) wird eine hygroskopische (wasseranziehende) oder hydrophobe (wasserabweisende) Wirkung unterschieden. Aus hygienischer Sicht ist von Vorteil, daß das Beatmungsschlauchsystem trocken bleibt und eine aktive Atemgasanfeuchtung nicht erforderlich ist. Damit entfällt ein Risiko der aktiven Atemgasanfeuchtung: die großen Mengen bakterienhaltiges Kondensats, die evtl. in das Bronchialsystem zurückfließen.

Bei Verwendung von WFA kann der Wechsel der Beatmungsschläuche auf jeden Fall in einem Intervall >48 h erfolgen, maximale Intervalle sind noch nicht endgültig geklärt (Kappstein 1997). In unserem Haus wird ein 7tägiger Wechsel seit Jahren mit Erfolg praktiziert. Es wird bei einer Verwendung von WFA auch schon von einem Wechsel des Beatmungssystems lediglich bei Patientenwechsel berichtet. Der Wechsel von WFA und Gänsegurgel ist jedoch immer 24stündlich erforderlich. Kombinierte WFA mit zusätzlichem Filtermaterial sollen bakteriendicht sein, eine Wirkung auf die Pneumonierate ist jedoch nicht vorhanden (Kappstein 1997). Dieser Erfolg muß auch in Frage gestellt werden, da im Vergleich zu endogenen Erregerreservoiren (Nasen-Rachen-Raum, gastrointestinale Flora) exogene Erregerreservoire (Befeuchtungsflüssigkeit, Beatmungsgerät, Schlauchsysteme) eine geringere Rolle spielen (Kleemann 1994).

Eine korrekte Praxis zur Atemluftbefeuchtung bei Patienten mit längerliegenden Tracheoflex®-Kanülen ohne Beatmung ist die Anwendung einer „künstlichen Nase". Ist sie nicht sichtbar mit Sekret behaftet, ist der 24stündliche Wechsel angebracht, d.h., es ist nicht nach jedem Absaugen eine neue künstliche Nase notwendig. Die hygienisch korrekte Ablage auf einer sauberen Unterlage während des Absaugvorgangs ist möglich. Hat der Patient eine verstärkte Sekretproduktion, ist keine künstliche Nase erforderlich. Hier besteht eher die Gefahr der Atemwegsverlegung.

Reinigung der Nasengänge

Durch Tubus und Magensonde kommt es in den Nasengängen zu einer vermehrten Sekretbildung. Die Häufigkeit von Nebenhöhlenentzündungen (Sinusitis) bei nasal intubierten Patienten (innerhalb von etwa 8 Tagen bei 92% der untersuchten Patienten; Guerin et al. 1992) weist auf die Wichtigkeit der Pflege hin. Mit einem dünnen Absaugkatheter (Charr 8–10) wird das Sekret vorsichtig (Blutungsgefahr) abgesaugt. Bei Patienten mit oraler Intubation oder zur Infektionsprophylaxe sollen Mund und Rachen regelmäßig gespült werden. Sinnvollerweise wird gleichzeitig auch eine Spülung der Nasengänge durchgeführt. Über einen dünnen Absaugkatheter wird die Spüllösung (z.B. sterile NaCl-Lösung 0,9%) in die Nasengänge und den Mund-Rachen-Raum gespritzt und anschließend wieder abgesaugt. Auf keinen Fall dürfen mit demselben Absaugkatheter die Trachea und der Mund-Rachen-Raum abgesaugt werden. Vor der Spülung die Blockmanschette auf Dichtigkeit prüfen. Damit die Spritze mit der Spüllösung auf den Absaugkatheter aufgesetzt werden kann, benutzt man einen Absaugfingertip als Adapter. Die Nasengänge können mit je einem frischen Watteträger (mit NaCl 0,9% oder Nasensalbe) gereinigt werden.

Freihalten des Mund-Rachen-Raums

Ziel der Mundpflege ist, v.a. die Mundhöhle und -schleimhaut intakt und frei von Infektionen zu halten. Besonderes Augenmerk sollte bei intubierten Patienten auf das oberhalb des Cuffs (Raum zwischen Stimmbändern und Tubuscuff) befindliche, mit einer hohen Keimzahl behaftete Sekret gelegt werden. Bei unvollständiger Entfernung des Sekrets aus dem Rachenraum besteht die Gefahr, daß durch stille Aspiration Speichel in untere Anteile des Respirationstrakts verschleppt und Infektionen verursacht werden. Es handelt sich um Sekret evtl. aus medikamentös bedingter erhöhter Sekretion aus den oberen Atemwegen, darüber hinaus kann sich Flüssigkeit aus dem Magen und oberen Verdauungstrakt (Verdauungsenzyme, Darmbakterien, besonders bei einer Magen-Darm-Atonie) in diesem Raum sammeln. Daher ist es besonders wichtig, die Mundhygiene regelmäßig durchzuführen, um stehendes Sekret in Mund und Rachen zu vermeiden, verbunden mit dem Aussaugen der Mundhöhle sowie dem subglottischen Absaugen.

Endotracheales Absaugen

In eine effektive Mundhygiene ist auch eine aseptische Bronchialtoilette miteinzubinden. Endobronchiales Absaugen ist jedoch nur so oft wie nötig durchzuführen. Das ist von Patient zu Patient verschieden: So können Medikamente (z.B. Muskelrelaxanzien) oder Erkrankungen (Schädel-Hirn-Trauma) die Speichelsekretion vermehren. Routinemäßige Absaugvorgänge vermeiden, jeder Absaugvorgang kann zu Schleimhautläsionen führen, was wiederum eine Kolonisation pathogener Mikroorganismen der Bronchialschleimhaut zur Folge hat. Weiterhin berichten Patienten nach der Extubation oft, daß sie das Absaugen als schmerzhaft und sehr störend empfunden haben. Ziel muß ein hygienisch einwandfreies und möglichst atraumatisches Absaugen sein mit hygienischer Aufbereitung der Geräte. Eine Präoxigenierung sollte vorweg durchgeführt werden.

Materialbedarf (Bevorratung am Bett)
- Absaugeinheit mit Verbindungsschlauch und Fingerdip;
- sterile Einmalhandschuhe (nicht immer Latex, hier sind Copolymerhandschuhe geeignet, einzeln verpackt);
- Köcher mit sterilen Einmalabsaugkathetern verschiedener Größe:
  - für Erwachsene Charr 14–16 (mit einem Außendurchmesser von 4,7 mm = Charr 14 und 5,3 mm Charr 16),
  - für größere Kinder Charr 10,
  - für Säuglinge Charr 6,
  - für Neugeborene und Frühgeborene Charr 5.
  Sie sollten $^2/_3$ des inneren Tubus- bzw. Kanülendurchmessers (bei Erwachsenen zwischen 7,5 und 8,5 mm) nicht überschreiten. Bei zu groß gewähltem Absaugkatheter besteht die Gefahr, daß durch den hohen intrapulmonalen Sog leichter Atelektasen erzeugt werden können. Eine Richtgröße von $^1/_3$ des Tubusdurchmessers (Galts et al. 1997) gilt als zu klein. Wirkungsvolle, Läsionen der Schleimhaut vorbeugende Absaugkatheter (z.B. Aero-Flow-Katheter von Sherwood) haben Seitenlöcher an der Katheterspitze sowie Vertiefungen des Rillenprofils. Damit soll ein schützendes Luftkissen um die Katheterspitze entstehen, um das Festsaugen an der Trachea zu verhindern. Als Absaugkatheter werden z. Z. entweder offene Einmalkatheter oder geschlossene Systeme zur mehrfachen Verwendung benutzt. Ein hygienischer Effekt konnte bei dem geschlossenen System bisher nicht nachgewiesen werden (Kappstein 1997). Bei Einmalkathetern sollte auf eine atraumatische Form der Katheterspitze geachtet werden, sie können sich nicht an der Trachealschleimhaut festsaugen;
- evtl. physiologische NaCl-Lösung (0,9%) in Ampullen.

> **! Beachte**
> Möglichst unter Assistenz arbeiten (bei bronchialinfizierten Patienten ist das Anlegen eines Mund-Nasen-Schutzes zum eigenen Schutz empfehlenswert).

Absaugung ohne Assistenz (1 Person)
- Hygienische Händedesinfektion;
- Verpackung des Absaugkatheters öffnen und Verbindung zur Absaugeinheit herstellen, ohne den Katheteranschluß mit den Händen zu berühren;
- den Katheter in der Verpackung belassen und ablegen;
- Information auch des bewußtlosen Patienten über den Absaugvorgang;
- Anlegen der sterilen Einmalhandschuhe;

- unsterile Außenseite der Einmalhandschuhpackung (sterile Ablage) auf den Thorax des Patienten legen; hierauf kann nach der Dekonnektion der Tubusansatz des Beatmungssystems steril abgelegt werden;
- um den Tubuskonnektor und das Beatmungssystem nicht zu kontaminieren, muß das Beatmungssystem unter sterilen Bedingungen vom Tubus gelöst werden. Aus diesem Grund sollte der Pflegende an beiden Händen sterile Handschuhe tragen. Mit der einen Hand das System vom Tubus lösen, mit der anderen anschließend den Absaugkatheter fassen;
- Absaugkatheter aus der Verpackung herausziehen;
- Absaugen: Dazu wird der Katheter bei laufendem Sog (maximal 1 m H_2O-Säule) und offengehaltenem Fingerdip maximal eingeführt. Absaugkatheter mit Seitenlöchern werden mit Sog und geschlossenem Fingerdip eingeführt, diese können sich nicht an der Schleimhaut festsaugen. Wenn der Absaugkatheter auf Widerstand stößt, etwa 1 cm zurückziehen, den Fingerdip schließen und unter drehenden Bewegungen zurückziehen. Dabei intermittierenden Sog durch Öffnen und Schließen des Fingerdips herstellen. Nach Beendigung des Absaugvorgangs den Katheter locker um die behandschuhte Hand wickeln und den Handschuh beim Ausziehen über den Katheter stülpen. Umgehend im patientennahen Abwurfbehältnis beseitigen. Keinesfalls den benutzten Katheter nochmals einführen! Der Absaugvorgang darf nicht länger als 15–20 s dauern (Tip zur Zeitkontrolle: Bei Beginn des Absaugens den eigenen Atem anhalten);
- Kopfdrehmanöver sollten während des Absaugvorgangs nicht durchgeführt werden. Ein gezieltes Absaugen des linken oder rechten Hauptbronchus ist hiermit nicht möglich (Larsen 1987, S. 542);
- zum Abschluß des Absaugvorgangs hygienische Händedesinfektion durchführen.

Versorgung des Absauggeräts

- Transparenten Verbindungsschlauch zum Sekretsammelgefäß nach jedem Absaugvorgang mit Wasser durchspülen;
- Wasser im offenen Wasserbehälter zum Durchspülen des Absaugschlauchs: 1%ige Braunol-2000-Lösung in Leitungswasser, um Verbindungsstück zwischen Absaugkatheter und Auffanggefäß zu desinfizieren, mindestens täglicher Wechsel;
- Sekretsammelgefäß täglich (bei Bedarf auch öfter) entleeren und mit 0,5%iger Incidin-plus-Lösung desinfizieren und danach säubern oder maschinelle thermische Aufbereitung. Das Einfüllen von Desinfektionslösung in das Sammelgefäß vor dem Gebrauch ist nicht sinnvoll;
- Einmalabsaugsysteme (z.B. Receptal) nur gefüllt wechseln, weiterhin zwischen der Verwendung bei verschiedenen Patienten, außer einer Kurzzeitversorgung von Patienten (CDC-Kategorie IB);
- den Sterilfilter zwischen der Zuleitung für Druckluft und dem Sekretsammelgefäß ebenfalls täglich erneuern (mit Datum versehen!);
- bei Nichtgebrauch ist das Absauggerät staubfrei und trocken in funktionsfähigem Zustand zu lagern;
- Wandanschlußteile des Geräts nur mit feuchtem Tuch säubern und nicht in Desinfektionslösung legen.

Weitere pflegerisch-prophylaktische und pflegetherapeutische Konzepte

Hygienische Unterteilung des Patientenplatzes in Therapie- und Pflegeseite (Abb. 5.4). Die Komplexität des Arbeitsplatzes „Intensivbett" hat sich durch die eingesetzte Gerätetechnik immer weiter erhöht. Die Bettzone um den Patient ist gekennzeichnet durch Diagnostik- und Therapiegeräte für Atmung und Kreislauf, Bedienelemente, Leitungen zum Patienten, Geräteleitungen zur Logistik. Unterteilt man den Intensivbettplatz in verschiedene Bettzonen, zeigen Untersuchungen (Hecker 1987; Wendt M 1994, zitiert in Kelch et al.), daß Pflegende alle 90 s Arbeitsbewegungen über Bettzonengrenzen hinweg ausführen und 50% ihrer Einsätze kürzer als 30 s sind. Dieser Arbeitseinsatz erfordert ein Höchstmaß an personengebundener hygienischer Disziplin, um nicht durch die Arbeitsweise infektionsfördernd zu wirken. Es hat sich bewährt, den Arbeitsplatz in eine Therapie- („reine") und Pflegeseite („unreine") anzuordnen. Ergonomische Aspekte (z.B. lange Wege vermeiden) sollten bedacht werden.

Kommunikationsprobleme. Während der Intubation und Beatmung befindet sich der sprechunfähige Patient in einem Ausnahmezustand, der sehr leicht in eine soziale Isolation führen kann. Die Kommunikation kann zusätzlich erschwert sein durch Sedierung und Bewußtseinsstörungen. Viele Patienten können auch, bedingt durch eine Verletzung der Hand, allgemeine Schwäche oder ungünstige Lagerung nicht oder nur unleserlich schreiben. Zur Isolation von der Welt außerhalb des Krankenhauses kommt nun noch die Isolation in sich selbst. Bei bewegungsunfähigen, kommunikationsbehinderten, aber bewußtseinsklaren Menschen bedeutet dies Alleinsein mit Ängsten, Befürchtungen und Fragen. Differenzierte Fragen zu Dingen, die ihn beunruhigen, kann er nicht stellen und somit

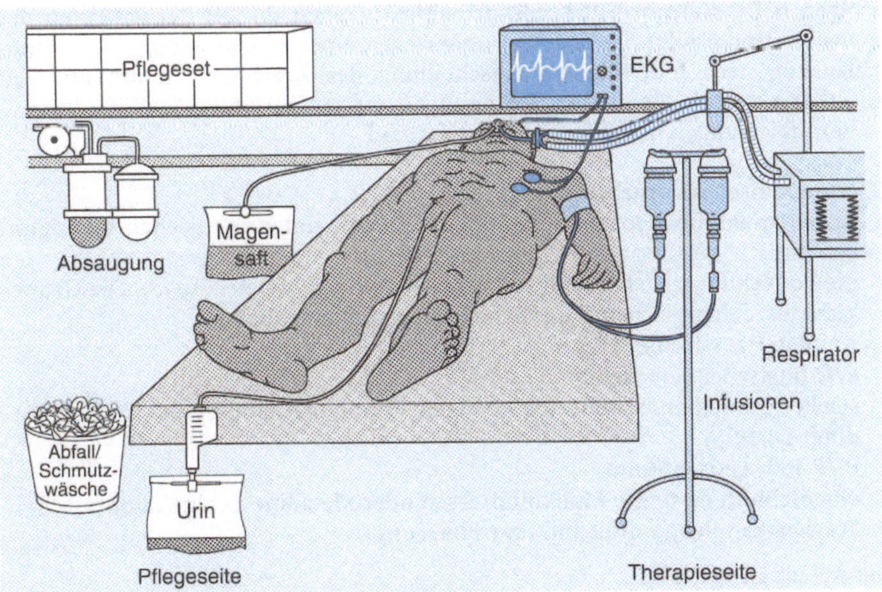

Abb. 5.4. Hygienische Unterteilung des Patientenplatzes in Therapie- und Pflegeseite

keine Beruhigung erfahren. Die Erfahrung des Todes eines Bettnachbarn wird die eigene Sterblichkeit aktuell vor Augen führen.

Aus einer Untersuchung bei Intensivpflegepatienten (Bunzel et al. 1995) lassen sich hygienerelevante, eine psychische Extrembelastung vorbeugende Möglichkeiten ableiten:

- Vermittlung sachbezogener Informationen (pflegerische und therapeutische Bezugspersonen, evtl. auch kurzfristig ohne Mund-Nasen-Schutz, Stationsroutinen, geplante Schritte Diagnostik und Therapie usw.),
- Anbieten von örtlichen und zeitlichen Orientierungen,
- Auffinden von Kommunikationsmöglichkeiten (Sitzmann 1997),
- großzügige Besuchserlaubnis, auch von verständigen Kindern,
- Ausschaltung unnötiger Lärmquellen,
- für Nachtschlaf und ungestörtes Schlafen oder Dahindämmern während des Tages sorgen,
- Sensibilität entwickeln gegenüber den seelisch-körperlichen Qualen,
- den Patienten vom Betroffenen zum Beteiligten machen.

Verbandwechsel am Tracheostoma. Eine Tracheotomie, das Absaugen der Patienten über die Trachealkanüle und die Pflege eines Tracheostomas ist für die Patienten eine sehr belastende und angstbeladene Prozedur. Nur eine sehr eindeutige Aufklärung läßt den Patienten be„greifen", was es bedeutet, wenn ein Teil der Atemwege durch den operativen Eingriff umgangen ist. Nicht immer ist dies den Patienten vorher zu vermitteln, so daß Verständnis für die Reaktionen des Patienten empfunden werden kann.

Die Durchführung von Tracheotomien soll unter aseptischen Bedingungen erfolgen (CDC-Kategorie IB), d.h. prinzipiell geplant im OP. Bei Patienten der Intensivstation erfolgt die Tracheotomie wegen einer evtl. problematischen Einschleusung nach individueller Entscheidung der Ärzte der Station und der Anästhesie unter hygienischen Bedingungen auf der Station.

Voraussetzungen beim Verbandwechsel sind

- atraumatisches Vorgehen,
- Arbeiten am Tracheostoma bzw. an der Kanüle unter aseptischen Bedingungen und
- die Verwendung ausschließlich steriler Materialien (Detert 1998). Die Grundsätze der chirurgischen Wundbehandlung sind einzuhalten.
  An Material wird benötigt:
- evtl. unsteriler Handschuh,
- sterile Einmalhandschuhe (es genügen Copolymerhandschuhe, nicht unbedingt Latex),
- PVP-Jod-Antiseptikum,
- eingeschnittene sterile Mullkompressen oder Metalline-Schlitzkompressen,
- Trachealkanülengummiband (zur Fixierung).

Der Ablauf ist wie folgt:

- hygienische Händedesinfektion,

- Fixationsband lösen und den alten Verband mit unsterilem Handschuh oder steriler Pinzette entfernen. Hierbei die Kanüle mit einer Hand gut fixieren (Gefahr der Dekanülierung),
- Inspektion des Tracheostomas, Beurteilung der Sekretion,
- sterile Handschuhe anziehen,
- Wundantiseptik mit Schleimhautantiseptikum. Bei Blutverkrustung Wunde mit 3%igem H_2O_2 reinigen, anschließend nochmals desinfizieren,
- evtl. Hautpflege um das Tracheostoma mit dünn aufgebrachter pflegender Hautcreme oder -öl,
- bei starker Trachealsekretproduktion ausschließlich Mullkompressen verwenden, sonst können sie bei normaler Wundheilung durch Metalline-Schlitzkompressen (silberne Seite soll der Haut anliegen) ersetzt werden. Diese schützen die Haut vor Reizung, sind aber nachteilig bei starker Sekretbildung. Da sie von geringer Saugkraft sind, kann es zum Sekretstau im Tracheostoma kommen mit Infektionsgefahr. Unter die Platte der Trachealkanüle vorsichtig und steril mit Handschuh oder Pinzette die Verbandsunterlage legen,
- Trachealkanüle mit Haltebändchen fixieren,
- Verbandwechsel des Tracheostomas einschließlich des Trachealkanülenbändchens mindestens 1mal täglich und bei Bedarf. Damit lassen sich Infektionen und Wundheilungsstörungen (wie Mazerationen) vermeiden und trockene, saubere Wundverhältnisse erlangen (Lottko 1997). Nach dem Ausziehen der Handschuhe ist eine Händedesinfektion erforderlich, da es häufig trotzdem zu einer Kontamination kommt.

Komplikationen durch

- Borkenbildung (Ursache kann die reduzierte relative Luftfeuchte der Einatemluft sein),
- zu häufiges Absaugen (sooft absaugen wie nötig, sowenig wie möglich wegen der Schleimhautschädigung),
- mangelnde Reinigung der Innenkanüle (mit desinfizierter Bürste),
- Schluckstörungen, die sich nach dem Trinken oder Essen durch Husten oder Notwendigkeit des Absaugens zeigt,
  vorbeugen und den Patienten vor einer damit verbundenen Luftnot bewahren.

Bei der pflegerischen Versorgung eines Patienten mit Tracheostoma sollten immer funktionstüchtig bereitliegen:

- Ersatzkanülen,
- Trachealspekulum,
- Einführungshilfen,
- evtl. Endotrachealtuben und
- Intubationsbesteck.

Atemtraining. Zu den Methoden zur Unterstützung der Atmung gehören unterschiedliche pflegerische und durch Physiotherapeuten unterstützte Atemübungen und Atemgymnastik. Verschiedene Prinzipien helfen, Fehlatmungen zu beheben, die Lunge besser zu belüften und den Selbstreinigungsmechanismus der Lunge anzuregen.

- Beim Atmen gegen Widerstand (z.B. durch einen Schlauch in eine wassergefüllte Flasche) wird eine intensivere Atmung durch vorheriges tiefes Luftholen bewirkt. Das Wasser ist regelmäßig zu wechseln, der Schlauch soll als Einmalartikel verworfen werden, die Aufbereitung der Flasche erfolgt desinfizierend.
- Bei Geräten zur anhaltend maximalen Inspiration (z.B. floworientiertes Gerät Mediflow® oder volumenorientierte Geräte) soll der Patient versuchen, entsprechend unterschiedlicher Vorgaben seine Einatmung zu intensivieren, um gleichmäßig alle Lungenabschnitte zu belüften und Atelektasen und Pneumonien zu verhindern. Diese Geräte werden als Einmalartikel präoperativ zum Atemtraining ausgegeben und nach der Operation patientenbezogen weiterbenutzt und mit nach Hause gegeben.
- Zur erweiterten Atemtherapie, insbesondere postoperativ sowie vor und nach der Beatmung, hat sich die CPAP-Therapie bewährt. CPAP bedeutet „continuous *positive airway pressure*" und wird mit kontinuierlichem positivem Atemwegsdruck übersetzt. Im System wird kontinuierlich, also während In- und Exspiration ein positiver Druck von 5–10 cm H_2O gehalten. Dies bewirkt eine Drosselung des venösen Rückflusses zum Herzen (Striebel 1994, S. 301). Unter CPAP ist die Atemarbeit vermindert, da der inspiratorische Gasfluß die Einatmung erleichtert (Lawin 1989, S. 17, 19). Die Aufbereitung der Geräte sollte entsprechend der Aufbereitung der Beatmungsschläuche bevorzugt thermisch erfolgen. Eine trockene staubfreie Lagerung bis zum nächsten Einsatz ist Voraussetzung dafür, daß Patienten nicht durch „Pfützenkeime" gefährdet werden.
- Auch Lagerung und Mobilisation gehören zum Atemtraining. Jeder Mensch hat seine bevorzugte Schlafstellung. Bei dieser Gruppe von Patienten haben dagegen die *Druckentlastung* und die *Unterstützung des Gasaustausches* für die Lagerungsweise eine wesentliche infektionsvorbeugende Funktion. Neben der Frühmobilisation auch des beatmeten Patienten, z.B. im bequemen Liegesessel, spielt der regelmäßige Lagewechsel (2stündlich) eine wesentliche Rolle. Durch Umlagerung können eindrucksvolle Verbesserungen des Gasaustausches erzielt werden. In Seitenlage und – noch stärker – in Bauchlage werden mehr gesunde Bereiche belüftet. Die entzündlichen Sekrete und der Schleim können leichter abfließen. So einfach, wie es klingt, sind diese Lagerungstechniken wegen intensivierter Behandlung und den vielen Verbindungen des Patienten zu den Geräten nicht durchzuführen. Mit den Besonderheiten der Beatmung in Bauchlage muß man sich vertraut machen, die Etablierung als pflegetherapeutisches Konzept ist notwendig. Auswirkungen auf Herz und Kreislauf sowie die Atmung sind bei jedem Lagewechsel festzustellen, die begleitende sorgfältige Beobachtung der Vitalwerte muß daher erfolgen. Weitere Lagerungstechniken, bei denen der Patient auf dem Rücken liegen kann (z.B. V- oder Schiffchenlagerung, A-Lagerung, T-Lagerung, I-Lagerung = VATI-Lagerungen), dehnen durch gezielte Hohllagerung den Brustkorb und führen zur besseren Belüftung der Lungen.

Inhalation. Aus hygienischen Gründen sollen bei der Inhalationstherapie folgende Gesichtspunkte beachtet werden:

- Geräte erst unmittelbar vor Gebrauch mit Inhalationslösung füllen; nur kontaminationsfreie Flüssigkeiten oder Medikamente, insbesondere bei Mehrdosisbehältern, vernebeln.
- In den Inspirationsschenkel des Beatmungsschlauchsystems verbundene Medikamentenvernebler nach jeder Benutzung wegen der Kontaminationsgefahr durch Kondenswasser wechseln und am günstigsten thermisch aufbereiten. Zumindest sollten sie jeweils mit sterilem Wasser ausgespült und sorgfältig getrocknet werden.
- Heimgeräte können in einer Spülmaschine aufbereitet und anschließend getrocknet werden.

Ein im Epidemiologischen Bulletin (1997, S. 265) veröffentlichter Fallbericht über nosokomiale Atemwegsinfektionen bei 21 Patienten einer pulmologischen Abteilung belegt die Gefährdung durch feucht gelagerte Inhalationsgeräte. Die Isolate der Keimbesiedlung mit Pseudomonas aeruginosa der sauber, aber feucht gelagerten Geräte stimmte mit den Infektions- oder Kolonisationserregern der Patienten überein. Sie wurden entweder aus dem Blut oder dem respiratorischen Sekret der Patienten angezüchtet.

Gesichtspunkte zur Anwendung ätherischer Öle. Seit Jahrhunderten haben sich Pflanzen und daraus gewonnene Extrakte in der volkstümlichen Naturheilkunde bewährt. Deren Erkenntnisse macht sich inzwischen auch die moderne Arzneimittelforschung zunutze. Es gibt eine Vielzahl therapeutisch wirksamer ätherischer Öle (Baumeister 1998). Allgemein haben ätherische Öle eine appetitanregende und verdauungsfördernde Wirkung durch Stimulation der Magensaftsekretion. Beruhigende und schlaffördernde Wirkungen können mit Lavendelöl erreicht werden. Die ätherischen Öle z.B. aus Anisi, Eucalypti, Menthae (Minze), Thymi (Thymian), Terebinthinae (Balsam der Kiefer, Lärche) stimulieren die Bronchialsekretion direkt. Gibt man sie oral, werden sie nach Resorption teilweise über die Lungen ausgeschieden. Eine nicht eindeutig geklärte sekretmotorische Wirkung, wodurch sich der Sekrettransport steigern läßt, wird durch Anregung der Zilientätigkeit erreicht. Weiterhin macht man sich die antiseptische Wirkung der ätherischen Öle zunutze (Mutschler 1986, S. 486, 487).

Verbreitung findet zunehmend die *Aromatherapie* als eine Behandlungsform, bei der durch Einsatz ätherischer Öle eine therapeutische Wirkung erzielt wird (Stevensen 1997, S. 59). Sie beinhaltet nicht nur die Inhalation, sondern auch die transdermale Resorption (Neander 1992), d.h. Aufnahme der Wirkstoffe über die Haut, und eine Verwendung als Badezusatz (Krause u. Uhlmann 1998).

Mit der Anwendung von Salben, z.B. Eukalyptus, wird ebenso diese transdermale Aufnahme genutzt. Dabei können folgende Wirkungen beobachtet werden

- Schleimtransport und expektorierende (auswurffördernde) Wirkung,
- bronchospasmolytische (bronchialkrampflösende) Wirkung,
- antimikrobielle Wirkung (Problem der Dosis).

Ein Problem ist, daß ätherische Öle mit Hilfe synthetischer Chemikalien (z.B. für den kosmetischen Bereich) gestreckt oder verfälscht werden. Damit wird die therapeutische Wirkung vermindert oder aufgehoben. Auch die Toxizität einiger Öle kann durch solche Praktiken gesteigert werden. Zuverlässige Lieferanten sind zunächst Apotheken, da hier eine kompetente Bestandteilanalyse erfolgen kann. Qualitätsverluste entstehen unter Einwirkung von Sauerstoff, Feuchtigkeit, Licht und Wärme.

Eine Reihe seltener Nebenwirkungen macht eine sorgfältige Beachtung von Kontraindikationen notwendig:

- keine Anwendung bei Säuglingen und Kleinkindern (bis 2 Jahre), speziell nachgewiesen für Kampher und Menthol bei nasaler Applikation (Laryngospasmus mit erschwerter Einatmung und Atemnot; Bettecken 1964, S. 1218),
- keine Einreibungen unter die Nase,
- bei Asthmatikern sollte die Anwendung unter sorgfältiger Kontrolle des behandelnden Arztes bzw. nach Rücksprache erfolgen, da Nebenwirkungen beobachtet werden, aber nicht unbedingt auftreten müssen.

Eine Aromatherapie sollte immer individuell ausgewählt und nicht für die ganze Station angewendet werden. Es sollte immer an die Manipulationsmöglichkeit gedacht werden, der Menschen durch das Wissen um den Geruchssinn ausgesetzt sind (Sitzmann 1995, S. 87f).

Ätherische Öle sind unter Verschluß zu halten. Vergiftungen sind bei Kindern möglich, insbesondere sind in der letzten Zeit die Vergiftungen durch Duftöle als farblich und geruchlich für Kinder interessante Flüssigkeiten angestiegen (Klotz 1997, S. 12).

Praxisanfrage von den Mitarbeitern der Intensivstation

Unser Interesse gilt der Häufigkeit des Wechsels des Endotrachealtubus oral/nasal und der Trachealkanüle.

Antwort
Die Häufigkeit von Nebenhöhlenentzündungen (Guerin et al. 1992) bei nasal intubierten Patienten ist untersucht (s. S. 284). Andererseits ist bei der oralen Intubation eine aus hygienischen Gründen notwendige Mundpflege erschwert. „Die Entscheidung, welche Form der Intubation vorgezogen werden sollte, ist u.a. abhängig von der Dauer der Intubation. Wenn aber bei länger erforderlicher Beatmung nach 8–10 Tagen grundsätzlich eine Tracheotomie durchgeführt wird, scheint die Art der Intubation keine Rolle zu spielen." (Bux u. Kappstein 1997, S. 451)
Weder der Trachealtubus noch die Trachealkanüle sollten routinemäßig gewechselt werden. Diese Maßnahmen müssen von spezifischen Indikationen abhängig gemacht werden. Hinweise auf eine Verlegung des Lumens durch eingetrocknetes Blut oder Sekret müssen vorliegen, ausführen sollte den Wechsel der Erfahrenste (Pasch 1995).

? Praxisanfrage von den Mitarbeitern der Station für Kinderonkologie

Wie lange kann das Schlauchsystem für den Ultraschallvernebler verwendet werden, wann muß das Sterilwassersystem zur Ultraschallverneblung ausgetauscht werden?

Antwort

Der Nebelschlauch zum Patienten muß 24stündlich, am besten thermodesinfizierend, aufbereitet werden. Hier ist die Kondenswasserbildung hygienisch problematisch. Die Herstellerangaben zum Sterilwassersystem (z.B. Respiflo®) lauten entsprechend zweier Studien: bis zu 35 Tage Standzeit oder Entleerung des Systems bis auf einen produktionsbedingten Rest. Soweit ein hygienisch einwandfreier Umgang mit dem Verneblerschlauch besteht, ist gegen die Restentleerung nichts einzuwenden.

Liegt zwischen der Anwendung des Gerätes bei 2 Patienten längere Zeit, ist es sinnvoll, die Verneblerschläuche trocken aufzubewahren und die Öffnung zur Membrankapsel mit einem sterilen Einmalhandschuh (Polyethylen) zu verschließen.

? *Praxisanfrage von Krankenpflegeschülern*

Im Physikunterricht behandelten wir die erhöhte Wasserdampfsättigung von Luft bei erhöhter Temperatur. Bei der O_2-Insufflation wird behauptet, daß es möglich sei, O_2 mit Wasser bei Zimmertemperatur anzufeuchten. Kann dies denn überhaupt funktionieren, welche Anfeuchtleistung wird erreicht?

Antwort

In der atmosphärischen Luft befinden sich immer mehr oder weniger große Mengen an Wasserdampf. Der Gehalt schwankt zeitlich und örtlich und wird als Luftfeuchtigkeit (Feuchte) bezeichnet. Der Dampfdruck des Wasserdampfs (Partialdruck) ist temperaturabhängig. Bei jeder Temperatur kann in einem bestimmten Luftvolumen nur eine Höchstmenge Wasserdampf enthalten sein. Unter der maximalen Feuchte f_{max} (Sättigungsmenge) versteht man die bei einer bestimmten Temperatur in einem Kubikmeter Luft maximal mögliche Wasserdampfmenge. SI-Einheit der maximalen Feuchte ist $(f_{max}) = kg/m^3$, übliche Einheit g/m^3 (Tabelle 5.14).

Nachdem unsere Einatemluft zum überwiegenden Teil bereits im Nasen-Rachen-Raum erwärmt und befeuchtet wurde, wird dies in den tieferen Atemwegen fortgeführt. Bei Eintritt in die Alveolen hat sie Körpertemperatur angenommen und ist vollständig mit Wasserdampf gesättigt.

Unter der relativen Feuchte versteht man das Verhältnis der tatsächlich enthaltenen zur maximal möglichen Masse des Wasserdampfs in der Luft. Sie wird meist in Prozent angegeben. Bei einem Meßversuch mit einem handelsüblichen Feuchtemesser wurden die in Tabelle 5.15 dargestellten Ergebnisse erzielt. Die relative Feuchtigkeit ist für unser Wohlbefinden entscheidend, sie sollte bei 55% RF liegen.

Tabelle 5.14. Sättigungsmengen für Wasserdampf. (Mod. nach Kuchling 1989, S. 609)

$t/°C$	$f_{max}/g/m^3$
12	10,67
20	17,32
24	21,81
37	43,95
40	50,17

Tabelle 5.15. O_2-Anfeuchtung (Praxistest)

% RF (Relative Feuchtigkeit)	Meßort
17,6	Normale Raumluft am 16. 12. 1997 (kalte Witterung, Raum zentralbeheizt)
5	Sauerstoff aus der Leitung direkt an der Auslaßstelle
51	Gemessen direkt an der Sonde nach Durchströmen des Sterilwassersystems

Einige zusammenfassende Merkpunkte:
Prävention von Pneumonien bei beatmeten Patienten

Als Quelle sind die (bei Kappstein 1997) zitierten Richtlinien des CDC verwendet worden. 4 Kategorien werden unterschieden:

- Kategorie IA:
  - nachdrücklich empfohlen für alle Kliniken,
  - aussagefähige experimentelle oder epidemiologische Studien vorhanden;
- Kategorie IB:
  - nachdrücklich empfohlen für alle Kliniken,
  - Experten- bzw. Konsensusempfehlungen auf der Grundlage logischer Schlußfolgerungen mit deutlichen Hinweisen auf Effektivität,
  - entsprechende Studien nicht notwendigerweise vorhanden;
- Kategorie II:
  - empfehlenswert für viele Kliniken,
  - auf der Grundlage klinischer oder epidemiologischer Studien mit Hinweis auf Effektivität, theoretischer Überlegungen oder einzelner, nur auf manche Kliniken übertragbarer Studien;
- keine Empfehlung – ungelöste Frage:
  - Maßnahmen ohne ausreichenden Hinweis auf Effektivität oder entsprechenden Expertenkonsensus.

Die pflegerische hygienische Prävention wird in CDC-Kategorien eingeteilt (Tabelle 5.16).

Tabelle 5.16. CDC-Richtlinie zur Prävention nosokomialer Pneumonien. (Mod. nach Kappstein 1997, S. 96f)

Pflegerische hygienische Prävention	CDC-Kategorie
Mindestens Händewaschen nach Kontakt mit Schleimhäuten, respiratorischem Sekret oder mit Sekret kontaminierten Gegenständen, unabhängig davon, ob Handschuhe getragen werden oder nicht. Weiterhin vor und nach Kontakt mit Patienten mit Endotrachealtubus oder Tracheostoma Besser: hygienische Händedesinfektion	Kategorie I A
Einmalhandschuhe tragen bei Umgang mit respiratorischem Sekret (z.B. endotracheales Absaugen) oder kontaminierten Gegenständen sowie Wechsel der Handschuhe und anschließendes Händewaschen zwischen Patienten	Kategorie I A
Beatmungsbeutel täglich oder zwischen Patienten thermisch desinfizierend aufbereiten	Kategorie I A
Thermisch desinfizierende Aufbereitung von Gegenständen, die direkt oder indirekt mit den Schleimhäuten des unteren Respirationstrakts in Kontakt kommen (z.B. Beatmungsschläuche, Tuben)	Kategorie I B
Aufbereitete Beatmungsmaterialien mit desinfizierten Händen oder mit unsterilen Handschuhen zusammensetzen	
Steriles Wasser zum Spülen von Gegenständen nach chemischer Desinfektion verwenden (kein Leitungswasser empfohlen!)	Kategorie I B
Bei Verwendung von WFA kann der Wechsel der Beatmungsschläuche in einem Intervall >48 h erfolgen	Kategorie I A
Im Gemeinschaftskrankenhaus Herdecke Wechsel von WFA und Gänsegurgel täglich oder nach grober Kontamination und Dysfunktion, Schlauchsysteme alle 7 Tage	
Verwendung von WFA anstelle eines aufheizbaren Befeuchters	Keine Empfehlung
Maximales Wechselintervall für Beatmungsschläuche und Befeuchter	Keine Empfehlung
Kondenswasser im Schlauchsystem regelmäßig entfernen, manueller Kontakt und Aspiration durch Patienten vermeiden	Kategorie I B
Wechsel des Schlauchsystems *mit* Kaskade frühestens nach 48 h	Kategorie I A
Patientenbezogene Kittelpflege, wenn Kontamination der Bereichskleidung mit Sekret des Patienten erwartet wird	
Zum Vernebeln nur sterile Flüssigkeiten, d.h. maximal 24 h angebrochen, oder solche mit Konservierungsstoffen maximal 1 Monat verwenden	Kategorie I A
In-line-Medikamentenvernebler nach jedem Gebrauch desinfizieren oder steril ausspülen und trocken aufbewahren	Kategorie I A
Keine routinemäßige mikrobiologische Umgebungsuntersuchungen bei Patienten, Mitarbeitern, Gegenständen und Oberflächen	Kategorie I A
SDD, routinemäßige Ansäuerung der Sondennahrung, intermittierende oder kontinuierliche Sondenkostverabreichung, orotracheale oder nasotracheale Intubation	Keine Empfehlung

Weitere pflegeprophylaktische und pflegetherapeutische Konzepte zur Prävention von Pneumonien sind:

1. Prä- und postoperative Atemtherapie durchführen (Kategorie IB), zum Einsatz kinetischer Betten (Lagewechsel des Patienten um die Längsachse) gibt das CDC keine Empfehlung.
2. Täglicher Wechsel der O_2-Befeuchter mit Schlauchsystem oder Verwendung eines geschlossenen Sterilwassersystems bis zur Entleerung (auch bei wechselnden Patienten). Voraussetzung: hygienische Sorgfalt, täglicher Schlauchsystemwechsel mit Sonde. Für die Verwendung eines geschlossenen Atemgasanfeuchtungssystems spricht das CDC keine Empfehlung aus.
3. Mund- und Nasenpflege helfen mit, Atemwegsinfektionen zu vermeiden. Das benutzte Mundpflegeset mindestens 1mal täglich wechseln.
4. Zur endotrachealen Absaugung (nur bei einer die Atmung behindernden Sekretansammlung, mindestens 1mal pro Dienstschicht) Mund-Nasen-Schutz als Patienten- und Eigenschutz verwenden.
5. Sorgfältiges steriles Absaugen mit Handschuhen, jeweils getrennter Vorgang: orale/nasale Absaugung im Mund-Rachen-Raum, endotracheale Absaugung.
6. Geeigneten und für jeden Absaugvorgang neuen sterilen Absaugkatheter (Kategorie II) verwenden (je eigenen für Mund, Nase, Tubus oder Trachealkanüle).
7. Sterile Flüssigkeit, evtl. körperwarm, zum Anspülen bei zähem Sekret verwenden.
8. Auf Sekretveränderungen achten.
9. Sekretauffangflasche, Schlauchsystem und Fingertip mindestens 24stündlich wechseln und thermisch desinfizieren, Spülköcher: Zusatz zum Leitungswasser 7,5 ml PVP-Jod (= 1%).

5.2.3
Postoperative Wundinfektionen

Einführung

Hauptgefahr für die Wunde besteht während des operativen Eingriffs, doch sind auch nachträgliche Infektionen möglich, z.B. einer sezernierenden Wunde bei einem nicht sorgfältig durchgeführten Wundverband (VW). Allerdings trägt die nachoperative Periode kaum zum Risiko von Wundinfektionen bei. Unabhängig von der Art des Eingriffs stammen die Erreger meist aus der endogenen Flora des Patienten, seltener aus einer exogenen Erregerquelle. Pflegerisch beeinflußbare Hygieneregeln sind in Tabelle 5.17 und 5.19 den verschiedenen Einflußfaktoren auf die postoperative Wundheilung zugeordnet.

Insbesondere bei einem längeren präoperativen stationären Aufenthalt kommt es zur Besiedlung des Patienten mit potentiell pathogenen, krankenhausspezifischen Bakterien (z.B. des Nasen-Rachen-Raums und der Haut). Diese können dann postoperativ als Erreger einer Infektion im Operationsgebiet gefunden werden. Deshalb ist es aus hygienischer Sicht hilfreich, daß Patienten so spät wie möglich stationär aufgenommen werden. Die präoperative hygienische Vorbereitung ist für den Heilungserfolg wesentlich mitbestimmend (Tabelle 5.17).

Tabelle 5.17. Pflegerisch-hygienische Einflußmöglichkeiten auf die verschiedenen systemischen Einflußfaktoren der postoperativen Wundheilung. (Mod. nach Schweins 1993, S. 153f)

Systemische Einflußfaktoren auf die Wundheilung	Pflegerisch beeinflußbare Hygieneregeln, um postoperativ Wundinfektionen zu verhüten	Ja/nein
Grund- und Begleiterkrankungen (z.B. Diabetes mellitus) des Patienten		Nein
Alter des Patienten		Nein
Ernährungszustand (Eiweißmangel z.B. durch Blutverlust, durch Eingriffe an zentralen Organen wie der Leber bzw. traumatisch bedingte Stoffwechseldepression)		Nein
Systemische antimikrobielle Pharmakotherapie		Nein
Chemotherapie (Kortikoide, Zytostatika, Psychopharmaka)		Nein
Hormonstatus des Patienten		Nein
Einwirkungen des ZNS z.B. bei Streß	Verminderung von Angst und Unsicherheit	Ja
Präoperative Verweildauer	Möglichst kurze präoperative Verweildauer (Keimspektrum von Haut und Nasen-Rachen-Raum verändert sich durch Klinikaufenthalt	Ja
Präoperative Vorbereitung des Patienten	Benutzung von Enthaarungscreme bzw. Elektrorasur unmittelbar präoperativ (möglichst im OP) Präoperatives Duschen am Morgen der Operation	Ja
Erregerwandel	Information über Wundinfektionsrate, Konsequenzen daraus ableiten	Ja

Präoperative Vorbereitung des Patienten

Körperreinigung

Falls der Patient bereits am Vortag aufgenommen ist, sollte mit der Vorbereitung auf einen geplanten Eingriff am Vorabend begonnen werden. Nach Möglichkeit badet der Patient zur Reinigung und angestrebten Beruhigung (evtl. ein Lavendelölvollbad) oder duscht. Wohl wird durch die Anwendung von antiseptischen Wirkstoffen (z.B. chlorhexidinhaltigen Seifen, PVP-Jod) die Hautflora reduziert, dies hat nach Untersuchungen jedoch keinen Einfluß auf die postoperative Wundinfektionsrate (Gröschel 1993, S. 302). Aus dem Wissen um eine gehäufte Keimabgabe mit Hautschuppen nach dem Duschen (s. Kap. 2.5) ist es eher hilfreich, daß der Patient am Morgen nicht mehr duscht, sondern nur noch eine Körperwaschung durchführt. Hier kann jedoch auf individuelle Wünsche des Patienten eingegangen werden.

Bei der Körperreinigung muß auf die gründliche Reinigung bestimmter Körperregionen geachtet werden wie

- die Finger- und Fußnägel: farbiger Nagellack, bei handchirurgischen Eingriffen auch farbloser, muß zur intraoperativen Beobachtung entfernt werden;
- den Bauchnabel (langfristiger Schmutz kann steinartig verhärtet sein), z.B. besonders wichtig bei geplanter laparoskopischer Cholezystektomie. Hier ist das Einlegen eines PVP-Iod-Tupfers in die Nabelgrube am Morgen des Operationstags sinnvoll;
- den Intimbereich des Mannes und der Frau (Kap. 5.2.1).

Präoperative Haarentfernung

„God shave the Queen ... oder kritische Betrachtungen zur präoperativen Körperrasur" (Sitzmann 1997): Vom Operateur aus der Stationsarbeit *„an den Tisch"* gerufen zu werden, davor fürchten sich Pflegende operativ ausgerichteter Stationen mehr als der Teufel vor dem Weihwasser. Meist ist ihnen bei diesem Canossagang schon klar, daß irgendeine Forderung des Operateurs bei der Vorbereitung des Patienten nicht oder nicht gründlich genug erfüllt wurde. Ob es nun der nicht saubere Nabel des Patienten oder einzelne sichtbare Haare im Operationsgebiet sind, diese Demonstration vor der versammelten OP-Mann- und Frauschaft ist peinlich. Wenn auch noch drohende Komplikationen durch diese mangelnde Leistung heraufbeschworen werden, ist der beabsichtigte erzieherische Effekt erreicht, und es wird zukünftig *„porentief ausrasiert"*. Unglücklich verbunden mit diesem rituellen Diktat, dem sich schon Generationen Pflegender fügen, ist das Gewohnheitsdenken. Aus leidvoller Erfahrung, was alles am Operationsmorgen den gewohnten Arbeitsgang durcheinanderbringen kann, wird die Operationsvorbereitung, soweit es irgend geht, am Tag vor dem großen Ereignis abgeschlossen. Mit dem Grundsatz der Bequemen „Haben wir immer schon so gemacht ..." wird auch die großzügige Rasur der Körperbehaarung 1 oder 2 Tage vor der Operation durchgeführt.

Grundlegend andere Erkenntnisse der Krankenhaushygiene zur präoperativen Haarentfernung liegen bereits seit fast 2 Jahrzehnten vor (Cruse u. Foord 1980; Alexander et al. 1983). Doch der in einem Hause gültige Hygienekodex setzt sich im einzelnen aus sicherem Wissen, überregionaler Empirie, dem Sicherheitsbedürfnis sowie lokaler und personengebundener Tradition zusammen und ist schwer verändernd zu beeinflussen (Zegelin 1996). Dabei ist besonders das Fach Krankenhaushygiene im Fächerkanon der auszubildenden Mediziner ein Entwicklungsgebiet.

Was gibt es gegen das präoperative „porentiefe" Ausrasieren, trocken mit dem Einmalrasierer, 1 oder 2 Tage vor der Operation argumentativ vorzubringen (Tabelle 5.18)?

Wann werden diese fehlerhaften Traditionen aufgegeben? Wann werden die letzten Neudrucke und Neuauflagen unserer Berufsliteratur diesem nicht mehr so neuen Wissen zum Vorteil des Patienten angepaßt sein? Dabei ist dem Verfasser das Gefälle in der Qualität des Ausbildungsfachs Krankenhaushygiene von Pflegenden und Medizinern bewußt; die ärztliche Anordnung muß von den auf diesem Gebiet aktueller und intensiver ausgebildeten Pflegenden ausgeführt werden. Hier kann nur ein fairer und nicht im hektischen chirurgischen Alltag geführter interprofessioneller Dialog mit Fakten aus der inzwischen umfangreichen Literatur Hilfe bringen.

Tabelle 5.18. Hygiene bei der präoperativen Rasur

Hygienefehler	Postulate	Erläuternde Empfehlungen
1. Haarentfernung im Operationsgebiet durch Trockenrasur mit Einmalrasierer	Rasur sooft wie möglich vermeiden! Stutzen der Haare mit Schere reicht oft aus, andernfalls elektrisch rasieren Bei dieser Praxis wurde das geringste Wundinfektionsrisiko beobachtet	Trockenrasur verletzt und schmerzt häufiger, außerdem gibt es mehr Abfall
2. Verwenden von Haarentfernungscreme ohne zuvor durchgeführten Verträglichkeitstest	Eine chemische Depilation kann Allergie hervorrufen!	Diese für den Patienten am zufriedenstellendste Methode nur nach einem Verträglichkeitstest mit einer kleinen Salbenmenge in der Ellenbeuge anwenden
3. Körperrasur vor dem Operationstag	Eine gegen die vorhandenen wissenschaftlichen Argumente geforderte Rasur ausschließlich *am Operationstag außerhalb* der Operationseinheit durchführen!	Hautschonend ist die Naßrasur. Bei der Rasur am Vortag entstandene Mikroläsionen (durch Schnitte, Abschürfungen, Wundsein) mit ihrer endogenen und exogenen Besiedlung mit Mikroorganismen führen zu erheblich höheren Wundinfektionsraten

PS: Sicher gibt es bei der präoperativen Haarentfernung keinen Zusammenhang zum Kriegsbrauch der nordamerikanischen Indianer, von ihrem besiegten toten oder lebenden Feinden den Skalp abzunehmen; das wichtige Handwerkzeug des Chirurgen mit der feststehenden, rasiermesserscharfen Klinge, das Skalpell, heißt sicher nur zufällig so ähnlich.

Peri- und postoperative, pflegerisch beeinflußbare Hygieneregeln

Wie bereits in Tabelle 5.17 erkennbar ist, gibt es nur einige grundlegende Hygieneregeln, die aus pflegerischem Handeln heraus die postoperative Wundinfektion beeinflussen können. Sie sind in Tabelle 5.19 um den peri- und postoperativen Zeitraum ergänzt.

Wundformen, unterschieden nach ihrem Kontaminationsgrad

Neben den übrigen Risikofaktoren hängt das Risiko postoperativer Wundinfektionen auch vom Kontaminationsgrad der Wunde ab. International hat sich die Einteilung in 4 Klassifizierungen bewährt, in Deutschland wurde vom Robert-Koch-Institut die vom ehemaligen Bundesgesundheitsamt erarbeitete Klassifizierung in 3 Kategorien übernommen. Eine Gegenüberstellung erfolgt in Tabelle 5.20.

Tabelle 5.19. Pflegerisch-hygienische Einflußmöglichkeiten auf peri- und postoperative **lokale** Einflußfaktoren der Wundheilung. (Mod. nach Breuniger 1990; Schweins 1993)

Lokale Einflußfaktoren auf die Wundheilung	Pflegerische beeinflußbare Hygieneregeln, um postoperativ Wundinfektionen zu verhüten	Ja/nein
Fremdkörper in der Wunde		Nein
Prä- und perioperativ starke Blutung		Nein
Nekrotisches Gewebe		Nein
Operationstechnik inklusive Dauer der Operation	Unter anderem durch die Beachtung hygienischer Arbeitsabläufe im OP	Ja
Implantate		Nein
Mikrobielle Kontamination des Operationsfeldes (saubere, bedingt saubere, kontaminierte, massiv kontaminierte Wunde)	Vermeidung von Kreuzinfektionen (räumliche Trennung septischer und aseptischer Patienten, nicht jedoch auf gesonderter Station) Reihenfolge bei mehreren Verbandwechseln auf Station unwesentlich: die jeweilige Ausführung muß so erfolgen, daß keine Erregerübertragung stattfindet, Abwurf des benutzten Materials in geeignete Behälter (trockene Entsorgung, keine Desinfektionslösung)	Ja
Residente Hautbesiedlung	Nicht routinemäßig ein postoperativ frisches Bett richten (Indikationen s. Kap. 5.3.2); frisches Stecklaken und frisch bezogene Bettdecke sind ausreichend	Ja
Sekretabfluß	Aseptischer Umgang mit Wundsekretableitungssystem, Sekretabfluß beobachten: Menge und Geruch des Sekretes	Ja
Durchblutung des Gewebes	Entsprechende Verbandstechnik	Ja
Feuchtigkeit der Operationswunde	Wechsel von durchbluteten oder durchnäßten Verbänden (oberste Abdeckung) Nach dem 2. postoperativen Tag keinen neuen Verband anlegen, aseptische Wunde verschlossen (Ausnahme: Patient wünscht Pflaster oder Verband sowie Wunden in Problemzonen: Leiste, adipöse Bauchdecke; hier Wechsel des Verbands bis Nahtentfernung in 2tägigen Abständen) Sonst kann der Patient nach 3 Tagen duschen	Ja
Lokale Pharmakotherapie (Antiseptika, Lokaltherapeutika, lokale Antibiotika)	Beachte Indikation: Zum Verbandwechsel 48 h nach aseptischer Operation kein Antiseptikum verwenden Nach Klammer- oder Nahtentfernung nur bei leicht blutenden Wunden	Ja

Tabelle 5.20. Vergleichende Einteilung der Operationen nach Kriterien des Centers for Disease Control (CDC) und des Robert-Koch-Instituts (RKI)

Vier Wundformen (CDC)	Erläuterungen	Drei Kontaminationsgrade (RKI)
1. Klinisch saubere Operationswunde	Unwesentliche Kontamination, z.B. elektive Schilddrüsen-, Herz- oder Gelenkoperation	A. Aseptisch und diesen gleichzusetzende operative Eingriffe
2. Klinisch saubere, aber kontaminierte Wunde	Frisch traumatisierte Wunde; operationsbedingte Eröffnung eines Hohlraumsystems, z.B. Appendektomie oder Operation im Bereich des Oropharynx, der Vagina oder der nicht besiedelten Gallenwege	B. Bedingt aseptisch: Operationen an Organen und Geweben, die mikrobiell besiedelt oder potentiell mikrobiell besiedelt sind
3. Kontaminierte Wunde	Keimeintrag Biß-, Schuß- und Quetschwunde Operationsbedingte Eröffnung eines Hohlraumsystems mit Keimaussaat, z.B. abdominoperineale Rektumamputation	
4. Massiv kontaminierte oder infizierte Wunde	Verzögerte Versorgung, z.B. alte Verletzungswunde Fäkale Kontamination, z.B. nach Darmperforation Manifeste Infektion	C. Septische Eingriffe; Operationen an infizierten Organen und Geweben

Bei der Planung operativer Eingriffe sollten die Kontaminationsgrade berücksichtigt werden, d.h. potentiell kontaminierte Eingriffe bei Patienten sollten an das Ende des Tagesprogramms gesetzt werden. Um Kreuzinfektionen zu vermeiden, sollen Patienten mit septischen und aseptischen Wunden postoperativ in getrennten Zimmern liegen, eine Behandlung auf gesonderter „septischer Station" ist hygienisch nicht sinnvoll.

Weitere postoperative pflegerisch-hygienische Einwirkungsmöglichkeiten

Aufgeführt werden Prinzipien einer Verbandstechnik (VW), die Hygiene und Umwelt berücksichtigt:

- Vor und nach dem VW hygienische Händedesinfektion durchführen.
- Größere Verbände außerhalb der Routinevisite mit eigenem Kittel oder Vorbindeschürze durchführen.
- Nach 48 h keinen Verband mehr anlegen: Die aseptische Wunde ist verschlossen. Die „Verbundenheit" von Arzt und Pflegenden zum Patienten nicht durch die Tätigkeit routinemäßiger VW bekunden!

- Keinen Staub oder Keime „aufwirbeln" durch gleichzeitige Reinigungsarbeiten im Zimmer, Betten des Nachbarpatienten oder geöffnete Fenster und Türen bei einem VW; keine „Menschenansammlungen" im Patientenzimmer bei VW.
- Statt Verbandwagen jeweils frisches Tablett mit Verbandmaterial nutzen; damit ist ein individueller VW ohne die Gefahr von Kreuzkontaminationen leichter möglich.
- Verbandtrommeln und „Dauer"-Standgefäße mit Kornzangen sind veraltet und „out".
- No-touch-Technik beachten, z.B. alte Wundauflage mit Handschuh (unsteril), u.U. mit Hilfe einer sterilen Pinzette entfernen; Anlegen des neuen Verbands mit sterilen Handschuhen, Instrumenten und sterilem Verbandmaterial.
- Zur Wundbehandlung (Wundspülung) oder Lockerung des Verbands weder H_2O_2 noch NaCl 0,9% verwenden, da beide Substanzen granulationshemmend wirken. Besser geeignet ist Ringer- oder Glukoselösung.
- Unsauberes Material sofort in Abwurfbeutel, anschließend entsorgen.
- Nur sterile Salben und Lösungen verwenden.
- Benutzte Instrumente u.ä. zur maschinellen desinfizierenden Aufbereitung ablegen (nicht ein„weichen").
- Aseptische Wunden von innen nach außen reinigen (Abb. 5.5).
- Septische Wunden von außen nach innen reinigen (Abb. 5.5).

Die *Reihenfolge der Verbandwechsel im Stationsbetrieb* ist bei mehreren Verbandwechsel und verschiedenen Patienten unwesentlich: Die jeweilige Ausführung muß so erfolgen, daß keine Erregerübertragung stattfindet; dabei ist das Tablettsystem hilfreich.

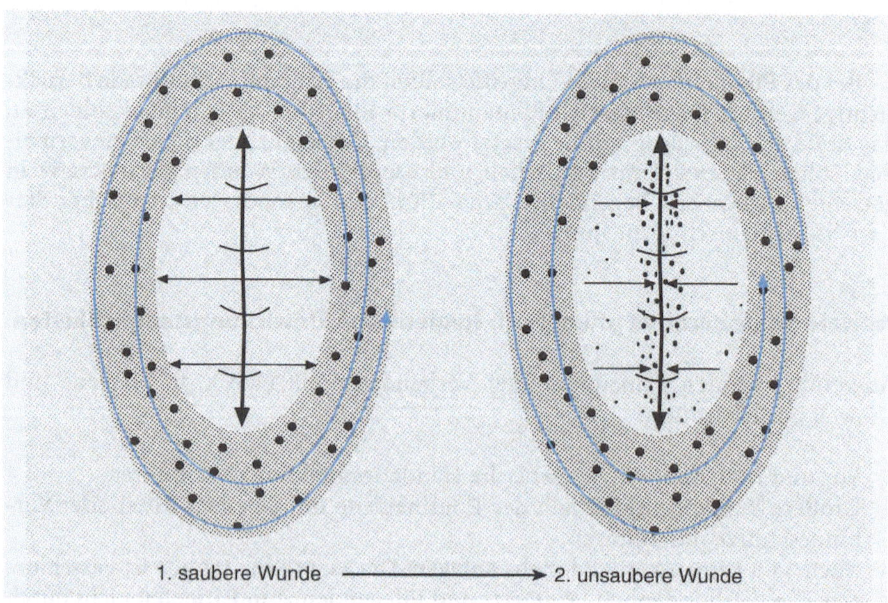

Abb. 5.5. Antikseptik der sauberen und unsauberen Wunde

Materialanforderungen sind:

- luft- und wasserdampfdurchlässig, bei chronisch infizierten Problemwunden feuchte, phasengerechte Wundbehandlung auf der Basis Hydroregulation durchführen,
- hautverträglich,   • größenangepaßt.

An Material wird benötigt:
- Steril:
    - Einmalhandschuhe (nicht unbedingt Latex!),
    - einzel verpackte Kompressen, evtl. salbenhaltige Gaze,
    - Ringer- oder Glukoselösung,
    - evtl. Wundantiseptika (beachte streng die Indikation!),
    - evtl. Abdecktuch,
    - Schere,   • Pinzette,   • Klemme,
    - evtl. Material zur Faden- oder Klammerentfernung.
- Unsteril:
    - Einmalschürzen (Textilschürze),
    - Einmalhandschuhe (nicht unbedingt Latex!),
    - Abwurfbeutel,
    - Mund-Nasen- und Haarschutz bei großflächigen Wunden bzw. besonderer Infektiosität,
    - desinfiziertes Tablett zum patientenindividuellen Transport der Materialien.

Zur Therapie *chronischer, stark entzündeter Wunden* (venöses und arterielles Ulkus, Dekubitus, diabetisches Ulkus) gelten die Therapieprinzipien:

- Ursache bekämpfen (z.B. Druckentlastung, Durchblutungsförderung);
- Nekrose beseitigen (chirurgisch), chirurgische Wundreinigung (Débridement) mit dem Skalpell, nicht mit einem stumpfen „scharfen" Löffel oder Schere;
- Infektion therapieren: *kurzfristig* besteht die Indikation zur lokalen Antiseptik, metallhaltige Wundtherapeutika unbedingt meiden; sonst eher systemische Anwendung;
- feuchter steriler Wundverband (z.B. mit Ringerlösung wirkt er schmerzlindernd);
- Pflege von Granulationsgewebe und Wundrändern:
    - frische Granulationsränder: keine Reinigung und Spülung, keine Salben zur Granulationsförderung, Wundruhe durch atraumatische Verbände, Feuchthalten,
    - schmierige, schlaffe, stagnierende Granulationen: die möglichen Ursachen beeinflussen (Blutminderversorgung, Druckbelastung, mangelhafte Wundreinigung),
    - überschießende Granulation: mit Ätzstift vorsichtig einwirken.

Lokale Antiseptika über längere Zeit angewandt

- schädigen die Granulozytose und Lymphozytose mehr als die Erreger,
- stören die Durchblutung,
- behindern die Bildung von Granulationsgewebe.

Bei der Betreuung von Patienten mit septischen Wunden an die gezielte tägliche Desinfektion von patientennahen Flächen (Nachttisch, Bettplatz, Waschbecken, WC usw.) sowie des Fußbodens denken. Sonst ist die tägliche Reinigung des Patientenzimmers ausreichend. Bei Aufhebung der Isolierung septischer Patienten kann sauberes Material (u.a. verpacktes Verbandmaterial, verpackte Handschuhe, Moltexunterlagen, Absaugsonden) in Säcken verpackt nach einer 6wöchigen Quarantänelagerung wieder verwendet werden. In diesem Fall soll auch das Patientenbett desinfizierend aufbereitet werden.

Auf pflegerische Einwirkungsmöglichkeiten bezogene kurze Zusammenfassung (orientiert an den CDC-Empfehlungen zur Prävention postoperativer Infektionen im Operationsgebiet (Kappstein 1997, S. 119)

- Kurzfristige präoperative Verweildauer des Patienten,
- wenn präoperative Haarentfernung, dann nur am Operationstag mit elektrischer Haarschneidemaschine,
- möglichst wenig Personen, Bewegungen und Gespräche während der Operation (Daschner u. Rüden 1997, S. 944),
- nur geschlossene Wunddrainagen verwenden, streng aseptischer Umgang mit Wundsekretableitungssystemen,
- hygienische Händedesinfektion vor und nach VW,
- No-touch-Technik beim VW, Verbandwechsel mit Verbandset,
- Wechsel des Verbands, wenn er durchfeuchtet ist und bei Verdacht auf Wundinfektion (z.B. Fieber, ungewöhnlicher Wundschmerz),
- jedes Sekret aus der Wunde mikrobiologisch untersuchen lassen,
- Isolierung von Patienten mit Wundinfektionen durch polyresistente Erreger (räumliche Trennung von Patienten mit septischer und aseptischer Wunde),
- Mitarbeiter mit Hautinfektionen an den Händen oder eitriger Racheninfektion sollen keinen direkten Patientenkontakt haben.

5.2.4
Bakteriämie/Sepsis

Einführung

Gefäßkatheter sind die wichtigsten Faktoren für die Entwicklung einer Sepsis (Rüden et al. 1997, S. 202). Deshalb sollen hier ausschließlich nosokomiale Venenkatheterinfektionen als eine Ursache von Sepsis behandelt werden, die mit einem Anteil von 7,9% aller nosokomialen Infektionsarten an 4. Stelle liegen (NIDEP-Studie). Neben der Gefahr mechanischer und chemisch bedingter Komplikationen (z.B. Thrombophlebitis) besteht insbesondere die Möglichkeit einer lokalen oder systemischen Infektion. Dadurch kommt es neben den Schmerzen für den Patienten zur Verweildauerverlängerung und zu erhöhter Letalität.

Definitionen
Bei einer *Bakteriämie* sind in der Blutkultur Bakterien als Erreger nachweisbar; bei der Fungiämie Pilze und bei einer *Virämie* Viren.

Sepsis ist der Sammelbegriff für alle Infektionszustände, bei denen, ausgehend von einem Herd, konstant oder kurzfristig-periodisch Bakterien oder Pilze in den Blutkreislauf gelangen, metastatische Absiedlungen setzen und bei denen die klinischen Folgen dieses Geschehens das Krankheitsbild beherrschen. Es existiert eine *septische Trias:* Herd – Generalisation – Absiedlung (Tauchnitz 1994).

Sepsis ist die systemische Antwort auf eine Infektion, bei der u.a. folgendes klinisches Bild vorliegt: Temperatur >38 °C oder <36 °C (Hypothermie insbesondere bei neutropenischen Kindern und Frühgeborenen), Blutdruckabfall <90 mmHg systolisch, Pulsfrequenz >90 Schläge/min, Oligurie mit <20 ml/h.

Es werden jedoch nicht nur die direkten unmittelbaren toxischen Wirkungen eines Keims (etwa über Zytotoxine) beobachtet, sondern auch die Abwehrreaktionen des Wirts selbst auf einen Keim: das *Systemic Inflammatory Response Syndrom* (SIRS) ist die systemische entzündliche Antwort auf eine Vielzahl von schweren klinischen Schäden. Ein positiver bakteriologischer Nachweis ist nur in den wenigsten Fällen möglich.

Nachfolgend soll nur der Begriff Bakteriämie verwendet werden.

Risikofaktoren

Pathogenese

Die nosokomiale Bakteriämie tritt meist bei Patienten mit einem disponierenden Grundleiden auf. Mit dem Begriff der im Krankenhaus erworbenen Infektion wird häufig verbunden, daß es sich bei diesen Komplikationen um ein Fehlverhalten der Mitarbeiter im Krankenhaus in der Anwendung hygienischer Regeln handeln könnte, d.h., daß nosokomiale Infektionen immer vermeidbare Infektionen sind. Es werden jedoch zunehmend Patienten behandelt, die durch verschiedene Faktoren die Gefahr einer sekundären Infektion mit sich bringen (Tabelle 5.21). Weitere, hier nicht zuzuordnende disponierende Faktoren sind:

- lange Aufenthaltsdauer im Krankenhaus,
- die Hospitalumgebung (chirurgische, internistische und pädiatrische Intensivpflegestation, Knochenmarktransplantationseinheit, Verbrennungseinheit).

Tabelle 5.21. Disponierende Faktoren einer Bakteriämie

| Disponierende Faktoren einer Bakteriämie | |
Endogene Risiken	Exogene Risiken
Schwere Grundkrankheit Sehr niedriges Alter (<1 Jahr)	Zentrale intravasale Katheter Invasive Maßnahmen (z.B. Intubation und Beatmung, Blasenkatheter, Operationen)
Hohes Alter (>60 Jahre)	Mangelnde Beobachtung z.B. postoperativer Wundveränderungen Breite und langdauernde Antibiotikatherapie mit Resistenzentwicklung und Selektion Ungünstige Relation: Anzahl der Patienten und Pflegenden und damit verbundene Hygienemängel

Endoplastitis
Ein weiteres bedeutsames Prinzip der Krankheitsentstehung von Bakteriämien ist die Besiedlung von implantierten Kunststoffmaterialien mit fakultativ pathogenen Mikroorganismen (Peters 1986, 1988, Volkert 1991, Brandes 1994, Bach 1995). Meist sind es Staphylokokken – insbesondere Keime der koagulasenegativen Staphylo-coccus-epidermidis-Gruppe. Diese Besiedlung ist der erste Schritt auf dem Weg zur Infektion. Haben sich die Keime einmal fest an die Polymeroberfläche gebunden, bilden sie zunächst Mikrokolonien, später mehrschichtige Zellagen. Sie produzieren eine Schleimsubstanz, die sich außerhalb der Bakterienzelle anhäuft und von der sie immer mehr eingescheidet werden. Sie haften damit fest am Katheter, und Abwehrzellen des Körpers erreichen die Bakterien ebensowenig wie Antibiotika. Diese Besiedlung erfolgt u.a. auf implantierten Kunststofffremdkörpern, wie Venenkathetern, künstlichen Herzklappen, Dialyseshunts und Urinkathetern.

Intestinale bakterielle Translokation
Wie bei der Infektion der Lunge durch Mikroorganismen scheint auch bei der Bakteriämie ein wichtiger Faktor die Translokation intestinaler Bakterien über die Mesenteriallymphknoten in die Blutbahn zu sein. Durch Lockerung der zellulären Verbindung der Darmepithelien kommt es zum Übertritt der Bakterien in das Blutgefäßsystem (Vetter 1997, S. B-1700).

Wichtigste präventive Maßnahmen zur Verhütung von Infektionen durch intravasale Katheter

Die hygienischen Maßnahmen am Beispiel von intravasalen Kathetern und der Infusionstherapie (Abb. 5.6) waren durch die 1983 vom Centers for Disease Control (CDC) veröffentlichten Richtlinien geprägt. 1996 wurden diese Richtlinien von einem durch das US-amerikanische Gesundheitsministerium eingesetzten Komitee (HICPAC) überarbeitet und aktualisiert. Die Empfehlungen sind durch 434 Literaturstellen belegt und nach 4 Kategorien geordnet:
- Kategorie IA: *Besonders empfohlen* für alle Krankenhäuser und gestützt durch gut geplante experimentelle oder epidemiologische Untersuchungen,
- Kategorie IB: *Besonders empfohlen* für alle Krankenhäuser und durch Fachexperten als effektiv angesehen, weil rationale und hinweisende Fakten existieren, obwohl *maßgebliche wissenschaftliche Studien fehlen,*
- Kategorie II: Zur Einführung in vielen Krankenhäusern empfohlen. Die Empfehlungen werden durch hinweisende klinische oder epidemiologische Studien gestützt, durch eine streng theoretische Begründung oder durch maßgebliche Studien, die *für einige, aber nicht für alle Krankenhäuser* anwendbar sind,
- keine Empfehlungen, ungelöste Fragen: Vorgehensweisen, für die keine ausreichenden Hinweise oder kein Konsens bezüglich der Effektivität bestehen (Geffers u. Rüden 1997).

Den in Tabelle 5.22 angegebenen Präventionsmaßnahmen sind die HICPAC-Kategorien zugeordnet, ergänzt um bewährte Hinweise, die nicht in der Empfehlung angegeben waren.

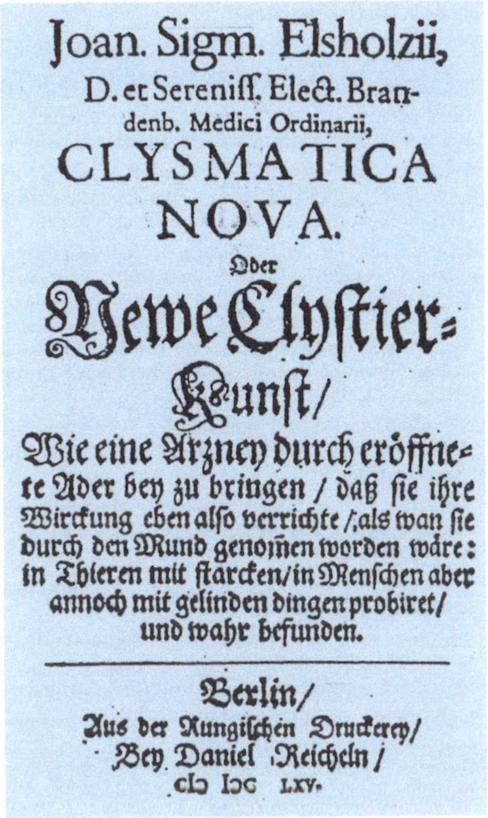
Joan. Sigm. Elsholzii,
D. et Serenisſ. Elect. Bran-
denb. Medici Ordinarii,
CLYSMATICA
NOVA.
Oder
Newe Clyſtier-
Kunſt/
Wie eine Arzney durch eröffne-
te Ader bey zu bringen / daß ſie ihre
Wirckung eben alſo verrichte /, als wan ſie
durch den Mund genom̃en worden wäre:
in Thieren mit ſtarcken/in Menſchen aber
annoch mit gelinden dingen probiret/
und wahr befunden.
Berlin/
Aus der Rungiſchen Druckerey/
Bey Daniel Reicheln/
CIↃ IↃC LXV.

Abb. 5.6. Titelblatt der Arbeit zu Beobachtungen bei Injektionen des Berliner Arztes Johann S. Elshotz (1623–1688)

Tabelle 5.22. Prävention von Bakteriämien

Hygienische Maßnahmen	HICPAC - Kategorie
1. Legen eines zentralvenösen Katheters 1.1 Kontinuierliche *Fortbildung* über Indikationen (möglichst wenig Katheter) sowie deren Anlage und *Pflege*	Kategorie IA
Speziell ausgebildete Mitarbeiter für Anlage und Versorgung	Kategorie IB
1.2 Hygienische *Händedesinfektion* vor dem Legen oder Wechsel eines Katheters, vor und nach jeder Palpation sowie dem Verbandwechsel	Kategorie IA
1.3 Sorgfältige *Hautantiseptik* (Alkohol oder 10% PVP-Jod vor Anlage eines Zugangs (*Einwirkzeit* 1 min) mehrmals mit *sterilem* Tupfer auftragen und verreiben	Kategorie IA
1.4 Anlage eines zentralen Venenkatheters mit *aseptischer Technik:* steriler Kittel, sterile Handschuhe, Mund-Nasen-Schutz, steriles großes Lochtuch	Kategorie IB
Nach der Hautantiseptik keine Palpation der Einstichstelle außer bei aseptischem Vorgehen	Kategorie IA
1.5 *Erster Wundverband* wegen Blutung mit *Mullkompresse*	
1.6 *Dokumentation*	Kategorie IB

Tabelle 5.22. (Fortsetzung)

Hygienische Maßnahmen	HICPAC – Kategorie
Des Legens (Datum, Uhrzeit, an gut sichtbarer Stelle (Verband o.ä.) Des Verbandwechsels in Patientendokumentation und auf Verband	
2. Überwachung und Pflege eines intravasalen Katheters 2.1 Einmal täglich vorsichtige *Palpation* der Einstichstelle durch den intakten sterilen Kompressenverband auf (Druck-)Schmerzhaftigkeit	Kategorie IB
2.2 Wenn Patient auf Schmerzreiz nicht reagieren kann, wird der Verbandwechsel oft täglich vorgenommen, um die Einstichstelle begutachten zu können. Als Alternative stehen *transparente Folienverbände* (Opsite IV3000®, Tegaderm® HP) zur Verfügung. Die neu entwickelten wasserdampfdurchlässigen Folien lassen kein höheres Infektionsrisiko als Mullkompressen erwarten. Dabei einen Verbandwechsel erst bei Bedarf durchführen, d.h. nach etwa 7 Tagen (Abb. 5.7)	(Bux u. Kappstein 1997, S. 456: Maki 1991)
2.3 *Inspektion* der Einstichstelle bei Verbandwechsel oder wenn Patient Fieber unklarer Ursache bzw. Schmerzen an der Einstichstelle oder lokale Infektionssymptome hat	Kategorie IB
2.4 *Verbandwechsel, wenn er feucht, schmutzig, lose* ist oder wenn eine *Inspektion der Kathetereinstichstelle* erforderlich ist. Bei stark schwitzenden Patienten häufigerer Wechsel	Kategorie IB
Zur Häufigkeit des *routinemäßigen Verbandwechsels* gibt das HICPAC keine Empfehlung	Keine Empfehlung
2.5 Sinnvoll ist zum Legen und Verbandwechsel die Verwendung eines Sets sowie Einmalhandschuhe (nicht unbedingt Latex!); möglichst *keine Rasur* wegen Mikrotraumatisierung und Infektionsgefahr	
2.6 *Einstichstelle* mit PVP-Jod oder alkoholischem Desinfektionsmittel *desinfizieren,* abtrocknen lassen Beachte: Fehlende Alkoholfestigkeit verschiedener Foliensysteme!	Kategorie IB
Keine Empfehlung zur routinemäßigen Applikation antimikrobieller Salben auf die Einstichstelle von Kathetern	Keine Empfehlung
2.7 *Keine Blutentnahme* aus dem Katheter, möglichst periphere Venen punktieren oder arterielle Verweilkanüle benutzen	
2.8 Kein *Wechsel des Katheters* über Führungsdraht bei Vorliegen einer katheterbedingten Infektion	Kategorie IB
Neuanlage an anderer Lokalisation	Kategorie IA
Wenn Katheterspitze bei Infektionsverdacht mikrobiologisch untersucht werden soll, vorher keine Desinfektion der Einstichstelle oder sorgfältig abtrocknen lassen, Einsenden in sterilem Röhrchen, evtl. mit sterilem NaCl 0,9%	
2.9 *Sofortige* Entfernung, wenn keine Indikation mehr gegeben ist	Kategorie IA
2.10 *Mehrlumige Katheter* mit sterilem Stöpsel verschließen. Dreiwegehähne nur soweit unbedingt erforderlich einsetzen.	
2.11 Grundsätzlich bei Gefahr der Blutkontamination *Einmalhandschuhe* (hier: puderfreie Latexhandschuhe) verwenden mit anschließender Händedesinfektion wegen Undichtigkeiten (Weber et al. 1997)	
2.12 *Keine* routinemäßige Verabreichung von *Antibiotika* zur Prophylaxe einer Katheterkolonisation oder Kathetersepsis vor dem Legen oder während des Gebrauchs von Gefäßzugängen	Kategorie IB
3. Überwachung und Pflege bei einer liegenden peripheren Verweilkanüle (z.B. Braunüle®, Protectiv Plus®) 3.1 Nach der Hautantiseptik keine Palpation der Einstichstelle außer bei aseptischem Vorgehen	Kategorie IA

Tabelle 5.22. (Fortsetzung)

Hygienische Maßnahmen	HICPAC – Kategorie
3.2 Der *Wechsel peripherer Plastikkanülen* wird nicht mehr alle 72 h empfohlen, er soll von klinischen Kriterien abhängig gemacht werden: Wechsel bei Rötung an der Einstichstelle oder im Verlauf der Vene, Schmerzen und Induration (Verhärtung)	Kappstein 1997, S. 134
Jedoch deutliche Zunahme der Komplikationsrate auf über 70% nach 72 h, insbesondere bei unzureichenden händehygienischen Maßnahmen (fehlende Handschuhe und Händedesinfektion) vor dem Legen der Verweilkanüle	Hirschmann u. Wewalka 1997, S. 611
3.3 *Sterilen Textilverband* (z.B. Vecasael®, Hansapor steril® oder Primapore®) verwenden; möglich sind transparente Folienverbände VW bei Durchnässung des Verbands und hygienische *Händedesinfektion vor und nach jeder Manipulation* an Infusionssystem und Kanüle	
4. Vorbereitung von Injektionen und Infusionen	
4.1 Direkte *Arbeitsfläche* sauber und *mit Alkohol 70% desinfiziert* nutzen.	
4.2 *Hygienische Sorgfalt* beim *Mischen von Infusionslösungen* Zuvor hygienische Händedesinfektion Gummistopfen mit alkoholischem *Desinfektionsmittel abreiben*	Kategorie IA
4.3 Alle *parenteralen Lösungen mit Zumischungen* in der Apotheke mit aseptischer Technik an einer Laminar-Airflow-Werkbank herstellen	Kategorie II
4.4 *Mehrdosisbehälter (Durchstichampullen):* Wenn möglich, Einzeldosisbehältnisse verwenden	Kategorie II
Jeweils *neue sterile Kanüle* und Spritze verwenden	Kategorie IA
Kanüle nicht stecken lassen, keine sog. Minispikes verwenden Entnahmen im Laufe von 24 h bei *Kühlschranklagerung* möglich	Kappstein u. Daschner, S. 421
Medikamente mit Konservierungsstoff (evtl. Insulin und Heparin) über 2–3 Wochen (beachte Herstellerangaben); je nach Präparat keine Kühllagerung erforderlich	Kategorie II
4.5 *Beschriftung* der Infusion (Zusätze, Dauer, Beginn der Infusion)	
4.6 *Aufbewahrung bereits zubereiteter Mischinfusionen:* Gummistopfen mit fixierten sterilem Tupfer bedecken, Aufbewahrung im Kühlschrank <7 °C in der Regel maximal 24 h	Kappstein u. Daschner 1997, S. 420
5. Hygienemaßnahmen während Infusionstherapie 5.1 Hygienische *Händedesinfektion vor Manipulationen* am Infusionssystem (Dekonnektion)	Kategorie IA
5.2 *Dreiwegehähne* vor *Manipulationen* mit alkoholischen Desinfektionsmittel besprühen. Blutreste im Ansatzstück *sofort* mit sterilen alkoholgetränkten Watteträgern entfernen oder freispülen. Jeweils *neuen sterilen Stöpsel* verwenden	Bux u. Kappstein 1997, S. 456
5.3 *Laufzeiten beachten:* Lipidinfusionen maximal 24 h laufen lassen	Kategorie IB
Infusionen mit Zumischungen maximal 12 h, insbesondere bei Propofol®, Herstellung unmittelbar vor der Anwendung	
Zur Hängedauer intravenöser Lösungen keine Empfehlungen, sinnvoll sind jedoch maximal 24 h	Keine Empfehlung
5.4 *Infusionssysteme, inklusive Bypass-Systeme nicht häufiger als alle 72 h wechseln,* außer bei klinischer Indikation. Zu bedenken sind chemische Reaktionen der verschiedenen Medikamentenzusätze (Apotheker fragen)	Kategorie IA

Tabelle 5.22. (Fortsetzung)

Hygienische Maßnahmen	HICPAC – Kategorie
5.5 *Infusionssystemwechsel innerhalb 24 h* bei Verabreichung von *Blut, Blutprodukten* und *Lipidlösungen*	Kategorie IB
5.6 *Blut- und Blutbestandteilinfusionen sowie Lipidinfusionen* nur über *Braunülen*	Kategorie IA
5.7 Vollständiger *Systemwechsel* (Kanüle, Infusionssystem, Infusionsflasche) *bei infektiösen Komplikationen*	Kategorie IA
5.8 Plastikinfusionsflaschenkörper *nicht mit Kanüle punktieren*	
5.9 *ZVD-Meßsysteme* (bestehend aus Infusionsflasche und flüssigkeitsgefülltem Meßschlauch als Manometer) sollten kontinuierlich angeschlossen bleiben: Wechselrate 72 h, bei häufigerem Dekonnektieren System nach 24 h wechseln!	(Bux u. Kappstein 1997, S. 457)
5.10 *Keine routinemäßige Verwendung von In-line-Filtern* zur Infektionsprophylaxe, durch Manipulationen zusätzliches Kontaminationsrisiko. Bei gefährdeten Patienten, die große Infusionsmengen und häufige i.v.-Injektionen erhalten, ist der Einsatz als Partikelfilter sinnvoll (sowohl bei ZVK als auch bei peripheren Plastikkanülen). Medikamente, die nicht durch Filter gegeben werden dürfen, müssen beachtet werden!	(Kappstein in 1997, S. 134)
6. Umgang mit arteriellen Druckmeßsystemen 6.1 Sorgfältige *Händedesinfektion* vor Messung, Wechsel des Infusionssystems, Blutentnahme	Kappstein 1997, S. 135
6.2 Druckmeßsysteme erst *unmittelbar vor Gebrauch richten*	
6.3 *Wechsel* peripherer arterieller Katheter alle 4 Tag, bei Einmalsystemen alle 5 Tage (Voraussetzung kontinuierlicher Anschluß)	Kategorie IB Kappstein 1997, S. 135
6.4 Wiederverwendbare Transducer sorgfältig mit *Alkohol* abwischen	
6.5 Wechsel von *Pulmonalarterienkathetern* mindestens alle 5 Tage.	Kategorie IB

Weitere pflegerisch-hygienische Maßnahmen zur Verhütung von Bakteriämien bei Langzeitkatheter

Langzeitvenenkatheter werden überwiegend bei (pädiatrischen) hämatologisch-onkologischen Patienten angewendet sowie bei Patienten, die über Monate parenteral ernährt werden. Prinzipiell sind 2 Prinzipien zu unterscheiden:

- teilweise implantierbare Silikonkatheter (Hickman-Broviac-System) sowie
- vollständig unter die Haut implantierte Portsysteme.

Diese Formen der zentralvenösen Infusionstherapie haben die niedrigsten Infektionsraten: Hickman-Broviac-Systeme mit 0,2 Bakteriämien pro 100 Kathetertage und zentralvenöse Ports 0,04 pro 100 Eingriffstage, gegenüber 6% bei kurzzeitiger peripherer i.v.-Kanüle und 10% bei zentralvenösen Kathetern für die Hämodialyse (Maki 1991).

Folgende *hygienische Regeln zum Umgang mit Hickman-Broviac-Kathetern* sind zu beachten:

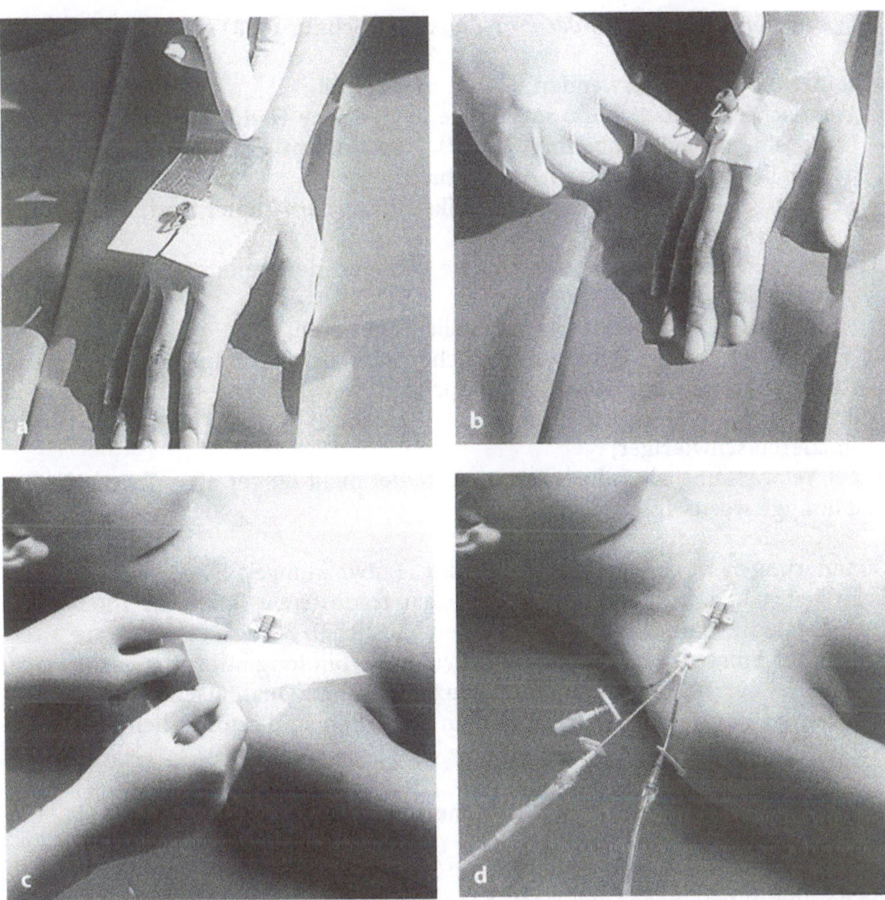

Abb. 5.7a–d. Fixierfolie mit kontrollierter Feuchtigkeitsdurchlässigkeit. **a** Einen Teil des Schutzpapiers bis zum Stop abziehen und die Fixierfolie über die Punktionsstelle anbringen. **b** Sicherer Sitz der Kanüle, nachdem die Kanülenflügel unter den beiden Griffhälften der Folie fixiert wurden. **c** Einhand-Applikation von I.V. 3000 mit Hilfe der Trägerfolie für zentralvenöse Zugänge. **d** I.V. 3000 bietet einen sicheren und faltenfreien Sitz für alle gängigen Kathetertypen. (Mit freundlicher Genehmigung der Fa. Smith & Nephew, Lohfelden)

- Bei einer Leukopenie <1000 µl hat es sich bewährt, einen aseptischen Verbandwechsel sowie eine Blutentnahme nur mit Assistenz durchzuführen.
- Beim Verbandwechsel etwa 5 cm des Katheters distal von der Austrittstelle mit PVP-Jod und sterilem Watteträger desinfizieren.
- Routinemäßig mit Antikoagulanzien spülen (HICPAC-Kategorie IB).

Gegenüber dem perkutanen Langzeitapplikationssystem (Hickman-Broviac) weist der Port eine weitere Minderung der Komplikationen auf (Haindl 1993). Eine entstandene Infektion eines Ports ist jedoch ein ernstes Ereignis. Sie wird dadurch begünstigt, daß der Portkatheter in einer serösen Tasche liegt, die ein Milieu für relativ ungestörtes Bakterienwachstum darstellt.

Die *hygienischen Regeln der Port-Punktion* (Schnur 1998) sind:

- stanzfreie Nadeln verwenden;
- aseptische Arbeitstechnik: sorgfältige hygienische Händedesinfektion, sterile Handschuhe (nicht unbedingt Latex!), Hautantiseptik (PVP-Jod oder alkoholisches Desinfektionsmittel), Abdecktuch:
  - zuerst mechanische Hautantiseptik: mit sterilem Tupfer Desinfektionsmittel verreiben,
  - anschließend Sprühantiseptik, die während der weiteren Vorbereitungen antrocknen kann,
  - nicht in eine infizierte Einstichstelle punktieren,
  - bei wiederholten Punktionsversuchen zwischendurch sprühdesinfizieren;
- zum Punktieren mindestens 5-ml-Spritzen verwenden. 2-ml-Spritzen erzeugen einen zu hohen Druck im Port, bei größeren Spritzen ist das gefühlvolle Injizieren schwieriger;
- bei Verwendung als Infusionszugang Nadel nicht länger als 5 Tage belassen, dann ggf. wechseln.

Veränderungen in der Sozialgesetzgebung, Entwicklungen in der Applikationstechnik mit Langzeitkathetern u.a. werden traditionelle klinische intravenöse Therapien zunehmend in den ambulanten häuslichen Bereich („home care") verlagern. Der Einsatz von Mischbeuteln, evtl. in Verbindung mit Infusionspumpen, hat sich in der US-amerikanischen Praxis bewährt. Qualitätsentwicklungsprogramme zur Förderung der hygienischen Sicherheit sind erforderlich.

Äußere Anwendung bei oberflächlicher Thrombophlebitis nach Venenverweilkanüle

Die herkömmliche Behandlung mit heparinhaltiger Salbe soll um eine bewährte Methode der Erfahrungsheilkunde, die *Quarkbehandlung bei Thrombophlebitis*, ergänzt werden (Zegelin-Abt 1997).

- *Wirkung:* Entzündungshemmend, es wird eine Abschwellung und Schmerzlinderung erreicht.
- *Häufigkeit:* Bei der erstmaligen Behandlung sollten 3 Quarkauflagen kurz nacheinander – mit jeweils etwa 10 min Pausen – gemacht werden. Anschließend im 8stündigen Rhythmus fortsetzen.
- *Material:* Benötigte Menge Speisequark (Magerstufe ist am billigsten) auf Teller $^1/_2$ h vor Anwendung aus dem Kühlschrank nehmen, Salbenspatel, 2 Mullkompressen (unsteril, 10 × 10 cm), Elastomullbinde oder Netzverband, Schere/Pflaster, Handtuch/Moltex zum Unterlegen.
- *Vorbereitungen:*
  - *bei Patienten:* Bei Patienten mit Thrombophlebitis wird die Verweilkanüle entfernt. Die Einstichstelle mit sterilen Tupfer komprimieren und mit Pflaster abdecken. Nach etwa 20 min Pflaster entfernen, Befund dokumentieren und neues Pflaster für die Zeit der Quarkauflage aufkleben;

- *in der Küche:* Kompresse auf Teller ausbreiten. Quark etwa $^1/_2$ cm dick in der Größe der zu behandelnden Fläche auf die Mitte der aufgefalteten Kompresse streichen. Rand zum Einschlagen lassen. Seiten einschlagen, so daß ein Päckchen entsteht; leicht flach drücken.
- *Durchführung am Patienten:* Patienten informieren, Unterlage unter betroffene Extremität legen (Quark ist feucht und näßt). Die Quarkauflage so auf das entzündete Gebiet legen, daß nur eine Kompressenschicht zwischen Quark und Haut liegt. Zweite Kompresse (1mal aufgefaltet) darüberlegen, Netzverband oder Elastomull zum Fixieren nutzen.
- *Verweildauer der Quarkauflage:* 20 min (nicht länger, da sonst Wärmestau mit verstärkter Durchblutung entstehen kann).

? Praxisanfragen von Mitarbeiterinnen der Frühgeborenenstation

Welche Gesichtspunkte gibt es beim Umbau der Pflegezentrale auf der Frühgeborenenstation für das Aufziehen von Infusionen? Ist die Einrichtung einer Laminar-Airflow-Anlage (LAF) hygienisch zwingend? Wie ist der Arbeitsplatz zu gestalten? Welche neuen Gesichtspunkte zur hygienischen Vorbereitung von Infusionen gibt es?

Anwort

Hilfreich ist sicher, zunächst auf die Hauptursachen von Bakteriämien und Sepsis der Patienten zu schauen:

- Das höchste Risiko haben Patienten auf Intensivpflegestationen, wobei niedriges (<1 Jahr) oder hohes (>60 Jahre) Lebensalter und die Dauer des Aufenthalts eine wesentliche Rolle spielen.
- Ein wichtiger krankheitsverursachender Mechanismus wird immer mehr der Translokation intestinaler Bakterien via Mesenteriallymphknoten in die Blutbahn zugesprochen. Darmbakterien treten über die Lymphbahn in die Blutbahn über und sind die Ursache zunächst für eine Bakteriämie.

Primäre Bakteriämien, d.h., der Erreger wird im Blut gefunden, ohne daß eine Infektion mit demselben Erreger an anderer Körperstelle zu finden ist, haben in der Neonatologie mit 36,1% aller Bakteriämieformen die höchste Priorität. *Endogene Faktoren* der Bakteriämie-/Sepsisentstehung stehen also im Vordergrund.

An *exogenen Faktoren* kommen in Frage:

- Kontamination des Katheters während des Legens,
- Hautkeime der Mitarbeiter dringen in die Wunde ein, entweder während des Legens oder durch Manipulationen beim Verbandwechsel; dabei dringen Erreger an der Außenseite des Katheters entlang in das Blutgefäß,
- kontaminierte Desinfektionsmittel,
- Kontamination des Katheteransatzstücks, z.B. durch Blutentnahmen aus dem Katheter,
- Hände der Mitarbeiter und des Patienten,
- Kontamination der Infusionslösung.

Daß die letztgenannte exogene Ursache keinen entscheidenden Faktor darstellt, läßt sich daraus ableiten, daß sog. In-line-Filter auch in neuer Literatur (Kappstein 1997) nicht empfohlen werden. Die Hauptursache der Katheterinfektionen wird im extraluminalen Zugangsweg der Bakterien gesehen; da der In-line-Filter nur die intraluminale Phlebitisursache beeinflussen kann, hat er untergeordnete Bedeutung. Bei hohen Infusionsmengen ist er als Partikelfilter sinnvoll.

Zur exogenen Ursache – Kontamination der Infusionslösung – ist es sinnvoll, die verschiedenen Injektions- und Infusionstherapeutika nach ihrer Kontaminationsgefährdung und hygienischen Relevanz zu unterscheiden.

1. Infusionen mit Medikamenten (Elektrolyte o. ä.): Nachfolgend einige Hygieneregeln, die bei Beachtung eine hygienisch sichere Applikation ermöglichen:
   - ruhiger Arbeitsplatz,
   - Vorbereitung der Arbeitsfläche durch Wischdesinfektion mit Alkohol 70%,
   - sorgfältige Vorbereitung des Infusionsstopfens durch Abreiben mit Alkoholtupfer,
   - Nutzen einer Aufziehkanüle oder Überleitungskanüle,
   - Stechampullen (Mehrdosisflaschen) entweder nach Stopfendesinfektion mit Belüftungskanüle oder jeweils neue sterile Kanüle verwenden,
   - Datum der Erstentnahme notieren: ohne Konservierungsstoff für 24 h bei Kühlschranklagerung (4–7 °C) aufbewahren, sonst nach Herstellerangaben.
   - Trotzdem lautet eine CDC-Empfehlung (Kategorie II), daß alle parenteralen Lösungen mit Zumischungen in der Apotheke mit aseptischer Technik an einer Laminar-Airflow-Werkbank hergestellt werden sollen. Dies beruht auf der unterschiedlichen Versorgungsaufgabe der Pharmazeuten in US-amerikanischen Krankenhäusern.

2. Individuelle Infusionsmischungen zur parenteralen Ernährung. Hier gelten hygienische Besonderheiten:
   - In der Regel besteht eine längere Liegedauer für die Venenkatheter.
   - Die Verwendung der verschiedenen Substrate für die totale parenterale Ernährung fördern das Wachstum von Mikroorganismen. Kleine Erregermengen werden in ihrem Wachstum unterstützt.
   - Das nosokomiale Infektionsrisiko ist erhöht (niedriges Alter).
   - Es hat sich bewährt, Nährsubstrate in einem speziell dafür konzipierten Kunststoffbeutel (z.B. baby-mix® von ImproMediform) zu vermischen und so über eine Zufuhrleitung immer im gleichen Mischverhältnis zuzuführen. Beim Mischen der Substrate muß auf absolute Asepsis geachtet werden. Zweifellos ist es am günstigsten, wenn solche Mischbeutel unter LAF aufbereitet werden (Semsroth 1995).

Computergestütze Programme zur Unterstützung des Arztes bei der Verordnung einer medizinisch sinnvollen und stabilen Mischinfusion finden zunehmend Eingang, besonders in der pädiatrischen Intensivpflege. Sie sind verbunden mit MIX-Programmen, die eine zeitoptimierte, aber auch hygienisch sichere Herstellung der Mischbeutel in der Apotheke gewährleisten (Baumann u. Bürger 1997, S. 334).

Die Katheter für die Gabe parenteraler Ernährungslösungen nicht für andere Lösungen (z.B. Gabe von Flüssigkeiten, Blut oder Blutprodukte) als Hyperalimentationslösungen verwenden. Dieser Grundsatz wird als CDC-Kategorie IA bezeichnet, d.h., er wird für alle Kliniken empfohlen und ist durch aussagefähige experimentelle oder epidemiologische Studien abgesichert (Kappstein 1997). Parenterale Ernährungslösungen nicht länger als 24 h hängen lassen (CDC-Kategorie IA). Der Wechsel von Infusionssystemen soll

- bei Verabreichen von Blut, Blutprodukten oder Lipidlösungen innerhalb 24 h nach Beendigung der Infusion erfolgen (CDC-Kategorie IB),
- sonst nicht häufiger als alle 72 h, inklusive Bypass-Systemen, erfolgen (CDC-Kategorie IA). Häufigere Manipulationen erhöhen das Kontaminationsrisiko.

Aus Zeit- und Mitarbeitergründen ist eine *Vier-Augen-Kontrolle* der aufgezogenen Medikamente meist nicht zu realisieren. Ein noch ungewöhnlicher, aber lebenswichtiger Vorschlag (Wehn 1997) soll zum Erreichen einer erhöhten Sicherheit propagiert werden: Ähnlich wie im Cockpit sollten sog. *Rufmodelle (Call-Outs)* durchgeführt werden. Hintergrund dieser Modelle für sicherheitssensible Bereiche ist die konkrete Einzelüberprüfung, aber auch die Plausibilitätsprüfung des ausgerufenen Vorgangs. In Call-Out-Modellen dürfen nur solche Begriffe ausgerufen werden, die auch konkret abgelesen („readings") werden. Die laute Ablesung ist Teil der Prozedur und wird immer durchgeführt, auch wenn sich sonst niemand im Raum befindet. Eine Verwechslung in Routine und Eile wäre damit nahezu ausgeschlossen. Sicherheitsrisiken in diesem Bereich verbieten einen eigenen Raum zum Aufziehen von Injektionen und Infusionen.

? *Praxisanfrage einer Mitarbeiterin der urologischen Station*

Zur Bilanzierung muß ich die Medikamentenreste in der Infusionsflasche angeben. Kunststoffinfusionsflaschen ziehen sich während der Applikation zusammen, so daß eine Mengenmessung erschwert ist. Ist es hygienisch einwandfrei, zur Belüftung eine Kanüle in die Kunststoffflasche zu stechen? Haben Sie einen anderen Rat?

Antwort

Die Bilanzierung von Patienten ohne maschinelle Unterstützung der Infusion kann nur Annäherungswerte liefern. Alle Infusionshersteller überfüllen ihre Flaschen max. 10%. Sie erhalten jeweils nur Schätzwerte. Kanülen dürfen nicht in Kunststoffflaschen gestochen werden, da sonst eine Verkeimung der Infusionslösung droht. Schätzen Sie weiterhin nach bestem Vermögen, bei Kritik muß eine automatische Infusionszufuhr erfolgen.

Praxisanfrage von Mitarbeitern einer inneren Station

Wegen der vielen Arbeit am Morgen zieht unsere Nachtwache bereits die Injektionen (i.v. und s.c.) auf. Wann darf sie frühestens damit beginnen?

Antwort

Eine eindeutige Antwort ist schwierig. Als Gefahr dieser Praxis besteht, daß der Pflegende in der Nachtwache wegen der zeitlichen Unwägbarkeiten seiner Arbeitsbelastung (evtl. Neuaufnahme in den ·frühen Morgenstunden) die Injektionen recht früh aufzieht. Dabei entstehen hygienische Probleme, abgesehen von der pharmakologischen Unsicherheit. Bei Kühlschranklagerung (<7 °C) aufgezogener Medikamente mit sterilen Verschlußstopfen auf jeder Spritze ist die Aufbewahrung über 24 h hygienisch unproblematisch. Da erfahrungsgemäß ein solcher Aufwand nicht praktiziert wird, sollte zur Regel gemacht werden:

- Aufgezogene i.v.-Injektionen nicht länger als 2 h aufbewahren. Ausgenommen sind chemisch und hygienisch instabile Lösungen, hier sofort nach Aufziehen injizieren.
- Subkutan zu verabreichende Medikamente möglichst kurzfristig nach dem Aufziehen injizieren, jedoch nicht länger als 3–4 h nach dem Aufziehen.

Praxisanfrage einer Mitarbeiterin der Chirurgie, die keinen hygienischen Hintergrund hat

Wie müssen Infusionen sicher gelagert werden, um negative Einflüsse durch Licht zu vermeiden?

Antwort

Zur Infusion von Medikamenten gibt es unterschiedliche Hinweise, die bezüglich eines Lichtschutzes zu beachten sind:

- *Aktiver Lichtschutz*, z.B. bei dem Zytostatikum DTIC, bei uns als Detimedac® oder Dacarbazin angewendet. Bei dieser bei uns seltenen Medikation ist aktiver Lichtschutz in Form einer *Lichtschutzhülle aus Kunststoff oder Aluminiumfolie* erforderlich. Anfordern können Sie diese Beutel in der Apotheke.
- *Vor Licht schützen:* Dieser Hinweis *wird für alle* Medikamente und Infusionen angegeben. Er gilt für die Lagerung und Medikamentengabe und ist erreicht bei normalem Tageslicht im Raum *ohne direkte Sonneneinstrahlung*.
- *Lichtempfindlich:* z.B. das Zytostatikum Cisplatin – eine eher häufig verwendete Chemotherapie, die keiner direkten Sonneneinstrahlung ausgesetzt werden soll. Die kurzfristige Lichteinwirkung bei Zubereitung und Infusion/Injektion hat keine Auswirkung auf die Haltbarkeit.

? Praxisanfrage eines Pädiaters

Nennen Sie bitte einige Gesichtspunkte zur Verabreichung parenteraler Ernährung für Intensivpatienten in der Neonatologie.

Antwort

Es geht um die Patientensicherheit bei der Herstellung von Mischinfusionen. Aktuelle Situation: Herstellung der Mischinfusion zur parenteralen Ernährung durch Pflegende aus unterschiedlichen Bestandteilen und in verschiedenen Flaschen/Plastikflaschen/Spritzen = individuelle Mischinfusionen.

- Vorteile:
- optimale Versorgung der Patienten,
- sämtliche Stoffwechsel- und Elektrolytsituationen können aktuell berücksichtigt werden;
- Nachteile:
- optimale Rezeptur durch alle Ärzte kann nicht erreicht werden (mangelnde Erfahrung und Kenntnisse),
- bereits Herstellung bedingt Beachtung von Inkompatibilitäten und möglichen Herstellungsfehlern,
- Herstellung „just in time" erforderlich (mindestens ein wäßriges Gemisch und ein Fett-Vitamin-Gemisch),
- Zeitaufwand auf Station (nach Literatur 30–40 min bei 2 Schwestern, bei uns 45 min für 1 Schwester),
- Zubereitungsmöglichkeit unter aseptischen Kautelen sehr fraglich.

Die *Herstellung in Reinraumwerkbank auf Station* hat folgende *Nachteile:*

- optimale Rezeptur durch alle Ärzte kann nicht erreicht werden (mangelnde Erfahrung und Kenntnisse),
- bereits die Herstellung bedingt Beachtung von Inkompatibilitäten und möglichen Herstellungsfehlern,
- Herstellung „just in time" erforderlich,
- Zeitaufwand auf Station.

Die Lösung (?) kann bestehen in standardisierten Mischinfusionen, hergestellt durch die Apotheke mit Hilfe eines Computerprogramms im Mischbeutelsystem, z.B. baby-mix von Impromediform®:

- aseptische Zubereitungsmöglichkeit bedingt längere Haltbarkeit (mehrere Tage) der gefertigten Infusionen,
- erheblich weniger Konnektionsstellen mit ihren hygienischen Gefahren,
- Kompatibilitätsprüfung automatisch,
- verbesserte Dokumentation der verabreichten Substanzen.

> **❗ Merke**
>
> **Einige zusammenfassende Merkpunkte: Prävention von Bakteriämie**
>
> 1. Strenge *Indikationsstellung* für periphere und zentrale Venenkatheter,
> 2. hygienische *Händedesinfektion* vor und nach jeder Palpation, dem Legen oder Wechsel eines Katheters, dem Verbandwechsel sowie Manipulationen an Infusionssystemen,
> 3. *Inspektion* der Einstichstelle bei Verbandwechsel oder wenn Patient Fieber unklarer Ursache bzw. Schmerzen an der Einstichstelle oder lokale Infektionssymptome hat,
> 4. tägliche vorsichtige *Palpation* der Einstichstelle,
> 5. *Verbandwechsel, wenn er feucht, schmutzig, lose* ist oder wenn eine I*nspektion der Kathetereinstichstelle* erforderlich ist. Bei stark schwitzenden Patienten häufigerer Wechsel,
> 6. möglichst keine Rasur,
> 7. *Wechsel peripherer Plastikkanülen* nicht mehr alle 72 h empfohlen. Wechsel soll von klinischen Kriterien abhängig gemacht werden. Die Komplikationsrate steigt jedoch 2–3 Tage nach dem Legen extrem an!
> 8. *Arbeitsfläche* sauber und *mit Alkohol 70% desinfiziert* nutzen,
> 9. Gummistopfen von Infusionen mit alkoholischem *Desinfektionsmittel* abreiben,
> 10. *Infusionssysteme, inklusive Bypass-Systeme, nicht häufiger als alle 72 h wechseln,* außer bei klinischer Indikation.

5.2.5
Gastrointestinale Infektionen

Einführung

Die Aufnahme von pathogenen Mikroorganismen mit der Nahrung kann zu vielen verschiedenen Infektionen führen. Dies ist besonders bedeutungsvoll in Krankenhäusern und Altenheimen, die abwehrgeschwächte Personen versorgen. Die Häufung infektiöser Enteritiden bringt neben hygienischen aber auch arbeitsmedizinische Probleme u.a. für Pflegende mit sich. Nicht nur Mitarbeiter der Küche müssen deshalb über mikrobiologisch-hygienische Gefahren informiert sein.

Lebensmittelbedingte, mikrobiell verursachte Erkrankungen

Wir müssen bei all diesen Erkrankungen davon ausgehen, daß die Keime gegessen und getrunken werden. Jeden Tag nehmen wir also mit unserer Nahrung eine große Zahl von Mikroorganismen auf. Aufgrund der funktionierenden körpereigenen Abwehr gelingt es diesen jedoch nur selten, die Passage in den Darm in ausreichend großer Zahl zu überleben, um eine Infektion auslösen zu können (Abb. 5.8).

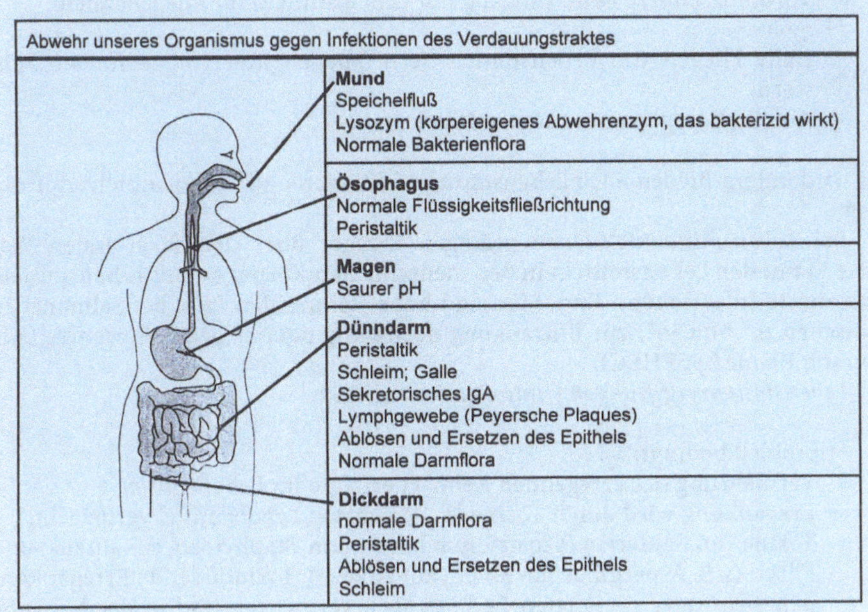

Abb. 5.8. Körpereigene Abwehr gegen Magen-Darm-Infektionen. (Mod. nach Mims et al. 1996, S. 302)

Die Abwehr des Kranken kann von den Mikroorganismen überwunden werden, wenn

- eine Abwehrschwäche des Menschen vorliegt oder
- wir es mit Erregern mit besonderen Eigenschaften zu tun gekommen.

So gilt es, im Umgang mit Lebensmitteln zur Verhütung von Krankheitsübertragung den Faktor „die *4 F*" zu beachten:

- *Finger:*
  - Sauberhalten!
  - Beherrsche deine Hände: nicht ständig an Nase, Mund und in die Haare!
  - Wasserdichte Verbände auf kleine Wunden.
- *Futter:*
  - also Mikroorganismen in Lebensmitteln, z.B. besonders in (rohem) Fleisch, Ei, roher Milch, frischem Gemüse reduzieren (durch Einkaufsqualität, sorgfältige Aufbewahrung, adäquate Kühlung, Kerntemperatur beachten),
  - Reinigung/Desinfektion von kontaminierten Arbeitsflächen.
- *Fäzes:*
  - Händewaschen nach dem WC, vor Umgang mit Lebensmitteln,
  - Stuhlproben nach Durchfall und Erbrechen und Urlaub im Süden!

- Vorbindeschürze beim Umgang mit Lebensmitteln im Pflegebereich!
- *Fliegen:*
  - Halte Fliegen von Lebensmitteln fern: Fliegengitter vor geöffneten Fenstern,
  - Abfall-, Komposteimer regelmäßig leeren.

Es wird unterschieden nach Lebensmittelinfektionen und Lebensmittelvergiftungen:

Bei *Lebensmittelinfektionen* gelangen Erreger über den fäkal-oralen Weg (= 4 F) mit den Lebensmitteln in den menschlichen Körper (= mit Lebensmitteln assoziierte Infektionen). Entweder sind hohe Keimzahlen (z.B. bei Salmonellen zwischen 10^4 und 10^6) zur Erkrankung notwendig oder es genügen wenige (z.B. um 100 Keime bei EHEC).

Lebensmittelvergiftungen (-intoxikationen) sind:

- Mikrobiell bedingt:
  - Vermehrung der erregenden Keimart erfolgte im Lebensmittel,
  - Erkrankung wird durch Toxine im verzehrten Lebensmittel verursacht,
  - Toxine von Bakterien (Clostridium botulinum, Staphylococcus aureus) und Pilzen (z.B. Aspergillus flavus=Mykotoxikose). Toxinbildende Erreger können sich unter geeigneten Bedingungen vermehren und in der Nahrung Toxine produzieren. Es kann auch das Toxin abgetöteter Keime aktiv im Lebensmittel bleiben. Wirkung meist innerhalb weniger Stunden.
- Nicht mikrobiell bedingt:
  - Chemikalien (z.B. Schwermetalle, Desinfektionsmittel) oder
  - andere Giftstoffe.

Ursachen von Lebensmittelinfektionen und -intoxikationen

Ein Großteil der Lebensmittel, die dem Menschen zu einer Gefahr werden können, sind tierischen Ursprungs (Gerigk u. Teufel 1990, S. 92). Andere werden durch die Kontamination des Menschen in die Lebensmittel eingebracht und verursachen Erkrankungen. Eine Übersicht über die wichtigsten bakteriellen, viralen und Pilzerreger gibt Tabelle 5.23

Wichtige Symptome (Tabelle 5.24)

Lebensmittelbedingte Infektionen und Intoxikationen reichen in ihren Auswirkungen von einer leichten, sich selbst limitierenden Durchfallerkrankung bis hin zu schweren, bei einigen Menschen mit besonderen Risiken (sehr junges oder hohes Alter, immungeschwächte Patienten), manchmal sogar tödlichen Diarrhöen. Erbrechen, Fieber und Übelkeit können auftreten. In den Entwicklungsländern ist Diarrhö eine Hauptursache der Kindersterblichkeit (Mims et al. 1996, S. 301).

Tabelle 5.23. Ursachen von Lebensmittelinfektionen und -intoxikationen. (Mod. nach Sinell 1994) Die fettgedruckten Erreger von Infektionen sind vom Tier auf den Menschen durch Lebensmittel übertragbar

| "Klassische" | | Neue bzw. wieder aktuelle | |
Infektionen	Intoxikationen	Infektionen	Intoxikationen
Salmonella	Clostridium botulinum	**Campylobacter**	PSP (Paralytic Shellfish Poisoning)
	Staphylococcus aureus	**Yersinia**	
		Escherichia coli	Biogene Amine
	Escherichia coli	**(Verotoxinbildner =**	(Fischvergiftungen
	Bacillus cereus	**EHEC)**	durch Histamin-
		Listeria	anreicherung
		Aeromonas	Mykotoxikosen durch
		Salmonella enteritidis	Aspergillus flavus
		"PT 4" u.a.	
Clostridiuim perfringens			
Escherichia coli			
"Milk borne infections"			
Mycobacterium tuberculosis			
Mycobacterium bovi			
Brucella			
Coxiella			
Streptococcus pyogenes			
Hepatitis-A-Virus			
Rotavirus			
BSE (???)			

Zur Toxinart ein paar Bemerkungen: Bakterientoxine sind Giftstoffe, die von den pathogenen Bakterien gebildet werden. Unterschieden wird zwischen den intrazellulär gebildeten Endotoxinen und den Exo- oder Ektotoxinen, sie werden von der Bakterienzelle an das umgebende Milieu abgegeben. Die Endotoxine von Clostridium botulinum gehören zu den stärksten derzeit bekannten Giften.

Es ist hier nicht die Absicht, die Lebensmittelinfektionen und -intoxikationen, geordnet nach verschiedenen Gesichtspunkten, thematisch zu behandeln, z.B.

- nach den beteiligten Krankheitserregern (Bakterien, Viren u.a.),
- nach beobachtbaren Krankheitsbildern (z.B. Ruhr, Shigellose, Cholera, Typhus),
- nach epidemiologischen Aspekten (Infektion durch Wasser, Tiere u.a.).

Viele Fälle von Durchfallerkrankungen werden keiner ätiologischen Diagnose zugeordnet, sei es, weil sie leicht und selbstlimitierend sind und der Patient keinen Arzt aufsucht oder wie in Entwicklungsländern, wo Arzt und Labor schwer zu erreichen sind. In Entwicklungsländern sind Durchfallerkrankungen eine der

Tabelle 5.24. Wichtige Krankheitssymptome einiger fäkal-oral übertragener Infektionen des Gastrointestinaltrakts

Erreger	Übliche Inkubationszeit	Symptome	Lebensmittel mit häufigem Erregervorkommen	Toxinart
Bakterien				
Bacillus cereus	2–6 h, seltener 6–18 h	Krampfartige Leibschmerzen, schmerzhafter Stuhldrang (Tenesmen), Durchfall, kein Fieber	Süßspeisen aus Getreideprodukten, Suppen, Klöße, Gemüse	Endotoxin
Clostridium botulinum (Botulismus)	12–36 h, mitunter 4 h–4 Tage	Schwindel, Schluck-, Sprechbeschwerden, Verstopfung, kein Fieber, Tod durch Lähmung der Atmung	Konserven, Fleisch- und Wurstdauerwaren mit anaeroben Bedingungen, Fisch	Thermolabiles Endotoxin
Clostridium perfringens (hier: Sporenbildner)	10–12 h, seltener 6–22 h	Krampfartige Leibschmerzen, Durchfall, Übelkeit, selten Fieber	Vorgekochte und schlecht gekühlte Lebensmittel, Wurst, Geflügel, Fisch, Erdboden	Enterotoxin
Escherichia coli	4–22 h EHEC: 4–5 Tage	Durchfall, wäßrig-blutiger Durchfall bei EHEC sowie hämolytisch-urämisches Syndrom (HUS)	Kontaminierte Lebensmittel: Wasser unzureichend gegartes Rindfleisch, unpasteurisierte Milch	Hitzelabiles Enterotoxin oder Verotoxin
Helicobacter pylori	?	Wird sehr häufig im Magen von Patienten mit Gastritis und duodenalen Ulzerationen gefunden. Ursache oder Folge?	?, evtl. durch nicht korrekt aufbereitete Endoskope	Produktion von Zytotoxinen
Salmonella enteritidis, Salmonella typhimurium, (Salmonellen enteritis)	6–8 h, seltener 2–72 h	Durchfall, krampfartige Leibschmerzen, Entkräftung, Fieber	Frischfleisch Eier, Salate, fäkal kontaminierte Lebensmittel	Thermolabiles Exotoxin
Shigella dysenteriae. Shigella sonnei u.a. (Bakterienruhr)	1–4 Tage	Durchfall, krampfartige Leibschmerzen, schmerzhafter Stuhldrang (Tenesmen), häufig schleimig-blutiger Stuhl (bis zu 20–30 Entleerungen), meist Fieber	Milch und Milchprodukte (Butter), Überträger Fliegen, fäkal kontaminierte Lebensmittel	Endotoxin bzw. thermolabiles Exotoxin

Tabelle 5.24. (Fortsetzung)

Erreger	Übliche Inkubationszeit	Symptome	Lebensmittel mit häufigem Erregervorkommen	Toxinart
Staphylococcus aureus	3–6 h, seltener 1–3 h	Übelkeit, Erbrechen, Leibschmerzen, Durchfall, kein Fieber	Milch, Speiseeis, Backwaren mit Cremefüllung, Fleisch- und Wurstwaren, Salate	Thermostabiles Exotoxin (Enterotoxin)
Streptococcus faecalis	4–12 h, seltener 2–18 h	Übelkeit, Erbrechen, Durchfall, kein Fieber	Fleisch, Schinken, Geflügel, Milch, Käse, Cremegebäck	Relativ hitzeresistentes Enterotoxin
Vibrio cholerae	2–3 Tage	Durchfall mit Flüssigkeitsverlust bis 1 l/h, Erbrechen	Kontaminierte Nahrung, Trinkwasser Schalentiere	Enterotoxin
Vibrio parahaemolyticus	8 h–2 Tage	Durchfall, Erbrechen, Leibschmerzen, Fieber	Fische, Muscheln, Krabben	Exotoxin
Viren Hepatitis-A-Virus	2–4 Wochen	Fieber, Appetitlosigkeit, Übelkeit, Erbrechen und manchmal (meist nicht bei Kindern) Gelbsucht. Virusausscheidung im Stuhl meist 1 oder 2 Wochen vor dem Erscheinen von Symptomen	Hände, kontaminierte Nahrung, Trinkwasser	
Hepatitis-E-Virus Rotavirus	6–8 Wochen 1–4 Tage	Meist leichter Verlauf Plötzliches Erbrechen, manchmal stoßweise und Durchfall. Oft begleitet von Schnupfen und Husten	Ausscheidung mit den Fäzes Bereits 10 aufgenommene Partikel können eine Infektion hervorrufen	

Haupttodesursachen. In Teilen Asiens, Afrikas und Lateinamerikas sterben jedes Jahr 5–10 Mio. Säuglinge an Gastroenteritis!

Es sollen vielmehr ausgewählte pflegerische Situationen, die mit einer Infektionsgefahr des Gastrointestinaltrakts verbunden sind, erläutert werden. Dabei darf durch die Begrifflichkeit nicht die Vorstellung bestehen, diese Erkrankungen seien lokal auf den Magen-Darm-Trakt begrenzt.

Schäden, die aus einer Infektion des Gastrointestinaltrakts lokal oder an entfernten Orten resultieren, sind (Mims et al. 1996, S. 304):

- pharmakologische Wirkung bakterieller Toxine, lokal oder entfernt vom Infektionsort, z.B. Cholera, Lebensmittelvergiftung durch Staphylokokken,
- lokale Entzündung als Reaktion auf oberflächliche mikrobielle Invasion, z.B. Shigellose, Amöbiasis,

- tiefe Invasion in Blut oder Lymphe, Dissemination in andere Körperteile, z.B. Hepatitis A, Typhus abdominalis,
- Perforation des Mukosaepithels nach Infektion, Operation oder Unfallverletzung, z.B. Peritonitis, intraabdominale Abszesse.

Ausgewählte pflegerische Situationen, ausgehend von einer Infektion oder verbunden mit einer Infektionsgefahr des Gastrointestinaltrakts

Hilfeleistung bei Durchfall

Mehr als 3 ungeformte, dünnflüssige Stühle innerhalb eines Tages sind als Diarrhö oder Durchfall zu bezeichnen. Bei bakteriellen oder viralen Magen-Darm-Infektionen ist Durchfall häufig. Begleitsymptome der Diarrhö sind z.B. schmerzhafter Stuhldrang (Tenesmen), krampfartige Bauchschmerzen, Exsikkose (Austrocknung), Elektrolytverlust, körperliche Schwäche, Appetitlosigkeit und evtl. Fieber. Bei Durchfall mit Verdacht auf eine Darminfektion, z.B. durch Salmonella enteritidis (Enteritissalmonellen), Yersinien, Campylobacter und Rotaviren empfehlen sich folgende hygienischen Maßnahmen:

- *Mehrbettzimmer* möglich, wenn es sich um einen *kooperativen Patienten* handelt. Kriterium ist, daß der Patient selbständig nach Einweisung eine hygienische Händedesinfektion nach dem WC-Besuch praktizieren kann. Andernfalls muß der Patient ein Einzelzimmer erhalten;
- *Händedesinfektion* vor und nach Patientenkontakt bzw. Betreten des Zimmers der Mitarbeiter;
- *Patienten* in die hygienische *Händedesinfektion* einweisen (z.B. nach WC-Benutzung);
- *eigenes WC* oder eigenen Nachtstuhl zuweisen mit täglicher desinfizierender Reinigung;
- *Schutzkittel/Vorbindeschürze* (täglich/pro Schicht frisch) bei
  - pflegebedürftigen Patienten und
  - Kontakt mit Körperflüssigkeiten/Ausscheidungen/Sekreten/Betten des Patienten,
  - Kontakt mit kontaminierten Körperarealen;
- bei *schwer lenkbaren Patienten* oder bei Kindern müssen die Flächen der Patientenumgebung desinfiziert und die mit Stuhl kontaminierte Wäsche in den Sack für infektiöse Wäsche gegeben werden;
- *Geschirr und Speisereste* können zurück in die zentrale Spülküche;
- Einmalhandschuhe (bei Kontakt mit Körperflüssigkeiten/Ausscheidungen/Sekreten, bei Kontakt mit kontaminierten Körperarealen);
- häufige Stuhlentleerungen reizen die Haut der Analregion. Neben sorgfältiger Sauberkeit mit Einmalwaschlappen und 1mal verwendetem Handtuch sollte Gelegenheit zur Hautpflege gegeben werden;
- ein *heißer Leibwickel* (Kamille, Schafgarbe, andere verordnete Tees, Essenzen) kann krampflindernd wirken;
- *Aufhebung der Isolierungsmaßnahmen*: 3 negative Stuhlbefunde im Abstand von jeweils 48 h;

- *Stuhlproben* nur von direkten Kontaktpersonen mit Symptomatik (Durchfall oder Erbrechen).

Strengere Schutzmaßnahmen, neben den oben angegebenen, müssen bei Darminfektionen durch Salmonella typhi, paratyphi ABC, Shigellen (Ruhr) oder Vibrio cholerae praktiziert werden:

- *Einzelzimmer* mit eigenem WC oder Nachtstuhl,
- *Schutzkittel/Vorbindeschürze* (täglich/pro Schicht frisch),
- *laufende Desinfektion* der Patientenumgebung mit Konzentrationen entsprechend der DGHM-Liste, also in der Regel 0,5% als 1-h-Wert,
- *Schlußdesinfektion als Scheuer-Wisch-Desinfektion* in DGHM-Konzentrationen, ausgenommen es handelt sich um eine „Entseuchung" bei einer Epidemie (d.h. mehr als einzelne Fälle) und das Gesundheitsamt hat die Desinfektion nach § 10c BSeuchG (oder § 18 IfSG Entwurf) angeordnet.
- *Aufhebung der Isolierungsmaßnahmen:* 5 negative Stuhlbefunde im Abstand von jeweils 48 h,
- *Stuhluntersuchungen* sollen von allen direkten Kontaktpersonen vorgenommen werden (Namensliste an den betriebsärztlichen Dienst).

Erweiterte Hygienemaßnahmen beim Auftreten von Enteritis in Pädiatrie und Geburtshilfe (Rotaviren, Adenoviren, Enteroviren)

Voraussetzung der Vorbeugung einer Erregerübertragung, die nach bisherigen Beobachtungen nur durch den Stuhl ausgeschieden werden, ist in erster Linie durch die Händehygiene gegeben. Darüber hinaus sind verschiedene pflegerische Tätigkeiten auf die Kontaminationsgefahr (Kontaktinfektion) hin abzuwandeln:

- Zimmer oder Bett/Inkubator des Patienten bitte kennzeichnen. Betroffene Patienten in Gruppen zusammenfassen.
- Die wichtigste Maßnahme ist die gründliche und korrekte Händedesinfektion! Auch Problembereiche (Zwischenfingerräume, Handrücken) benetzen, 30 s Einwirkzeit einhalten. Händedesinfektion auch nach Handschuhbenutzung durchführen.
- Jedes betroffene Kind bekommt Handschuh- und Kittelpflege (auch im Inkubator) sowie sinnvollerweise eigene Pflegeutensilien (Salvia D1, 20 ml für Nabelpflege, Oleum lactagogum, 20 ml, Kamillenkinderöl, Kamillenkindercreme in Kleinportionen).
- Das Tragen des patientenbezogenen Schutzkittels ist für alle, die mit dem Patienten in Kontakt kommen, Pflicht.
- Schutzkittel bitte sorgfältig mit der Außenseite nach außen und ohne Aufwirbelungen an das Bett hängen. Den Schutzkittel pro Dienstschicht wechseln.
- Die Kleidung des Kindes wird täglich und bei Bedarf gewechselt.
- Von der Bettwäsche werden täglich und bei Bedarf der Deckenbezug, der Kopfstreifen und das Molton-Potuch erneuert. Windel- und Wäschesammlung in entsprechendem Textilsack mit äußerem durchsichtigen Plastiksack.
- Den Beruhigungssauger mindestens 1mal pro Dienstschicht und bei Bedarf wechseln. Das weinende Kind nicht mit dem in den Kindermund gesteckten Mitarbeiterfinger beruhigen.

- Plüschtiere und Beruhigungssauger gehören nur in den Kopfbereich des Bettes/Inkubators.
- Eltern und übrige Kontaktpersonen in die erweiterten Hygienemaßnahmen und ihre Bedeutung sorgfältig einweisen und sie dabei kontrollieren.
- Vorgehen beim Wickeln (gilt auch für die Eltern):
  - Händedesinfektion,
  - Schutzhandschuhe anziehen,
  - das Molton-Potuch ist nur für den Gesäßbereich – bitte nicht auf dem gesamten Wickeltisch ausbreiten,
  - Windel nach Reinigung des Pos sorgfältig in den Windeleimer entsorgen,
  - nach Handschuhentfernung Händedesinfektion. Frische Windel nicht mit der behandschuhten Hand aufnehmen,
  - wird eine Creme für den Po benötigt, so wird diese mittels eines Watteträgers oder Salbenspatels (nur 1mal benutzen) ohne Handkontakt zum Po aufgetragen,
  - Windel schließen und Kind fertig anziehen,
  - gibt das Kind während des Windelns Stuhl ab, müssen nochmals Handschuhe angezogen werden,
  - Händedesinfektion.
- Die Wickeltischauflage wird nach Benutzung mit einem Flächendesinfektionsmittel (durch die Pflegenden z.B. mit Perform® 0,5% – Handschuhe tragen!, abgewischt und umgedreht. Wickeln Mütter ihre Kinder, kann wegen der schwierigeren Vermittlung ausnahmsweise ein alkoholisches Desinfektionsmittel, z.B. softasept-N®, verwendet werden.
- Alle Gegenstände dürfen nur desinfiziert das Zimmer verlassen.
- Windeleimer mit Handschuhen und Textilschürze entleeren, Schürze im Spülraum in den Wäschesack abwerfen. Anschließend Händedesinfektion.
- Die Flächendesinfektion wird entsprechend der Verabredung, evtl. mehrmals täglich auf Türklinken, Telefonhörer, Stühle, Bettchen, Windeleimer usw. erweitert.
- Von Durchfall betroffene Mitarbeiter (Aspöck et al. 1996, S. 65) und/oder bei Erregernachweis können bei korrekter Händehygiene Dienst versehen. Generell sollte aber kein Kontakt zu abwehrgeschwächten Patienten und keine Nahrungszubereitung (z.B. Sondenkost, Säuglingsnahrung) erfolgen.

Nach Abklingen gehäufter Infektionen in der Geburtshilfe und Pädiatrie genügen die üblichen Hygienemaßnahmen:

- Händedesinfektion eher als Händewaschen, insbesondere nach dem Wickeln;
- Wickeltischauflagen vor Kontamination mit Stuhl schützen (patienteneigenes Tuch); nach Benutzung mit Eukalyptusreinigungsmilch oder anderem umweltfreundlichen Reiniger und frischer Windel abwischen. Bei sichtbarer Kontamination mit z.B. Perform-Lösung 0,5% und frischer Windel abwischen;
- patientenbezogene Pflegeartikel (Cremes, Öl usw.) nutzen, Aufbewahrung am Bettchen in Körbchen.;
- Badewanne des Kindes mit Alkohol 70% und frischer Windel nach Benutzung auswischen. Obwohl gewöhnlich eine Reinigung der Badewanne ausreicht, handelt es sich bei Säuglingen um inkontinente Patienten;

● Fußboden mit Reinigungsmittel reinigen, Kontaminationen durch Stuhl, Blut, Urin usw. sofort mit Desinfektionsmittel beseitigen.

Hilfesleistung beim Erbrechen

Sie richtet sich je nach Abhängigkeit des Kranken:

● Ein wacher, bewußtseinsklarer benötigt Hilfestellung mit Auffanggefäß (Nierenschale), Papiertaschentücher oder Zellstoff. Ihm hilft oft Beistand und Zuwendung. Bei Würgen oder Erbrechen ist es hilfreich, den Kopf des Patienten nach vorne zu beugen und einen langen Nacken zu machen (Erbrechen geht mit Nackenüberstreckung einher!; Nusser-Müller-Busch 1995, S. 94).
● Ein bewußtseinsgetrübter oder bewußtloser Patient muß vor der gefährlichen Aspiration durch Seitenlage oder Kopfseitenlage geschützt werden.
● Ein Bettschutz ist bei häufigem Erbrechen angebracht. Nachthemdwechsel, Mundpflege anbieten oder Zähne putzen (lassen) helfen, den unangenehmen Geruch und Geschmack zu beseitigen. Manchmal ist eine kurzfristige Teilwäsche hilfreich.
● Der Pflegende sollte sich, so weit er diese noch anziehen kann, mit Handschuhen vor Kontaminationen schützen. Eine anschließende Händewaschung oder -desinfektion ist notwendig.

Kontaminierte Hände

Die Möglichkeit der Infektionsübertragung z.B. mit enterohämorrhagischen Escherichia coli (EHEC) von Mensch zu Mensch oder auch vom Tier zum Mensch durch Schmierinfektion besteht. Begünstigend wirkt, daß der Erreger hochkontaginös ist und sich gegenüber Umwelteinflüssen (Säure, Kälte, Austrocknung) relativ unempfindlich zeigt. Es genügt bereits eine vergleichsweise geringe Keimzahl (um 100), um beim Menschen nach Vermehrung im Darm eine Erkrankung hervorzurufen (Anonym 1997b, S. 322). Die Magen-Darm-Passage ist für EHEC-Bakterien unproblematisch, d.h., sie werden „mit dem Stuhl gegessen". Auch andere Keime sind durch Schmierinfektion über die Hände weiterzuverbreiten, d.h., der Infektionsweg führt dabei stets direkt oder indirekt vom After eines Kranken oder Keimausscheiders in den Mund von Gesunden („orale Kotinfektion"). Damit gewinnt die kontaminierte Hand beim Umgang mit Lebensmitteln eine besonders wichtige Rolle. Angaben über die Afterreinigung sind in der Literatur sehr spärlich. Auch die Frage, wieviel Blatt Toilettenpapier für die Afterreinigung verwendet werden, gilt als eine Tabufrage. Eine sehr gründliche Arbeit von Horn aus dem Jahr 1963 hat von ihrer Aktualität nichts eingebüßt. Es wird darauf aufmerksam gemacht, daß es besonders bei Durchfall erforderlich ist, mehrere Lagen übereinander zu gebrauchen (Bansemir 1996, S. 55), da sonst durch die poröse Beschaffenheit des Materials die Verbreitung infektiöser Darmerkrankungen begünstigt wird. Die Keimdurchlässigkeit der handelsüblichen Toilettenpapiere („hygienisch hergestellt und verpackt") bringt es mit sich, daß bei einer Afterreinigung bis zu mehrere Millionen Darmkeime an die Fingerbeeren gelangen (Tabelle 5.25).

Neben der Qualität und Lagenanzahl des Toilettenpapiers spielen sicher die Aussagen zur Händehygiene (s. Kap. 2.2) eine wichtigere Rolle bei der Vermeidung von Schmierinfektionen durch Lebensmittel.

Tabelle 5.25. Durchlässigkeit von Toilettenpapier für Escherichia coli (üblicher Keim in unserem Darm; Bansemir 1996, S. 55). Die mit Escherichia coli kontaminierte Zeigefingerbeere wurde auf ein festes Nährmedium gedrückt, wobei eine variable Anzahl von Toilettenpapierblättern zwischen Finger und Nährmedium plaziert wurde (0 direkter Fingerabdruck ohne dazwischenliegendes Papier, +++ rasenförmiges Wachstum, ++ >100 Kolonien, + 10–100 Kolonien, – kein Wachstum von Escherichia coli)

Anzahl der verwendeten Blätter zweilagigen Toilettenpapiers	Keimnachweis nach definierter Andruckzeit		
	1 s	*2 s*	*5 s*
0	+++	+++	+++
1	+++	+++	+++
2	+++	+++	+++
3	+++	+++	+++
4	–	+	+++
5	–	–	++
6	–	–	++
7	–	–	+
8	–	–	–

Hygienische Gesichtspunkte zur Sondenkosternährung

Die enterale Nahrungszufuhr ist die physiologische Alternative zur parenteralen Ernährung mit positiven Auswirkungen auf die Integrität der Darmschleimhaut. Es wird damit, insbesondere in der Intensivmedizin, eine Mukosaatrophie verhindert und der drohenden bakteriellen Translokation von Erregern und deren Toxinen in das Gefäßsystem vorgebeugt.

Dabei eignet sich die perkutane endoskopische Gastrostomie (PEG) gut als langfristiger Ernährungszugang bei Patienten, die bei einem funktionsfähigen Magen-Darm-Trakt nicht essen und schlucken können. Bei pharyngealen oder laryngealen Sensibilitätsstörungen ist eine geblockte Trachealkanüle sinnvoll, bis das Schlucktraining fortgeschritten ist (Tabelle 5.26; Schultz u. Sitzmann 1998).

Da Sondenkost ein sehr gutes Nährmedium für viele Keime darstellt, ist unbedingt korrekte Hygiene beim Umgang damit zu berücksichtigen.

Händehygiene. Sorgfältige Händedesinfektion des Pflegenden vor Umgang mit Sondenkost und Sondenmaterial, evtl. Einmalhandschuh (nicht unbedingt Latex!). Die Hände können eine wichtige Ursache für hohe Keimzahlen der Sondenkost sein.

Kontrolle der richtigen Sondenlage. Als Kontrolle der Sondenlage nach dem Legen vor der erstmaligen Nahrungszufuhr ist zur Dokumentation aus juristischen Gründen ein bildgebendes Verfahren (Röntgen) erforderlich. Das Kontrollieren der richtigen Sondenlage vor jeder Nahrungsverabreichung ist wesentlich und kann durch das Aspirieren von Magensaft mit Überprüfen der Säure durch Indikatorpapier oder durch Auskultation über dem Magen erfolgen, während mit der 50-ml-Spritze Luft in die Magensonde geblasen wird: Bei korrekter intragastraler Lage ist ein charakteristisches Blubbern über dem Magen zu hören.

Tabelle 5.26. Indikationen, Kontraindikationen und die Applikationsart für unterschiedliche Sondensysteme und enterale Ernährung (Sitzmann 1998)

	Indikation	Komplikationen/ Nachteile für den Patienten	Applikationsart
Transnasale Gastrointestinal- sonde	Frisches Schädel-Hirn- Trauma Anorexie Entzündliche Darm- erkrankungen Gastrointestinale Fisteln Verbrennungen Chemo- und Radio- therapie Gewichtsverlust bei HIV-Erkrankung (Aids) Kau- und Schluckstö- rungen durch neuro- logische Ausfalls- erscheinungen z.B. nach Hirninfarkt (passager: PEG früh- zeitig anstreben)	Fremdkörpergefühl (stört beim Eßtraining) Druckulzera besonders an den Nasenflügeln Refluxösophagitis Sensible Irritation bei neurogener Schluck- störung Subjektive Störung des Patienten (Sonde ist zu sehen)	Intermittierende Bolus- gabe bei nasogastralen Sonden Kontinuierliche Zufuhr bei nasoduodenalen Sonden
Gastrostomie (PEG) bzw. bei Aspirationsgefahr: Jejunostomie	Langzeiternährung bei funktionsfähigem GI-Trakt und erhaltenen Schluck- reflexen oder ge- blockter Tracheal- kanüle bei neurogener Schluckstörung	Wundkomplikationen (Bauchwandabszeß), Blutung aus Punktions- stelle, Peritonitis	intermittierende Bolusgabe Jejunostomie: kontinuierliche Gabe

Niemals Flüssigkeit in die Sonde geben, bevor die korrekte Sondenlage kon- trolliert wurde; bei Sondenfehllage, z.B. in der Trachea, kann es sonst zu Aspira- tion kommen (Tabelle 5.27).

Sondenkost und -material. Sondenkostflasche, Ernährungsbeutel, Zuleitungssy- steme (zwischen den Mahlzeiten das System mit warmem Wasser reinigen) müs- sen täglich erneuert werden, Spritze für jede Mahlzeit neu, sie kann bei 65 °C durch Spülen aufbereitet werden, Sterilität ist nicht erforderlich.

Für hygienisch einwandfreie Sondenkost und Tee sorgen (höchstens 37 °C, mindestens 20 °C, entweder im Wasserbad oder in der Mikrowelle angewärmt), anschließend Glasflasche gut durchschütteln.

Applikationsmöglichkeiten. Ob die Nahrungsgabe mehrmals täglich im Bolus einer kontinuierlichen Gabe vorgezogen werden soll, ist aus Sicht einer niedrige- ren Pneumonierate derzeit noch ungeklärt (Bux u. Kappstein 1997, S. 455).

Tabelle 5.27. Gefahren und vorbeugende pflegerische Maßnahmen bei Patienten mit Gastrointestinalsonde

Komplikationen	Erforderliche pflegerische Maßnahmen
Magensondenfehllage	Sorgfältiges Fixieren mit Nasenpflaster
	Kontrolle der richtigen Lage durch Aspiration vor der Nahrungsverabreichung
Verstopfen der Magensonde	Nachspülen mit Tee, der mit kochendem Wasser zubereitet wurde
	Sondenkost nicht zu dickflüssig verabreichen
	Trotz Spül- und Aspirationsversuchen weiter verstopfte Sonde muß gewechselt werden
Nasenflügeldekubitus	Nasensonde ohne Zug fixieren
	Nasenpflege
	Stelle der Pflasterfixierung täglich wechseln
	Bei Sondenwechsel neue Sonde durch das andere Nasenloch einführen
Durchfälle	Beobachtung der Stuhlfrequenz und -konsistenz
	Kontamination mit Erregern vermeiden
	Sonde nach jeder Nahrungsverabreichung mit Tee, sterilem Wasser, stillem Wasser durchspülen
	Spritze nach jeder Benutzung spülen (mindestens Spülmaschine 65 °C)
	Hygienisch einwandfreie Sondenkost verwenden
	Veränderung an Arzt melden, der Zusammensetzung oder Menge der Kost verändert
Blähungen	Luftzutritt verhindern durch rechtzeitiges Abklemmen
	Magensonde zwischen den Mahlzeiten kurz öffnen oder an Ablaufbeutel anschließen (45–60 min nach der Nahrungsverabreichung)
Regurgitation	Sonde auf Fehllage überprüfen
	Patienten in halbsitzende Stellung bringen und ungefähr bis $1/_2$ h nach der Verabreichung belassen
	Auf widerstandslosen Ablauf der Sondenkost achten
	Sondenkost nur langsam einspritzen
	Maximale Einzelportionen beachten (etwa 200–250 ml)
Entstehung von Soor und Parotitis	Sorgfältige Mundpflege mehrmals täglich durchführen
	Kautätigkeit anregen z.B. durch Gabe von Kaugummi

Applikationsmöglichkeiten sind:

1. intermittierende Bolusgabe mit Spritze,
2. Schwerkraft mittels Überleitungssystem (intermittierend oder kontinuierlich),
3. Ernährungspumpe.

Für beide Formen der Nahrungszufuhr, der intermittierenden oder kontinuierlichen, gibt es Vor- und Nachteile. Bei der gastralen Sondenlage kann aus physiologischen Gründen die intermittierende Zufuhr empfohlen werden. Beginn mit 5 Einzelportionen mit jeweils 100 ml als Bolus; wird die Diät gut vertragen, kann in den nächsten Tagen um jeweils 500 ml/Tag gesteigert werden bis zu einer täglichen Gesamteinfuhr von 2000–2500 ml.

Bei der *duodenalen oder jejunalen* Form der Nahrungszufuhr, bei denen wegen einer besseren Verträglichkeit die Ernährung kontinuierlich erfolgen sollte, kann am ersten Tag mit einer kontinuierlichen Zufuhr von 20–25 ml/h begonnen werden. Bei guter Verträglichkeit kann die Zufuhr über einen Zeitraum von 4–5 Tagen bis zur Menge, die für die Deckung des Gesamtnahrungsbedarfs des Patienten nötig ist, gesteigert werden (etwa 2000 ml/Tag).

Korrekte Nachbereitung. Insbesondere die für die längerfristige Ernährung plazierten Sonden müssen regelmäßig bei jeder Unterbrechung der Nahrungszufuhr mit Tee (keine säuernden Tees, z.B. Früchtetees), NaCl-Lösung, stillem oder sterilem Wasser gespült werden, da sie leicht verstopfen und das Keimwachstum in der Sonde bei den günstigen Umgebungsbedingungen (Körpertemperatur, Nahrung als günstiges Nährmedium) hoch sein kann. Auch Fruchtsäfte sind wegen der Ausflockungsneigung mit der Nahrung ungünstig. Die Spülmenge sollte mindestens 20 ml Flüssigkeit sein.

Angebrochene Sondenkost muß im Kühlschrank gelagert werden und spätestens nach 24 h aufgebraucht sein oder verworfen werden (Flasche mit Datum und Uhrzeit versehen).

Zur Überschrift „Korrekte Nachbereitung" paßt auch der Hinweis auf die *Übertragbarkeit von Mikroorganismen durch Endoskope.* Die PEG-Sonde wird bei einer Gastroskopie direkt durch die Bauchdecke in den Magen oder den Dünndarm gelegt. Bekannt ist die Übertragbarkeit des Helicobacter pylori mit Endoskopen und pH-Sonden (Seher u. Thefeld 1997, S. 7). Die Gastritis und Ulkuskrankheit in Magen und Zwölffingerdarm wird mit hoher Wahrscheinlichkeit als Folge einer Infektion durch den Helicobacter pylori betrachtet. Trotz maschineller Aufbereitung der Endoskope fanden sich Kontaminationen, hauptsächlich mit Pseudomonas aeruginosa, weiterhin wurden Escherichia coli und hohe Gesamtkeimzahlen in Spülflüssigkeiten gefunden (Rolff 1997, S. 553). Die korrekte Aufbereitung der Geräte mit vollständiger Trocknung und idealer Aufbewahrung kann hier nicht weiter behandelt werden, sie ist aus Gründen der Infektionsprävention für Patienten und Mitarbeiter und des Geräteschutzes Mitarbeitern mit einer speziellen Weiterbildung vorbehalten.

Refluxprophylaxe. Reflux von Mageninhalt in die Luftwege muß wegen der bakteriellen Kolonisierung des Mageninhalts und des Säuregehaltes vermieden werden. Dazu dient

- die Oberkörperhochlagerung (s. oben),
- bei fraglichem oder bekanntem Reflux das Anhängen eines Ablaufbeutels etwa 45–60 min nach der Nahrungsverabreichung.

Bei Patienten, die endotracheal abgesaugt werden müssen, vor dem Absaugen einen Ablaufbeutel an die Sonde hängen.

Weitere hygienerelevante Komplikationen.
- Diarrhö: Mögliche Ursachen können sein

- unhygienisches Vorgehen: Voraussetzungen für ein gutes Umgehen sind ein sauberer und trockener Arbeitsplatz, Händedesinfektion vor der Zubereitung von Sondenkost und vor jeder Manipulation am Überleitungssystem, thermisch desinfizierte und trockene Küchengegenstände (Schüttelbecher, Löffel usw.) bei eigener Zubereitung von Pulvernahrung sowie steriles Wasser,
- Nichtbeachten des Haltbarkeitsdatums: verdorbene Sondenkost,
- zu große Sondenkostmenge oder zu rasche Nahrungsapplikation,
- zu hohe Osmolarität (Dumpingbeschwerden),
- Sondenkost zu schlackenarm,
- zu niedrige Temperatur der zugeführten Sondenkost.
- PEG-Verbandwechsel: Bei einer PEG besteht als Ziel, daß eine primäre Wundheilung erfolgt und die Haut intakt bleibt (Albrecht-Paffendorf u. Zegelin 1995, S. 102). Je sorgfältiger der Umgang erfolgt, desto länger kann die PEG genutzt werden. Häufigkeit der Versorgung der Punktionsstelle:
  - bei neu implantierter PEG täglich für 1 Woche,
  - nach der 2. Woche bei reizlosen Wundverhältnissen 1- bis 2mal in der Woche,
  - bei Bedarf öfter (Schultz 1998).

  Der Verbandwechsel erfolgt unter den üblichen aseptischen Bedingungen.

Zusammenfassung: Grundlage sind die CDC-Richtlinien (Kappstein 1997, S. 98). Das System der Kategorien ist in Kap. 5.2.2 erläutert (Tabelle 5.28).

Tabelle 5.28. Sondenernährung (Zusammenfassung anhand CDC-Richtlinien)

Eine regelmäßige Kontrolle der Darmmotilität und die entsprechende Anpassung der Nahrungsmenge zur Vermeidung einer Regurgitation ist zur Prävention einer Pneumonie wichtig	Kategorie IB
Regelmäßige Überprüfung der Lage der Ernährungssonde	Kategorie IB
Wenn keine Kontraindikation besteht, ist bei Aspirationsrisiko eine 30- bis 45°-Lagerung angebracht	Kategorie IB
SDD (s. Kap. 5.2.2), routinemäßige Ansäuerung der Sondennahrung, intermittierende oder kontinuierliche Sondenkostverabreichung, orotracheale oder nasotracheale Intubation Vorzugsweise Verwendung von Ernährungssonden mit kleinem Lumen, vorzugsweise Plazierung der Ernährungssonde distal vom Pylorus	Keine Empfehlung

Arbeitsmedizinische Aspekte zu enteritischen Infektionskrankheiten

Eine signifikant höhere Zahl von Gastroenteritisfällen gegenüber der Allgemeinbevölkerung wurden bei der Untersuchung von 6.000 Stuhlproben von Mitarbeitern eines Universitätsklinikums festgestellt (Hofmann 1994, S. 34). Das zeigt wiederum die enge Verknüpfung arbeitsmedizinischer und krankenhaushygienischer Probleme und Präventionsmöglichkeiten. In der Reihenfolge der Gefährdung durch Gastroenteritisfälle sind Köche am häufigsten sowie andere Mitarbeiter der Küche durch Lebensmittelkontakte und Kinderkrankenschwestern, Mitarbeiter des Reinigungsdienstes sowie Krankenschwestern/-pfleger durch Stuhlkontakte mit den wichtigsten Risikofaktoren für den Erwerb einer Gastroenteritis betroffen.

Präventiv zum Schutz der durch den erkrankten Mitarbeiter gefährdeten Patienten und übrigen Mitarbeitern können routinemäßige Stuhluntersuchungen nicht wirken. Sie sind mit Recht im neuen Entwurf zum IfSG nicht mehr vorgesehen. Auch ist nicht auf Durchfallsymptome zu hoffen, die den Mitarbeiter warnen, seine präventiven Hygienemaßnahmen zu intensivieren. Etwa $^1/_3$ aller Enteritiden durch Salmonellen oder Shigellenbefall verlaufen asymptomatisch (Hofmann 1994, S. 34), und die Anamnese der betroffenen Mitarbeiter ist häufig „leer", d.h., eine Ursache für die eigene infektiöse Durchfallerkrankung läßt sich nicht mehr finden.

Deshalb können nur die üblichen Präventionsmaßnahmen zum wiederholten Mal empfohlen werden (Händewaschen, Reduzierung der Kontaminationsmöglichkeiten usw.). Ein Fallbeispiel für eine Reihe von Lebensmittelintoxikationen durch Staphylococcus aureus in Schwarzwälder Schinken ging von einem Mitarbeiter eines Herstellungsbetriebs aus (Anonym 1997c, S. 65), dessen Nasenabstrich auf eine Kontamination mit einem Staphylococcus-aureus-Stamm tierischen Ursprungs hinwies.

Von Darminfektionen, z.B. Salmonellenenteritis und Rotavirus mit Durchfall, betroffene Mitarbeiter (Aspöck et al. 1996, S. 65; Hofmann 1994, S. 36) und/oder bei Erregernachweis können bei korrekter Händehygiene Dienst versehen. Generell sollte aber kein Kontakt zu abwehrgeschwächten Patienten (z.B. auf Intensivstationen, Tumorstationen, Transplantationseinheiten) sowie nicht im Küchenbereich und mit Nahrungszubereitung (z.B. Sondenkost, Säuglingsnahrung in der Milchküche) erfolgen. Tätigkeits- und Beschäftigungsverbote für den Umgang mit Lebensmitteln sind in § 17 BSeuchG oder § 42 IfSG (Infektionsschutzgesetz,

? Praxisanfrage von Mitarbeitern einer interdisziplinären Intensivstation
Uns würde die Verweildauer bzw. der notwendige Wechsel von nasalen Magensonden und PEG-Sonden interessieren.

Antwort
Eine nasale Magensonde wird

- zur Entlastung des Magens,
- zur kurzfristigen Sondenernährung <4 Wochen oder
- bei einer Kontraindikation für eine PEG-Anlage
  gelegt. PVC-Sonden (Polyvinyl) werden durch das Austreten von Weichmachern bald hart und brüchig und führen eher zu Druckgeschwüren. Deshalb sind sie als Ernährungssonde nicht zu empfehlen. Ein Sondenwechsel ist bei PU-Sonden (Polyurethan) oder Silikonsonden innerhalb der oben angegebenen Indikation nicht erforderlich.

Eine PEG kann komplikationsfrei bis zu einem Jahr liegen bleiben, eine gute pflegerische Versorgung vorausgesetzt.

Referentenentwurf Stand März '98) geregelt. Das zuständige Gesundheitsamt spricht diese Einschränkungen aus, wobei die Wiederzulassung – je nach Keim – erst nach Abgabe von 3 bzw. von 5 negativen Stuhlbefunden im Abstand von 48 h erfolgen kann.

5.2.6
Durch Blut übertragbare Infektionen

Einführung

Theoretisch sind alle Mikroorganismen, die im Blut während einer Infektion vorkommen, durch eine Bluttransfusion von einem Menschen auf einen anderen übertragbar (Caspari et al. 1996). Es sollen hier jedoch nicht die schwerwiegenden Folgen für Blutempfänger, die in der Transfusionsmedizin bedacht werden müssen, behandelt werden. Es geht um blutbedingte Infektionen von Patienten und Mitarbeitern, die im Klinikalltag durch hygienische Vorbeugung vermieden werden können. In der Praxis handelt es sich heutzutage um Infektionsrisiken durch

- Hepatitisviren (HBV, HCV, HDV, HGV),
- HIV
- und selten durch Erreger des Q-Fiebers (Coxiella burnetii) und der Tuberkulose (Mycobacterium tuberculosis; Anonym 1997a, S. 4).

Eine besondere Gefahr für die pflegerisch-therapeutischen Mitarbeiter ergibt sich bei den Hepatitisviren aufgrund der hohen Konzentration. Wichtigste Infektionsquellen sind Blut- und Blutprodukte. Aber auch mit Blut kontaminierte Instrumente, Bedienflächen von patientennahen Geräten, Wäsche oder Verbandstoffe sind potentielle Infektionsherde.

Infektionen, die durch Blut übertragbar sind (beruflich bedingt sowie nosokomial, d.h. während der Krankenhausbehandlung)

Virushepatitiden
Zur Zeit werden die fäkal-oral übertragenen Hepatitisformen A und E und die für dieses Kapitel in Betracht kommenden, überwiegend parenteral übertragenen Hepatitiden B, C, D und G unterschieden. Alle bisher bekannten Hepatitisviren gehören unterschiedlichen Virusfamilien an. Sie unterscheiden sich durch ihre Epidemiologie, ihre Übertragung und ihre Inaktivierbarkeit (Empfindlichkeit). Die parenteral übertragenen Formen neigen eher zur Chronifizierung.

Eine Übersicht über mögliche, heute bekannte virusbedingte Infektionen, die durch Blut übertragbar sind, gibt Tabelle 5.29.

Der Inhalt des Kapitels beruht teilweise auf einem Referat des Autors „Vermeidung von Infektionen durch Nadelstichverletzungen" im Rahmen der medica '97, Sicheres Material in der Medizin 21. 11. 1997

Tabelle 5.29. Zusammenstellung praktisch wichtiger Daten für die Prophylaxe nosokomialer Virusinfektionen

Virus	Hepatitis B
Übertragungswege	Inokulation von Blut oder Blutprodukten, Nadelstichverletzungen, Viruskontakt mit verletzter Haut (z.B. Dermatitis), Schleimhautkontakt, perinatale Infektion, enger körperlicher Kontakt (Samen, Vaginalsekret, Speichel, Tränenflüssigkeit), Sexualpraktiken männlicher Homosexueller, Nadelsharing bei i.v.-Drogenabhängigen, Tätowieren und Bodypiercing
Infektionsrisiko	Hoch für Mitarbeiter im Krankenhaus; etwa 1% aller Krankenhauspatienten sind HBV-Träger. 44% aller Hepatitisinfektionen sind HBV-Infektionen (dvv 1997)
Empfindlichkeit	Relativ stabil: übersteht z.B. eine 30minütige Behandlung bei 50 °C, eine 1stündige Behandlung bei 60 °C und wird erst nach einer 10stündiger Behandlung bei dieser Temperatur nahezu völlig inaktiviert. Bei 100 °C ist das Virus nach 5 min inaktiv (Falke u. Gerken 1994, S. 820); bis −20 °C ist es stabil. Nach 1 Woche in getrocknetem Blut ist das Virus noch infektiös (Exner et al. 1996, S. 352)
Inkubationszeit	50–180 Tage
Dauer der Infektiosität	Patient gilt als infektiös, solange HBs-Ag nachweisbar ist, Virämien können auch lebenslang bestehen
Immunität	Nach Impfung oder durchgemachter Erkrankung lebenslang
Maßnahmen während der Erkrankung	Isolierung nicht notwendig, evtl. bei Schwerstverletzten und Verwirrten mit offenen Wunden. Handschuhe beim Umgang mit Blut oder Blutkontaminationsmöglichkeit. Kittel, wenn Beschmutzung wahrscheinlich. Schutzbrille/Schutzschild bei Möglichkeit der blutigen Aerosolbildung (u.a. Bronchoskopie, Intubation, Geburtshilfe, Operation)
Virus	Hepatitis C
Übertragungsweg	Parenteral (Blut und Blutprodukte), Intimverkehr, perinatale Infektion, Nadelstichverletzungen Risikogruppen und Anti-HCV-Prävalenzen (Hofmann 1997): Drogenabhängige (93,8%), Dialysepatienten (18,4%), Hämophile (63%), Homosexuelle, Insassen von Gefängnissen
Infektionsrisiko	Bei Kanülenstichverletzung eher gering (bedingt durch die geringe Zahl der HCV im Blut (Rasenack 1995), wird auf 3% geschätzt (Hofmann 1997) 1% der gesunden Bevölkerung Europas und der USA weisen Antikörper auf (Mims 1996). 20% aller Hepatitisinfektionen sind HCV-Infektionen (dvv 1997)
Empfindlichkeit	Gegen Formalin und Hitz empfindlich
Inkubationszeit	2–16 Wochen
Dauer der Infektiosität	Virämien lebenslang, häufiger als Hepatitis B
Immunität	Wahrscheinlich lebenslang, Impfung noch nicht möglich
Maßnahmen währen der Erkrankung	Siehe HBV

Tabelle 5.29. (Fortsetzung)

Virus	Hepatitis D
Übertragungsweg	Blut und Blutprodukte. Übertragung durch Intimkontakt eher selten. Perinatale Übertragung möglich Risikogruppen: Drogenabhängige, Hämophile und Dialysepatienten
Infektionsrisiko	Zum Übertragungsrisiko via Kanülenstichverletzung liegen noch keine Daten vor (Hofmann 1997). Infiziertes Blut enthält große Virusmengen (Mims 1996), dadurch ist eher ein höheres Risiko anzunehmen
Empfindlichkeit	Resistenz des HDV gleicht der des HBV (Falke u. Gerken 1994, S. 829)
Inkubationszeit	Wie HBV, nur in Gegenwart des HBV infektiös und vermehrungsfähig
Dauer der Infektiosität	Wie HBV
Immunität	Aktive HBV-Impfung verhindert bei Personen, die noch keine HBV-Infektion durchgemacht haben, auch die HDV-Infektion
Maßnahmen während der Erkankung	Siehe HBV
Virus	Hepatitis G
Übertragungsweg	Parenteral, findet sich dadurch entsprechend gehäuft bei i.v.-Drogenbenutzern, Patienten mit Hämophilie und Dialysepatienten (Polytransfundierte). Perinatale Übertragung möglich. Sexuelle Übertragung nicht bekannt
Infektionsrisiko	Erreger findet sich bei bis 2% aller deutschen Blutspender, bei 13% der amerikanischen Blutspender (Burger 1998, S. 88) und ist damit häufiger als HCV (Berger 1997). Das erst 1995 entdeckte Virus läßt sich bereits in Serumproben in vor über 20 Jahren tiefgefrorenen Gerinnungsfaktoren nachweisen
Empfindlichkeit	Unbekannt
Inkubationszeit	Unbekannt, da nur in Einzelfällen Krankheit beobachtet wurde (Infektion ohne Krankheit?; Kekulé u. Frösner 1997)
Dauer der Infektiosität	Infektion führt zu länger anhaltender Virämie

Die Entdeckung des bisher letzten Vertreters einer vollkommen neuen Virusgruppe (HGV), der sich unerkannt seit Jahrzehnten weltweit verbreitet hat, zeigt die Bedeutung des sorgfältigen Umgangs mit Blut und Blutprodukten. Falls sich HGV weiterhin als nicht oder nur wenig pathogen erweist, muß es mindestens einen weiteren unbekannten Erreger geben. „Das Alphabet der Hepatitisviren ist noch nicht abgeschlossen." (Kekulé u. Frösner 1997).

Humanes Immundefizienzvirus (HIV)

Im November 1982 wurden die beiden ersten deutschen Aids-Fälle publiziert. Im Dezember 1982 wurde der Fall eines 20 Monate alten Jungen mit schwerem zellulärem Immundefekt und opportunistischen Infektionen publiziert. Er hatte im März 1981 6 Austauschtransfusionen und Blutpräparate von insgesamt 19 Spendern bekommen, darunter Thrombozyten eines Spenders, der sich später als

Aids-krank herausstellte. Der retrovirale Erreger von Aids wurde 1983 entdeckt. Die Beweiskette für die infektiöse Genese von Aids wurde geschlossen (Caspari et al. 1996). Die Entdeckungsgeschichte des HIV begann mit Berichten an Centers for Disease Control (CDC) in den USA über eine ungewöhnliche Lungenentzündung durch Pneumocystis carinii bei 5 miteinander nicht bekannten jungen Männern im Alter bis 36 Jahre.

Trotz der Erfolge der hochaktiven antiretroviralen Therapie (HAART) erkranken HIV-infizierte an sog. opportunistischen Infektionen oder an HIV-assoziierten Tumoren. Bei den Infektionen sind am häufigsten:

- Pneumocystis-carinii-Pneumonie: eine Entzündungsreaktion der Lungenbläschen, die durch den Pilzen zugeordnete Erreger hervorgerufen wird: Es kommt zu einer Vergrößerung der Gasaustauschstrecke zwischen dem feinen Kapillarnetz und den Lungenbläschen. Ohne eindeutiges Krankheitsbild besteht eine Symptomkombination von Reizhusten, Fieber und Atembeschwerden, die v.a. als Belastungsdyspnoe auftreten. Der direkte Erregernachweis gelingt aus dem Bronchialsekret, das entweder durch eine provozierte Reizung des Bronchialsystems bei Inhalation von 3% steriler Kochsalzlösung gewonnen wird oder durch eine Bronchoskopie mit bronchoalveolärer Lavage. Eine symptomatische Erkrankung ruft der Erreger nur bei Personen hervor, deren Immunsystem geschwächt ist, das sind HIV-positive Personen und Patienten mit immunsuppressiver Behandlung zur Vermeidung einer Transplantatabstoßung. Kolonisiert ist die Lunge nahezu jedes gesunden Erwachsenen.
- ZNS-Toxoplasmose: Das Toxoplasma gondii persistiert im Gehirn nach der Infektion lebenslang, ohne Symptome hervorzurufen. Ursprünglich wurde es durch den Genuß von rohem Fleisch bzw. durch engen Kontakt mit Haustieren auf den Menschen übertragen. Im Zusammenhang mit dem Zusammenbruch der zellulären Abwehr entstehen bei Aids-Patienten herdförmige große nekrotisierende Entzündungsherde. Im Vordergrund stehen Kopfschmerzen, Fieber, Lähmungen, Befindlichkeits- und Bewußtseinsstörungen, seltener Krampfanfälle. Nach Abheilung können psychische und physische Defekte zurückbleiben.
- Zytomegalievirus-(CMV-)Infektion: Auch das zu der Familie der Herpesviren gehörende CMV ist in der Bevölkerung weitverbreitet. In Körperzellen bleibt es in einem Zustand der Latenz und kann bei Menschen mit deutlich geschwächtem Immunsystem zu symptomatischen Reaktivierungen kommen. Bei HIV-Infizierten treten hauptsächlich Entzündungen des Augenhintergrunds und Geschwüre des Magen-Darm-Bereichs auf.
- Atypische Mykobakteriose: Es handelt sich bei den Mykobakteriosen durch ubiquitär vorkommende Mykobakterien (UVM) um säurefeste Bakterien, die zur normalen Umgebungsflora gehören. Sie können aus Bodenproben, Trink- und Abwässern, Fäkalien, insbesondere Tierfäkalien, isoliert werden. Je ausgeprägter der Immundefekt ist und je länger die Patienten die Aids-Manifestation überleben, um so häufiger erkranken sie. Häufigster Erreger ist dabei das Mycobacterium avium intracellulare, an dem normalerweise Vögel (Avis = Vogel) erkranken. Krankheitserscheinungen sind Fieber, Nachtschweiß und Gewichtsverlust.

Bei abwehrgeschwächten und stark infektionsgefährdeten Patienten ist es oft erforderlich, eine protektive Isolierung (Umkehrisolierung) zum Schutz durchzuführen (s. Kap. 3.5.2).

Empfehlungen zum Vorgehen nach beruflich bedingter Blutexposition

Mitarbeiter, die in der Patientenbetreuung sowie in medizinischen Laboratorien tätig sind, gehen mit einem erhöhten Risiko einer beruflich bedingten Exposition gegenüber den Erregern blutübertragbarer Infektionskrankheiten um.

Risiken

Schmerz ist nicht das größte Problem bei Nadelstichverletzungen und mit „Schmerz laß nach" oder „Au, verdammt" ist es nicht getan. Auch hilft es nicht viel weiter, wenn der blutende Finger in den Mund gesteckt wird. Die praktisch bedeutsamsten beruflichen Risiken bestehen in Deutschland für das HBV, das HCV und das HIV. Das HBV ist durch minimale Mengen infektiöser Körperflüssigkeiten (z.B. 0,00001 ml Blut (Anonym 1997b, S. 307) übertragbar, so daß ggf. auch hohe Verdünnungen infektiös sind. Ohne Impfschutz besteht das Risiko, an einer Hepatitis B zu erkranken, derzeit bei etwa 4% pro Jahr und Exposition. Dies liegt an der sehr hohen Konzentration von Viruspartikeln im Blut (10^7–10^{10}) von Hepatitis-B-Erkrankten. Bei an HIV-Erkrankten, wo „nur" 10^3–10^5 Viruspartikel im Blut nachweisbar sind, die Konzentration also um ein Vielfaches geringer ist, ist auch das Übertragungsrisiko, z.B. durch Nadelstichverletzungen, geringer. Das Infektionsrisiko liegt hier bei 0,3–0,4% selbst bei perkutanen Verletzungen (NN 1996). Die Höhe des Risikos einer beruflich bedingten HCV-Infektion bei perkutanen Expositionen dürfte zwischen dem einer HBV-Übertragung und dem einer HIV-Übertragung angesiedelt sein. Es steht aber gegen eine HCV-Infektion weder ein Impfstoff (wie bei HBV) noch eine postexpositionelle Prophylaxe nach beruflicher Exposition zur Verfügung (Anonym 1997c, S. 78).

Vorgehensweise sofort nach einer Kanülenstichverletzung

Obwohl die Verhinderung der Exposition mit Blut oder blutkontaminierten Instrumenten oberste Priorität haben muß, ist es unrealistisch anzunehmen, daß Unfälle, die ein Infektionsrisiko für die Mitarbeiter bergen, gänzlich ausgeschlossen werden können.

Unmittelbare Sofortmaßnahmen nach einer Kanülenstich- oder Schnittverletzung sind die kurze Inspektion und anschließend die möglichst rasche Reinigung, zunächst mit Seife unter fließendem Wasser durchzuführen (KCH 1997, S. B-21). Detergenzien inaktivieren zellfreies HIV sehr effektiv. Die Antiseptik der Wunde mit einem viruswirksamen Hautantiseptikum (softasept-N®, nicht mit Sterillium® wegen pflegender Zusätze) soll dann sofort ausgeführt werden. Bei der Inspektion sind instrumentelle Manipulationen an der Wunde zu unterlassen. Bei Kontamination von Schleimhäuten oder entzündlich veränderten Hautarealen ist die kontaminierte Region so schnell wie möglich gründlich mit viel Wasser zu spülen (RKI 1996, S. 293). Durch das Spülen einer kontaminierten Mundschleimhaut mit 20- bis 30%iger alkoholischer Lösung kann die Erregermenge verringert werden. Selbst wenn es sich um eine 1:3-Verdünnung des z.B. mit Methyläthylketon vergällten Alkohols (70%) handelt, müssen bei dieser Konzentration und der kurzfristigen Anwendung toxikologische Bedenken nicht bestehen. Im Anschluß an diese Sofortmaßnahmen am jeweiligen Arbeitsplatz des Mitarbeiters muß ein kompetenter ärztlicher Ansprechpartner, je nach Kliniksituation in der Akutambulanz, Betriebsarzt usw., zur Risikoabschätzung und dem weiteren Vorgehen kurzfristig aufgesucht werden. Die oft zu beobachtende Bagatellisierung solcher Verletzungen ist hier völlig fehl am Platz. Für eine evtl. medikamentöse Postexpositionsprophylaxe bei vermuteter HIV-Kontamination besteht ein enges Zeitfenster von etwa 2 h. Da sich in den letzten Monaten durch die Zulassung neuer Medikamente die Behandlungsmöglichkeiten von Aids-Patienten verbessert haben, geht das RKI davon aus, daß die neuen Kombinationstherapien auch die Wirksamkeit der Postexpositionsprophylaxe steigern (KCH 1997, S. B 20). Aus diesem Grund sind klare organisatorische Regelungen für einen kompetenten Ansprechpartner in der Klinik mit sorgfältiger Informationsmöglichkeit für den Mitarbeiter zwingend. Das weitere Vorgehen wird sich danach richten, ob es sich um eine parenterale Nadelstichinokulation mit Blut HIV-infizierter Personen oder um eine oberflächliche Nadelstichverletzung ohne nennenswerte Inokulation von Blut handelt. Aus arbeitsmedizinischen Gesichtspunkten soll jede Verletzung mit Exposition zu Blut und/oder Körperflüssigkeiten als Arbeitsunfall im Krankenhaus einer zentralen Stelle (Betriebsarzt, Notfallambulanz o.ä.) gemeldet und serologische Untersuchungen auf HBV/HCV und HIV durchgeführt werden. Auf diese Empfehlung der Unfallversicherer ist mit allem Nachdruck hinzuweisen. Es soll Mitarbeitern auch die anonyme Testung möglich sein.

Vermeidung von Kanülenstichverletzungen

Kanülenstichverletzungen spielen in der Unfallstatistik des Gesundheitswesens eine wichtige Rolle und betreffen alle Mitarbeiter, die am Patienten arbeiten und im Versorgungsdienst des Krankenhauses (z.B. Hol- und Bringedienst, Reinigungsdienst, Spülküche) tätig sind.

Welche Vermeidungspraktiken sind hilfreich?

Kein Recapping. Seit langem gibt es die Forderung der Arbeitssicherheitsfachleute, gebrauchte Kanülen unmittelbar nach der Injektion beim Patienten sicher „abzuwerfen" und nicht in die Schutzkappe zurückzustecken. Diese Regel muß nicht nur für das zweihändige, sondern auch für das manchmal empfohlene einhändige Recapping (Bühler 1992) gelten. Dadurch ist die Zahl der Kanülenstichverletzungen zu senken (Sitzmann 1991).

Patientennahes Kanülenabstreifen. Vielfach wird von Pflegenden und Ärzten der Arbeitsaufwand gescheut, ein Abwurfgefäß mit dem Spritzentablett zum Patienten zu nehmen. Zudem steht in Kliniken oft nur am Aufziehplatz für Injektionen und Infusionen ein zentrales Abwurfgefäß zur Verfügung, das jedoch zu groß und zu schwer ist (Desinfektionsmittelkanister z.B.), um mit zum Patienten genommen zu werden. Die Industrie bietet eine große Palette von Kanülenbehältern an. Häufig wird damit für viel Geld ein System zum Sammeln von Müll eingekauft, das dann selbst wieder als Müll beseitigt werden muß. Eine müllsparende Alternative sind maximal 1 l fassende Mehrwegentsorgungsboxen mit Abstreifkerben. Nur mit handlichen Gefäßen ist es möglich, die gebrauchte Kanüle unmittelbar nach der Injektion oder Blutentnahme sicher zu verwahren (Sitzmann 1996, S. 18).

Korrekte Injektionstechnik. Ausbildung auf diesem Gebiet trägt zur Verminderung der Gefahren bei.

Nutzen von Sicherheitskanülen. **Auf den Markt kommen z.B. Venenverweilkanülen (Protectiv Plus® von Johnson&Johnson), Blutentnahmekanülen (Saerstedt), Sicherheitsspritzen (Fraxiparin® von sanofi Winthrop), die Nadelstichverletzungen nach der Punktion ausschließen oder mehr Schutz bieten. Nach dem Kathetervorschub, also nach Kontamination mit Patientenblut, wird die Nadel wie üblich zurückgezogen und rastet in einen Schutzzylinder ein. Die Nadel ist sicher eingeschlossen.**

Informationskampagnen. **Eine Aufgabe der Mitarbeiter des Arbeitsschutzes und der Krankenhaushygiene ist es, immer wieder in Variation und Einfallsreichtum über das Problem zu informieren und die Eigengefährdung der Mitarbeiter aufzuzeigen. Dazu gehören das persönliche Ansprechen der Mitarbeiter, wenn sie ohne patientennahes Kanülenabwurfgefäß bei einer Injektion beobachtet werden, und motivierend gestaltete Rundschreiben, z.B. der persönlichen Gehaltsabrechnung beigefügt.**

Schutzhandschuhe. **Sie können nicht den Stich und die Inokulation virenhaltigen Materials in das Gewebe verhindern, es ist jedoch eine Risikominimierung durch Verringerung des eingebrachten Virenmaterials zu erreichen.**

Selbstverständlich soll auch auf sonstigen Wegen Blutkontakt vermieden werden, also keinesfalls das vor 20 Jahren übliche orale Aufziehen einer BSG-Untersuchung noch durchgeführt werden.

Allgemeine Hygiene- und Desinfektionsmaßnahmen bei durch Blut übertragbaren Infektionen

HBV können abhängig von der Konzentration z.B. in Blut auf dem Fußboden oder auf Flächen (z.B. Arbeitsflächen, Tabletts, Bedienflächen von Monitoren, Blutdruckmanschetten) mehrere Tage infektiös bleiben. HCV und HIV haben sehr viel kürzere Überlebenszeiten. Eine Gefahr ist in dem häufig zu beobachtenden fortwährenden Tragen von Handschuhen während Tätigkeiten mit Blut (z.B. Labor-MTA) zu sehen. Durch das Berühren von Flächen und Geräten mit blutkontaminierten Handschuhen erfolgt eine langwierige Infektionsgefahr für nachfolgende Benutzer ohne Handschuhe. Einige wesentliche Hygienemaßnahmen sind nachfolgend zusammengestellt:

1. Vorsicht beim Umgang mit kontaminierten Gegenständen und bei Kontakt mit Schleimhautoberflächen und offenen Wunden.

Bei Stichverletzungen und Schleimhautkontakt mit Blut und Sekreten: Sofortige Meldung an Akutambulanz, Dokumentation kleiner Verletzungen im Verbandbuch.

2. Hygienische Händedesinfektion in der Regel vor und nach Patientenkontakt, Einwirkzeit mindestens 30 s.
3. Handschuhe tragen bei Kontakt mit Blut, Sekreten, Körperflüssigkeiten. Achtung: Handschuhe ersetzen nicht die Händedesinfektion! Handschuhe sind kein vollkommener Schutz gegen Virusdurchlässigkeit! Kontaminierte Handschuhe ausziehen und anschließend hygienische Händedesinfektion durchführen.
4. Mund-Nasen-Schutz bei nahem Kontakt bei intubierten oder stark hustenden Patienten.
5. Augen-, Mund-Nasen-Schutz und Schutzkittel, wenn Verspritzen von Blut und Sekreten (z.B. endotracheale Intubation, Geburtshilfe, Bronchoskopie, Endoskopie) möglich.
6. Kein Einweggeschirr nutzen.
7. Isolierung in einem Einzelzimmer nur notwendig, wenn der Patient selbst stark infektionsgefährdet ist (protektive Isolierung), sowie bei diffusen Blutungen, starken/blutigen Durchfällen oder häufigem Erbrechen.
8. Flächendesinfektion:
   - *laufende Desinfektion:* (Nachttisch, Bett, Untersuchungstisch, Operationstisch sowie Sitzbadewanne und WC nach Rektaloperationen und inkontinenten Durchfallpatienten): Incidin plus 0,5% – Einwirkzeit 1 h,
   - *Schlußdesinfektion:* nur patientennahe und kontaminierte Flächen! z.B. Incidin plus 0,5% – Einwirkzeit 1 h.
9. Instrumentendesinfektion:
   - vorzugsweise thermisch,
   - bei Verletzungsgefahr (d.h. vorheriger manueller Reinigung): z.B. Sekusept 2%ig – Einwirkzeit 1 h.
10. Wäsche: hausübliche Sortierung; blutige Wäsche in Sack mit gelben Streifen und durchsichtigen Plastiksack.
11. Müll: Blauer Sack in blauer Tonne (B-Müll).
12. Kennzeichnung der Anforderungszettel gegenüber diagnostischen (z.B. Endoskopie) und therapeutischen Abteilungen (z.B. OP), zur Information über die besondere Infektionsgefahr.

Fallbericht: Entbindung bei Coxiella-burnetii-Infektion – Erforderliche Schutzmaßnahmen

Sieben Wochen vor dem geplanten Geburtstermin meldete sich eine junge Frau während des Geburtsvorbereitungskurses bei der Hebamme unserer Klinik (Epidemiologisches Bulletin 49/1997, S. 349). Sie berichtete, im Rahmen einer betriebsärztlichen Untersuchung zum Abschluß ihrer Hebammenausbildung in einer hessischen Universitätsklinik zu einem Q-Fieber-Kontakt befragt und untersucht worden zu sein. Während der Ausbildung hatte sich der Umkleideraum der Mitarbeiter in unmittelbarer räumlicher Nachbarschaft zu einem Tieroperationssaal befunden, in dem mit Coxiella-burnetii-infizierten Schafen gearbeitet worden war. Geburtsflüssigkeit und die Nachgeburt der Schafe können große Mengen von Coxiellen enthalten und nach dem Austrocknen einen hochinfektiösen Staub bilden (Kröner 1995, S. B-436). Insgesamt wurden in der Klasse von 21 Hebammenschülerinnen 9 Coxiella-burnetii-Infektionen nachgewiesen. (Weitere 68 Coxiella-burnetii-Infektionen wurden später bei Studenten, Doktoranden und Mitarbeitern der Lehr- und Forschungsstation beschrieben: Epidemiologisches Bulletin 49/1997, S. 347.) Der von der jungen Frau vorgelegte Befund der serologischen Untersuchung besagte, daß die anamnestisch belegte Exposition gegenüber Coxiella burnetii zu einer frischen Infektion geführt hatte. Sie gab an, daß sie während der 8. Schwangerschaftswoche 2mal Fieber>39 °C und starke Kopfschmerzen gehabt hatte. Im Mutterpaß waren diese Befunde nicht dokumentiert worden.

In unserer Klinik ist es üblich, bei der Aufnahme eines Patienten, von dem bekannt ist, daß von ihm eine Infektionsgefahr ausgehen könnte, auf der Basis vorbereiteter Empfehlungen ein patientenbezogenes sog. „Epidemiologieprotokoll" zu erstellen (Abb. 5.9; Sitzmann 1995, S. 165). In diesem Fall wurde rechtzeitig vor Entbindung die Info über eine aufzunehmende Patientin in der Geburtshilfe mit Q-Fieber-Kontakt an die Mitarbeiter des Kreißsaals, der Entbindungsstation, für den Fall einer Schnittentbindung auch des OP und der Anästhesie, gegeben. Auf diese Weise konnten zielgerichtet Vorbereitungen zu einer nicht häufigen, aber ernstzunehmenden Infektion getroffen werden. Im Falle des Q-Fiebers waren, bedingt durch die ausgeprägte Resistenz des Erregers gegenüber Umwelteinflüssen und übliche Desinfektionsmittelkonzentrationen und die sehr geringe Infektionsdosis sowie die widersprüchliche Quellenlage (s. Hahn 1994, S. 483), besonders die individuellen Schutzmaßnahmen der geburtshilflichen Mitarbeiter, die gesonderte Behandlung der Wäsche und eine lückenlose Desinfektionspraxis wichtig.

Ungefähr eine Woche vor Termin konnte die Frau durch Spontangeburt von einem gesunden Kind entbunden werden. Die zur Untersuchung auf Coxiellen eingesandte Plazenta ergab einen negativen Befund. Auch wenn sich nachträglich zeigte, daß keine unmittelbare Infektionsgefahr bestand, müssen die eingeleiteten Maßnahmen doch als angemessen betrachtet werden.

Hygiene in Räumen zur Eigenblutspenden

Die Infektionsgefahren durch Übertragung von Blut und den daraus hergestellten Produkten können durch die Propagierung von Eigenblutspenden reduziert werden. Eine hygienische Gewinnung und Verabreichung ist jedoch auch hier anzustreben. Arbeitstägliche Reinigung der Untersuchungsliegen, Infusionsständer und aller Flächen einschließlich des Fußbodens mit umweltfreundlichem Reiniger durchführen, Kontaminationen, z.B. mit Blut, müssen sofort desinfizierend entfernt werden. Stethoskope und Blutdruckgeräte sollen täglich mit Alkohol 70% abgewischt werden. Blutdruckmanschetten können entweder in Instrumentendesinfektionslösung gereinigt werden (textile) oder thermisch maschinell aufbereitet werden (Kunststoffmanschetten).

Epidemiologie - Protokoll

> **Adressette** des aufgenommenen Patienten mit Symptomen/Verdacht auf Infektionserkrankung nach **BSeuchG**
>
> (Hierdurch wird <u>nicht</u> die Meldepflicht nach BSeuchG erledigt, die den Lt. Arzt betrifft!)

Meldung bitte an Klinikhygiene
Rufgerät 74.230....

Info über eine aufzunehmende Patientin in der Geburtshilfe

Diagnose: Q-Fieber: als Zoonose von Paarhufern (Rindern, Schafe) durch Inhalation erregerhaltigen Staubs und durch Zecken auf den Menschen übertragen.

Erreger/Infektiöses Material: Coxiella burnetii ist äußerst resistent gegen Hitze, Sonnenlicht und Austrocknung, auch widerstandsfähig gegen Desinfektionsmittel. 'Eine Übertragung von Mensch zu Mensch findet nicht statt' (Hahn 1994). In den USA gibt es weniger als 100 menschliche Infektionen pro Jahr (Mims 1996). Aus der Infektionsgefährdung der Tierärzte und Beschäftigten in Schlachthöfen, die insbesondere mit Plazenten in Kontakt kommen, ist eine Infektionsgefährdung während der Geburt abzuleiten (Aerosole). Aus der starken Resistenz gegen Austrocknung ist evtl. eine Infektionsgefährdung durch erregerhaltige Staubinhalation auch auf der Station gegeben.

Empfohlene Schutzmaßnahmen

laut Literatur: BENZ Handbuch der Infektionskrankheiten für den stationären Alltag. Bremen 1994, Hahn/Falke/Klein (Hrsg) Medizinische Mikrobiologie. Springer Berlin Heidelberg 1994, S. 483, Mims et al (1996) Medizinische Mikrobiologie. Ullstein Mosby Wiesbaden S. 571, RICHTLINIE für Krankenhaushygiene und Infektionsprävention RKJ 5/94

✔ **Einzelzimmer** (Zimmer kennzeichnen, Besucher müssen sich anmelden)
☐ **Mehrbett**zimmer möglich
✔ **Händedesinfektion** vor und nach Patientenkontakt bzw. Betreten des Zimmers
☐ **Patienten** in hygienische **Händedesinfektion** einweisen (z.B. nach **WC-Benutzung**)
✔ **Eigenes WC** oder Nachtstuhl zuweisen mit täglicher desinf. Reinigung
✔ Wahrend Entbindung OP-Schutzkittel wie bei HIV- und HBV-Patienten + eigene OP-Schuhe
✔ auf Station: Schurze (pro Schicht frisch) bei
  ☐ Betreten des Patientenzimmers
  ✔ Kontakt mit Körperflüssigkeiten/Ausscheidungen/Sekreten/Betten des Patienten/ Kontakt mit kontaminierten Körperarealen
✔ **Einmalhandschuhe** (bei Kontakt mit Körperflüssigkeiten/Ausscheidungen/Sekreten/ bei Kontakt mit kontaminierten Körperarealen)
✔ Information des Labors/Endoskopie/OP durch Kennzeichnung des Anforderungszettels
✔ **Mund-Nasenschutz** erforderlich während der Geburt
✔ **Wäscheabwurf** im Geburtsraum + auf Station in gelbgestreiften Textilsack mit äußerem Klarsicht-Plastiksack
✔ **Müllabwurf** in grünen Plastiksack (auf gesonderte Anforderung: Klinikhygiene/HBD)
✔ **Pacentaentsorgung** wie gewohnt, da Verbrennung erfolgt
✔ **Speisereste** zurück in die Spül-Küche
☐ **Flächen** (Fußböden, Möbel, Leisten, Nachtschränke, Bettgestelle, u.a.) und Gegenstände (Bücher, Spielzeug, Geschirr u.a.) werden **gereinigt**
✔ Sichtbare Kontaminationen (**Verunreinigungen** durch Ausscheidungen/Sekreten/ Blut) müssen sofort desinfizierend gereinigt werden

Abb. 5.9. Epidemieprotokoll

✔ **Laufende Desinfektion** der Pflege-/Behandlungs-/Untersuchungsmaterialien (Instrumente, Steckbecken, Urinflaschen, Thermometer, Nagelschere, Haarbürsten)
✔ **Laufende Desinfektion** der Flächen (Fußboden, patientennahe Flächen)
✔ **Schlußdesinfektion** als Scheuer-Wisch-Desinfektion des Geburtsraumes und des Zimmers nach Aufenthalt.

Die Flächendesinfektionsarbeiten *(bluthaltige!)* mit Bacillotox 6% 4 Std. Wert, ebenso die Schlußdesinfektion des Patientenzimmers (Listung BSeuchG RKI). **Blutige Instrumente** thermische Desinfektion.
Die **laufende Desinfektion des Patientenzimmers** auf Entbindungsstation mit Bacillotox 1% 4 Std. Wert (Listung DGHM, entsprechend RKI-Richtlinie) durchführen lassen (bei Reinigungsdienst anmelden!). Sonstige Desinfektion wie üblich. Phenolische Desinfektionsmittel in dieser Konzentration riechen stärker als unsere gewohnten. Zur Geruchsverbesserung kann nach der Einwirkungszeit Eucalyptusreinigungsmilch verwendet werden.

Beachten Sie bitte beigefügte **Anlagen**: Hahn S. 483, Benz S. 89

Datum:. 3..9.97 Unterschrift: Franz Sitzmann...
12/92,10/93,7/94, 2/97   Klinikhygiene   Mitarbeiter Pflege
Kopie: Patientenakte/Akte Hygienekommission

Abb. 5.9. Epidemieprotokoll

? **Praxisanfrage**
Welche Hygieneprobleme sind bei der Blutentnahme zu bedenken?

Antwort
Obwohl zumindest die i.v.-Blutentnahme keine routinemäßige Aufgabe von Pflegenden darstellt, gibt es doch verschiedene Arbeitsfelder, in denen sie ausgeführt wird. Zum Punktieren der Venen sind die folgenden Maßnahmen einzuhalten, hygienische Maßnahmen bei kapillärer Blutentnahme am Ohrläppchen oder seitlichen Fingerkuppe beim Erwachsenen sind entsprechend anzuwenden (Kurzanleitung; mod. nach Schnur 1995, S. 1):

1. Material vorbereiten: Vor der Punktion alle erforderlichen Materialien bereitstellen, eine hygienische Händedesinfektion durchführen, Einmalhandschuhe anziehen:
   • Staubinde,
   • alkoholisches Hautantiseptikum,
   • keimarme, sterilisierte Zellstofftupfer von der Rolle; sie müssen bei Port- und Gelenkpunktionen steril sein,
   • gewünschte Blutröhrchen (z.B. Sarstedt-Monovetten®),
   • Kanüle (aufsetzen und arretieren),
   • Abwurf für gebrauchte Kanüle (Vermeiden von Kanülenstichverletzung),

- Einmalhandschuhe (hier Latexqualität): Handschuhe können nicht als Ersatz für Händewaschen bzw. Händedesinfektion angesehen werden. Sie erleichtern auch nicht die Arbeit z.B. für blutabnehmende MTA, es gelten die gleichen Regeln wie bei einer Kontamination der Hände. Das heißt, Handschuhe müssen nach (möglicher) Kontamination gewechselt werden. Auch bei bestimmten Tätigkeiten beim gleichen Patienten müssen die Handschuhe gewechselt werden. Ebenso ist es hygienisch nicht zu vertreten, die gleichen Handschuhe bei wechselnden Patienten anzubehalten.

2. Lagerung: Patient sitzend, besser liegend, mit gestrecktem, im Ellenbogen unterstützten Arm. Akteur bequem sitzend.

3. Stauen: Am Ober- oder Unterarm venöse Stauung anlegen, d.h., der Puls muß noch tastbar sein. Patienten mehrmals kräftig die Hand zur Faust schließen lassen.

4. Vene darstellen: Möglichst großlumige Vene aufsuchen (sehen oder tasten) und durch Klopfen mit den Fingern darstellen.

5. Hautantiseptik: Möglichst frühzeitig das Punktionsgebiet abwechselnd mit Desinfektionsmittel einsprühen oder mit Tupfer auftragen und auf der Haut verreiben („sprühen $\Rightarrow$ wischen $\Rightarrow$ sprühen $\Rightarrow$ wischen"). Das alleinige Aufbringen durch Sprühen soll jedoch keinen Nachteil bringen (Kappstein 1997, S. 408). Einwirkzeiten werden differenziert angegeben:
   - periphere Gefäßpunktion, i.v.-, i.m.- sowie s.c.-Injektionen: 15–30 s,
   - Anlage peripherer Venenkatheter: mindestens 30 s,
   - Anlage zentraler Venenkatheter: mindestens 1 min.

6. Vene straffen: Haut so spannen, daß die Vene nicht „wegrollt".

7. Punktion: Nadel mit Schliff nach oben im Winkel von 30 ° zur Haut in Verlaufsrichtung der Vene einführen und etwa 1 cm vorschieben.

8. Aspirieren: Die linke Hand hält im weiteren Verlauf die Kanüle fest, indem sie sich am Arm abstützt. Mit der anderen Hand wird der Spritzenstempel vorsichtig bis zum Anschlag aufgezogen.

9. Monovette wechseln: Sind mehrere Röhrchen zu füllen, so hält die eine Hand die Kanüle gut fest, während die andere die Monovetten wechselt.

10. Stauung lösen und letzte Monovette von der Kanüle nehmen.

11. Kanüle entfernen, sauberen Tupfer lose auflegen und Kanüle zügig in Verlaufsrichtung herausziehen.

12. Abdrücken: Tupfer sofort kräftig aufdrücken, bis Blutung steht (mindestens 1 min). Der Arm soll dabei gestreckt bleiben, dies vermindert die Hämatombildung.

13. Kanüle entsorgen: kein Recapping, in bereitgestellte Box werfen.

14. Keimarmes Pflaster auf Punktionsstelle.

15. Nach der Punktion sollen die Handschuhe ausgezogen werden, um eine evtl. Kontamination der Umgebung zu vermeiden.

16. Weitere Versorgung der Blutröhrchen (evtl. schwenken).

5.2.7
Pflegerische Unterstützung der Infektionsprävention in Therapie- und Bewegungsbecken

Fallbeispiel

Von den Pflegenden der Abteilung für Rückenmarksverletzte wurde auch Herr Meier, ein Patient mit Dekubitalgeschwür und einem schlecht sitzenden Folienverband für die Therapie im Bewegungsbad angemeldet. Aus dieser Beobachtung wandten sich die Mitarbeiter der Krankengymnastikabteilung (KG) an den Krankenpfleger für Krankenhaushygiene, um die verschiedenen Risiken zu besprechen.

Bei Querschnittgelähmten atrophiert auch die Muskulatur des Gesäßes, dies bringt eine Veränderung der Gesäßproportionen mit sich, wodurch der Dekubitus an einer ungünstigen Stelle in der Pofalte schlecht zu verbinden ist. Beim Übersetzen des Patienten vom Bett auf den Rollstuhl und vom Rollstuhl auf den Beckenlifter rollte sich die bisher verwendete Folie an den Rändern, und die Wunde wurde durch das Badewasser feucht.

Die Krankengymnasten hatten die Fragen:

1. *Wie sind die Patienten für die Bewegungstherapie hygienisch optimal vorzubereiten?*
2. *Wie können die Mitarbeiter der KG hygienerelevante Gefährdungen für sich vermeiden, da sie bei querschnittgelähmten Patienten aus dem Wasser heraus die Therapie durchführen?*
3. *Welche Gefährdung der Patienten besteht bei offenen Wunden im Bewegungsbad, insbesondere der nachfolgenden Badegäste?*
4. *Welche technischen Voraussetzungen müssen erfüllt sein, um eine Bewegungstherapie ohne hygienische Bedenken zu realisieren?*

Antworten

Zu 1: Hygienisch optimale Vorbereitung von Patienten für die Wasser- und Bewegungstherapie. Ausgehend von der physiologischen Haut- und Schleimhautflora hinterläßt jeder Mensch ohne gründliches Abduschen und Seifenwäsche innerhalb von 3 min ungefähr 10^8–10^9 Keime (Fiedler 1995). Diese Mikroorganismen werden um potentiell pathogene Keime ergänzt. Deshalb ist es wichtig, daß auch nicht selbständige Patienten gut vorbereitet das Bad nutzen:

- *Sie sollten vor dem Baden die Blase entleeren. In einem Schwimmbecken als Kaltbad kommt es reflektorisch bei jedem Schwimmer zur unfreiwilligen Ausscheidung von 50 ml Urin. Der intermittierend katheterisierte Querschnittgelähmte sollte deshalb vorher katheterisiert werden. Eine Darmentleerung sollte an Tagesrhythmen gebunden sein und kann nicht an die Badezeit gekoppelt werden.*
- *Die Patienten sollten gründlich mit Seifenbenutzung duschen oder abgeduscht werden. Bei Querschnittgelähmten gehört dies zum Wassergewöhnungstraining. Wichtig ist auch, auf die Aufliegeflächen des Patienten zu*

achten (Rücken, Gesäß), da insbesondere im Perinealbereich die Kontaminationsdichte erheblich höher ist.

- Patienten mit Wundinfektionen, Infektionen der Haut oder ausgedehnten Fußmykosen dürfen Gemeinschaftsbäder nicht benutzen (Bux u. Daschner 1997, S. 606f).
- Bei Patienten mit suprapubischen Fistelkathetern (SPK) und Anus praeter kann ein wasserfestes Versorgungssystem genutzt werden. Gibt es solche für die Versorgung des Patienten mit geregeltem Stuhlgang bereits konfektioniert, muß ein SPK speziell für das Bad versorgt werden. Folienverbände bringen bei der routinemäßigen Versorgung von SPK für die hygienische Sicherheit keine Vorteile, sie sind jedoch für die Vorbereitung auf das Bewegungsbad sinnvoll. Es empfiehlt sich dabei die beschriebene Sandwichtechnik (z.B. 3M Tegaderm®), bei der 2 Folien verwendet werden (Abb. 5.10).
- Auf die sorgfältige Körperpflege durch Benutzung der Duschen sind die jeweiligen Betreuer von geschlossenen Therapiegruppen mit ihrem unterschiedlichen Publikum in Kliniken oder Rehabilitationseinrichtungen ausdrücklich hinzuweisen.

Zu 2: Minderung der Gefährdung für die Mitarbeiter der KG in der Wassertherapie. Einige typische Infektionsmöglichkeiten, für die das Badewasser verdächtigt werden, werden ausgeführt:

- Genitalmykosen haben v.a. endogene Ursachen, als exogene Ursachen sind nicht das Badewasser, sondern Probleme bei der Körperhygiene, Anwendung von Intimsprays (alkoholhaltig mit Einfluß auf die physiologische Flora) und Sexualkontakte von Bedeutung.
- Trichomoniasisübertragung durch Schwimmbadwasser, Badekleidung, Schwämme, Handtücher und Sitzbänke sind eher als unwahrscheinlich anzusehen, ihre Übertragung erfolgt sexuell (Janitschke 1994, S. 892).
- Fußmykosen können durch die längere Einwirkung des Wassers und der damit verbundenen Aufweichung der Haut reaktiviert werden.
- Warzen durch Papillomaviren können gleichfalls durch die Aufweichung und den Kontakt mit kontaminierten Böden übertragen werden. Bevorzugt sind von den Plantar- oder Stechwarzen Kinder und Jugendliche betroffen. Deshalb markierten schöne eingelassene Bodenmosaiken bereits in antiken Thermen, z.B. von Timgad/Algerien (Weber 1996, S. 172), die Zonen, wo spezielle Badesandalen getragen werden sollen. Es empfiehlt sich, diese sofort nach dem Auskleiden sowie weiter unter der Dusche bis zum Beckenrand zu tragen.
- Eine routinemäßige Flächendesinfektion von Wänden, Fußböden, WC, Dusch- und Umkleidekabinen bringt keinen hygienisch verbesserten Effekt, da nur eine kurzfristige Keimzahlreduktion erzielt wird. Nach 1–2 h Badebetrieb ist die Ausgangskeimzahl wieder erreicht (Daschner et al. 1980). Wichtig ist die Anwendung einer 0,5%-Flächendesinfektionslösung nach Kontamination mit potentiell infektiösem Material (Stuhl, Blut usw.). Dabei kann nicht auf einen Reinigungsdienst gewartet werden, diese gezielte Desinfektion ist Aufgabe des jeweils professionell Betreuenden.

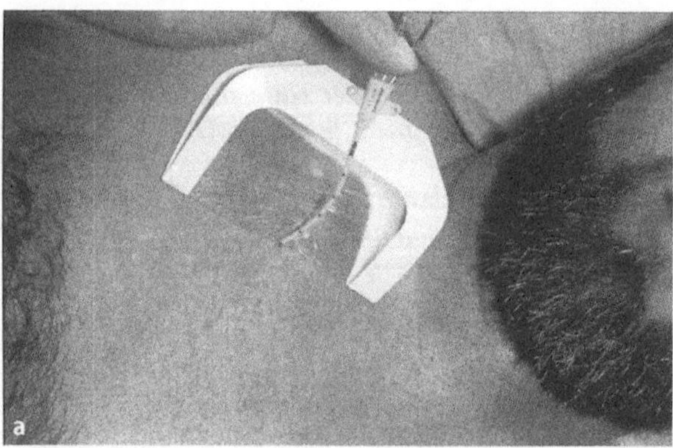

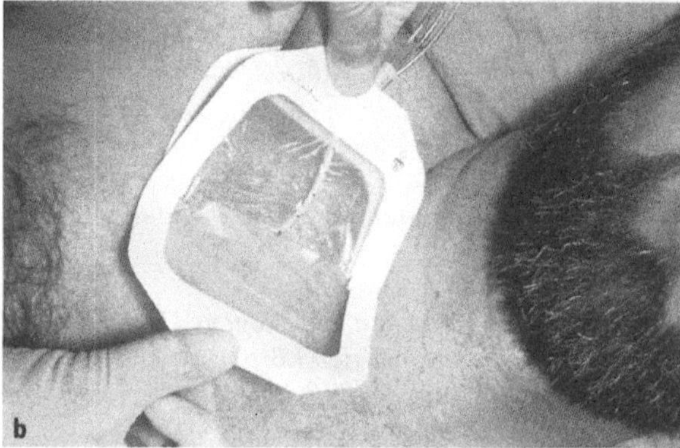

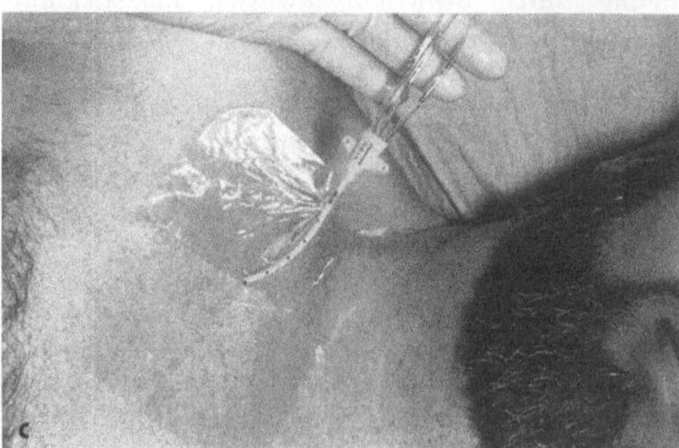

Abb. 5.10a–c. Spezielle Anwendungstechniken – Sandwichtechnik bei zentralen Venenkathetern: Die Sandwichtechnik, bei der 2 Tegaderm 1626W verwendet werden, ist besonders geeignet zur Fixierung von Jugularis- und Subklaviakathetern. **a** Falten Sie das 1. Tegaderm zur Hälfte, und entfernen Sie das Trägerpapier. Heben Sie den Katheter an, und kleben Sie je eine Hälfte des Tegaderm auf die Haut und unter den Katheter. **b** Entfernen Sie das Trägerpapier von dem 2. Tegaderm 1626W, und plazieren Sie es gegengleich auf den oberen Teil des ersten Tegaderm – der Katheter liegt nun zwischen den Verbänden. Streichen Sie den unteren Teil des 2. Tegaderm nach unten auf die Haut – der Katheter ist flexibel zwischen beiden Verbänden fixiert. **c** Entfernen Sie von beiden Tegadermen die Patentrahmen – der Katheter ist nun optimal zwischen den transparenten Klebeflächen beider Verbände fixiert. Die beschriebene Technik kann auch beim suprapubischen Fistelkatheter (s. S. 266) angewendet werden

- *Die nach Benutzung von Whirlpools häufig zu beobachtenden Hautinfektionen (Whirlpool-Dermatitis) sind auch bei Leistungsschwimmern mit stundenlangem Training im warmen Wasser festzustellen. Sie werden vielfach durch Pseudomonas aeruginosa auf der aufgeweichten Haut ausgelöst. Deshalb sollte der Mitarbeiter der KG seinen Aufenthalt im warmen Wasser beschränken (Praxis im GKH Herdecke 30 min/Tag) und nach dem abschließenden Duschen eine gründliche Hautpflege vornehmen; im Englischen gibt es für Hautcreme den Begriff „scinfood".*
- *Wesentlich ist noch das Waschen der Badebekleidung nach jedem Baden, um eine Aufkeimung der Badekleidung mit der Beckenflora zu vermeiden, sowie der kurzfristige Wechsel benutzter Badebekleidung.*

Zu 3: Gefährdungsmöglichkeit der Patienten bei offenen Wunden im Bewegungsbad, einschließlich der nachfolgenden Nutzer. Der therapeutische Aufenthalt im Bewegungsbad gehört für die meisten Querschnittgelähmten zu einem wesentlichen Bestandteil ihrer Lebensqualität, sicher verbunden mit den sozialen Kontakten und der Abwechslung vom Stationsalltag. Deshalb spielt diese Therapie eine wichtige Rolle bei der Unterstützung der Heilung von Druckgeschwüren durch psychische Faktoren. Das Druckgeschwür hat eben nicht nur physikalisch-mechanische Entstehungs- und Heilungskomponenten und faßt damit Hygiene weiter. Deshalb hat die Entscheidung, Patienten mit offenen Wunden sollten keine Bewegungsbäder nutzen dürfen, neben der krankenhaushygienischen Sicht auch eine psychohygienische Komponente. Man wird versucht sein, Wege zu suchen, den Patienten diesen Wert ihres Lebens im Krankenhaus oder in der Rehabilitationseinrichtung zu erhalten.

Da die Patienten jedoch durch die unterschiedlichen, potentiell pathogenen Keime gefährdet sind und der Chlorgehalt des Badewassers sich negativ auf die Heilung der Wunde auswirken kann, darf eine Ausnahme nur für Patienten mit einem evtl. fingernagelgroßen Druckgeschwür gemacht werden, das mit einem Folienverband gutsitzend sicher abgedichtet werden kann. Hier muß ebenfalls eine sorgfältige Körperdusche mit Seifenbenutzung unter Berücksichtigung der Aufliegeflächen (von unten in den Einschnitt des Duschrollstuhls) durchgeführt werden. Die Haut dieser Patienten ist auch Kontaminationsfläche für die Wundkeime.

Eine mögliche Gefährdung nachfolgender Patienten, bei denen eine Immunschwächung allein schon durch die Verweildauer im Krankenhaus entstehen kann, ist durch eine Zeitplanung zu vermeiden, die es der wirkungsvollen Wasseraufbereitung ermöglicht, evtl. Kontaminationskeime zu vermindern. Der eher „streuende" Patient sollte vor Badebetriebspausen das Bad nutzen, in denen die Wasseraufbereitung weiter betrieben wird.

Die Eintragungs- und Vermehrungsmöglichkeiten von Krankheitserregern sind durch die Wärme (notwendige Wassertemperatur für die wärmeregulationsinsuffizienten Querschnittgelähmten zwischen 34 und 36 °C, Lufttemperatur 35 °C) und die Feuchtigkeit begünstigt, kombiniert mit Patienten unterschiedlicher Grundkrankheiten mit möglicherweise veränderter Flora.

Zu 4: Technische Voraussetzungen zur Realisierung einer Bewegungstherapie ohne hygienischen Bedenken. Entsprechende Parameter sind in der DIN 19643 fixiert, zukünftig gilt eine Badewasserverordnung. Die tägliche Überwachung der Schwimmbadwasser-Aufbereitungsanlage anhand eines Betriebsbuchs mit festgelegten Parametern und die Zählung der Besucherfrequenz gelten als Nachweis gegenüber der überwachenden Gesundheitsbehörde. Es sind mikrobiologische Kontrollen in festen Intervallen vorgeschrieben, die verkürzt werden bei Überschreitungen bis zur Behebung der schlechten Werte. Als Indikator wird das Wasser mikrobiologisch auf Coliforme, Escherichia coli und Pseudomonas aeruginosa untersucht, diese Keime dürfen nicht nachweisbar sein. Pro Besucher sind bestimmte Litermengen von Füllwasser, d.h. das zur Erst- und Nachfüllung benutzte Wasser in Trinkwasserqualität, vorgeschrieben. Beispielsweise ist das von Herrn Meier genutzte Therapiebecken mit seinem Füllwasserzufluß von 5 cbm/24 h und einem freien Chlorgehalt von 0,4 mg/l (Grenzwerte: 0,3–0,6 mg/l, pH 6,5–7,8) für 13 Patienten/h ausgelegt, bei denen mit einer höheren Standardverunreinigung gerechnet wird. Deshalb ist das Bad zusätzlich mit einer Ozonanlage ausgestattet.
Weitere Gesichtspunkte zur Schwimmbadhygiene sind:

- *Eine Fußpilzprophylaxe kann wirkungsvoll nicht durch Fußsprühanlagen erreicht werden. Nach langen Auseinandersetzungen mit Hygienikern mußte dies auch vom ehemaligen Bundesgesundheitsamt konstatiert werden (Bundesgesundheitsamt 1990) und wurde 1997 wiederholt (Anonym 1997, S. 439). Die als Arzneimittel auf den Körper gebrachten Desinfektionsmittelkonzentrationen (z.B. formaldehydhaltige Mittel) benötigen eine Mindesteinwirkzeit von 5 min bis zur Trocknung auf der Haut; meist werden sie zu kurz auf feuchte Haut und Fußboden mit der Konsequenz einer sofortigen Konzentrationsminderung und Allergiegefährdung aufgebracht. Eine zusätzliche Problematik besteht mit dem evtl. Anschluß an eine zentrale Desinfektionsmittelzumischanlage mit ihrer Verkeimungsgefährdung mit gramnegativen Keimen. Eine wirkungsvolle Fußpilzprophylaxe besteht im gründlichen Abtrocknen der Füße und Zehenzwischenräume und dem Tragen von individuellen Badesandalen.*
- *Von dem Betrieb von Wäscheschleudern ist wegen der gegenseitigen Kontaminationsgefahr der Badebekleidung abzuraten.*
- *Es sollte eine Unterscheidung von Handtüchern für oben und unten gemacht werden, trotz ihrer nachfolgenden Wäsche.*
- *Holz sollte nicht für Fußroste und Sitzbänke genutzt werden, auch eine evtl. aufgebrachte Oberflächenversiegelung platzt letztendlich auf, wodurch das Holz schwerer zu reinigen und zu trocknen ist.*
- *Im Sinne einer ökologischen Nutzung der Duschen sollten moderne Armaturen (selbstschließende Mischbatterie) nachgerüstet werden, die ein Dauerduschen verhindern.*

Zusammenfassung:

- *Patienten mit offenen Wunden, Hautinfektionen, großen Fußmykosen dürfen in der Regel das Bewegungsbad nicht benutzen.*

- *Wenn sichergestellt ist, daß kleine Wunden (z.B. SPK, günstig mit Folie abzudeckende, etwa fingernagelgroße Dekubiti) und Anus praeter dicht abschließend zu verbinden sind, muß wie bei jedem anderen Benutzer ein sorgfältiges Duschen mit Seifenbenutzung vorangehen und nachfolgen.*
- *Eine Blasenentleerung vor der Benutzung des Bades ist sinnvoll, auch intermittierendes Katheterisieren.*
- *Fußpilzprophylaxe durch sorgfältiges Abtrocknen auch zwischen den Fußzehen.*
- *Maschinelles Waschen der Badebekleidung und Handtücher nach jeder Badbenutzung.*

5.2.8
Prävention von Infektionen bei Patienten mit Tumorkrankheiten

Ursachen infektiöser Komplikationen

Durch die Grunderkrankung, operative Eingriffe, eine Chemo- oder Strahlentherapie ist das Risiko krankenhauserworbener und iatrogener (durch diagnostische und therapeutische Einwirkungen bedingte) Infektionen bei Patienten mit Tumoren erhöht. Infektionen treten nicht nur häufiger auf, sondern verlaufen auch schwerer als bei Gesunden.

Neben den üblichen Hygienemaßnahmen muß deswegen bei der Betreuung onkologischer Patienten eine zusätzliche Infektionsprävention durchgeführt werden, wenn die körpereigene Abwehr geschwächt ist.

Im folgenden sind Tumorkrankheiten und therapeutische Maßnahmen aufgezählt, die eine Abwehrschwäche und Infektionsanfälligkeit verursachen:

- Knochenmarkdepression bei Erkrankungen des blutbildenden Gewebes (z.B. Leukämie);
- in das Knochenmark metastasierende Tumoren (z.B. Mammakarzinom, Bronchialkarzinom). Sie können das Knochenmark infiltrieren und verdrängen dadurch das blutbildende Gewebe;
- hochdosierte Chemotherapie,
- Strahlentherapie;
- Stammzelltransplantation: Durch eine hochdosierte Chemotherapie oder eine Ganzkörperbestrahlung sollen die im Körper gestreuten bösartigen Zellen abgetötet werden. Dadurch kommt es auch zur quasi kompletten Elimination der blutbildenden Elemente. Diese werden durch eine Wiederbesiedlung des Knochenmarks mit transplantierten eigenen Stammzellen ausgeglichen oder durch eine
- Knochenmarktransplantation.

Um das Infektionsrisiko für diese Patienten zu reduzieren, ist ein konsequentes Einhalten hygienischer Verhaltensweisen erforderlich. Einen Überblick organbezogener Therapiekomplikationen mit erhöhten Infektionsrisiken gibt Tabelle 5.30.

Tabelle 5.30. Nebenwirkungen einzelner onkologischer Therapien

Onkologische Behandlungsformen	Infektionsrisiko einiger Organgebiete
Chemotherapie	*Hautgewebe:* Paravenös fließende Zytostatika können lokal zu großflächigen Nekrosen (Paravasate) führen. Diese zunächst toxisch-entzündlichen Veränderungen sind erhöht infektgefährdet Bei neutropenischen Patienten besteht eine hohe Infektrate durch Herpesviren *Auge:* toxisch-entzündliche Bindehautentzündung mit Brennen, Juckreiz, vermehrtem Tränenfluß *Schleimhaut* (Symptome s. unten): Entzündungen und Geschwüre der Mundschleimhaut (Stomatitis) und der Speiseröhre (Ösophagitis) Vaginalinfektionen (Kandidose, Herpes) mit Rötung, weißer bis gelblicher Belag bei Infektion, Ausfluß, Juckreiz, Brennen, Schmerzen Blasenentzündung (Zystitis) mit häufigem Wasserlassen kleiner Mengen, Brennen, Jucken und Spasmen *Knochenmarkdepression:* führt mit einer Leukopenie zur erhöhten Infektionsgefährdung. Weitere Komplikationen: Anämie, Thrombopenie mit dem Risiko einer spontanen Blutung: ZNS, Haut, Magen-Darm-Trakt
Bestrahlung, insbesondere wenn die Organe im Bestrahlungsfeld liegen	*Haut:* Rötung, Dermatitis, evtl. Epithelablösung *Schleimhaut:* Stomatitis, durch Infektion mit Pilzen (Soorstomatitis), Bakterien (z.B. Pseudomonas aeruginosa, Staphylococcus aureus) und Viren (z.B. Herpes simplex, Varizella zoster),und der *Speiseröhre* (Ösophagitis) *Lunge:* Strahlenpneumonitis (Entzündung des Lungeninterstitiums) *Darm:* Enteritis (Dünndarmentzündung); Kolitis (Dickdarmentzündung) mit Tenesmen und Durchfällen; Rektum: „Strahlenproktitis" Vaginitis und Vulvitis (s. oben) *Blut:* erhöhte Infektanfälligkeit bei Leukopenie
Operative Tumorentfernung	Obwohl „limitierte" Tumoroperationen mit möglichst kosmetisch befriedigendem und organfunktionserhaltendem Ergebnis heute überwiegen, ist durch die Grundkrankheit bedingt das postoperative Infektionsrisiko gegenüber anderen geplanten Eingriffen erhöht. Dies gilt insbesondere bei den rund 50% aller tumorchirurgischen Eingriffe, die das Ziel der Linderung tumorbedingter Symptome haben (palliative Tumorchirurgie). Hier sind (endogen bedingte) nosokomiale Wundinfektionen relativ häufig.

Die Patienten sind nicht mehr ausreichend in der Lage, Viren, Bakterien und Pilze aus der Umgebung (exogene Faktoren) und die am oder im Organismus selbst vorhandenen (endogene Erregerflora) wirkungsvoll abzuwehren.

Risikofaktoren für Infektionen bei Neutropenie (mod. nach Ludwig u. Kofer 1997) sind:

- exogene Risikofaktoren:
    - Krankenhausumgebung,
    - invasive Verfahren, z.B. Verweilkatheter,
    - i.v.-Lösungen,
    - Blutprodukte,
    - Steroide,
    - antibiotische Therapie prädisponiert für mykotische Infektionen (Fuhr 1994, S. 53),
    - Haut- und Schleimhautverletzungen als Nebenwirkung von Medikamenten,
    - Radiotherapie,
    - Zytostatikatherapie,
    - Luft mit Bioaerosolen,
    - Wasser (Legionellen, Pseudomonas aeruginosa);
- endogene Risikofaktoren:
    - knochenmarkverdrängende Tumoren,
    - Alter,
    - veränderte körpereigene Flora,
    - Unterernährung,
    - Leukämie.

Das Ausmaß hygienischer und spezieller organisatorischer Maßnahmen zum Schutz vor den endogenen und exogenen Faktoren variiert z. T. von Krankenhaus zu Krankenhaus und richtet sich nach den Gegebenheiten des jeweiligen Krankenhauses, den individuellen Bedürfnissen der Patienten und den pflegerisch-technischen und ärztlichen Vorstellungen.

Dabei sind infektionsprophylaktische Grundprinzipien bei Tumorpatienten:

- Schutz vor exogenen Neuinfektionen: hier werden Prinzipien der Schutz- oder Umkehrisolation angewandt,
- Elimination pathogener endogener Keime: Antiseptik der Haut und Schleimhäute,
- Einschränkung invasiver Eingriffe, d.h. möglichst wenig Urinverweilkatheter, möglichst wenig Injektionen usw.,
- positive Einwirkung auf den Status der Abwehrlage. Neben medikamentösen Ansätzen sind auch psychohygienische Faktoren nicht zu vernachlässigen.

Infektiöse Komplikationen und ihre infektionsvorbeugende pflegerische Beeinflussung

Allgemeine Hygieneziele

Keimeinschleppung vorbeugen
Je nach Bedarf des Patienten, der durch die Abwehrlage und die daraus resultierende Infektgefährdung bestimmt ist, sowie den krankenhausbezogenen Mög-

lichkeiten werden Variationen zum Schutz vor Infektionen bei abwehrgeschwächten Patienten praktiziert:

- *Pflege in einer Sterilbetteinheit* (Laminar-Air-Flow-Isolatoren): Mit dieser Maßnahme wird eine möglichst keimfreie Umgebung für den Patienten angestrebt. Antiseptik durch Baden in entsprechenden Waschlösungen, möglichst keimfreie, autoklavierte Ernährung, Darmdekontamination durch lokal wirkende Antibiotika sowie keimfreie Gebrauchsgegenstände des täglichen Bedarfs sollen Patienten mit schwerwiegender, längerfristiger Knochenmarkdepression schützen (Vormann 1997). Diese Art von Behandlung ist in ihrem Nutzen nicht belegt (Wolf 1997), die Bedeutung der sehr wesentlichen endogenen Keimbesiedlung kann dadurch nicht ausreichend beeinflußt werden. Eine problematische Keimselektion ist häufig die Folge.
- *Pflege in einem Zimmer mit raumlufttechnischer Anlage* (Klimaanlage): Pilzpneumonien, die durch ubiquitär vorhandene, z.B. fakultativ-pathogene Schimmelpilze (u.a. Aspergillus fumigatus, Aspergillus flavus), hervorgerufen werden, gewinnen durch den Einsatz von Immunsuppressiva und Antibiotika an Bedeutung. Das Risiko dieser nach Knochenmark- und Stammzelltransplantationen oft tödlich verlaufenden Infektionen bei Patienten kann durch eine Klimatisierung der Zimmer reduziert werden. Dabei ist die regelmäßige Überwachung der Anlage, z.B. durch Differenzdruckmessung, von Bedeutung. Da es sich hier um extrem abwehrgeschwächte Patienten handelt, ist bei einem nicht zu umgehenden Aufenthalt außerhalb des klimatisierten Raums eine dicht anliegende Feinstaubmaske (FFP2 S) empfehlenswert.
- *Schutz- oder Umkehrisolation:* Bei onkologischen Patienten mit einer Leukozytopenie, d.h. einer Verminderung der weißen Blutkörperchen (Leukozyten, zu denen Granulozyten, Lymphozyten und Monozyten zählen) unter 4000/µl, die weniger abwehrgeschwächt sind, werden im Ein- oder Zweibettzimmer besondere Maßnahmen zur Infektionsprophylaxe durchgeführt. Patienten mit Infekten sollen in Einzelzimmern isoliert werden. Es handelt sich um ein normales Einzel- oder Mehrbettzimmer, als Pflegesystem hat sich dabei die Bezugspflege durch wenige Mitarbeiter bewährt. Die Patienten sollten diese Zimmer nur für nicht zu umgehende Diagnostik und Therapien verlassen. Die Lüftung empfiehlt sich kurzfristig bei Abwesenheit des Patienten (z.B. wenn er sich im Bad aufhält), ohne die Zimmertür zum Flur zu öffnen. Es hat sich bewährt, als Grundlage patientenbezogener hygienischer Vorkehrungen ein Beratungsgespräch, basierend auf einem Epidemiologieprotokoll, zu führen und dieses zur Dokumentation der Patientenakte beizufügen (s. unten).
- *Pflege in einem Einzelzimmer* reduziert die Infektionsmöglichkeit durch Mitpatienten. In Abänderung der üblichen Flächen*reinigung* des Krankenhauses ist hier eine tägliche vorbeugende Flächen*desinfektion* des Zimmers sinnvoll (Abb. 5.11)

Die extreme Philosophie, Patienten in „life islands" (Sterilzelten) oder Räumen mit Laminar-air-flow-Systemen zu betreuen, wird in den USA und mittlerweile auch in Europa eher verlassen (Schwarze 1997, S. 1024). Es setzt sich die Erkenntnis durch, daß 80–90% der gefürchteten Infektionen durch endogene (patienteneigene) Keime verursacht sind.

Epidemiologie - Protokoll

Adressette des aufgenommenen Patienten

⇒ Beratung durch Klinikhygiene
Rufgerät ....

Diagnose /Verdachtssymptome: Leukozytopenie (Umkehrisolierung - protektive Isolierung)

Empfohlene Schutzmaßnahmen

✔ **Einzelzimmer** (Zimmer kennzeichnen, Besucher müssen sich anmelden, Zimmertür nicht offen stehen lassen)

✔ **Mehrbett**zimmer möglich, wenn Mitpatienten ohne künstl. Zugang, ohne Entzündung, ohne OP

✔ **Händedesinfektion** vor und nach Patientenkontakt bzw. Betreten des Zimmers

☐ **Patienten** in hygienische **Händedesinfektion** einweisen (z.B. nach **WC**-Benutzung)

✔ **Eigenes WC** oder Nachtstuhl zuweisen mit täglicher desinfizierender Reinigung

✔ **Schutzkittel** (pro Schicht frisch) bei

  ✔ Betreten des Patientenzimmers, Langarmkittel, vorn geschlossen

  ☐ Kontakt mit Körperflüssigkeiten/Ausscheidungen/Sekreten/Betten des Patienten/ Kontakt mit kontaminierten Körperarealen

✔ **Einmalhandschuhe** (bei Kontakt mit Körperflüssigkeiten/Ausscheidungen/Sekreten/ bei Kontakt mit kontaminierten Körperarealen)

✔ **Mund-Nasenschutz** erforderlich: für Mitarbeiter; für Patienten bei Transport zu nicht zu vermeidenden Untersuchungen und Therapien

☐ **Wäscheabwurf** im Zimmer in gelbgestreiften Textilsack mit äußerem Klarsicht-Plastiksack

☐ **Müllabwurf** in grünen Plastiksack (auf ges. Anforderung: Klinikhygiene/HBD)

✔ **Speisereste** zurück in die Spül-Küche

☐ **Flächen** (Fußböden, Möbel, Leisten, Nachtschränke, Bettgestelle, u.a.) und Gegenstände (Bücher, Spielzeug, Geschirr u.a.) werden **gereinigt**

✔ Sichtbare Kontaminationen (**Verunreinigungen** durch Ausscheidungen/Sekreten/ Blut) müssen sofort desinfizierend gereinigt werden

✔ **Laufende Desinfektion** der Pflege-/Behandlungs-/Untersuchungsmaterialien (Instrumente, Steckbecken, Urinflaschen, Thermometer, Nagelschere, Haarbürsten)

✔ **Laufende Desinfektion** der Flächen (Fußboden, patientennahe Flächen)

☐ **Schlußdesinfektion** als Scheuer-Wisch-Desinfektion

Alle Flächendesinfektionsarbeiten mit INCIDIN Plus 0,5% 1 Std. Wert und Handschuhen.
Beachten Sie bitte beigefügte **Anlagen**: mit weiteren Pflegehinweisen

Datum:..................... Unterschrift: ....

                  Klinikhygiene   Mitarbeiter Pflege

Kopie: Patientenakte/Akte Hygienekommission

Abb. 5.11. Epidemieprotokoll

Besucher und Mitarbeiter als Infektionsrisiko

Bei einigen Erkrankungen können Mitarbeiter und Besucher für den Kranken ein exogenes Erregerreservoir darstellen, z.B. mit:

- chronischen Hauterkrankungen (die Haut mit chronischer Dermatitis ist evtl. mit Keimen besiedelt, die nicht zur normalen Flora gehören);
- Herpes-simplex-Läsionen an den Lippen. Wenn die Mitarbeit nicht zu umgehen ist, sollte der Mitarbeiter einen Mund-Nasen-Schutz tragen;
- Infektionen der oberen Atemwege, beispielsweise in Form eines massiven Schnupfens;
- Gastroenteritis, wobei hier eine konsequente Händehygiene nach dem Stuhlgang ausreicht.

Sicher ist es nicht immer vermeidbar, daß hier ein Patientenkontakt erfolgt; die Probleme sollten aber bewußt sein (Kappstein 1998).

Bauarbeiten

Da sich die hier gefürchteten Schimmelpilze als Verursacher von invasiven pulmonalen Aspergillosen in der Umwelt, d.h. ubiquitär finden, kann nur eine Installation von Schwebstoffiltern in Zimmern von Patienten nach Knochenmarktransplantation die Aspergillussporen in der Raumluft reduzieren. Damit kann die Erkrankungshäufigkeit pulmonaler Aspergillosen vermindert werden. Sonst sind die Aspergillussporen als Bioaerosole immer in der Luft vorhanden und werden dauernd inhaliert. In manchen Untersuchungen wurde durch Bauarbeiten eine Erhöhung der Luftkeimzahl, in anderen Untersuchungen dagegen keine vermehrte Freisetzung von Aspergillen ermittelt (Kappstein 1997). Trotz dieser unsicheren Datenlage sind bei Bautätigkeiten sichere Staubschutzmaßnahmen durchzuführen, um das Aspergilloserisiko für gefährdete Patienten zu vermindern. Dazu kann der Umzug dieser Patientengruppe in andere Gebäudeteile beitragen, oder es ist notwendig, wirksame Staubschutzwände zur Abgrenzung zu errichten. Diese sollen nicht passierbar sein, Fenster sind bei Außenbaumaßnahmen abzukleben.

Ausstattung der Patientenzimmer

So wesentlich die Sinneswahrnehmungen für einen Krebskranken sind und die Gestaltung des Raums zur Pflege der Sinne beiträgt, muß in Phasen der besonderen Infektanfälligkeit die Einrichtung auf das Nötigste begrenzt sein. Ein eigenes WC oder Nachtstuhl ist erforderlich. Auf die leichte Reinigungs- bzw. Desinfektionsfähigkeit der Einrichtung soll geachtet werden. Die Gefahr der Aspergillose sollte bei der Gestaltung der Räume und Flure mit Topfpflanzen und Trockensträußen berücksichtigt werden, Schnittblumen verbieten sich in der leukopenischen Phase wegen der Keimvielfalt (insbesondere Pseudomonas aeruginosa).

Weitere infektionsprophylaktische Ziele

Patientenkeime reduzieren

- Durch Körperpflege: sorgfältige Abwaschungen mit Rosmarin- (morgens) und Lavendel-Waschemulsionzusatz (abends) zum Waschwasser. Gute Erfahrungen wurden mit anschließender Hautpflege mit einer Basispflegelotion (Mandelöl und Equisetum) gemacht. Die oft empfohlene Hautantiseptik durch Waschungen mit Zusatz z.B. von PVP-Jod-Lösungen 1% (aller Körperöffnungen und Hautfalten: Perianalfalte, Achselhöhle, Leisten usw.) erscheint bei intakter Haut hinsichtlich ihres Einflusses auf die Infektionsrate fraglich (Wolf 1997). Das in der Leitung stehende Wasser sollte durch einen 1minütigen Wasservorlauf entfernt werden, um eine Kontamination durch Wasser zu reduzieren.

- Durch eine gründliche Intimpflege: mit jeweils frischem Textillappen und Handtuch oder Einmalwaschlappen, verbunden mit Hautpflege nach Defäkation und anschließender hygienischer Händedesinfektion der Patientenhände. Frauen sollen, wenn es ihnen möglich ist, selbst die Kontrolle auf Ausfluß (Vaginalsoor) vornehmen.
- Häufiger Bett-, Handtuch- und Leibwäschewechsel: nach dem täglichen Duschen bzw. Waschen und bei Bedarf.
- Sorgfältige Hautpflege hilft, Haut- und Schleimhautdefekte als potentielle Eintrittspforten für Krankheitserreger zu vermindern. Bei Thrombopenie ist die Naßrasur und das Schneiden von Finger- und Fußnägeln zu vermeiden (Blutungsgefahr). Entweder kann ein Elektrorasierer oder Haarentferner (Hautverträglichkeit prüfen!) verwendet werden oder den Bart wachsen lassen. Nägel können vorsichtig gefeilt werden. Intramuskuläre Injektionen müssen unterbleiben.

Weitere Gefährdungen reduzieren

- Bei Mobilisation: Kontrolle auf Unterhautblutung (Hämatome) bei begleitender Thrombozytopenie. Vermeiden von Verletzungsblutungen (auch Schleimhautblutungen):
  - evtl. nur Rollstuhlmobilisation wegen Verletzungsgefahr (Stoß),
  - unter Aufsicht mobilisieren;
- durch Mund- und Zahnpflege: Eine sorgfältige Mundhygiene ist mindestens nach jeder Mahlzeit durchzuführen. Bei Hochrisikopatienten, wozu z.B. Patienten mit hämatologischen Erkrankungen auf der Knochenmarktransplantationsstation gehören, ist die Anwendung sterilen Wassers zur Fertigung der Mundspül- oder -pflegelösung sinnvoll (Kappstein 1998). Die Gefahr einer Legionellose besteht bei Aspiration und Verschlucken legionellenhaltigen Leitungswassers. Die Mund- und Zahnpflege besteht entweder im
  - vorsichtigen Auswischen mit Tupfer oder
  - Mund spülen lassen.
  - Zahnbürsten gefährden die empfindliche Mundschleimhaut, sie müssen weiche Borsten haben; ihr Einsatz muß vom Blutbild abhängig gemacht werden. Evtl. kann nur ein mit einer Kompresse umwickelter Finger benutzt werden. Grundsätzlich muß die sorgfältige Pflege des Mundraums atraumatisch durchgeführt werden.

Der Mundbereich hat für die meisten Menschen eine sehr zentrale und lustbetonte Bedeutung. Er gehört vielfach wie der Genitalbereich zu den intimsten Zonen eines Menschen, besonders wenn er sich nicht gern in den Mund schauen läßt. Das ist auch ein Hinweis darauf, welche Bedeutung eine intakte Schleimhaut sowie ein guter Pflegezustand von Lippen und Nasenschleimhaut haben. Die zur Mundpflege eingesetzten antimikrobiell, antimykotisch oder pflegend (und damit auch infektionsvorbeugend) wirkenden Substanzen sollen unter Berücksichtigung der Akzeptanz des Patienten und Berücksichtigung seiner Vorlieben und der Verträglichkeit eingesetzt werden. Gute Erfahrungen wurden mit folgenden Substanzen gemacht (Sitzmann 1998):

- Calendula-Essenz 20%: 100 ml Wasser mit 2 ml Calendula-Essenz 20% mischen zur Mundspülung, z.B. bei Aphten. Zubereitungen aus Ringelblumenblüten besitzen entzündungshemmende und granulationsfördernde Eigenschaften und damit günstige Einflüsse auf die Wundheilung bei lokaler Anwendung (Fintelmann et al. 1993, S. 185);
- Mundpflegespray oder Pinsellösung aus Ratanhiia comp, Calendula-Essenz 20%, Citrus medica D1, Glyzerin;
- Mundbalsam-Gelee (WALA) bei Stomatitis, Aphten und Druckstellen durch Zahnprothesen mit Watteträger massierend auftragen;
- Butter: eine weitere sehr einfache, aber effektive Methode ist das Bestreichen der Zunge mit Butter bei hartnäckigen Borken, z.B. auf dem Zungengrund. Geschmacklich wird Butter meist toleriert, sie läßt sich leicht verteilen und löst Beläge leicht ab;
- Mundbalsam-flüssig (WALA) bei Stomatitis, Aphten und Druckstellen durch Zahnprothesen;
- Myrrhentinktur (DAB) zur Reinigung bei vereiterten Stellen im Mund;
- Salbei- und Thymiantee zum Trinken, Spülen und Gurgeln. Er hat reinigende, entschleimende, entzündungshemmende Eigenschaften. Das enthaltene ätherische Öl wirkt darüber hinaus bakterizid, fungistatisch und virostatisch (Fintelmann et al. 1993, S. 194). Zitronensaft (5–10 Trpf. je Glas) nicht tagelang zusetzen, weil dadurch der Zahnschmelz angegriffen wird. Tee in der Thermoskanne reichen, in der *korrekten Konzentration* jeweils frisch angesetzt dem Patienten bringen;
- Tormentill-Adstringens NRF: Lösung bei Zahnfleischbluten und wunder Mundschleimhaut, unverdünnt oder 10–20 Trpf. auf 150 ml Wasser;
- antiseptische oder antimykotische Medikamente (Hexitidin, Merfen als Desinfektionswirkstoffe zur Mund„pflege") nur nach strenger Indikationsstellung, keinesfalls standardmäßig verwenden. Eventuell benutzte Pean-Klemmen mehrmals täglich wechseln, das Mundpflegeset bei dieser pflegerischen Versorgung nach jeder Benutzung mit 70% Alkohol ausreiben. Die Mundpflege muß so durchgeführt werden, daß eine Kontamination der Mundspüllösung vermieden wird;
- Unguentum leniens (DAB 6): „Kühlsalbe" mit etwas Rosenöl zur Lippenpflege.

Früherkennung von und pflegerische Hinweise bei Haut- und Schleimhautinfektionen:

Mund. Hier können Schleimhautläsionen, Sickerblutungen oder Soorbefall vorliegen. Es ist sinnvoll, zur aktuellen Beurteilung des Mundraums Hilfsmittel zu benutzen (veröffentlicht bei Sitzmann 1996, Arbeitsblatt 29 und Hehemann 1997, S. 202). Daraus ist die notwendige Pflege abzuleiten. Der Patient wird bei Beginn

Tabelle 5.31. Symptome bei Stomatitis/Ösophagitis. (Mod. nach Fellinger 1997)

Problem	Beobachtbare Symptome	Empfinden des Patienten
Stomatitis		
Frühstadium	Leichte Rötung einzelner Stellen der Munschleimhaut, Schwellungen der Mundschleimhaut bzw. Gingivae (Ödeme)	Schmerzempfindlichkeit, Überempfindlichkeit bei heißen und scharfen Speisen und Getränken Brennen
Fortgeschrittenes Stadium	Offene rote Stellen in der Mundschleimhaut bzw. Gingivae (Zahnfleischentzündung) oder Gaumen, evtl. leicht blutend (Ulzera). Deshalb auch Verkrustungen Schmerzende weiße oder rote kleine Bläschen (Aphten), vereinzelt oder gehäuft auftretend	Sehr starkes Brennen und starke Schmerzen, nicht nur bei der Nahrungsaufnahme. Der Patient mag daher oft nur noch Flüssiges zu sich nehmen
Ösophagitis		Schwierigkeiten beim Schlucken fester Nahrung, „Kloß im Hals" Schmerzen beim Schlucken jeglicher Nahrung und Flüssigkeit Retrosternale Schmerzen.

einer Stomatitis und Ösophagitis zuerst die Schmerzen äußern. Durch sorgfältige regelmäßige Beobachtung (Tabelle 5.31) können vom Erfahrenen Frühstadien visuell und palpatorisch erfaßt werden.

Abhängig von dem jeweiligen Infektionserreger können unterschiedliche Symptome beobachtet werden (Tabelle 5.32).

Ergänzend zu den bereits oben angeführten vorbeugenden mundpflegerischen Einwirkungsmöglichkeiten sind bei bestehender Stomatitis hilfreich:

- Vermeidung zusätzlicher Irritationen und Verletzungen: Vermeiden von heißen, scharf gewürzten, wie auch sauren Nahrungs- und Pflegemitteln (Zitronensaft). Zitronenglyzerinstäbchen überbeanspruchen bei zu häufigem Gebrauch die Speicheldrüse (Hehemann 1997, S. 204), Vermeiden harter und grober Nahrung.
- Anwendung von Lokalanästhetika, evtl. zusammen mit Lieblingsgetränk und Haltestäbchen zur Eiskugel (keine scharfen Kanten) geformt. Cave: Aspirationsgefahr!
- Zahnprothese nur zum Essen und bei Empfang von Besuch tragen lassen.
- Vitamin-, protein- und kalorienreiche Nahrung ist wichtig, soll aber nicht um jeden Preis erreicht werden: Patienten essen lassen, was ihm schmeckt und keine Schmerzen verursacht; Appetit anregen, Wunschkost! Kost evtl. pürieren. Mit Milch, Yoghurt, Ovomaltine, Eiscreme oder auch mit warmen oder kalten Gemüsecremesuppen kann die Zeit der stärksten Beschwerden überbrückt werden. Trinkhalm benutzen lassen, um wunde Stellen zu umgehen. In einzelnen Zentren wird die Keimbelastung durch Eis und angesäuerte Milchprodukte gefürchtet, und deshalb werden diese Lebensmittel vermieden. Wenn

Tabelle 5.32. Beobachtungen bei Infektionen des Mundraumes in der Reihenfolge ihrer Häufigkeit. (Mod. nach Fellinger 1977)

Erreger	Erscheinungsbild	Empfinden des Patients
Häufig: *Pilzinfektion,* zumeist Candida albicans	Weiche, weiße oder gelbliche Flecken, meist ausgedehnt über die ganze Zunge und/oder an der Mukosa der Mundhöhle, am deutlichsten unter den Prothesen. Die Beläge können anfangs abgestreift werden, darunter befindet sich allerdings ein entzündlicher Herd, später zeigen die Beläge sich festhaftend	Meist keine Schmerzen, Geschmacksempfindung nimmt ab. Gefühl von „Watte auf der Zunge"; Appetitverlust
	Es bestehen tiefe Risse in der Schleimhaut. Symmetrische Erosionen an den Mundwinkeln. Tiefe Risse, oft bedeckt von einer weiß-grauen Haut	Meist schmerzhaft
Virale Infektion: am ehesten durch *Herpesviren,* z.B. HSV, VZV	Vereinzelt oder gehäuft auftretende Bläschen, die nach etwa 12 h aufbrechen. Ihr Exsudat verkrustet. Oft Ulzerierung und Nekrotisierung; Vorkommen: an Lippen, Übergang zu Mundschleimhaut, Zunge, Zahnfleisch und oberem Gaumen	Pruritus, Brennen, sehr starke Schmerzen
Selten *bakterielle Infektionen:* meist durch gramnegative Stäbchen: Pseudomonas aeruginosa	Eventuell erhobene Läsion, umschlossen von einem roten Ring. Zentrum gelblich-weiß, trocken, bei weiterem Fortschritt nekrotisches Zentrum. Sehr übel riechende, grün gefärbte Absonderung	Gewöhnlich keine Schmerzen
Andere gramnegative Keime	Cremig-feuchte Ulzera an Mundschleimhaut und oder Zahnfleisch, weiche Ränder	Schmerzen
Grampositive Keime: Staphylococcus aureus	Bräunlich-gelbe, trockene runde Erhöhung, evtl. ulzerierend	Pruritus, Brennen, starke Schmerzen

Milchprodukte gereicht werden, ist die Reinigung der Mundhöhle besonders wichtig, da Milchreste mit evtl. Pilzbelag das „Wattegefühl" für den Patienten verstärken.

Haut. Hautveränderungen können tumorbedingt, therapiebedingt und zusätzlich oder allein infektionsbedingt sein.

Maligne, nekrotisierende und exulzerierende Hautinfiltrate. Sie stellen durch die Besiedlung mit anaeroben Keimen eine sehr starke Geruchsbelästigung für Patienten und Umgebung dar. Deswegen und zur Schmerzlinderung ist diese Wundbehandlung eine Herausforderung für alle Beteiligten. Außerhalb einer Knochenmarktransplantationsstation mit ihren Forderungen nach Asepsis und neben den üblichen Formen der Wundbehandlung (s. Kap. 3.3.6) haben sich Wundauflagen mit Wirsing- oder Weißkohlblättern als schmerzlindernd erwiesen (Weber 1995).

Kohlblatt-Auflagen (Krause u. Uhlmann 1998) können wie folgt hergestellt werden:

- Material
  - Wirsingkohlblätter: zur Behandlung von schmerzhaften Gelenken und Spannungsschmerzen,
  - Weißkohlblätter: zur Wundbehandlung, bei Lymphstau,
  - 1 scharfes Messer,
  - 1 Baumwollinnentuch, am Patienten abmessen,
  - 1 Teigrolle oder Flasche,
  - 2 Wärmflaschen,
  - 1 Molton-Tuch oder elastische Binde,
  - Sicherheitsnadeln/Pflaster.
- Durchführung:
  - Man nimmt vom Kohlkopf so viele Blätter, wie nötig sind, um die betreffende Körperstelle zu bedecken. Keine beschädigten oder angewelkten Blätter verwenden!
  - Die Blätter lauwarm abspülen und die dicken Blattrippen mit dem Messer abflachen oder ganz ausschneiden. Abgetropft auf das Baumwolltuch legen und dann mit der Teigrolle oder der Flasche so darüberrollen, daß der Saft leicht auszutreten beginnt.
  - Die so behandelten Blätter in das Tuch einschlagen und zwischen 2 Wärmflaschen kurz anwärmen. Dies besonders dann, wenn die Blätter am Rumpf angelegt werden.
  - Die Kohlblätter direkt auf die Haut oder die Wunde legen, mit dem Baumwolltuch bedecken und mit dem Molton-Tuch oder der elastischen Binde fixieren.
- Dauer:
  - mehrere Stunden. Auch über Nacht möglich;
  - ein Wechseln der Blätter ist dann erforderlich, wenn die Blätter welk werden oder wenn die Wunde stark sezerniert.
- Beobachtung: Eine aufmerksame Beobachtung der Schmerzäußerungen des Patienten bzw. seiner Haut- oder Wundsituation ist erforderlich.
- Nachbereitung: Wunden entsprechend der Verordnung versorgen.

Da bei Hautinfiltraten das Risiko einer Superinfektion besteht, ist im übrigen eine konsequente aseptische Wundversorgung zur Vermeidung von Kreuzinfektionen zu fordern. Raumdesodorierung durch häufiges Lüften, situationsangepaßte Häufigkeit des Verbandwechsels mit sofortiger Beseitigung alter Verbände, Ätherische Öle zur Raumluftverbesserung (s. Kap. 3.1.2), dabei aber auf Geruchsvorlieben des Patienten Rücksicht nehmen: all diese Maßnahmen tragen dazu bei, eine hygienisch angemessene Umgebung zu gestalten.

Infektionen mit Herpes simplex und Herpes zoster. Bei immunsupprimierten Tumorpatienten besteht die Gefahr einer Infektion durch Viren der Herpesgruppe. Während Herpes-simplex-Viren durch einen lokalen Befall der Haut, vorwiegend der Lippen- und Nasenregion (Herpes labialis, insbesondere durch HSV-1-Stämme) und der Anogenitalregion (Schamlippen, Glans, Penis, Anal- und Oberschenkelregion, insbesondere HSV-2-Stämme) charakterisiert sind, wird ein Herpes-zoster-Befall als Windpocken oder Gürtelrose evident. Neben den pflegerischen Maßnahmen zur Linderung der Beschwerden durch Schmerz und Juckreiz müssen Isolierungsgesichtspunkte zur Verhinderung einer weiteren Ausbreitung beachtet werden. In der Vergangenheit wurde diese Virengruppe dem aerogenen Übertragungsweg zugeordnet, neuere Beobachtungen weisen auch für diese Virusinfektion auf den Infektionsmodus Kontakt, d.h. meist über die Hände, hin (Kappstein 1997, S. 32).

Die aus den geöffneten Zoster-Bläschen freigewordene Flüssigkeit ist hochinfektiös. Zur pflegerischen Betreuung ist zu beachten, daß schwangere Mitarbeiterinnen nicht mit der Pflege dieser Patienten betraut werden. Kinder unter 1 Jahr sollten diesen Erkrankten ferngehalten werden, da sie als Menschen ohne ausreichende Immunität durch den Inhalt eruptierter Herpes-Zoster-Bläschen an gewöhnlichen Windpocken erkranken können (Pitten u. Kramer 1997, Kap. III.3.18, S. 9).

Pruritus. Juckreiz ist eine sehr beeinträchtigende Empfindung, die bei verschiedenen Tumorkrankheiten (z.B. Morbus Hodgkin, Leukämie), bei trockener Haut (hohes Alter, Sterbende) auftritt, aber auch bei anderen Komplikationen wie Herpesinfektionen beobachtet werden kann. Zum Juckreiz gibt es verschiedene Enstehungshypothesen. Er kann als besondere Form einer hautspezifischen Schmerzempfindung betrachtet werden. Dafür spricht, daß die Haut nur an bestimmten Punkten juckempfindlich ist und daß diese Punkte mit Schmerzpunkten korrespondieren. Es könnte aber auch eine von Schmerzen unabhängige Hautempfindung sein mit eigenen Rezeptoren, denn nur von den äußersten Schichten der Epidermis ist die Juckempfindung auslösbar, während Schmerz auch in den tieferen Hautschichten ausgelöst werden kann. Histamin, Histaminliberatoren (-freisetzer) sowie eine veränderte Hautdurchblutung scheinen an der Entstehung des Juckreizes beteiligt zu sein. Eine zusätzliche psychische Komponente ist anzunehmen.

Beim Gesunden entsteht Juckreiz auch durch chemische (z.B. Waschmittelrückstände in der Kleidung, Weichspüler) und mechanische Reizungen (z.B. punktförmige Wärme, Kontakt zu rauhen Substanzen). Er kann umschrieben, lokalisiert oder generalisiert als ein Hinweis auf innere Erkrankungen erscheinen und durch Kratzeffekte als Abwehrbewegung Hautschädigungen hervorrufen (Sitzmann 1996). Schädigung der Hautintegrität kann zu Infektionen führen. Eine sorgfältige Hautbeobachtung (bevorzugte Lokalisation, juckreizverstärkende, lindernde oder aufhebende Faktoren, überwiegender Zeitpunkt, z.B. nachts?) führen zu zielgerichteten pflegerischen Maßnahmen (Tabelle 5.33).

Hautveränderungen nach Radiotherapie. Hautschäden sind durch verbesserte Bestrahlungstechnik und Dosierungsplanungen seltener geworden. Trotzdem sollte vorbeugend und pflegerisch-therapeutisch eine Grundregel sein, die Haut trocken und geschlossen zu halten, um Infektionen, Schmerz und irreversible Schädigungen durch Narben und Spätreaktionen zu vermeiden oder zu mindern. Zur Früherkennung ist eine konsequente Beobachtung erforderlich. Nebenwirkungen während der Strahlentherapie sind (Sitzmann 1996):

Tabelle 5.33. Hinweise zur Pflege bei Juckreiz. (Mod. nach Margulies 1997)

Problem	Pflegerische Maßnahmen
Trockene Haut	Gewährleistung optimaler Hydrierung
	Adäquate Flüssigkeitszufuhr (bei Bedarf bis zu etwa 3 l/Tag anbieten)
	Adäquate Ernährung unterstützen
	Gute Raumfeuchtigkeit (etwa 30–40%)
	Fetthaltige Salben und Cremes
	Schwach fettende pflegende Lotion (Basispflegelotion aus Mandelöl, Equisetum arvense Decoctum 10%, Wasser sowie Emulgatoren)
	Nicht zu häufiges und langfristiges Baden und Duschen mit Seife, eher Öldispersionsbäder anwenden (Krause u. Uhlmann 1998)
Vasodilatation (entzündlich überwärmt)	Dem Patienten angenehme Bade- und Duschtemperatur (eher kühl!) empfehlen
	Für leichte Baumwollkleidung bzw. Patientenwäsche sorgen
	Baumwollbettwäsche benutzen
	Für eher niedrige Raumtemperatur sorgen
Störung der Hautintegrität	Fingernägel kurz halten
	Händehygiene fördern wegen Infektionsgefahr
	Baumwollhandschuhe tragen lassen
	Juckende Kleiderstoffe vermeiden, Seide mindert Juckreiz und kühlt
	Nichtaggressive, hautpflegende Substanzen zum Badewasser (Öldispersionsbäder, Kleiebäder)
	Möglichst keine Seifen, sondern Waschemulsionen mit verschiedenen ätherischen Ölen nutzen
	Haut durch Abtupfen trocknen, nicht reiben
	Möglichst keine Klebeverbände benutzen bei größeren Verbänden
„Nervosität" und Angst	Positives Verhalten dem Patienten gegenüber zeigen: kein Tadeln wegen Kratzens
	Entspannungstechniken anwenden
	Verordnete Beruhigungsmittel verabreichen
	Information der weiter Pflegenden (Überleitungspflege, ambulant)
Juckreiz ohne erkennbare Ursache	Andere Möglichkeiten zur Juckreizstillung nutzen: leichte Massage, Druck mit der Handfläche, Druck mit einer oder mehreren Fingerspitzen
	Kälteapplikation mit einer streichelnden Bewegung mit Eis, Coldpacks, Eisbeutel auf intakte Hautstellen
	Lindernde Bäder (Öldispersionsbäder, Kleiebäder usw.)
	Unparfümierte Hautpflegeprodukte verwenden
	Textilpflege: Kleidung nur sehr gut gespült verwenden

1. Allgemeinbefinden:
   - „Strahlenkater", vorwiegend als Müdigkeit, Abgeschlagenheit und vermehrtes Schlafbedürfnis,
   - Übelkeit,
   - Stimmungsschwankungen: Aggressivität, Depression (zumeist durch die Auseinandersetzung mit der Krankheit),
   - erhöhtes Infektionsrisiko,
   - hämorrhagische Diathese (bei Thrombopenie).

2. Lokale Nebenwirkungen im Bestrahlungsbereich:
   - akute Hautreaktionen (feuchte Dermatitis: Rötung, Bläschenbildung, nässendes Geschwür),
   - reduzierte Abwehr der Haut und Schleimhäute,
   - Haare: Haarausfall,
   - Schleimhaut: z.B. Ösophagitis,
   - Darm: Diarrhö mit nachfolgenden Störungen des Salz- und Wasserhaushalts und Entzündung der Perianalregion,
   - Blase: „Strahlenblase" mit Pollakisurie, Spasmen und Blutabgang,
   - Knochenmarksuppression,
   - Lunge (Strahlenpneumonitis),
   - Gehirn.

Nebenwirkungen, die noch Monate nach Strahlentherapie auftreten können sind:

- lokale Nebenwirkungen im Bestrahlungsbereich,
  - Lunge (Lungenfibrose),
  - Gonaden (bis zur Sterilität) u.a.

Als Konsequenz zu bedenken: sorgfältige Beobachtung!

Hautveränderungen. Sie treten oft als Folge einer systemischen Zytostatikatherapie an der ganzen Haut auf, können sich aber auch auf einzelne Hautpartien (z.B. Nagelveränderungen: Brüchigkeit oder Nagelverlust) beschränken. Auch sie sind infektiologisch von Bedeutung, weil sich die normale Hautflora verändert, die Hautintegrität aufgehoben wird und dadurch eine Eintrittspforte besteht (z.B. Erythem als nichtallergische medikamentöse Hautreaktion, Photosensibilisierung). Es sind oft sehr zeitaufwendige pflegerische Maßnahmen erforderlich, um die Symptome zu lindern und weiteren Schäden vorzubeugen.

Zystitis. Schleimhautveränderungen des Urogenitaltrakts in Form von Zystitis und Vaginitis/Vulvitis können entweder direkt durch einen Tumor verursacht werden, der in die Blase einwächst, sowie iatrogen oder durch eine Immunsuppression durch Zytostatika verursacht werden. In Kap. 5.2.1 sind zur Vorbeugung von Zystitiden Informationen zusammengefaßt. Auf die Bedeutung der ausreichenden Trinkmenge, um eine Konzentration von Reizstoffen der Therapie in der Blase zu vermeiden, soll ausdrücklich hingewiesen werden. Der Patient soll auch ermuntert werden, regelmäßig Wasser zu lassen und den Urin (insbesondere in der Nacht) nicht zurückzuhalten.

Kathetereinlagen sollen, wie bei anderen Patienten, auch bei Tumorpatienten nur streng indiziert vorgenommen werden, während einer Zytostatikatherapie ist dieser Grundsatz jedoch besonders zu betonen.

> **! Merksätze zur psychoonkologischen Pflege**
>
> Abschließend sollen einige psychoonkologische Gesichtspunkte, zu Merksätzen verkürzt, aufgeführt werden, die bei intensiverer Beschäftigung für Patienten und Mitarbeiter eine positive Wirkung auf den Umgang mit dem Krankheitsgeschehen haben können (angeregt durch Verres 1996). Sie können hygienisch wirken.
>
> - Das Sprechen, das Verstehen und das die Technik miteinbeziehende Behandeln sollten einander ergänzen und nicht gegenseitig ausschließen.
> - Therapie ist nicht in allen Fällen die Kunst, eine Krankheit zu heilen, sondern die Kunst, sie angemessen zu behandeln und den Kranken zu begleiten.
> - Klinische „Aufklärung" ist ein gemeinsamer Prozeß des Findens einer gemeinsamen Sprache und Wahrhaftigkeit, der sich nicht durch ein Gespräch „erledigen" läßt.
> - Auf Patienten einzugehen ist kein Zeitproblem: Es ist ein Phänomen des guten Blickkontakts, des beiderseitigen Wahrnehmens und Wahrgenommenwerdens jeden Augen-Blicks.
> - Sich Mit-teilen ist auch über das Phänomen Angst möglich, dazu ist eine annehmende Haltung notwendig.
> - Durch eine bewußte und aktive Auseinandersetzung mit der menschlichen Existenz und dem Tod kann das Leben besonders intensiv werden.
> - Es ist wichtig, bewußt Abschied zu nehmen, wann immer es angebracht ist.

5.3
Abteilungsbezogene Vorbeugung krankenhauserworbener Infektionen

5.3.1
Anästhesie und Hygiene

Das überwiegende Arbeitsfeld der Anästhesiemitarbeiter ist an die OP-Abteilung gebunden, deshalb gelten die dort üblichen allgemeinen Hygieneregeln (s. Kap. 5.3.2) auch für diese Mitarbeitergruppe. Die OP-bereichsgebundene Schutzkleidung soll auch nur in dieser Abteilung getragen werden. Ausnahmen von dieser Regelung sind ausschließlich vitale Indikationen. Beispiel dafür sind Vorbereitungen einer Notsectio (sog. rote Sectio, s. Kap. 5.3.2).

Mitarbeiter der Anästhesieabteilung sollen in OP-fremden Bereichen einen weißen, vorn geschlossenen Schutzkittel über der grünen Bereichskleidung zusätzlich tragen. Dies hat keine hygienische Begründung, denn der Kleidungswechsel vor Wiederbetreten des OP muß trotzdem erfolgen. Es soll damit den Patienten und der Bevölkerung nicht der Eindruck vermittelt werden, es würde kein Unterschied in der Bekleidung zwischen Operationsabteilung und peripherer Station gemacht werden.

Einige orientierende spezielle Hygieneanforderungen für diesen Arbeitsbereich werden nachfolgend ausgeführt.

Lagerung des Patienten auf Wärmematte

Unterkühlung während einer Operation hat u.a. die Folge, daß der Grundumsatz reduziert ist. Dies wirkt sich auf verschiedene klinische Parameter aus:

- schlechterer Abbau der Narkosemedikamente mit der Gefahr einer Überdosierung,
- verminderte Durchblutung in der Peripherie mit der erhöhten Gefahr von Druckulzera,
- erhöhte Rate von Wundheilungskomplikationen. Patienten, deren Infusionen während der Operation angewärmt wurden, die auf Wärmematten gelagert wurden oder in einem OP mit erhöhter Raumtemperatur operiert wurden, konnten wegen niedrigerer Infektionskomplikationen früher entlassen werden. Bei den Normothermiepatienten infizierten sich Operationswunden an Kolon oder Rektum in 6% der Fälle, bei den hypothermen Patienten (im Mittel bei 34,7 °C) entstanden infektiöse Wundkomplikationen bei 19% der Kranken (cod 1996, S. 13; Anonym 1997, S. 601). Hintergrund für die Befunde dürfte die Tatsache sein, daß das Immunsystem nur bei normaler Körpertemperatur optimal arbeitet und daß der Sauerstofftransport im Gewebe bei niedriger Temperatur eingeschränkt ist.

Zur Prophylaxe können Patienten z.B. auf Wassermatten zur Erwärmung oder Temperaturstabilisierung gelagert werden. Die Füllung z.B. einer HICO-Aquatherm 650-Matte® erfolgt mit etwa 3 l Aqua destillata mit einem 0,5% Zusatz eines handelsüblichen Desinfektionsmittels (z.B. Incidin plus®) zur Verminderung einer Algenbildung. Alle 3 Wochen sollte die Füllung gewechselt werden. Die Oberfläche der Matte und des Gerätes soll nach Benutzung auch mit einer solchen Lösung desinfiziert werden.

Venöser Zugang

Hygienische Händedesinfektion vor Anlegen des Gefäßkatheters und das Tragen von Handschuhen führt im Vergleich zum Verzicht auf händehygienische Maßnahmen zu hochsignifikant niedrigeren Komplikationsraten (Hirschmann u. Wewalka 1997, S. 605). Die Anlage eines zentralvenösen Zugangs (s. Kap. 5.2.4) erfolgt mit aseptischer Technik: steriler Kittel, Handschuhe, Mund-Nasen-Schutz, großes Lochtuch. Nach der Hautantiseptik keine Palpation der geplanten Einstichstelle außer bei aseptischem Vorgehen.

Sorgfältige Hautantiseptik (z.B. Skinsept G®) vor Anlage eines Zugangs (Einwirkzeit 1 min). Datum des Legens notieren. Erster Wundverband wegen Blutung mit steriler Mullkompresse oder sterilem Hansopor. Zum Verbinden der Punktionsstelle einer peripheren Verweilkanüle, z.B. Braunüle®, einen sterilen Hansaplast strip® kleben und darüber zur sicheren Fixierung der Kanüle einen Leukoplaststreifen kleben.

Hygienische Händedesinfektion vor und nach jeder Manipulation am Infusionsbesteck; bei Gefahr der Blutkontamination Einmalhandschuhe mit anschließender Händedesinfektion.

Hautantiseptik

Die Hautantiseptik bei zentralen Venenkatheter- und Periduralkatheteranlage sowie Spinalanästhesie erfolgt durch Abwischen mit Skinsept G® und sterilen Tupfern (z.B. pegasling®), anschließend erfolgt zum Legen von Venenkathetern das Abdecken mit einem sterilen Tuch. Zum Legen einer Braunüle® kann ein keimarmer Tupfer verwendet werden. Die Einwirkzeit wird zum Aufziehen der Medikamente genutzt. Nachdem die Medikamente aufgezogen wurden, kann auf talgdrüsenarmen und -reichen Arealen davon ausgegangen werden, daß die Einwirkzeit zur hygienischen Punktion erreicht wurde.

Medikamente

Sie sollen für jede Narkose erst unmittelbar vor Gebrauch gerichtet werden. Aufgezogene i.v.-Injektionsspritzen nicht länger als 2 h mit sterilem Stöpsel verschlossen aufbewahren. Zur Vorbereitung von Injektionen und Infusionen die direkte Arbeitsfläche nur sauber und mit Alkohol 70% desinfiziert nutzen.

Aus Zeit- und Mitarbeitergründen ist eine Vier-Augen-Kontrolle der aufgezogenen Medikamente meist nicht zu realisieren. Ein noch ungewöhnlicher, aber lebenswichtiger Vorschlag (Wehn 1997) soll zum Erreichen einer erhöhten Sicherheit propagiert werden: Ähnlich wie im Cockpit sollten sog. Rufmodelle (Call-Outs) durchgeführt werden. Hintergrund dieser Modelle für sicherheitssensible Bereiche ist die konkrete Einzelüberprüfung, aber auch die Plausibilitätsprüfung des ausgerufenen Vorgangs. In Call-Out-Modellen dürfen nur solche Begriffe ausgerufen werden, die auch konkret abgelesen („readings") werden. Die laute Ablesung ist Teil der Prozedur und wird immer durchgeführt, auch wenn sich sonst niemand im Raum befindet. Eine Verwechslung in Routine und Eile wäre damit nahezu ausgeschlossen.

Notfallmedikamente für eilige Sectio

Für diesen Fall ist das täglich neue Vorrichten von Medikamenten für 24 h auf einem eigenen Tablett vertretbar. Bis zum Gebrauch sollen sie jedoch mit einem sterilen Verschlußstopfen sowie Uhrzeit und Datum versehen im Kühlschrank bei <7 °C gelagert werden. Die Medikamente müssen am nächsten Morgen sofort aufgebraucht werden. Herstellerangaben unbedingt beachten, beispielsweise muß Klimofol 1% (Wirkstoff Propofol) sofort nach dem Richten verwendet werden! Infusionen über Spritzen- oder volumetrische Pumpe mit einem System müssen innerhalb 12 h verabreicht sein. Durch dieses Medikament, das eine Fettsäureemulsion enthält, wird das Wachstum potentiell pathogener Mikroorganismen mit Endotoxinbildung gefördert.

Narkosezubehör

Narkosegerät

Im Innern der Maschine ist wie beim Beatmungsgerät (Bux u. Kappstein 1997, S. 451) eine Kontamination nicht zu befürchten.

Kreissysteme gelten im Innern als nicht kontaminationsgefährdet (Bux u. Kappstein 1997, S. 459), ihre Aufbereitung wird wegen der notwendigen ausführlichen Materialprüfung nach Herstellerangaben durchgeführt (Killmer et al. ohne Datum). Eine thermisch desinfizierende Aufbereitung ist nur im komplett zerlegten Zustand möglich. Auf einen Bakterienfilter gerätenah im Exspirationsschenkel zum Schutz des Kreissystems kann man verzichten (Bux u. Kappstein 1997, S. 459).

Schlauchsystem

Jeder Patient erhält für seinen Eingriff ein frisches Schlauchsystem (thermische Aufbereitung bei 80 °C, 10 min Haltezeit), um die Außenkontamination der Schläuche zu reduzieren. Die Kontaminationsmöglichkeiten während Narkoseeinleitung, Operation und Extubation sind erheblich, eine Wischdesinfektion wäre unzureichend. Der Einsatz von Wärme- und Flüssigkeitsaustauschern (WFA, auch Bakterienfilter genannt) zwischen Tubus und Y-Stück (patientennah) für jeden Patienten mit dem Ziel, die Schlauchsysteme nur 1mal wöchentlich zu wechseln, ist problematisch, weil in vielen operativen Bereichen der Verschmutzungsgrad des In- und Exspirationsschlauchs einen Wechsel nach jeder Narkose erforderlich macht. Darüber hinaus ist wegen der „Hände des Anästhesisten" (Kreuzinfektion) sowie der unmittelbaren Nähe des Schlauchsystems zur Absauganlage eine Außenkontamination kaum zu vermeiden (Kleemann 1994).

WFA als künstliche Nase

Bei Eingriffen mit geplanter Nachbeatmung ist die Anwendung einer „künstlichen Nase" z.B. in Form des Hygro-bac-„Filters" am Y-Stück (patientennah) zur Atemluftanfeuchtung sinnvoll. Der gleiche Hygro-bac-„Filter" begleitet den Patienten von der Einleitung bis zum Aufwachraum oder zur Intensivstation. Diese Praxis gilt auch für Anästhesien in Außenbereichen wie Kreißsaal, Urologie, Röntgen, MRT/CT, Endoskopie, Notfallambulanz, in denen die Infektionsgefährdung durch die Patienten meist nicht bekannt ist. Um die Meßgasleitung der Narkoseüberwachung trocken zu halten und durch Feuchtigkeitsprobleme Servicebedarf zu reduzieren, hat es sich in der Praxis bewährt, bei jedem Patienten einen WFA patientennah am Y-Stück zu plazieren. Der inzwischen niedrige Preis erleichtert diese Praxis.

Narkosemasken

Wulstmasken aus Silikonelastomer sowie Masken aus Gummi und Silikon ohne Wulst bei 80 °C, 10 min Haltezeit desinfizieren. Die Hitzebeständigkeit ist nur gewährleistet, wenn die Luft vorher aus dem Wulstring entfernt wurde. Wulstmasken aus Gummi dürfen nur bei 60 °C mit Desinfektionszusatz aufbereitet werden.

Endotrachealtuben

Endotrachealtuben, z.B. Woodbridge-Tuben, werden nach der Aufbereitung einzeln mit Führungsstab eingetütet und verschweißt. Anschließend erfolgt wegen der leichten Kontaminationsmöglichkeit beim Eintüten die anschließende Sterilisation.

Larynxmasken

Diese Kehlkopfmasken werden nach der maschinellen desinfizierenden Aufbereitung zur hygienischen Lagerung einzeln eingetütet, unmittelbar vor Sterilisation im Autoklaven wird der Cuff entlüftet. Keine Formaldehyd- oder Ethylenoxidsterilisation anwenden. Nach der Sterilisation ist der Cuff zur Dichtigkeitskontrolle wieder zu belüften und bei undichtem Cuff zu verwerfen. Zur Lagerung soll der Cuff vollständig entlüftet vorgehalten werden; Der Cuff muß dabei entgegen der Kehlkopföffnung umklappen. Besonders wichtig ist die komplette Entlüftung der Kehlkopfmaskenspitze, die eine flache Keilform annehmen sollte.

Nichtrückatmungsbeutel (Ambu, Lerdal u.a.)

Je nach Material ist die Aufbereitung nach Herstellerangaben durchzuführen. Empfehlenswert ist, die Beutel äußerlich chemisch zu desinfizieren und anschließend verpackt bei 121 °C zu sterilisieren. Nur Silikonbeutel können thermisch desinfizierend in der Maschine aufbereitet werden. Die Nichtrückatmungsventile können zerlegt und maschinell thermisch desinfiziert werden.

Hygienehinweise bei Infektionskrankheiten

Nach Narkosen bei Patienten mit offener Lungentuberkulose, Hepatitis B, C und Patienten mit MRSA im Trachealabstrich ist neben den üblichen Desinfektions- und hygienischen Vorbeugemaßnahmen ein Wechsel des gesamten Kreissystems erforderlich.

Bei Anästhesien von Patienten mit offener Tuberkulose können infektiöse Aerosole durch die Mitarbeiter inhaliert werden, es besteht ein relatives Infektionsrisiko, welches durch vorbeugende Maßnahmen reduziert werden kann. Mitarbeiter sollen einen vorn geschlossenen Kittel tragen. Bei hustenprovozierenden Maßnahmen, wozu die In- und Extubation gehören, ist es sinnvoll, daß tuberkulinnegative Mitarbeiter Atemschutzmasken mit hoher Filterleistung (Feinstaubmasken FFP2 S, z.B. der Firma 3M) tragen. Der übliche Mund-Nasen-Schutz ist bei Tuberkulose nicht wirkungsvoll. Patienten nicht in den Aufwachraum verlegen, den Rücktransport möglichst erst, wenn sich der Husten gelegt hat. Die desinfizierende Aufbereitung der Narkosezubehörteile sofort nach Benutzung in üblicher Form ausführen, Verunreinigung der Umgebung vermeiden. Zum hygienischen Verhalten während septischer Eingriffe s. Kap. 5.3.2.

Aufwachraum

Obwohl der Aufwachraum nicht mehr zum OP gehört, zählt er zum „grünen Bereich", und Anästhesiemitarbeiter müssen zwischen diesem Bereich und dem

OP pendeln können. Mund-Nasen-Schutz ist nicht angebracht. Angehörige dürfen nicht eingelassen werden, auch im Interesse der übrigen Patienten. Mitarbeiter der Stationen können zum Abholen ihrer Patienten und sorgfältigen Übergabe diesen Bereich betreten.

Die zum Anwärmen der Patientenbetten während der Operation benutzten Heizdecken sollten täglich mit einem frischen Bettbezug bezogen werden.

Praxisanfrage von Mitarbeitern der Anästhesie zur wirkungsvollen thermischen Aufbereitung von Anästhesiematerialien

Coxiella burnetii (Übertragung von Q-Fieber) ist sehr resistent gegen Hitze, Sonnenlicht und Austrocknung. Reicht die thermische Aufbereitung des Anästhesiematerials mit dem Vario-TD-Verfahren von Miele aus?

Antwort

Ja. In den RKI-Richtlinien (Stand 10/1994) sind trotz der oben angegebenen Resistenzen lediglich Desinfektionsverfahren mit dem Wirkungsbereich A vorgeschrieben. Das heißt, es müssen Verfahren eingesetzt werden, die vegetative bakterielle Keime abtöten einschließlich Mykobakterien sowie von Pilzen und ihrer Sporen. In der Liste der vom Robert-Koch-Institut (Ersatz der vom früheren Bundesgesundheitsamt zuletzt 1994 veröffentlichten Liste) geprüften und anerkannten Desinfektionsmittel und -verfahren (Stand 15.6.97) ist für die Instrumentendesinfektion in Reinigungsautomaten das System Miele mit Desinfektionszeiten von 93 °C und einer Einwirkzeit von 10 min für den Wirkungsbereich AB (einschließlich zur Inaktivierung von Viren) zugelassen. Das Vario-TD-Verfahren von Miele erreicht diese Temperatur nach einer vorgeschalteten zusätzlichen gründlichen Vorspülung und -reinigung des Materials.

5.3.2
Verhalten im OP

Grundsätzliches

Hauptgefahr für die aseptische Wunde besteht während der Operation, die nachoperative Periode trägt kaum zum Risiko von Wundinfektionen bei. Wie viele hygienische Verabredungen ist besonders der Hygienekodex für den OP nicht immer mit hygienischen Argumenten zu begründen. Dennoch soll eine konsequente Einhaltung bestimmter Regeln erreicht und beachtet werden. Eine Reihe von Motiven spricht dafür:

- Wir sind dem Patienten gegenüber verantwortlich, insbesondere in der Kleidung und im Hygieneverhalten in einer OP-Abteilung.
- Alle Mitarbeiter einer OP-Abteilung bilden aus: Sie sind damit Pflegenden und Medizinern in der Ausbildung Vorbild für die zukünftige Berufsarbeit.
- Neue Mitarbeiter im pflegerischen und ärztlichen Bereich können sich an einer Kultur im Rahmen der Krankenhaushygiene orientieren.

Eine punktuelle Änderung von Hygieneverabredungen durch einzelne Mitarbeiter während des oft hektischen Alltags, vermeintlich berechtigt aus ihrer Funktion, muß besonders im OP mit seiner Berufsgruppenhäufung vermieden werden. Es wird immer wieder offene Fragen zur Aktualität von Hygienemaßnahmen geben. Auf die Tagesordnung eines geplanten Besprechungstermins gebracht und mit guten Argumenten vertreten, kann sie, gemeinsam erarbeitet, in eine neue Hygieneverabredung münden. Nur eine solche Form des Miteinanderumgehens entspricht Qualitätsforderungen. Beweisführungen gelingen in der Regel nicht. Der Verweis kann nur auf verbindlich vereinbarte Hygienerichtlinien erfolgen, die für alle gelten, bis gemeinsam neue erarbeitet sind.

Prinzipien der Antisepsis und Asepsis

In Kap. 3.3.1 wurden die durch Joseph Lister begründeten antiseptischen Maßnahmen geschildert. Er zog um 1865 aus den Beobachtungen von Pasteur, daß sich Bakterien auch in der Luft befinden, die Konsequenz, die bereits in der Wunde befindlichen Keime durch Versprühen von Desinfektionswirkstoff oder Auflegen von mit Karbolsäure getränkten Kompressen abzutöten. Diese Methode war noch stark von der Miasmenlehre beeinflußt.

> → **Definition Antiseptik**
>
> „Antimikrobielle Maßnahmen am Ausgangsort bzw. der Eintrittspforte einer möglichen Infektion und/oder am Infektionsherd auf der Körperoberfläche (Haut, Schleimhaut, Wunden) … mit der prophylaktischen und/oder therapeutischen Zweckbestimmung, einer unerwünschten Kolonisation oder Infektion vorzubeugen bzw. diese zu behandeln, unabhängig vom Funktionszustand der Mikroorganismen." (Kramer u. Jülich 1992, S. 168)

Antiseptik wird z.B. durchgeführt auf der intakten Körperoberfläche, z.B. der Haut präoperativ, der Schleimhaut vor einem Blasenkatheterismus, Anwendung bei septischen Wunden, die Spülung einer Drainage.

Die zwangsläufig mit der Anwendung von Antiseptika mehr oder weniger verbundene Schädigung von Haut oder Schleimhaut wurde bereits von Lister beobachtet (Sedlarik u. Johnson 1993, S. 33), es stellten sich auch Wundheilungsstörungen durch die Wirkstoffe ein. Aus diesem Wissen entwickelte sich die Methode der Asepsis. Wundinfektionen können am wirksamsten bekämpft werden, wenn das Eindringen von Erregern in die Wunde von vornherein verhindert wird.

> → **Definition Asepsis**
>
> Prinzip der Keimfreiheit zur Vermeidung einer Infektion oder Kontamination. Die Aseptik umfaßt alle Maßnahmen, die das Ziel haben, Infektionsmöglichkeiten beim Setzen einer Operationswunde o.ä. auszuschalten (Prinzip der „Non-Infektion").

Diese Methode findet Anwendung bei:

- sterilen Instrumenten,
- sterilen Verbandstoffen,
- Mund-Nasen-Schutz,
- sterilen Schutzhandschuhen,
- steriler Schutzkleidung,
- Klimatisierung der OP-Räume u.a.

Heute ist neben einer schonenden Operationstechnik die Einhaltung grundlegender Hygieneregeln, also der bekannten Regeln der Asepsis, zur Reduzierung nosokomialer Infektionen vorrangig. Dabei kommt es darauf an, sich nicht nur bequeme entlastende Abänderungen auszuwählen, die Gesamtheit der eingehaltenen Verabredungen bestimmt den Erfolg. Einige Bereiche sollen ausgeführt werden.

Patientenbett

Die präoperative Verweildauer der Patienten in den Krankenhäusern wurde drastisch reduziert, und aus hygienischen Gründen gibt es nur noch in Einzelfällen die Notwendigkeit, dem Patienten nach einer Operation ein frisches Bett zu geben.

Patienten erhalten dann nach der Operation ein frisches Bett, wenn sie

- präoperativ inkontinent sind,
- vor der Operation stark geblutet haben (beispielsweise vor einer Sectio, nach der Unfallaufnahme),
- septische Wunden vor der Operation haben (Beispiel: Operation eines querschnittgelähmten Patienten, der einen Dekubitus hat),
- mehr als 1 Woche vor der Operation bereits in ihrem Bett gelegen haben.

Wahrscheinlich gibt es noch weitere Einzelfälle, bei denen ein frisches Bett postoperativ indiziert ist. Keinesfalls ist dies nach einer ambulanten Operation erforderlich. Mit einer professionellen und nicht routinemäßigen Entscheidung können Bettwäscheaufwand und weitere ökologische Vorteile erreicht werden, ohne daß es an Hygiene mangelt.

Ein frisches Stecklaken, eine frisch bezogene Bettdecke, insbesondere aber die postoperativ benötigten Vorkehrungen für die sichere Patientenlagerung sind nach dem Patiententransfer in den OP zu leisten.

Transfer des Patienten auf den Operationstisch

Dieser Zugang des Patienten zur OP-Abteilung, im Alltag mit „einschleusen" bezeichnet (beachte den Sprachgebrauch aus dem Spionagemilieu; Sitzmann 1997, S. 124), soll angstlindernd gestaltet werden. Besonders am Morgen kann es zu

Kumulationen eintreffender Patienten kommen, wenn mehrere Patienten gleichzeitig für ihre Operation bestellt werden. Genügender räumlicher Abstand der wartenden Mitarbeiter und Patienten berücksichtigt die Intimsphäre der Patienten.

Folgende Gesichtspunkte sollten bedacht werden (Bühlmann u. Käppeli 1997, S. 258):

- Sicherheit des Patienten: Schutz vor Unfällen, vor Kälte mit einer frischgewaschenen, angewärmten Decke (Wunden heilen besser, wenn Kranke im OP warmgehalten werden, s. Kap. 5.3.1);
- Wohlbefinden des Patienten: Hier sind die Transfermethode, Lagerung, Schutz der Intimsphäre und Schmerzvorbeugung zu berücksichtigen;
- Kommunikation: Hierzu ist zu bedenken: Begrüßung des Patienten mit seinem Namen (Sicherheitsaspekt!), Vorstellen der Empfangsperson, Information über den Ablauf, Verabschiedung des Pflegenden von der Station.

Bevor der Patient in den Einleitungsraum gefahren wird, soll er einen Haarschutz erhalten. Soweit möglich, sollen Patienten zu einer Lokal- oder Regionalanästhesie einen Mund-Nasen-Schutz tragen.

Hygienegerechtes Umkleiden der Mitarbeiter

Umkleiden auf der unreine Seite
- Legen Sie im Umkleideraum die gesamte Oberbekleidung ab. Zusätzliche persönliche Bekleidung (Unterwäsche) kann nicht sichtbar unter der Bereichskleidung getragen werden, d.h. Hemden ohne Kragen mit kurzen Ärmeln.
- Achten Sie darauf, täglich frische Strümpfe zu tragen, im OP jedoch keine Strumpfhosen.
- Tragen Sie im OP keinen Schmuck und keine Uhren. Als Mitarbeiter der Anästhesie können Sie Armbanduhren tragen, verpflichten sich aber zum Sauberhalten des Uhrgehäuses und des Armbands. Auch Nagellack, ob farblos oder farbig, soll nicht getragen werden, um die Händedesinfektion effektiver zu machen.
- Nutzen Sie die Toilette in jedem Fall vor Anlegen der Bereichskleidung.
- Nehmen Sie beim Übergang in den reinen Bereich der Umkleide eine hygienische Händedesinfektion vor, um eine Kontamination der frischen Bereichskleidung zu vermeiden.

Bekleidung auf der reinen Seite
- Führen Sie bei Bedarf eine Reinigung der Hände mit Wasser und Seife vor dem Anziehen der Bereichskleidung durch.
- Jetzt bitte die bereichsgebundene Schutzkleidung anziehen. Reihenfolge beachten: zunächst Haare mit Haube bedecken, dann Kasack anziehen, dann Hose. Die Hose darf nicht auf dem Boden schleifen, ggf. unten zusammennehmen. Eine Hautpartikelstreuung durch das Tragen des Kasacks in der Hose kann bei der Webart von Baumwollgewebe nicht reduziert werden. Es kann

aber damit verhindert werden, daß der Kasack z.B. beim Vornüberbeugen ungewollt irgendwo streift.
- Saubere Bereichsschuhe nur in den reinen Schleusenbereich stellen.
- Tragen Sie den Haarschutz bitte so, daß alle Haare bedeckt sind. Vollbartträger sollen einen speziellen zusammenhängenden Kopf-Bart-Schutz tragen (Daschner u. Rüden 1997, S. 944).
- Bei Bedarf können Sie ein Baumwolltuch als Halstuch tragen, beim Tragen eines unsterilen Kittels als Wärmeschutz diesen bitte mit Gürtel zusammenbinden.

Benutzung des WC

Ein vollständiger Wechsel der Bereichskleidung nach Benutzen des WC im Laufe des OP-Aufenthalts ist dann nicht erforderlich, wenn

- die im Außenbereich des OP benutzen Schuhe im unreinen Bereich des Umkleideraums belassen werden und im reinen Bereich frisch gewaschene angezogen werden,
- die Hose während des WC-Besuchs ausgezogen, aufgehängt und nach WC-Benutzung wieder angezogen wird. Wird die Hose vor WC-Benutzung nicht ausgezogen, schleift sie auf dem Boden und ist mehr oder weniger kontaminiert.

Händewaschen und Händedesinfektion vor operativen Eingriffen („chirurgische Händedesinfektion")

Vor dem ersten operativen Eingriff
- Operateur, Assistenten und Instrumentierende waschen die Hände und Unterarme bis zum Ellenbogen mit Flüssigseife 1 min, am besten schon in der Umkleide. Sonst eine hygienische Händedesinfektion vor Betreten des OP-Bereichs, d.h. noch in der Umkleide, sowie vor und nach jedem Patientenkontakt durchführen; dies gilt auch für die Mitarbeiter der Anästhesie.
- Benutzung der Bürste nur zur Reinigung der Fingernägel und Nagelfalze bei Bedarf, ausgiebiges Bürsten erhöht die Keimzahl auf der Haut.
- Sorgfältiges Abtrocknen mit keimarmen Papier- oder Baumwollhandtuch (von den Händen zum Ellenbogen hin).
- Danach 3–5 min alkoholisches Händedesinfektionsmittel in Hände und Unterarme einreiben (je nach Körpergröße 10–15 ml eines alkoholischen Einreibepräparats), bis die Hände trocken sind.

Vor dem nächsten operativen Eingriff
- Händewaschen in der Regel nicht nötig, außer es erfolgte eine grobe Verschmutzung.
- Liegt die letzte Händedesinfektion weniger als 60 min zurück, ist eine 1minütige Desinfektion für den nächsten Eingriff ausreichend. Voraussetzung ist jedoch ein korrektes Ablegen des Kittels.

- Liegt die letzte Händedesinfektion mehr als 60 min zurück, muß erneut 3–5 min desinfiziert werden (10–15 ml).

Bei Verwendung gepuderter Handschuhe können Puderreste in Verbindung mit Desinfektionsmitteln zu Hautirritationen führen.

Betreten des OP-Saals

Der Mund-Nasen-Schutz wird seit 1897 im Operationssaal getragen, die Forderung stellte der Chirurg Mikulicz auf. Unbestritten bleibt die Maske als Schutz für die Mitarbeiter im OP (Operationen bei Patienten mit HBV und HIV). Die Zweckmäßigkeit als Schutz vor postoperativen Wundinfektionen wird in Studien kontrovers beurteilt (Tunevall 1991). Obwohl problematische Verhaltensweisen, wie Reden und Lachen während des Operierens nicht verändert wurden, zeigten die Infektionsraten bei Operationen mit und ohne Mundschutz keine wesentlichen Unterschiede. Die leicht reduzierte Infektionsrate nach Weglassen der Masken wird mit der Abschilferung bakterienhaltiger (meist Staphylokokken) Hautschuppen vom Gesicht beim Tragen von Masken begründet. Weit verbreitet gelten jedoch in Deutschland folgende Regeln:

- Legen Sie die Gesichtsmaske vor Betreten des OP-Saals über den Waschraum an, sie muß Mund und Nase bedecken, Bartträger achten bitte darauf, daß der Bart vollständig bedeckt ist. Die Maske muß nicht auf dem Flur und in den Nebenräumen getragen werden, insbesondere nicht heruntergezogen.
- Erneuern Sie den Mund-Nasen-Schutz nach jedem Eingriff, außer sie tragen die Maske nach einem kurzen Wechsel auch während der Wechselzeit vor Mund und Nase. Nach dem Abnehmen einer benutzten Maske ist eine hygienische Händedesinfektion wegen der massiven Kontamination sinnvoll; einmal abgenommene Gesichtsmasken dürfen deshalb nicht wieder verwendet werden. Das fernsehseriengerechte Tragen des benutzten Mund-Nasen-Schutzes um den Hals ist Quelle einer massiven Keimstreuung.
- Diese Gesichtsmaske heißt auch korrekt Mund-*Nasen*-Schutz, d.h. wenn sie getragen wird, muß sie konsequent vor Mund und *Nase* getragen werden.

Um den Keimpegel (Luftkontamination) im Operationssaal so niedrig wie möglich zu halten, ist neben den technischen Notwendigkeiten das Verhalten der Mitarbeiter bestimmend. Einige prinzipielle Notwendigkeiten sind aufgezählt:

- Beschränken der anwesenden Personen auf ein Mindestmaß,
- Reduzieren der Aktivitäten (Hin- und Herlaufen, Verlassen des Raums) der Mitarbeiter auf ein Minimum (Daschner u. Rüden 1997, S. 943),
- weitgehend geschlossene Türen (unterschiedliche Luftdruckverhältnisse zwischen OP, Flur und Vorräume und Außenbereich),
- Gespräche sollen auf das Notwendigste beschränkt bleiben, insbesondere das Schimpfen und Fluchen mit seinen vielen Zischlauten (z.B. Sch...) erhöht den Keimeintrag in die Wunde.

Sterilzonen

Jedem neuen Mitarbeiter, unabhängig davon, ob er Pflegender in Ausbildung, neuer Mitarbeiter im Operations- oder Anästhesiedienst oder ärztlicher Kollege oder Gastoperateur ist, müssen die räumlichen Bedingungen des OP vermittelt werden. Dazu gehört die Klärung der Frage: Wo darf ich „Neuer" mich als Mitglied des OP-Teams (Instrumentierender oder Arzt), Anästhesiemitarbeiter oder „Springer" aufhalten? Jedem muß klar werden, daß sich das Operationsteam in einem definierten Feld aufhält. Diese Sterilzone dient der Sterilität und somit der Sicherheit für den Patienten (Thönnissen 1998, S. 11).

Alle Mitarbeiter, die nicht zum operierenden Team gehören, halten sich außerhalb dieser Sterilzone auf. Lediglich der „Springer" (Saaldienst) muß für das Anreichen der Sterilgüter kontrolliert diesen Bereich betreten. Die Abb. 5.12 zeigt eine Sterilzone, die je nach den baulichen Verhältnissen unterschiedlich ist.

Operationshandschuhe

Das Tragen von Latexhandschuhen dient im Verlauf von Operationen dazu, Infektionen durch die residente Flora der Hände des Operateurs zu vermeiden, andererseits erfüllen Handschuhe eine wichtige Aufgabe zum Schutz des Mitarbeiters, z.B. vor erregerhaltigen Körperflüssigkeiten oder vor schädigenden chemischen Substanzen.

Der ideale Schutzhandschuh ist undurchlässig für Flüssigkeiten, Krankheitserreger und chemische Schadstoffe und behält diese Eigenschaft auch nach größeren mechanischen Belastungen bei. Vor Jahren zeigten Dichtigkeitsprüfungen, daß Handschuhe bis zu 17% (Daschner 1992) vor *Gebrauch* undicht waren.

Inzwischen verbesserten Herstellungsbedingungen stehen nun aber Probleme bei der Lagerung von Latexhandschuhen gegenüber. Bekannt ist, daß Ozongas Auswirkungen auf die Haltbarkeit hat.

Ozonwerte über 100 ppb (parts per billion) beschleunigen die Alterung von Latex, im Juli 1994 wurden während einer Schönwetterperiode umgerechnet Werte von etwa 170 ppb in Reinluftgebieten gemessen. Im Freien wird Ozon durch UV-Strahlung als Folge photochemischer Prozesse erzeugt. Bei Nutzung elektrischer Energie entsteht es durch Quecksilberdampflampen, Motoren, Röntgengeräte, elektrochirurgische Geräte.

Zerstörende Ozonwirkung zeigt sich bei Latexschutzhandschuhen folgendermaßen:

- Defekte in Form feiner Risse, besonders an Falz- oder Knickstellen am Übergang von der Hand zu den Fingern;
- weiterhin an den Umschlagstulpen (stärkere Dehnbelastung);
- die Defekte können Längsschnitten, wie mit einem Skalpell geschnitten, ähneln;
- in frühen Defektstadien weisen die Handschuhe multiple kleine Löcher auf.

Ozon ist dichter als Luft und sammelt sich deshalb an der tiefsten Stelle von Gebäuden, besonders ohne ausreichende Ventilation. Weitere wichtige Lage-

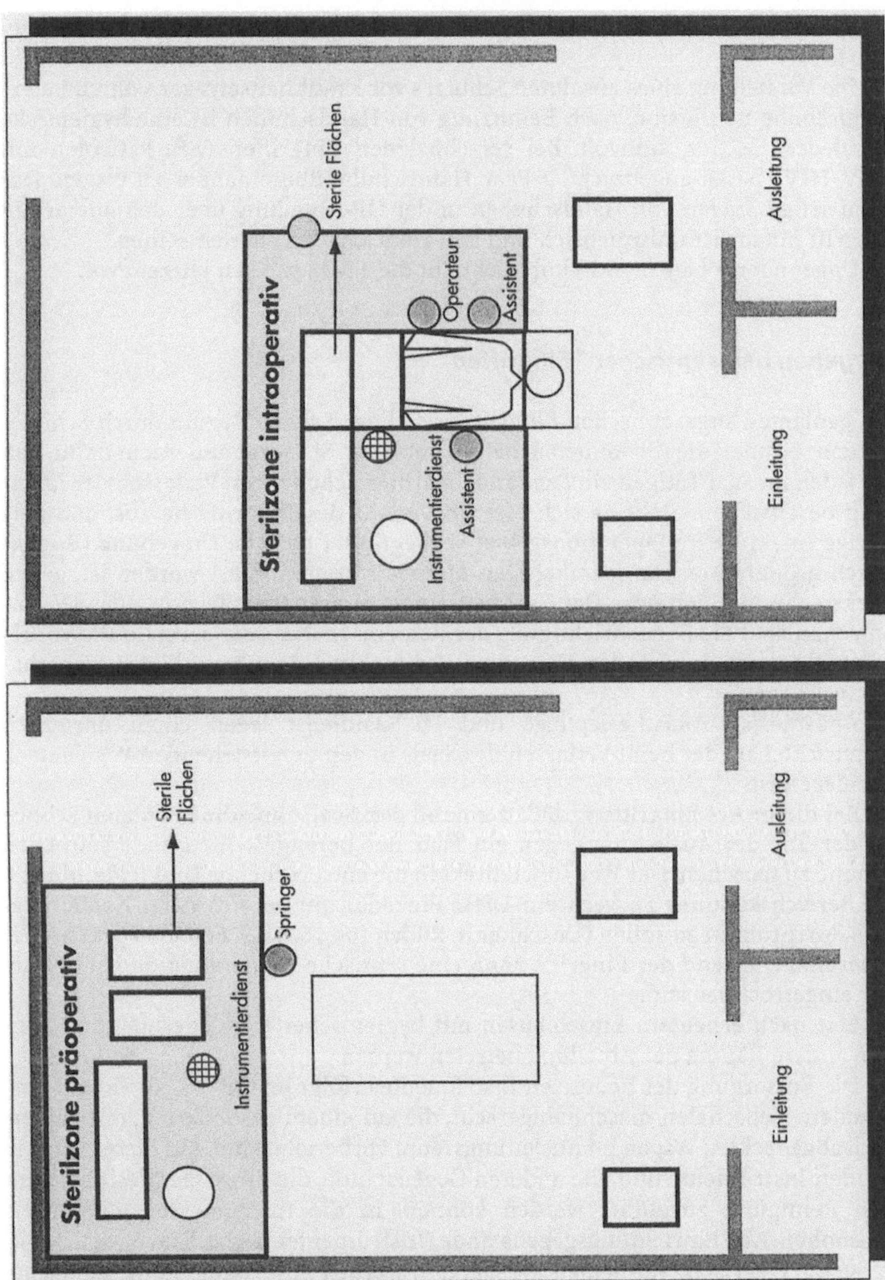

Abb. 5.12. Die Sterilzonen prä- und intraoperativ. (Nach Thönnissen 1998, S. 11)

rungshinweise sowie die Unverträglichkeitsproblematik sind in Kap. 2.4 ausgeführt.

Die Vorstellung eines absoluten Schutzes vor Krankheitserregern durch Latexhandschuhe ist Illusion, nach Benutzung von Handschuhen ist eine hygienische Händedesinfektion sinnvoll. Bei verschiedenen Eingriffen (z.B. Patienten mit HBV, HIV) ist es angebracht, 2 Paar Handschuhe übereinander zu tragen. Das langfristige Tragen von Handschuhen in der OP-Abteilung über den operativen Eingriff hinaus ist unhygienisch und läßt Hautschäden eher entstehen.

Ungepuderte Latexhandschuhe schreibt die TRGS 540 seit kurzem vor.

Vorgehen bei „septischen" Eingriffen

Bei geplanten sog. septischen Eingriffen wird der Saal zu Beginn durch Schilder gekennzeichnet, die die Reinemachefrau anbringt. Sie sorgt außerdem dafür, daß für jeden im Saal Tätigen ein Paar andersfarbige Schuhe zum Verlassen der Abteilung bereitstehen. Stellt es sich erst im Verlauf des Eingriffs heraus, daß eine eitrige Infektion im Operationsgebiet vorliegt oder daß die Umgebung (Boden) durch größere Mengen keimhaltigen Materials kontaminiert worden ist, gelten ebenso die Maßnahmen. Der Saaldienst übernimmt (per Telefon oder Gegensprechanlage) die Benachrichtigung der Reinemachefrau, die dann für die Vorbereitung der entsprechenden Utensilien (Schutzkittel, Schuhe, Schilder, Siebschalen usw.) sorgt.

Anästhesist, Anästhesiepflege und OP-Saaldienst legen einen unsterilen Schutzkittel an, der beim Verlassen des Saals in den bereitstehenden Wäschesack abzulegen ist.

Bei dieser Art Eingriffe verläßt niemand den Saal, ohne die benutzten Schuhe an der Tür der Ausleitung gegen ein Paar der bereitgestellten andersfarbenen Schuhe zu tauschen. Der Weg führt direkt in die entsprechende Umkleide, um ggf. die Bereichskleidung zu wechseln. Diese Prozedur nur bei sichtbarer Kontamination durchführen zu sollen (Daschner u. Rüden 1997, S. 942), entbehrt praktischer Relevanz. Während des Eingriffs kann eine septische Kontamination längst wieder eingetrocknet sein.

Erst nach erneutem Einschleusen mit hygienischer Händedesinfektion können andere Räume der Abteilung betreten werden.

Die Entsorgung der benutzten Instrumente erfolgt im OP-Saal direkt auf vorbereitete Siebschalen maschinengerecht, die auf einem gesonderten, mit Papiertuch abgedeckten Wagen im Ausleitungsraum vorbereitet sind. Auf diesem Wagen werden Instrumente und alle anderen Gegenstände, die direkt der desinfizierenden Reinigung zugeführt werden können, in die Instrumentenaufbereitung geschoben. Alle Einrichtungsgegenstände (Instrumententische, Sauger, evtl. Röntgengerät, OP-Tisch) verbleiben im Saal und werden dort durch die Reinemachefrauen im Zusammenhang der Aufbereitung des Saals desinfiziert und gesäubert.

Das Patientenbett wird vor die Tür der Ausleitung geschoben. Der Patient wird vom OP-Tisch, der in der Ausleitung verbleibt, in das Bett gelegt.

Ohne besondere Anordnung durch das Gesundheitsamt werden immer zur Scheuer-Wisch-Desinfektion Konzentrationen der DGHM-gelisteten Präparate, z.B. Incidin plus 0,5% (1-h-Wert) verwendet. Nur bei Tuberkulose oder Verdacht soll bei diesem Präparat eine 1%-Lösung mit einem 1-h-Wert verwendet werden. Nach Abtrocknen des Bodens kann der Betrieb fortgesetzt werden, ein OP-Raum muß nicht „ruhen"!

Vorgehen bei Patienten mit blutübertragbaren Infektionen

Es muß erwartet werden, daß die OP-Mitarbeiter über Patienten mit

- Virushepatitiden (HBV, HCV, HDV, HGV),
- HIV,
- und Q-Fieber-Kontakt
  von den Operateuren und/oder Anästhesisten mit der OP-Anmeldung informiert werden. Obwohl bei allen Patienten durch Blutexposition eine Infektionsgefahr besteht und deshalb direkter Blutkontakt vermieden werden soll, ist bei diesen Patientengruppen besondere Vorsicht angebracht. Eine präoperative Testung von Patienten auf HIV und HBV/HCV, die zu elektiven Eingriffen kommen, empfiehlt sich aus verschiedenen Gründen nicht.

Neben den abteilungsübergreifenden vorbeugenden Maßnahmen (s. Kap. 5.2.6) haben sich zusätzliche infektionsvorbeugende Maßnahmen bewährt:

- Ein Zwischentisch zur Instrumentation: Zwischen dem Pflegenden und dem Operateur wird ein weiterer Tisch zur Ablage des benutzten Instrumentes gestellt. Der Pflegende reicht dem Operateur auch nicht direkt das benötigte Instrument, sondern legt es erst auf diesen Zwischentisch ab. Damit wird eine beim Anreichen von Instrumenten gegenseitig leicht mögliche Stich- und Schnittverletzung reduziert.
- Sowohl bei Notfällen mit unbekanntem Infektionsstatus als auch bei infektiösen Patienten wird ein Augenschutz getragen.
- Doppelt getragene sterile Handschuhe reduzieren die Infektionsgefahr nach Nadel- bzw. Skalpellverletzung. Durch das Abstreifen von Blut am Handschuhmaterial wird die Inokulationsmenge von Blut gesenkt.
- Nadeln und Klingen von Skalpellen werden intraoperativ auf einem magnetischen Nadelkissen gesammelt, welches postoperativ verschlossen wird und gefahrlos weggeworfen werden kann.

Verlassen der OP-Abteilung

Die Abteilung soll möglichst durch eine Tür neben der Patientenschleuse verlassen werden, um die im Aufwachraum befindlichen Patienten nicht zu stören. Bitte tragen Sie die OP-bereichsgebundene Schutzkleidung nur in der Abteilung, auch wenn Sie versichern, die getragene Bereichskleidung vor nochmaligem Betreten der Abteilung zu wechseln. Für bereichsgebundene Schutzkleidung sprechen keine konkreten hygienischen Gründe, es soll jedoch außerhalb des OP nicht der Eindruck entstehen, daß man eine OP-Abteilung auch in Straßenkleidung betreten kann, wenn ihn die OP-Mitarbeiter in Bereichskleidung verlassen (Wolf 1997, S. 431). Weiterhin wird ein Krankenhaus von der Öffentlichkeit auf sein Hygiene-image beobachtet. Ausnahmen von dieser Regelung sind ausschließlich Vitalindikationen. Bei Ausnahmen durch die Anästhesiemitarbeiter sollte in OP-fremden Bereichen ein weißer, vorn geschlossener Schutzkittel zusätzlich getragen werden. Spezifische Schutzkleidung, im übrigen Krankenhaus offen getragen, hebt das Ansehen des Mitarbeiters nur bei Laien, die zum Nachdenken wenig befähigt sind. Nehmen Sie nach dem Ausziehen der Bereichskleidung eine hygienische Händedesinfektion vor.

Die kostensparende Tendenz, Flächen des Aufwachraums mit entsprechender medizintechnischer Ausstattung als „low-cost intensiv care unit" (LCU) zu betreiben, bringt mit sich, daß die klassische Trennung zwischen Operationstrakt und Intensivstation aufgehoben wird. Die dadurch bedingte Fluktuation von Mitarbeitern zwischen LCU und Operationsabteilung bei übergreifenden Zuständigkeiten im operativen wie stationären Bereich ohne Kleidungswechsel läßt eine vermehrte, evtl. problematische Keimmigration von der Intensivstation in den aseptischen OP-Bereich beobachten (Holst u. Rudolph, ohne Datum).

Notsectio

„Rote Sectio". Bei dieser Schnittentbindung besteht höchste Gefahr. Die Entbindung muß so rasch wie möglich erfolgen, jede Minute zählt. Angestrebter Zeitablauf <10 min von der Indikationsstellung bis zur Geburt. Deshalb müssen hier übliche Hygieneverabredungen aufgehoben und zum Überleben von Mutter und Kind auf übliche und sonst erforderliche Vorbereitungen von Mutter sowie der Mitarbeiter von OP, Kreißsaal, Pädiatrie, Anästhesie und der Geburtshelfer verzichtet werden. Wesentlichste Grundlagen sind aufgezählt:

- Transfer der Frau auf den Operationstisch direkt aus dem Bett ohne Nutzen der üblichen Schleuse.
- Die Fahrt geht direkt in den OP, nicht zuerst in den Einleitungsraum.
- Die Mitarbeiter verzichten alle auf das Anziehen von Bereichskleidung, lediglich die Schuhe werden gewechselt.
- Das OP-Team zieht sofort sterile Handschuhe an, dann den sterilen Kittel und darüber nochmals sterile Handschuhe.
- Nach der Hautantiseptik des Operationsfeldes erfolgt der Schnitt, sobald der Anästhesist meldet: Tubus liegt.
- Das Instrumentieren erfolgt aus dem eigens dafür mit wenigen Instrumenten bestückten Notsectio-Sieb heraus.
- Die Hebamme und der pädiatrische Dienstarzt bereiten die Primärversorgung des Kindes vor, die Hebamme übernimmt mit einem gewärmten sterilen Handtuch das Kind und übergibt es an den Pädiater zur Reanimation. Abwandlungen erfährt der Kaiserschnitt unter der Geburt bei
- einer sog. gelben Sectio. Hier ist wie bei einer „roten Sectio" wohl höchste Eile geboten, es werden aber alle für den OP gültigen hygienischen Vereinbarungen eingehalten (Transfer der Patientin, Umziehen der Mitarbeiter, chirurgische

Händedesinfektion). Kontraindiziert ist auch hier das Warten auf die Wirkung der Periduralanästhesie;

- einer sog. grünen Sectio. Da es sich um eine Sectio unter der Geburt handelt, sollte zügig gearbeitet werden. Hier kann aber der Termin vorher vereinbart werden, z.B. in einer halben Stunde mit Periduralanästhesie. Selbstverständlich werden hier alle hygienischen Verabredungen eingehalten.

Umweltschutz im operativen Bereich

Eigene Erfahrungen mit umweltschonenden Materialien ohne Beeinträchtigung des Hygienestandards sollen kurz aufgezählt werden (Tabelle 5.34).

Tabelle 5.34. Vermeintlicher Widerstreit: Hygiene und Umweltschutz im OP

„Argumente" gegen Umweltschutz im OP	Umweltschonende Alternativen
Einwegrasierer notwendig	Elektrischer Rasierapparat
Präoperatives Händewaschen >2 min	Händewaschen 1 min
Einwegredonflaschen erforderlich	Wiederaufbereitbare Redonflaschen aus Glas oder Kunststoff
Einwegplastiküberschuhe	Maschinell waschbare OP-Schuhe
Einwegbauchtücher, da sonst Reststoffgehalt zu hoch	Waschbare Bauchtücher bei gesonderter Abgabe und standardisierten Extraspülungen
Wechsel der Bereichskleidung nach WC-Besuch zwingend	Kein Kleiderwechsel bei entsprechendem Verhalten
Entsorgung der Instrumente nur in Desinfektionslösung hygienisch sicher	Trockenentsorgung in Reinigungs- und Desinfektionsautomat
Sterile Wäsche, einmal ausgepackt, muß wieder gewaschen werden, bevor sie sterilisiert wird	Saubere, aber unsteril gewordene Operationsabdeckung, Kittel usw., die z.B. zum Abdecken eines vorbereiteten Instrumentiertischs benutzt oder nach Beschädigung der umhüllenden Papierverpackung unsteril geworden ist, kann zusammengefaltet ohne nochmaligen Waschzyklus in die Zentralsterilisation gegeben, dort gefaltet, gepackt und sterilisiert werden
Nichtbenutzte, saubere Kompressen und Tupfer müssen postoperativ alle verworfen werden	Tupfer und Kompressen, die auf dem Beistelltisch für die Operation gerichtet waren und sauber sind, können in der Zentralsterilisation aufbereitet werden
Verpackung und Lagerdauer von Instrumenten nach DIN-Norm erforderlich	Metallcontainer, der als Alternative für Weichverpackung genutzt wird Schranklagerung läßt Erweiterung der Lagerzeit zu
Keine Müllsortierung im OP möglich	Zumindest Papier- und Glassammlung möglich
Müll nach Operation bei HBV- und HIV-positiven Patienten muß als C-Müll behandelt werden, d.h. Verpackung in gedeckelten Tonnen	Innerhalb des Krankenhauses als B-Müll, Eingabe in den Hausmüll möglich
Routinemäßig postoperativ frisch desinfiziertes Bett	Frisches Bett nur in einzelnen Fällen (gezielte Indikationen), Einzelteile werden erneuert
Einwegabsaugsysteme hygienisch zwingend	Wiederaufbereitbare Absaugsysteme hygienisch praktikabel

Auf den Abdruck eines ausführlichen Hygieneplans für die Operationsabteilung soll hier verzichtet werden, die bisher geschilderten Verhaltensregeln werden auch von Pflegenden in Ausbildung realisiert. Weitergehende Hygienemaßnahmen bleiben Mitarbeitern mit speziellen Weiterbildungen vorbehalten.

5.3.3
Sinnvolle Hygiene- und Desinfektionsmaßnahmen in Geburtshilfe und Pädiatrie

Einführung

Die vorherrschende Meinung zur optimalen Entbindungsform der Frauen – etwa von der Jahrhundertmitte an – führte dazu, daß mehr und mehr auch ganz normale, unkomplizierte Entbindungen im Krankenhaus stattfanden. Die übliche funktionelle Organisationsform der Krankenhäuser wurde auch bei der Menschwerdung praktiziert: getrennte Unterbringung von Mutter und Kind, getrennte Pflege und Betreuung von beiden. Ins Bild gesetzt betreuten bis weit in die 70er Jahre hinein die Kinderkrankenschwestern das Kind und die Mutter von Kopf bis einschließlich der Brust, die Krankenschwestern die Mutter unterhalb der Brust. Die Pflege wurde dadurch noch unpersönlicher, daß Hebammen ausschließlich im Kreißsaal tätig wurden. Während sie früher zu Hause die Geburt geleitet und dann Mutter und Kind gemeinsam während der Wochenbettzeit betreut hatten, erlebten sie jetzt nur noch den eigentlichen geburtsschmerzbedingten Ausnahmezustand. Mutter und Kind nahmen sie pflegerisch nicht mehr wahr. Begründet wurde dies gegenüber Müttern und Vätern von Medizinern mit organisatorischen, im wesentlichen aber mit hygienischen Notwendigkeiten.

Die Herrschaft der Technik im Kreißsaal, Ausschluß des Vaters bei der Entbindung, lediglich eine Schaustellung des Neugeborenen durch Glasscheiben, Mißachtung der Wichtigkeit des Stillens oder sogar strikte Ablehnung – sämtlich begründet mit unhaltbaren hygienischen Vorstellungen. Die wichtigen Anregungen von Semmelweis, die Hände als Ursache der Übertragung des Kindbettfiebers anzusehen und seine empirische Beweisführung durch die Anordnung der Chlorkalkwaschungen (Kohl 1997, S. 3682), wurden gegen eine menschengemäße Geburtshilfe ins Feld geführt.

Bei solchen Extremen mußte das Pendel nach der anderen Seite ausschlagen: Angeregt durch die Fragen einzelner Geburtshelfer, ob es denn richtig sei, Mutter und Kind nach der Geburt zu trennen, durch Hinweise von Psychologen und Psychohygienikern auf die Bedeutung früher Mutter-Kind-Beziehungen wurde man aufmerksam auf das „Seelenwesen auch des Kindes, des Neugeborenen" (Hassauer 1988, S. 14). Doch waren es letztlich Frauen, die Betroffenen, die Veränderungen forderten. Ende 1969 brach das Gemeinschaftskrankenhaus Herdecke als erstes Krankenhaus „in Deutschland mit dem durchweg noch unangetastetem Tabu" (Der Spiegel 49/1969, S. 101): Auf der gesamten geburtshilflichen Abteilung wurde die gemeinsame Unterbringung von Mutter und Kind eingeführt, das später so benannte „rooming-in".

Folgende Umgehensweisen, damals als hygienische Risiken kritisch betrachtet, werden heute selbstverständlich gepflegt:

- Der *Lebenspartner* ist bei der Geburt anwesend, evtl. auch auf dem Entbindungsbett. Ein Kittel, Mund-Nasen-Schutz oder Überschuhe stehen nicht mehr zur Debatte.
- Während der Schnittentbindung in Periduralanästhesie empfängt die Hebamme *im OP mit dem Vater* das Kind vom Geburtshelfer, sie übergeben es an den wartenden Kinderarzt. Dann bringt es der Vater zur Mutter.
- Der *Entbindungsraum* hat einen *wohnlichen Charakter* mit Vorhängen, integrierter Badezone, wenig technikorientierter Atmosphäre, obwohl er für eine notfallmäßige Schnittentbindung ausgestattet ist.
- Dem Wunsch von Frauen, bei der *Geburt das Pressen entweder im Stehen oder auf einem melkschemelartigen Hocker* zu erleichtern (Schwerkraft), kann auch aus hygienischen Gründen entsprochen werden. Die Frau hält sich an einem dicken, mit Knoten versehenen und an der Decke aufgehängten Tuch fest. Vor dem Schemel liegt eine geformte, mit desinfizierbarem Bezug versehene Matratze, auf die zur gegebenen Zeit ein warmes, sauberes Empfangstuch für das Neugeborene gebreitet wird: für Mutter – das Pressen geht nicht mehr in den Kopf – und Kind eine optimale Angelegenheit. Die Geburtshelfer und Hebamme sitzen oder knien während der Geburt in Strümpfen auf einem großen sauberen Tuch.
- Das Neugeborene erlebt einen *Kälteschock* bei der Geburt (Hassauer 1988, S. 69). Die ursprüngliche Lebenswelt des Mutterleibes bei 37 °C wird mit der Außenwelt des Entbindungsraums bei etwa 22 °C vertauscht. Rascher Hautkontakt mit der Mutter nach der Geburt – das Kind ist nackt –, warme Tücher, ruhige Atmosphäre sowie die Wärmelampe während der pädiatrischen Untersuchung sollen neben der leiblichen Unterstützung auch ein seelisch-geistiges Wohlfühlen mitbestimmen.
- Das *Geschwisterkind* erlebt den neuen Erdenbürger wie selbstverständlich bei der Mutter auf der Entbindungsstation. *Besucher* mit Erkältungen sollen aber den direkten Kontakt mit dem Neugeborenen meiden, einen Mindestabstand halten und sich nach dem Naseputzen die Hände gründlich waschen. Besucher mit einem Herpes labialis sollen das Kind nicht auf dem Arm tragen sowie engen, körperlichen Kontakt meiden.
- Vorlagen und Unterlagen müssen sauber, aber nicht steril sein. Sie werden als *Mehrwegmaterial* angewendet.
- Auf die Bedeutung des *Stillens* wird bereits in den Geburtsvorbereitungskursen der Elternschule hingewiesen.
- Auch die *Klinikhebamme* kann die Mutter und das Kind während des Wochenbettes begleiten. Den fälschlicherweise immer wieder als hochkontaginös bezeichneten Wochenfluß beobachtet sie, ohne daß es zur Verbreitung einer Schmierinfektion kommt.
- Eine *niedergelassene Hebamme* begleitet ihre Patientin in die Klinik und leitet die Geburt.
- Die *offene Nabelpflege* wird zum Schutz vor Kolonisierung mit potentiell pathogenen Erregern folgendermaßen ausgeführt:

- bei jedem Wickeln, bis die Nabelwunde verheilt ist,
- aus dem Mutter-Kind-bezogenen Pflegeset wird mit Salvia D1 (Salbei in 69% Alkohol) ein sterilisierter Tupfer angefeuchtet (Stieltupfer mit der Watteseite nach unten in sterilisiertem Gefäß/Tüte aufbewahrt),
- dann kreisförmig um den Nabel gewischt,
- ein frischer Tupfer angefeuchtet und der Nabelstumpf abgetupft (Lösung ist tiefgrün bis braungrün, Haut sollte angefeuchtet glänzen),
- die Lösung eintrocknen lassen, nicht nachwischen,
- bei einem schmierig belegten Nabelstumpf einen Abstrich für die mikrobiologische Untersuchung vornehmen.
- Die *Wickeltischauflage* wird mit einer kindbezogenen Unterlage abgedeckt und nach Benutzung mit Eukalyptusreinigungsmilch und frischer Baumwollwindel gereinigt. Eine Desinfektion erfolgt bei Kontamination mit Stuhl und Urin.

Selbstverständlich ist auch im Kontakt mit Mutter und Kind die Händehygiene der Mitarbeiter außerordentlich wichtig, um beispielsweise zu verhindern, daß die Brustwarzen der Frau kontaminiert werden oder das neugeborene Kind an infektionsgefährdeten Stellen, z.B. dem Nabelstumpf, besiedelt wird. So müssen Materialien, die mit den Lochien (Wochenfluß) Kontakt hatten, sorgfältig gereinigt oder desinfiziert werden, z.B. Wischdesinfektion aller Sitzbadewannen mit einem kurzfristig wirkenden Desinfektionsmittel (z.B. Perform 0,75%, 10 min Einwirkzeit) sowie des Bidet. Diese Vorbeugungsmaßnahmen betreffen auch die Frauen mit einer Episiotomiewunde.

Reinigungs- und Desinfektionsplan Geburtshilfe

Eine Variation soll vorgestellt werden: Hier erfolgte die Ordnung nach Tätigkeitsbereichen.

Hygiene im Kreißsaal (Reinigungs- und Desinfektionskatalog)
Folgende Gliederung kann vorgenommen werden:

1. Umgebung der Gebärenden,
2. Umgebung des Neugeborenen,
3. O_2-Gabe, Beatmung,
4. Absaugung,
5. Messen, Monitoring, Beobachten, Untersuchen,
6. Gefäßzugang, Infusionsgeräte,
7. Körperpflege,
8. Lagern, Unterstützen, Mobilisieren,
9. Sonden, Katheter, Ausscheidungen,
10. Metallinstrumente und sonstiges,
11. Umgang mit Inkubator,
12. Hygiene bei durch Blut übertragbare Krankheiten (HBV, HIV usw.),
13. Vaginalantiseptik: bei Blasensprung mit sterilen Tupfern und Octenispet® die Innenseiten der kleinen Labien, Einwirkzeit 1 min, zu jeder manuellen Untersuchung.

Die Wischdesinfektionsarbeiten sind nach jeder Geburt oder täglich auszuführen, wenn keine andere Verabredung getroffen wurde (Tabelle 5.35).

Tabelle 5.35. Hygiene im Kreißsaal

	Beschreibung von Besonderheiten	Wisch-desinfektion Perform 0,5%	Einlegen in Incidin plus 0,5% und klarspülen	Trockenablage und thermischmaschinelle Aufbereitung und Sterilisation
1. Umgebung der Gebärenden				
Möbel, Stühle, Hocker, Nachttisch	Wischen mit Neutralseife und Eukalyptusreinigungszusatz			
Fahrbare Hocker	Reinigungsmöglichkeit in Bettenzentrale mittwochs			
Instrumententisch, Tabletts		x oder	x	
Telefon		x		
Grüne Tücher, OP-Wäsche	Sortierwäsche			
Safetex-Mehrweg-Unterlagen	Safetex-Plastiksack in Container			
Textil-Mehrweg-Vorbindeschürzen	Nach Gebrauch Wäschesack			
Schutzkittel (rentex)	Sortierwäsche (weiß mit grünen Streifen)			
Kreißbettbedienung		x		
Kreißbett (bezogene Matratzen von beiden Seiten, Räder, Bettrahmen, auch von unten)		x		
Fußboden um den Bettplatz	Nach jeder Geburt mit frischem Mop	x		
Blut- und andere Verschmutzung (Stuhl, Urin, Fruchtwasser) des Fußbodens oder der Einrichtung	Sofort mit frischem Lappen	x		
WC mit Klingelknopf	Nach jeder Geburt	x		
Abfalleimer (zu nutzen während Geburt)	Wenn erforderlich, Fahrgestell mittwochs in Bettenzentrale	x		
2. Umgebung des Neugeborenen				
Wickeltisch	Wischen mit Eukalyptusreinigungszusatz nach jeder Geburt			
Wärmelampe	dito			
Waage	dito			
Zentimetermaß			x	

Tabelle 5.35. (Fortsetzung)

	Beschreibung von Besonderheiten	Wisch-desinfektion Perform 0,5%	Einlegen in Incidin plus 0,5% und klar-spülen	Trocken-ablage und thermisch-maschinelle Aufbereitung und Sterilisation
Bip-Zirkel		x		
Stethoskop	Ohrstöpsel auswischen mit 70% Alkohol, Q-Tip	x		
Absauggerät (Sammelglas)			x	
O$_2$-Dosimeter (Oberteil und Adapter)		x		
Vakuumgerät (Vakuumabsaugflasche mit Schläuchen)		x und	x	
3. O$_2$-Gabe, Beatmung				
O$_2$-Dosimeter (Oberteil und Adapter)		x		
O$_2$-Befeuchter (respiflo®)	Anbruchdatum notieren (maximal 3 Monate verwenden)			
O$_2$-Verbindungsschlauch	Nach Gebrauch wegwerfen			
O$_2$-Sonde	Nach Gebrauch wegwerfen			
pH-Meßgerät	Täglich	x		
Laryngoskop (ohne Batterien) Handgriff	Nach Benutzung	x		
Spatel	Nach Benutzung			x
Gummituben (Güdel, Wendel, Mundkeil)	Staubsicher aufbewahren			x
Magill-Zange	Staubwischer aufbewahren			x
Führungsstab	In Papier/Folie			x
4. Absaugung				
Absaugflasche und Zubehör	Nach Benutzung	x und	x	
Spülköcher	Nach Benutzung		x	
5. Messen, Monitoring, Beobachten, Untersuchen				
OP-Lampe mit Handgriff		x		
Untersuchungsöl für vaginale Untersuchung	Nur aus Spender verwenden			
Fieberthermometer (Geratherm®)	Mit 70% Alkohol abwischen			
Thermometerstandgefäß			x	
Blutdruckmanschette	Einlegen ohne Manometer, Zuleitung nicht in Lösung	x oder	x	
Stethoskop (Ohrstöpsel)	Auswischen mit 70% Alkohol, Q-Tip			

Tabelle 5.35. (Fortsetzung)

	Beschreibung von Besonderheiten	Wischdesinfektion Perform 0,5%	Einlegen in Incidin plus 0,5% und klarspülen	Trockenablage und thermischmaschinelle Aufbereitung und Sterilisation
CTG-Gerät mit Elektroden, Kabel und Bedienteil, Flächen, Schubladengriffe		x		
Maßband			x	
6. Gefäßzugang, Infusionsgeräte				
Braunülen: nach dem Anlegen steril verbinden	Zum Beispiel Hansapor steril®			
Infusomaten	Nach jedem Gebrauch: Vorsicht elektrische Geräte mit Flüssigkeit	x		
Injectomat	Nach jedem Gebrauch: Vorsicht elektrische Geräte mit Flüssigkeit	x		
Mehrfachsteckdosen	Vorsicht mit Flüssigkeit	x		
Infusionsständer	Zusätzlich mittwochs zur Bettenzentrale nach Bedarf	x		
Kanülenabwurfbehälter	Jeden Freitag wechseln			
7. Körperpflege				
Waschschüsseln: Auswischen mit Incidin plus 0,5% mit *frischem* Lappen	1 h Einwirkzeit und klar nachspülen			
Badewanne, Klingelknopf	5 min Einwirkzeit, anschließend klar nachspülen	x		
Antithrombosestrümpfe	Abwurf in grüne Netzsäcke			
Tür- und Schubladen- auch an Schmutzwäsche- schränken	Nach jeder Geburt	x		
7. Lagern, Unterstützen, Mobilisieren				
Tagesdecken im Kreißbett: zu ambulanten Untersuchungen	Mit mehrfach zu verwendender Maxischutzauflage abdecken			
Geburtshocker		x		
Bälle		x		
Massagebälle		x		
Fußbänkchen		x		
8. Sonden, Katheter, Ausscheidungen				
Steckbecken: niemals auf Fußboden abstellen!	Im Krankenhaus befinden sich nur Füße und Rollen auf dem Boden! Thermisch desinfizieren in Topfspüle (bei Verschmutzung scheuern)			
Sammler für safetex und Schmutzwäsche	Täglich reinigen			

Tabelle 5.35. (Fortsetzung)

	Beschreibung von Besonderheiten	Wischdesinfektion Perform 0,5%	Einlegen in Incidin plus 0,5% und klarspülen	Trockenablage und thermischmaschinelle Aufbereitung und Sterilisation
Meßbecher für Ausscheidungen	Topfspüle oder einlegen in	x		
9. Metallinstrumente und sonstiges				
Verbandscheren der Pflegenden	70% Alkohol mindestens täglich wischen			
Instrumente	Schmutzig, ohne Desinfektion zur Zentralsterilisation geben			x
Nierenschalen	dito			x
Standgefäße mit Kornzange	Trocken nutzen; täglich gegen sterile auswechseln			x
Patienteneßgeschirr	Zentralspüle			
Mülleimer		x		

Hygienerelevante Informationen zur Säuglingsnahrung

Muttermilch

Schon seit vielen Jahren ist bekannt, daß gestillte Kinder gesünder sind als jene, die mit industriell gefertigter Nahrung genährt werden (dvv 1997, S. 600). Sie fördert auch lange nach dem Abstillen die Gesundheit des Kindes. Kinder, die mindestens bis zum Ende des 4. Lebensmonats gestillt wurden, sind im späteren Kindesalter weniger anfällig für Atemwegserkrankungen, Fettleibigkeit, Übergewicht und Bluthochdruck (fwt 1998, S. 7). Um so mehr ist den Vorwürfen karitativer Organisationen gegenüber internationalen Herstellern von Säuglingsnahrung (Gerber, Mead Johnson, Nestlé und Nutricia, Wyeth) zuzustimmen, wenn sie lückenhafte Informationen zur industriell gefertigten Babynahrung in Entwicklungs- und Schwellenländern kritisieren (afp 1997, S. B-352). Als Kritikpunkte der Studie werden für die künstlich hergestellte Babymilch u.a. genannt:

- die hohen Kosten, die zur Verdünnung der Nahrung und damit Mangelernährung der Säuglinge führen können,
- hygienische Probleme bei der Lagerung und Zubereitung derartiger Produkte (begründet durch die Trinkwasserqualität in diesen Ländern).

Wie unterscheiden sich die verschiedenen Milchen (Tabelle 5.36)?

Stutenmilch ist der Muttermilch in ihrer Zusammensetzung am ähnlichsten und ist eine Alternative zu den synthetisch hergestellten Nahrungen. Kuhmilcheiweiß stellt bei Kindern mit Allergieneigung den größten Allergieauslöser im ersten halben Lebensjahr dar. Das Problem der Allergieentwicklung ist bei Stutenmilch gering, da in der Regel im späteren Leben kein weiterer Kontakt mit Stutenmilch folgt.

Tabelle 5.36. Zusammensetzung von Frauenmilch und ausgewählten Tiermilcharten. (Mod. nach Franzke 1990, S. 105; Grüning-Molls 1998)

Gehalt in 100 ml	Kolostrum, d.h. die Muttermilch am 3.–5. Tag	Muttermilch, d.h. vom 5.–15. Tag	Stutenmilch	Kuhmilch	Adaptierte Nahrung, d.h. synthetisch hergestellte Anfangsnahrung, die der Muttermilch quantitativ und qualitativ angepaßt ist
Eiweiß [g]	2,7	1,6	2,1	3–4	1,5
Fett [g]	1,9	2,8	1,5	3–5	3,6
Kohlenhydrate	5,3	6,5	6,3	5	7,2
kJ (kcal)	226(54)	259(62)	(44)	276(66)	286(67)

Unumstritten ist, daß Muttermilch die beste Ernährung für Frühgeborene und kranke Neugeborene ist (Wiesinger-Eidenberger et al. 1997, S. 616). Für diese Kinder werden die Mütter gebeten, ihre Milch abzupumpen. Um eine hygienisch einwandfreie Qualität für das Abpumpen, die Aufbewahrung und den Transport von Muttermilch zu erreichen, ist es hilfreich, für die Mütter Hygienerichtlinien zu formulieren und auf ihre Einhaltung zu achten.

Hygienische Anforderungen beim Umgang mit Muttermilch:
Hinweise für die Mütter

Um einer möglichen Infektionsübertragung durch abgepumpte Muttermilch vorzubeugen, empfehlen wir folgendes Umgehen:

- *Vor dem Abpumpen:*
  - *Normale tägliche Körperpflege (Duschen), Brustwarzen mit einem frischen feuchten Waschluppen oder mit großer Kompresse abwischen.*
  - *Zubehör der Milchpumpe, d.h. Auffanggefäß, Saugschlauch und Milchflaschen, gründlich reinigen: alle Teile, die mit Milch in Kontakt kommen, kalt ausspülen, anschließend mit Spülmittel auswaschen, im Vaporisator® mindestens 3 min oder in Topf mit frischem Wasser auskochen. In der Klinik wird die Brustglocke aus Glas sorgfältig gespült, mit Alkohol abgewischt (Kalkreste des Wassers) und in Mull eingeschlagen in einer Trommel sterilisiert.*
  - *Mit frischem Geschirrtuch abtrocknen und in sauberem Tuch trocken aufbewahren.*
  - *Unmittelbar vor dem Abpumpen: Hände gründlich waschen, mit **frischem** Handtuch abtrocknen.*
  - *Häufigkeit des Abpumpens (meist 4- bis 6mal täglich) mit den Pflegenden abstimmen.*
- *Aufbewahren und Transport der Milch:*
  - *Abgepumpte Milch im Wasserbad rasch abkühlen und anschließend in den Kühlschrank stellen.*
  - *Maximal 18 h im Kühlschrank (<7 °C) aufbewahren.*
  - *Für längere Aufbewahrung sofort einfrieren (–18 °, maximal 3 Wochen).*

- *Transport in Kühltasche (Kühlkette!).*
- *Nach dem Abpumpen:*
  - *Streichen Sie nach jedem Stillen oder Abpumpen etwas Muttermilch auf die Brustwarzen und lassen Sie Ihre Brustwarzen an der Luft trocknen (niemals feucht einpacken!).*
  - *Nutzen Sie nur spezielle Stilleinlagen oder bei 60 °C gewaschene und anschließend gebügelte Tücher, z.B. große Taschentücher.*

Das Kind nimmt zusammen mit Keimen des mütterlichen Organismus spezifische sekretorische Antikörper gegen diese auf. Das ist etwas, das kein Produzent von Säuglingsnahrung nachahmen kann (Przyrembel 1996, S. 344). Es ist daher notwendig, insbesondere unreifen Frühgeborenen bzw. kranken Neugeborenen und Säuglingen die Frauenmilch zukommen zu lassen, auch wenn ein Stillen aus medizinischen Gründen nicht möglich ist. Bei zu hoher Keimzahl der Muttermilch kann Muttermilch jedoch eine Infektionsquelle für kleine Frühgeborene (unter 1500 g) sein. Unterschiedliche Richtwerte werden genannt, jede Klinik muß für sich über Toleranzwerte entscheiden (Tabelle 5.37).

Die für die Kinder evtl. hygienisch problematischen Keimzahlen wurden in der abgepumpten Milch überwiegend in den ersten 4 Wochen nach der Geburt gefunden (Wiesinger-Eidenberger et al. 1997, S. 614). Die pathogenen Keimbefunde aus der abgepumpten Milch stimmten mit Abstrichergebnissen aus Rachen, Augen (Konjunktivitis) sowie mit einem Befund bei einer Pneumonie überein. Nach dieser Zeit wurden pathogene Keime so selten isoliert, daß keine Routinekontrollen mehr empfohlen werden.

Künstliche Säuglingsnahrung aus der Milchküche
Für die Herstellung von Flüssignahrung aus Pulvernahrung wird eine eigene Milchküche genutzt. Alle Säuglingsmilchprodukte sind Imitate des Originals Muttermilch, denn jede Spezies von Säugetieren produziert die für ihre Nachkommenschaft am besten geeignete Milch selbst (Przyrembel 1996, S. 343). Bei-

Tabelle 5.37. Unterschiedliche Richtwerte bestimmter Keime für Muttermilch

Autoren	Keimzahl [KBE/ml]	Güteklasse	Verwendung
Hemer 1994, S. 18	Gesamtkeimzahl >10^5 Staphylococcus aureus, Enterobacteriaceae oder Enterokokken >10^3		
Wiesinger-Eidenberger et al. 1997, S. 615	<10^4 <10^4–10^6 >10^6	I II III	Roh verfüttert Abgekoch verfüttert Verworfen
Kappstein 1997, S. 474	Gesamtkeimzahl maximal 10^4; pro ml maximal je 100 KBE Staphylococcus aureus und Enterokokken		

spielsweise wird der Säugling durch den Gehalt der Muttermilch u.a. an N-Acetyl-neuraminsäure vor dem Wachstum pathogener Bakterien wie Enterobakterien und Clostridien geschützt (Przyrembel 1996, S. 343). Sie wird den sog. Bifidusfaktoren zugerechnet, da sie durch bakteriellen Abbau im Dickdarm das Wachstum von Lactobacillus bifidus stimuliert. Mit der Ansäuerung des Darminhalts durch die bakteriell produzierte Milchsäure entsteht innerhalb von 3–4 Tagen eine Darmflora, die weniger als 1% aus koliformen Keimen, Enterokokken und aeroben Laktobazillen besteht (Speer u. Hein-Kreikenbaum 1993, S. 11). Die Darmflora des mit Kuhmilch oder künstlicher Babynahrung genährten Säuglings gleicht derjenigen des Erwachsenen (Bär 1994, S. 125). Antivirale Komponenten der Muttermilch verleihen z.B. Schutz gegen Influenzaviren und Rotaviren (Hemer 1994, S. 15). Pflegerische Hinweise zu gastrointestinalen Infektionen sind in Kap. 5.2.5 behandelt.

Eine eigene Verabredung für den Umgang mit Saugern für Säuglinge will den hygienischen Umgang sicherstellen.

Umgang mit Saugern

- *Die Verabredung gilt auch für Groß- und Kleinlochsauger, Frühchensauger, Beruhigungssauger, Stillhütchen;*
- *Sauger usw. am Spülbecken in Einsatz des Reinigungs- und Desinfektionsautomaten geben, anschließend in Spülmaschine mit Reinigerzusatz aufbereiten oder*
- *nach Reinigung in Haushaltsspülmaschine im Vaporisator® aufbereiten;*
- *Entnehmen der Sauger mit steriler Pinzette;*
- *trockene Sauger: Aufbewahrung in täglich neu sterilisiertem Metallcontainer; wenn feucht: auf sauberes frisches Abtrockentuch zum Trocknen stellen, anschließend in sterile Trommel geben;*
- *Entnahme mit Pinzette, die in täglich neu sterilisiertem Gefäß trocken (d.h. ohne Desinfektionslösung!) steht;*
- *bei Patienten die Sauger in steriler Metallschale mit Deckel aufbewahren;*
- *saubere restliche Sauger vom Vortag aus Metallcontainer mit Pinzette in den sterilen Container des nächsten Tages geben (zuerst die Sauger vom Vortag verwenden!)*

Was wird wann, wo, wie in der Pädiatrie gereinigt, desinfiziert bzw. sterilisiert?

Probleme oder Besonderheiten gibt es aus krankenhaushygienischer Sicht hauptsächlich in der Neonatologie. Bei der Prävention von Infektionen gibt es im Vergleich zu Erwachsenen bei älteren Kindern nur wenige Unterschiede. In Tabelle 5.38 werden Einzelheiten in der hygienischen Betreuung von Säuglingen und größeren Kindern aufgeführt.

> **! Beachte**
> Anmerkung: Alle Desinfektionslösungen nur für 24 h verwenden.

Tabelle 5.38. Reinigungs- und Desinfektionsplan Pädiatrie

Was?	Wann?	Womit?	Wie?
Händereinigung	Bei Betreten bzw. Verlassen des Arbeitsbereichs, vor dem Essen, vor und nach Patientenkontakt, nach dem Bettenmachen, nach Toilettenbesuch, nach Husten oder Niesen	Hakalind Waschlotion	Flüssigseife, Einmalhandtuch Hautpflege wichtig
Hygienische Händedesinfektion	Beispiele: vor Verbandwechsel, tracheobronchiales Absaugen, Legen von Blasenkatheter und Venenkatheter sowie pflegerischer Versorgung, Injektionen, nach Kontakt mit infizierten Patienten, nach Kontakt mit kontaminiertem Material (bei grober Verschmutzung vorher Hände mit desinfektionsmittelgetränktem Papierhandtuch reinigen, anschließend waschen)	Sterillium	Desinfektionsmittel in den trockenen Händen verreiben, bis Antrocknung erreicht ist; kein Wasser zugeben Problem: Hautschäden beim Einreiben von Alkohol in feuchte Haut
Hautantiseptik	Vor Punktionen u.a.	Softasept N Braunol 2000	Antiseptikum abwechselnd auftragen und auf der Haut verreiben
Schleimhautantiseptik	Vor Blasenkatheterismus z.B., Gegenindikation bei Säuglingen bis 6 Monate	Braunol 2000	Einwirkzeit 2 min nach dem letzten Tupferstrich
	Bei Kindern unter 8 Jahren noch keine ausreichenden Erfahrungen, Anwendung unter sorgfältiger Beobachtung	Octenisept	Einwirkzeit 1 min nach dem letzten Tupferstrich
Instrumente	Nach Gebrauch	Sekusept-Pulver 2%, 1 h	Einlegen, anschließend klar abspülen, zur Zentralsterilisation
Blutdruckmanschette	Nach Kontamination (v.a. mit Blut)	Alkohol 70%	Abreiben
		Sekusept-Pulver 2%, 1 h	Einlegen, ausspülen, trocknen
Thermometer	Nach Gebrauch	70% Alkohol	Abreiben
O$_2$-Anfeuchter, Vernebler, Masken	Nach Gebrauch, spätestens nach 24 h	Auskochen	Anschließend mit sauberem Tuch trocknen und staubfrei aufbewahren
Inhaliergerät	Nach Gebrauch Gerät	Feucht abwischen mit Incidin plus 0,5%	
	Inhalette		Aufbereitung in Zentralsterilisation
Ultraschallvernebler	Nach Gebrauch Gerät	Feucht abwischen mit Incidin plus 0,5%	

Tabelle 5.38. (Fortsetzung)

Was?	Wann?	Womit?	Wie?
	Nach 24 h: Verneblerschlauch		Aufbereitung in Zentralsterilisation
Absauggerät	Gefäße 1mal täglich entleeren	Perform 0,5%, 1 h	Entleeren, desinfizieren, klar nachspülen
	Spüllösung für Verbindungsschlauch, täglicher Wechsel	Braunol 2000 1% in Leitungswasser	Während Benutzung zur Desinfektion
Infusionspumpen, -ständer Injectomaten	Täglich und nach Gebrauch	Feucht abwischen mit Incidin plus 0,5%	
Überwachungsgeräte	Täglich und nach Gebrauch	Feucht abwischen mit Incidin plus 0,5%	
Mobiliar	Einmal täglich	Umweltverträgliches Reinigungsmittel	Mit frischem, ausgekochten Tuch abwischen
	Nach Kontamination	Perform 0,5%, 1 h	
Steckbecken	Nach Benutzung	Thermisch desinfizieren	
Urinflaschen		Steckbeckenspülautomat	
Bettenaufbereitung	Nach Belegung	Umweltverträgliches Reinigungsmittel	Mit frischem, ausgekochten Tuch abwischen
Bettendesinfektion	Nach Kontamination und nach Belegung mit einem Infektionspatienten	Feucht abwischen mit Incidin plus 0,5%	
Sitzwaage	Nach Kontamination und nach Benutzung durch einen Infektionspatienten	Alkohol 70%	Abwischen
Wickeltischauflage	Täglich	Umweltverträgliches Reinigungsmittel oder Eukalyptusreinigungsmilch	Mit frischem, ausgekochten Tuch abwischen
	Nach Kontamination mit infektiösem Material oder bei Kindern mit Diarrhö	Alkohol 70% oder Perform 0,5%, 1 h	Mit frischem, ausgekochten Tuch abwischen
Waschbecken	1mal täglich	Scheuermilch	Gründlich reinigen
Badewannen, Duschen	Nach Benutzung	Umweltverträgliches Reinigungsmittel	Mit frischem, ausgekochten Tuch abwischen
Badewannen, Duschen	Nach Kontamination mit infektiösem Material	Perform 0,5%, 1 h	Mit frischem, ausgekochten Tuch abwischen

Tabelle 5.38. (Fortsetzung)

Was?	Wann?	Womit?	Wie?
Waschschüssel	Nach Gebrauch	Perform 0,5%, 1 h	Mit frischem, ausgekochten Tuch auswischen, nach 1 h nachspülen und trocken lagern
Flaschenwärmer	Täglich	Umweltverträgliches Reinigungsmittel	Innen und außen reinigen, alle 12 h Wasser wechseln
Sauger, Schnuller	Nach jedem Gebrauch	Auswaschen, Vaporisator	Auskochen, Aufbewahren in sterilem Topf
Haarbürsten	Nach Entlassung	Sekusept 1%, 1 h	Einlegen, mit klarem Wasser nachspülen
Spielsachen aus dem Patientenzimmer	Nach Entlassung (Kontamination durch inifzierte Kinder)	Sekusept 1%, 1 h	Einlegen
		Waschmaschine	Waschen mit 30–60 °C
Webrahmen u.a. Holzspielsachen, Handy für das isolierte Kind	Nach Entlassung (Kontamination durch infizierte Kinder)	Reinigen, Trocknen, Abwischen mit 70% Alkohol	
Bücher, Spiele	Nach Entlassung und Kontamination durch infizierte Kinder mit offener Tuberkulose, Typhus, Diphtherie, HBV	Quarantänelagerung für 6–8 Wochen	
Fußboden	1mal täglich	Umweltverträgliches Reinigungsmittel	Klinikübliches Reinigungssystem
	Unmittelbar nach Kontamination mit infektiösem Material	Alkohol 70% oder Perform 0,5%, 1 h	Desinfektionsmittelgetränktes Einmaltuch, Einmalhandschuhe!

? *Praxisanfrage einer Mitarbeiterin der Kleinkinderstation*

Wie lange kann das Schlauchsystem für den Ultraschallvernebler verwendet werden, wann muß das Sterilwassersystem zur Ultraschallverneblung ausgetauscht werden?

Antwort

Der Nebelschlauch zum Patienten muß 24stündlich, am besten thermodesinfizierend, aufbereitet werden. Hier ist die Kondenswasserbildung hygienisch problematisch. Die Herstellerangaben zum Sterilwassersystem (z.B. Respiflo) lauten entsprechend zweier Studien: bis zu 35 Tage Standzeit oder Entleerung des Systems bis auf einen produktionsbedingten Rest. Soweit ein hygienisch einwandfreier Umgang mit dem Verneblerschlauch besteht, ist gegen die Restentleerung nichts einzuwenden.

? Praxisanfrage einer Mitarbeiterin der Milchküche

In der Regel gefrieren wir abgepumpte Muttermilch sofort bei −20 °C ein und bewahren sie maximal 4 Monate auf. Im Kühlschrank bewahren wir die Muttermilch höchstens 12 h auf und verwerfen sie dann. Kann Muttermilch auch nach erfolgter Kühlschranklagerung noch eingefroren werden?

Antwort

Frauenmilch ist nicht steril zu gewinnen. Beim Abpumpen der Milch wird eine Belastung mit Mikroorganismen relevant. Bei einer verzögerten Verabreichung an das Kind kann es zur Vermehrung der Keime kommen. Gesunde reife Neugeborene tolerieren problemlos Keimzahlen von $<10^5$, die ihnen mit der Milch der eigenen Mutter zugeführt werden (Hemer 1994, S. 27). Frühgeborenen oder durch eine Krankheit geschwächten, älteren Säuglingen gelingt dies nicht. Deshalb soll mikrobiologisch unbedenklich gewonnene Muttermilch möglichst ohne weitere Behandlung verabreicht werden. Durch Erhitzen, z.B. Pasteurisieren, verliert die in der Frauenmilch enthaltene Neuraminsäure ihre antivirale und antibakterielle Aktivität (Speer u. Hein-Kreikenbaum 1993, S. 11).

Bei Temperaturen von +7 °C lassen sich die möglichst sauber gewonnenen Milchen bei ununterbrochener Kühlkette bis zu ihrer Verabreichung (höchstens 18 h) sicher lagern. Alternativ, aber nicht anschließend, wird eine maximal dreiwöchige Lagerung der Milch bei Temperaturen von −18 °C empfohlen (Hemer 1994, S. 31). Zu bedenken ist, daß die Lagerung von Lebensmitteln bei diesen Temperaturen weder zu einer nennenswerten Verminderung der Lebensfähigkeit von Mikroorganismen führt noch zur Zerstörung ihrer Toxine. Ihr Wachstum wird aber beim Gefrieren völlig unterbunden. Es sollte deshalb nur frisch abgepumpte Milch eingefroren werden, und lange Standzeiten bei Raumtemperatur nach dem Auftauen sollten vermieden werden.

? Praxisanfrage einer Pflegedienstleitung

1. Besteht die Notwendigkeit, für die Betreuung der Säuglinge einer pädiatrischen Station eine Milchküche vorzuhalten?
2. Wie lautet die Hygieneempfehlung für die Entbindungsabteilung, wenn für die Entbindungsabteilung nur das Kochen von Fencheltee erforderlich ist?
3. Dürfen Pflegende der pädiatrischen Station aus Pulvernahrung Säuglingsnahrung zubereiten?
4. Ist eine Zubereitung von Säuglingsnahrung in der Diätküche der Zentralküche zu empfehlen?

Antworten

Zu 1: Notwendigkeit. In 2 wichtigen Hinweisen (Kappstein 1997, S. 474; Richtlinie RKI) wird die Zubereitung von Pulvernahrung für Neugeborene und größere Säuglinge in einer Milchküche als Sonderküche gefordert. Notwendig sind einwandfreie hygienische Bedingungen, damit es nicht zu einer exogenen

Kontamination kommt. Diese Kontaminationsgefahr ist durch die Aufbereitungsmethoden für Milchflaschen, Sauger und Zubehör in Reinigungs- und Desinfektionsautomaten leicht zu reduzieren. Es entsteht keine Keimfreiheit, die niedrige Keimzahl erlaubt jedoch, von Keimarmut zu sprechen (Wernicke u. Michels 1995, S. 309). Wird nur eine Haushaltsspülmaschine eingesetzt, ist das Sterilisieren der Flaschen im Anschluß an das Reinigen erforderlich. Hygieneprobleme können durch die Pulvernahrungen entstehen, sie sind nicht steril und können leicht kontaminiert werden. Aus diesem Grund ist ein peinlichst sauberer Umgang und Lagerhaltung erforderlich.

Zu 2: Teezubereitung für Neugeborene. Auch ein gesundes reifes Neugeborenes ist physiologisch immunologisch noch unreif. Es muß deshalb darauf geachtet werden, daß das Neugeborene nicht mit potentiell pathogenen Erregern in Kontakt kommt, die eine Infektion verursachen können.

Ausschließlich eine Teezubereitung (kochen, abfüllen und lagern) ist bei Beachtung einiger Voraussetzungen in einem eigenen Raum möglich:

- Wahrung einer sorgfältigen Händehygiene (Händedesinfektionsspender direkt am Eingang),
- Aufgabenzuordnung an einzelne qualifizierte Mitarbeiter, Wochenenddienste regeln!,
- die Möglichkeit aus dem Stationsablauf, einen Arbeitsgang vollständig abzuschließen, ohne zwischenzeitlich den Patientenruf oder Telefon bedienen zu müssen,
- Tragen einer Einmalschürze (textile) bei der Flaschenzubereitung,
- Flaschenreinigung mit Reinigungs- und Desinfektionsautomat,
- hygienisch korrekte Saugeraufbereitung, Lagerung und Entnahme,
- sorgfältige Kühlung der gefüllten Flaschen bis zur Abgabe an die Mütter.

Zu 3: Zubereitung von Nahrung durch Stationsmitarbeiter. An die Hygiene für Mitarbeiter sind für eine Arbeit in der Milchküche folgende Forderungen zu stellen:

- Stuhluntersuchungen mindestens in der Häufigkeit wie in einer Großküche, d.h. vor Beginn der Tätigkeit, bei Unwohlsein (Erbrechen, Durchfall), nach Auslandsaufenthalt in Ländern mit erhöhtem Infektionsrisiko (Ländern mit schwierigen hygienischen Verhältnissen);
- Möglichkeit, einen Arbeitsvorgang bei der Zubereitung abschließend auszuführen (keine Unterbrechung durch Patientenruf, Telefon usw.);
- Kleidung- und Händehygiene s. bei Frage 2.

Zu 4: Säuglingsnahrung aus Diätküche. Aus verschiedenen praktischen Erfahrungen u.a.

- mit den Platzverhältnissen in einer Diätküche,
- mit einer nicht gegebenen möglichst ununterbrochenen Kühlkette (Säuglingsnahrung, Milchen, müssen nach dem Kochen schnell heruntergekühlt werden; das ist entweder in einem hygienisch kontrollierten Wasserbad oder Umluftkühlschrank möglich),

- mit den weiten Wegen,

rate ich von einer Zubereitung von Babynahrung in einer Zentralküche dringend ab.

Zusammenfassend: Eine Milchküche für die Pädiatrie ist aus hygienischer Sicht erforderlich, die Besetzung sollte auf einen ganz kleinen Mitarbeiterkreis beschränkt bleiben.
Auf der Entbindungsabteilung sind Tees für Säuglinge zuzubereiten, wenn die ausgeführten hygienischen Bedingungen erfüllt werden können.

? Praxisanfrage

Die Mitarbeiterin der Milchküche leidet an Herpes-labialis-Bläschen. Darf sie weiterhin in diesem Bereich arbeiten, damit nicht kranke Säuglinge und Frühgeborene geschädigt werden?

Antwort

Als „Oraltyp" wird der Typ 1 des Herpesvirus (Herpes-simplex-Virus = HSV) bezeichnet, die Primärinfektion erfolgt vorwiegend über den Mund. In etwa 90% der Fälle verläuft die Infektion symptomarm oder symptomlos, und es bleiben über das ganze Leben latente Infektionen bestehen. Dauerausscheider sind festgestellt worden. Aus dieser Situation entwickeln sich wiederholt kurzzeitige Erscheinungen, meistens als bläschenförmige, harmlose Hauteruptionen.
Auf höhere Temperaturen reagiert das Virus sehr empfindlich; dagegen hält es sich längere Zeit im Kühlschrank und ist bei $-70\,^\circ$C stabil.
Die Übertragung des HSV erfolgt von Mensch zu Mensch. Jedoch ist die Ansteckungskraft nicht sehr hoch. Es ist ein intimer Kontakt im Sinne der *Schmierinfektion* notwendig. Möglich sind die Infektion von Mund zu Mund, durch Direktkontakt oder im Sinne der Schmierinfektion durch Finger, die vorher am Mund waren.
Eine nosokomiale Infektion kann verhütet werden durch das Tragen eines Mund-Nasen-Schutzes, der 2stündlich gewechselt wird, ohne daß die Hände damit kontaminiert werden.
Eine sorgfältige Händehygiene durch

- Beherrschen der Hände (Finger nicht ständig im Gesicht),
- sorgfältige Händedesinfektion
  unterstützt die Prävention.

5.3.4
Lebensmittelhygiene und hygienisches Verhalten in der Küche

Einführung

Bis vor wenigen Jahren beschränkte sich im zentralisierten Krankenhausbetrieb der Kontakt von Pflegenden mit Lebensmitteln auf die Ausgabe des vorportionierten Essens auf Tabletts, den Umgang mit Sondenkost und das Erwärmen von Suppen und Breien. Auch hier hat sich eine Änderung ergeben: Der Patient soll eigenaktiv werden, der Patient mit Diabetes mellitus seine Ernährungsgewohnheiten selbstverantwortlich gestalten können, und ein übriges tun Marketingabsichten der Krankenhäuser – der Trend geht jedenfalls zu Frühstück- und Abendbrotbuffets auf den Stationen mit einem erweiterten Aufgabenspektrum für die Pflegenden. Deshalb müssen nicht nur Mitarbeiter der Küche über Lebensmittelinfektionen und -intoxikationen (s. Kap. 5.2.5) Kenntnisse haben. Nur wer die Gefahren kennt, kann Risiken reduzieren.

Ein weiterer Gesichtspunkt sind die vielen Veränderungen im Lebensmittelangebot. Das Wissen über gesunde Ernährung, v.a. über Nährstoffe ist wohl gestiegen. Andererseits kann der Verbraucher (1994 gab es in Deutschland ungefähr 74 000 Lebensmittel) das Sortiment nicht mehr überblicken und weiß oftmals nicht, was er wählen soll. Es werden mit der Werbung „Stimmungen" und „Feelings" angesprochen, die angeblich mit Kauf und Verzehr des Produktes verbunden sind (Kühne 1997), und Geschmack regelt nicht mehr durch Appetit und Sättigung natürliche Körperfunktionen.

Erheblichen Einfluß auf die pflegerisch-therapeutische Arbeit in Altenheim und Krankenhaus wird mit dem Einkauf und die Zubereitung von Lebensmitteln genommen. Mit wenigen Beispielen soll dies verdeutlicht werden:

- Die ernährungsphysiologische Qualität unseres Essens wird immer geringer. Selbst der Ernährungsbericht 1996 des Bundesgesundheitsministeriums stellt v.a. bei alten Menschen eine „zu geringe Nahrungsaufnahme" fest. „Die Speisepläne in Seniorenheimen und Krankenhäusern erfüllen oft nicht die Grundvoraussetzungen für eine bedarfsgerechte Versorgung mit Energie- und Nährstoffen" (Studie der Deutschen Gesellschaft für Ernährung, zitiert in Grimm 1997, S. 104). Die Mahlzeiten in Krankenhäusern, Pflegeheimen und in der ambulanten Pflege sind immer häufiger tiefgekühlte, vorgekochte und mit den fabrikkostüblichen Ingredienzen, Geschmacksverstärkern (z.B. Glutamat), natürlichen Aromen (z.B. Erdbeeraroma aus Sägespänen) und Emulgatoren versehene „Nullnahrung" (Grimm 1997). Besonders auf der Suche nach weiteren Einsparmöglichkeiten fällt vielen Köchen nichts anderes ein als Covenienceprodukte, also vorgefertigte Fabriknahrung als Bequemlichkeitsessen. Um die bekannten Auswirkungen der Protein-Energie-Mangelernährung, also schlechte Wundheilung, Dekubitusgefahr, Infektanfälligkeit usw., wenigstens im Krankenhaus zu verzögern, wird genau abgestimmte Flüssignahrung verabreicht, und die körperliche Verfassung bessert sich. Der Geschmackssinn, der eigentlich die Körperfunktionen in die richtige Richtung lenken sollte, wird überflüssig gemacht.

- Sogenannte Wachstumsförderer werden in der industriellen Tierproduktion eingesetzt; es sind Antibiotika, z.B. Avoparcin in der Geflügelmast, mit denen Enterococcus faecium als Darmbakterium von Truthähnen genauso resistent wird wie im Darm der bei den Tieren arbeitenden und im Umkreis der Betriebe lebenden Menschen (Anonym 1997d). Solche resistenten Bakterienstämme – neben den zu den Enterokokken zählenden Enterococcus faecium sind resistente Salmonellen, Campylobacter und Escherichia coli festgestellt worden (HK 1997, S. B-2496) – werden gleichfalls durch die Nahrungskette auf den Menschen übertragen. Damit schränken sich Behandlungsmöglichkeiten mit Antibiotika in der Humanmedizin ein, subklinische Infektionen werden klinisch manifest (Helmuth et al. 1997, S. 428).
- Diese Futtercocktails werden nicht nur im Massenstall gereicht, auch bei der Käfighaltung von Lachsen und anderen Fischen im Pazifik vor der chilenischen Küste und der Nordsee „schützen" die Mäster die Fische vor Parasiten mit Antibiotika (Grimm 1997, S. 111). Rückstände von Antibiotika in Lebensmitteln führen zur Allergisierung, deren Ursache schwer erkennbar ist (Engst 1990, S. 299).

Ein über sein Metier informierter, zur guten Küchenqualität motivierter Koch und ein angemessenes Lebensmittelbudget können für die Hygiene nicht wichtig genug genommen werden. Oder soll durch billige Lebensmittel und Geschmacksimitate die Medikamentengabe an Patienten eingespart werden?

Einflüsse auf die Lebensmittelhygiene

Mit der wachsenden Zahl der Menschen, die regelmäßig außer Haus essen, nehmen auch die Probleme und die großküchenspezifischen Risiken zu:

- große Stückzahlen,
- Dauer der Essensausgabe,
- Vorfertigung von Speisekomponenten,
- unzureichende Hygienekenntnisse bei den Mitarbeitern,
- Gefährdung hoher Teilnehmerzahlen bei Hygienemißständen.

Wo sind hygienische Problembereiche in der Großküche zu suchen? Schädigende Keime können Lebensmittel bei folgenden Gelegenheiten kontaminieren und gefährden (z. T. mehrere gleichzeitig). Lebensmittelinfektionen können bedingt sein (mod. nach Gerigk u. Teufel 1990, S. 93):

- durch *Mitarbeiter* (bevorzugt *Hände*): 24%,
- durch *Arbeitswerkzeuge* der Köchinnen/Köche (z.B. *Lappen,* Messer, Platten): 29%,
- durch Herstellungsfehler: 38%,
- durch Verzögerungen während der Herstellung (Keimvermehrung durch z.B. *zu lange Herstellung*): 32%
- durch unzureichende *Erhitzung* (zu niedrige Kerntemperatur): 20%,

- durch unzureichender *Kühlung* (z.B. *nach dem Richten der Platten*): 43%,
- durch *primär verunreinigte Lebensmitteln* (z.B. Wasser, Geflügelfleisch, Eier): 24%.

Die Zahlen sind keine repräsentativen Ermittlungen, sie geben aber einen Anhalt auf begünstigende Faktoren von Lebensmittelinfektionen und -intoxikationen. Auf hygienepraktische Gefährdungen einiger Lebensmittel durch Mitarbeiter bei der Herstellung und der Aufbewahrung wird mit Hygieneratschlägen (gekennzeichnet mit !) eingegangen.

Hygienerisiken bei Lebensmitteln

Der Gefährdungsgrad einzelner Lebensmitteln ist sehr unterschiedlich. Einige in infektiologischer Hinsicht besonders problematische Lebensmittel werden im folgenden (in alphabetischer Folge) aufgeführt.

Eier

Hühnereier zählen zu den biologisch besonders wertvollen Lebensmitteln, da ihre Inhaltsstoffe zu über 95% ausgenutzt werden. Das Eiweiß des Eies gilt aufgrund seiner Zusammensetzung als das hochwertigste Nahrungseiweiß; Eier haben einen relativ hohen Gehalt an Vitaminen, insbesondere Vitamin A, D und B_{12} (Franzke 1990, S. 99).

Die Luftkammer am stumpfen Ende des Eies hat einen Durchmesser von etwa 5 mm Durchmesser, sie vergrößert sich bei der Lagerung und kann zur Altersbestimmung von Eiern herangezogen werden. Die Schale enthält für die Atmung des sich entwickelnden Küken zahlreiche Porenkanäle (etwa 150/cm²). Durch diese Porenkanäle kann, abgesehen von der partiellen Austrocknung, aber auch eine Kontamination von außen erfolgen, insbesondere dann, wenn versucht wurde, ein durch Hühnerkot verschmutztes Ei durch Abreiben bzw. Abwaschen zu reinigen.

Eier verändern sich bei der Lagerung. Sie können leicht Fremdgerüche annehmen, bei der Austrocknung tritt eine Gewichtsabnahme ein. Auch während Kühlschranklagerung können Salmonellen durch die Eischale wachsen. Die Kontamination von Eiern mit Salmonellen kann auf 2 Übertragungswegen erfolgen:

- während der Eibildung erfolgt die Übertragung der Keime,
- während des Legens wird die Schalenoberfläche durch Legehennen kontaminiert, die Salmonellen mit dem Kot ausscheiden (Huhn hat eine Kloake) oder nach dem Legen durch eine kontaminierte Umgebung (Batteriehaltung der Hühner). Die Erreger können demzufolge sowohl auf der Eischale als auch im Ei vorkommen (Roesner u. Fries 1995, S. 68).

Zum Verderb des Eies führt in erster Linie die Wirkung von Pseudomonas-, Escherichia-coli-, Salmonella- und Proteusbakterien. Als besonders gefährlich gelten die Bakterien der Gattung Salmonella. Daraus ergeben sich für den Umgang mit Eiern folgende Hygieneregeln!:

- Eier trocken, kühl (maximal 8 °C) und luftig aufbewahren.
- Nur schalenintakte Eier verwenden; das Eiklar und in stärkerem Maße das Dotter ist durch eine intakte Eischalenstruktur zuverlässig gegen eine Besiedlung mit Salmonellen geschützt.
- Rohei nur für Speisen verwenden, die nochmals ausreichend erhitzt werden.
- Nach Anbruch der Verpackung von haltbar gemachten Eierzeugnissen sind diese gegen mikrobiellen Befall besonders empfindlich. Nur größenangepaßte Gebinde, die rasch aufgebraucht werden können, nutzen.
- Unter Schüsseln Unterlagen nutzen, um evtl. Tropfen von Eiklar aufzufangen.
- Flächen, auf denen Eier aufgeschlagen oder verarbeitet wurden, desinfizierend mit frischem, ausgekochten Lappen abwischen.
- Händedekontamination nach dem Arbeiten mit Ei, ohne vorher andere Kücheneinrichtung anzufassen.
- Ißt man ein Spiegelei (sog. Ochsenauge), in dem sich der Dotter noch bewegen läßt, so können im Dotter befindliche Salmonellen noch infektiös sein (Brede 1993, S. 4). Salmonella enteritidis werden bei hohen Keimzahlen im Ei selbst nach 8minütiger Kochzeit nicht abgetötet (Rolff 1997, S. 613). Deshalb eher auf das Frühstücksei verzichten, sonst nur 5minütig durchgebratene Eier anbieten.
- Standzeiten der eihaltigen fertigen Speisen vermeiden (warm 65 °C, maximal 4 h zwischenlagern).
- Auf die Gefährdung von leicht verderblichen „Mitgebringsel" von Besuchern wie Salate, Hackfleischzubereitungen, Eiern usw. hinweisen.
- Verwendung von Eiern im Großküchenbereich eher einschränken.

Gesetzliche Grundlage ist die Hühnerei-Verordnung, geändert am 16. 12. 1994.

Fisch

Fischfleisch enthält wenig Bindegewebe und ist dadurch leicht verdaulich, aber auch schneller verderblich (Dott 1991, S. 242). Unmittelbar nach dem Fang ist Fischmuskelfleisch steril. Im Darm, an den Kiemen und auf der Hautoberfläche finden sich Mikroorganismen (Franzke 1990a, S. 89). Bei frisch gefangenen Fischen handelt es sich zunächst um psychrophile (kälteliebende) und psychotolerante (kältevertragende) Keime, die im Bereich von 0–10 °C gut wachsen. Durch die Verarbeitung treten Bakterienarten hinzu, die zum Wachstum ein Temperaturoptimum von 15–25 °C haben. Am Ende setzt sich die Flora vorwiegend aus Pseudomonaden, Mikrokokken und Sporenbildnern zusammen. ! Frischer Fisch muß eine leuchtende, lebhaft gefärbte Haut besitzen, er muß mit einer wasserklaren Schleimschicht überzogen sein. Die Kiemen sollen hellrot und leuchtend klar sein. Bakterielle Fischvergiftungen werden überwiegend durch Salmonellen, Clostridien oder Kolibakterien hervorgerufen. Die Frische läßt sich an den sich rasch bildenden Geruchs- und Geschmacksstoffen feststellen. ! Der Geruch muß frisch sein, und darf nicht nach Seetang riechen. Typischer Fischgeruch darf nicht auftreten.

Bei Temperaturen unter 0 °C stellen Mikroorganismen ihr Wachstum ein. In der Regel sterben sie jedoch nicht ab, auch nicht bei –18 °C, der Temperatur, die für gefrorene Lebensmittel vorgeschrieben ist. Beim Auftauen können sie ihre Aktivität wieder entfalten (Levetzow 1990, S. 87). Infolge des langsameren Wärmedurchgangs ist das industrielle Auftauen schwieriger als das Gefrieren. ! Ein kritischer Kontrollpunkt im Sinne des HACCP sollte deshalb der kontrollierte Anstieg von der tiefen Gefriertemperatur (<−18 °C) auf eine Kerntemperatur von 2 °C sein. Keinesfalls darf bei Raumtemperatur aufgetaut werden, die Keimvermehrung ist extrem. Alternativ ist auf Eis zu lagern oder im Kühlraum bei maximal 7 °C (Krämer et al. 1997, S. 58) aufzutauen.

! Räucherfischwaren müssen bei <5 °C aufbewahrt werden, da nur so eine Vermehrung von Bakterien und eine Toxinproduktion, z.B. durch Clostridium botulinum, unterbunden werden können (Anonym 1997a).

Gesetzliche Grundlagen über die hygienischen Anforderungen an Fischereierzeugnisse und lebende Muscheln wurden zuletzt geändert am 15. 12. 1995.

Fleisch

Auf den Oberflächen von rohem Fleisch befinden sich verschiedene Mikroorganismen, die durch Hände und Arbeitsgeräte auf andere Speisen übertragen werden und sich dort vermehren. Nicht zuletzt die zunehmende Ausbreitung von Infektionen des Menschen durch enterohämorrhagische Escherichia coli (EHEC) macht es notwendig, präventive Probleme zu behandeln. Daneben wird unbehandelte Rohmilch (Anonym 1997b, S. 273) als Ansteckungsquelle verdächtigt, obwohl auch Erkrankungen ohne Verzehr von Rohmilch dokumentiert sind. Nicht ausreichend durcherhitztes Hackfleisch (! mit Kerntemperatur 70 °C während mindestens 10 min bzw. 80 °C für 3 min; Krämer et al. 1997, S. 35) wird gleichfalls für Infektionen verdächtigt. Besonders bei Fastfood-Abspeisung aus dem Gefrierschrank mit Mikrowelle bestehen Gefahren durch nichterreichte Kerntemperatur. Bei Hackfleisch müssen die ! Abstände zwischen den verschiedenen Arbeitsgängen wie Zerlegen, Teilen, Zerkleinern, Wolfen und Zubereiten so kurz wie möglich gehalten werden. Aus der Hackfleisch-Verordnung ist die ! Verarbeitung oder der Verzehr am Tag der Anlieferung oder Eigenherstellung abzuleiten.

Gesetzliche Grundlage: Hackfleisch, zuletzt geändert am 03. 12. 1997; Fleisch, zuletzt geändert am 03. 12. 1997.

Gefriergeflügel

Hier spielt die Mitarbeiter- und Küchenhygiene bei der Verarbeitung eine überaus wichtige Rolle. Auch wenn seit 1992 die Zahl der gemeldeten Salmonelleninfektionen zurückgegangen ist, können sie bei unsachgemäßem Umgang weiter Ursache von Lebensmittelinfektionen sein.

- ! Gefriergeflügel sollten nur in einem extra Raum gelagert (<−18 °C), aufgetaut (bei max. 7 °C in Kühlraum/-schrank) und dort auch verarbeitet werden. Die Gefrierflüssigkeit muß aufgefangen und vorsichtig, ohne die Umgebung zu kontaminieren, in den Ausguß gegeben werden.
- ! Besondere Sorge ist auf die Hände und auf die gebrauchten Gegenstände und Geräte sowie die benutzten Flächen zu richten. Die Hände müssen beim Arbeitswechsel dekontaminiert werden. Geräte müssen sofort bei 70–80 °C gespült werden, um die Infektkette zu unterbrechen – nicht erst zum Arbeitsende.
- ! Hier am besten Einmaltücher verwenden.
- ! Kartonagen und Gefrierbeutel sind unmittelbar zu entsorgen.

Kartoffelsalat

Gekochte Kartoffeln sind ein sehr guter Nährboden für eine Vielzahl von Mikroorganismen, z.B. der zu den Pilzen gehörenden Fäulniserreger Thamnidium elegans, enteropathogene Escherichia-coli-Stämme, Shigellen u.a. (Müller 1983b, S. 88, 200, 205). Durch Zusatz von Mayonnaise wird z.B. dem von der zerkleinernden Hand stammenden Staphylococcus aureus mit der Wärme ein idealer Nährboden geschaffen. Beim Herstellen von Kartoffelsalat ist zunächst die Kühlung zu beachten, ! nach dem Garen der Kartoffeln sollten sie erst gekühlt werden (Rolff 1997, S. 614). Eine ! Partyregel: Kartoffelsalat in den Kühlschrank, Bier auf den Kühlschrank, nicht umgekehrt! Daneben ist auch das Konservieren durch ! Säuern und Salzen wichtig. Die Entwicklung von Mikroorganismen ist an bestimmte pH-Bereiche gebunden. Bakterien und Streptomyzeten bevorzugen einen neutralen pH-Bereich, durch Essig verlieren z.B. Staphylococcus aureus species, Aeromonas species und Pseudomonas species ihre Lebensgrundlage (Müller 1983b, S. 126). Durch unterschiedliche Wirkung des Natriumchlorids auf verschiedene Mikroorganismen werden entweder bestimmte Mikroorganismengruppen unterdrückt oder es wird eine umfassende Keimhemmung erreicht (Müller 1983b, S. 286).

Milch und Milcherzeugnisse

Auch Milch zählt aufgrund ihrer Zusammensetzung und guten Ausnutzbarkeit (95–99%) zu den ernährungsphysiologisch hochwertigen Lebensmitteln. Ein Vergleich zwischen Frauenmilch und verschiedenen Tiermilcharten findet sich in Kap. 5.3.3.

- Rohmilch: Soll Milch direkt für die menschliche Ernährung verwendet werden, muß sie bestimmten hygienischen Mindestanforderungen entsprechen, die in der Milchverordnung, zuletzt 1997 geändert, festgelegt sind. Die Milchqualität variiert sehr stark in Abhängigkeit vom Betrieb (Betriebsleiter), von der jahreszeitlich schwankenden Fütterung und vom Gesundheitsstatus der Tiere. Vor Verzehr ist sie aufzukochen.

- Pasteurisierte Milch: Sie wurde in der Molkerei aus Rohmilch verschiedener Höfe durch Reinigung, Fettgehalteinstellung, meist auch Homogenisierung und Erhitzen nach einem zugelassenen Pasteurisierungsverfahren mit anschließender Kühlung bearbeitet. Die Kurzzeiterhitzung auf 71–74 °C für 42–45 s und die Hocherhitzung auf 85 °C für 8–16 s sind zugelassene Verfahren. Zur Qualität muß man bedenken, daß diese Milch oft relativ „alt" ist (Handelsweg) und außer durch Erwärmung oft auch noch durch die Förderungsprozesse in der Molkerei (Pumpen, Druckbelastungen) qualitative Einbußen erleiden kann (Balzer-Graf 1997, persönliche Mitteilung).

- Ultrahocherhitzte Milch (H-Milch) wird mit einem speziellen Erhitzungsverfahren (140 °C) behandelt und ist in Verbindung mit der aseptischen Verpackung auch ohne Kühllagerung mehrere Wochen haltbar. Ihr qualitativer Wert, z.B. gegenüber den biologischen Qualitätsmarken (demeter, Bioland, Naturland), muß stark bezweifelt werden. ! Hier ist der Verderb sensorisch direkt nicht erkennbar.

Das bekannte „Dickwerden" der Milch bei der spontanen Säuerung beruht auf der Bildung von Milchsäure. Milch ist ein recht guter Nährboden für Mikroorganismen, ! deshalb Milch und frische Sahne bei <10 °C kühl und dunkel lagern. Aufgeschlagene oder angerichtete Sahne und Sahnecremes dürfen maximal 18 h bei maximal 7 °C gelagert werden (Krämer et al. 1997, S. 60).

Mykotoxinbildung auf Lebensmitteln

Mykotoxine sind Stoffwechselprodukte von Schimmelpilzen. Ausgelöst wurden Untersuchungen 1960 in Großbritannien durch den Massentod von 100 000 Trut- hühnern, die mit toxischem Erdnußmehl gefüttert wurden (Müller 1983a, S. 173). Mit dem Vorkommen von Mykotoxinen (1990 mehr als 300 von etwa 350 Schim- melpilzen) muß in allen Lebensmitteln und Futtermitteln gerechnet werden, auf denen sich mykotoxinbildende Pilze entwickelten oder für die pilzbefallene Roh- stoffe verwendet wurden (Engst 1990, S. 300). Das können Lebensmittel tierischer als auch pflanzlicher Herkunft sein, eine besondere Rolle spielen pflanzliche Pro- dukte (Getreide, Nüsse, Ölsaaten). Es sind toxische Stoffwechselprodukte von Hyphomycten. Am bekanntesten ist das Aflatoxin des Schimmelpilzes Aspergillus flavus, es löst Leberschäden, Krebs und Blutungen und das Aflatoxin B_1 Mißbil- dungen aus. Zu finden ist dieser Schimmelpilz auf pilzbefallenen Nüssen, Man- deln, Getreide, Futtermitteln und Milch (Müller 1983b, S. 222).

Ein wichtiger Grund für die Mykotoxinproblematik ist in der Veränderung der Landwirtschaft mit ihrer Massentierhaltung zu suchen. Sie bringt Massenkonser- vierung von Futtermitteln, verstärkten Import von Getreide, Verfütterung von ris- kanten eiweißreichen Ölfruchtrückständen anstelle von ungefährlicher Mager- milch mit sich. Veränderte Lebens- und Eßgewohnheiten mit verpackten Lebens- mitteln (Schnittbrot und Schnittkäse) sind weitere wichtige Faktoren.

Zucker und Obsterzeugnisse mit hohem Zuckergehalt zählen zu den aflato- xinfreien Erzeugnissen, gleiches gilt für Sauerkraut, Rosinen und Kartoffeln. Auch frisches und ordnungsgemäß gelagertes Obst und Gemüse gilt als aflatoxinfrei. ! Die Auffassung, daß ein oberflächlich von Schimmelpilzen befallenes Lebensmit- tel nach Entfernen des Myzels ohne weiteres genossen werden kann, ist gefähr- lich. Der vorangegangene Pilzbefall bleibt nicht an jedem Lebensmittel sichtbar. Durch Eintrocknen des Myzels sowie durch Reinigungsprozesse kann ein sicht- barer Pilzbefall wieder unsichtbar werden. Die Aflatoxine sind nicht nur in den Pilzhyphen anzutreffen, sondern diffundieren z.B. auch in das Brot ein. Werden Milchkühe mit eiweißreichem Kraftfutter aus Rückständen von Ölfrüchten gefüt- tert, das Aflatoxin B1 enthält, so wird es in der Milch vorkommen. Milchprodukte und Milch können also aflatoxinhaltig sein, ohne daß sie verschimmelt sind (Mül- ler 1983b, S. 228).

Aflatoxine sind hitzestabil und werden durch den üblichen Kochprozeß von Lebensmitteln nicht zerstört (Müller 1983b, S. 233).

Schutzmaßnahmen wurden durch gesetzliche Höchstmengen für Lebens- und Futtermittel (Rosner u. v. Egmond 1995, S. 467) vorgesehen, es wird jedoch der sachgerechten Behandlung landwirtschaftlicher Produkte während der Ernte, des Transports, der Lagerung und Verarbeitung sehr viel größerer Wert beizumessen sein. Ziel einer einwandfreien Behandlung der Lebensmittel muß sein, die Ent- wicklung von Schimmelpilzen und Mikroorganismen überhaupt zu verhindern (Müller 1983b, S. 243). ! Dazu helfen niedrige Verarbeitungstemperaturen, die Reduzierung des Feuchtigkeitsgehalts bei der Lagerung (<80% relative Luftfeuchte im gesamten Raum, nicht nur an einer Meßstelle) und hohe Verarbeitungsgeschwindigkeiten. Es wird geschätzt, daß die Ursache mancher Krankheiten ungeklärter Ätiologie bei Mensch und Tieren in den Mykotoxinen zu suchen ist (Müller 1983b, S. 243).

Trinkwasser

Trinkwasserqualität. Von den notwendigen Nahrungsbestandteilen steht das Lebensmittel Trinkwasser mengenmäßig an 1. Stelle. Der Mensch benötigt etwa 2–3 l/Tag, wobei in der Regel 30–35% durch feste Nahrung und etwa 50% durch flüssige Nahrung aufgenommen werden. Die restliche Menge entfällt auf das sog. Oxidationswasser (Franzke 1990c, S. 38).

Bereits im römischen Imperium waren Wasserzufuhr und Kanalisation unter Berücksichtigung der technischen Möglichkeiten vorbildlich gelöst. So führten in Rom 14 monumentale Aquädukte aus den Apenninen reines Quellwasser in die Stadt, nach modernen Schätzungen täglich rund 1 Mrd. l. 247 Wasserspeicher dienten der Regulierung des Bedarfs. Bogen mit rund 5 m Durchmesser dokumentieren heute noch die monumentalen Ausmaße der gewaltigen Abwasseranlagen (Christ 1994, S. 113). Der Wasserbedarf der Reichen für Küche, Teiche und Thermen wurde durch steinerne Rinnen, Blei- oder Tonröhren aus den städtischen Wasserverteilungssystemen gedeckt (Hainzmann 1975, S. 21). In den Blöcken der Mietwohnungen gab es diesen Komfort nicht, es existierten keine separaten Wasserleitungen und Latrinen.

Bezogen auf Wasser läßt sich für die vielen Bereiche der Hygiene eine Grundformel aufstellen:

> **! Merke**
>
> Wasser ist Träger des Lebens,
> da, wo kein Wasser ist, ist kein Leben.
> So auch:
> Wo keine Feuchtigkeit ist, sind keine Mikroben,
> Feuchtigkeit fördert das Leben der Mikroben.

Wasser kann Mikroorganismen enthalten, darunter auch solche, die Infektionskrankheiten auslösen können, so die klassischen Trinkwasserepidemieerreger aus menschlichen und tierischen Darmausscheidungen,

- Salmonella typhi, die übrigen Salmonellen, die Shigellen und Vibrio cholerae. Dazu gehören auch:
- Yersinia enterocolitica und Campylobacter,
- darmpathogene Escherichia-coli-Stämme,
- Cryptosporidium und Giardia sowie durch Viren (z.B. Hepatitis A, Rotavirus) verursachte wasserbedingte Erkrankungen.

In der Umwelt des Wassers beheimatet sind:

- Legionellen,
- Pseudomonas aeruginosa,

- die Aeromonaden und
- die mit Wasser übertragbaren Mykobakterien des Avium-Komplexes sowie pathogene Amöben (Schubert 1997, S. 434).

Neben der fäkalen Kontamination (im strengen Sinne nur Escherichia coli in der Definition der Trinkwasserverordnung) ist die Bildung von Biofilmen ein wichtiger Faktor in der Epidemiologie wasserbedingter Infektionen. Es handelt sich um eine Gemeinschaft von Mikroorganismen, die ein schleimiges Netz aus organischen Materialien bilden und an Oberflächen haften. Sie sind widerstandsfähig gegen antimikrobielle Wirkstoffe (Heeg 1997, S. 278).

! Da Strahlregler an Wasserhähnen schnell mit gramnegativen Wasserkeimen kontaminiert sind, sollten sie regelmäßig abgeschraubt und gereinigt werden. ! Eine mikrobielle Gefährdung ist auch durch Wasser aus langen Wasserschläuchen zu sehen, es darf nur zu Reinigungszwecken genutzt werden.

Die Beschaffenheit unseres Trinkwassers hat sich in den letzten 20 Jahren durch die Intensivierung der Produktionsprozesse und die Mehr- und Vielfachnutzung des Wassers wesentlich verändert. Das betrifft häufige Kontaminationen durch anorganische und organische Substanzen, von denen ein Teil giftig ist für Mensch und Tier, langzeitwirksam auch bei Aufnahme kleinster Mengen und schwierig meßtechnisch zu kontrollieren (Franzke 1990c, S. 43). Probleme bereitet auch, daß neben der Nutzung von Wasser aus Trinkwassertalsperren und Grundwasservorkommen die Nutzung von ungünstigem Rohwasser aus Flüssen verstärkt erfolgt.

Global ist die Situation noch bedrohlicher: Ein Drittel der Weltbevölkerung, d.h. 2 Mrd. Menschen haben kein sauberes Trinkwasser mehr, 5 Mio. sterben jährlich, weil das Lebensmittel Nummer eins verseucht ist (Vorholz 1997, S. 22). Ein Anlaß für zukünftige internationale kriegerische Konflikte?

Betrieb von Trinkbrunnen. Besonders ökonomische und ökologische Gründe führen zu einem vermehrten Nutzen von Trinkbrunnen, d.h. Anlagen, die an das Kaltwassernetz der Hausinstallation angeschlossen werden und auf Wunsch portionsweise karbonisiertes Wasser bieten (DGKH 1997). Hygienische Empfehlungen sind ausgearbeitet, aus lebensmittelhygienischen Gründen sollten sie unbedingt beachtet werden. Besonders auf die regelmäßige Reinigung, d.h. einer ! inneren Spülung der getränkeführenden Leitungen, am günstigsten thermisch desinfizierend mit einem Temperaturniveau >70 °C und einer Einwirkzeit von 10 min ist zu achten.

! Patientenbezogene Getränkebehältnisse sollten mit einer möglichst großen Einfüllöffnung genutzt werden, damit eine leichte Reinigung erfolgen kann. Die bakteriologische Untersuchung von Wasser ohne Zusatz von Kohlensäure wird entsprechend der Trinkwasserverordnung sowie zusätzlich auf Pseudomonas aeruginosa halbjährlich empfohlen. Dokumentationen der Untersuchungen und Wartungen sind zu empfehlen.

Hygienerisiken: Gefährdungen durch Mitarbeiter

Schulung und persönliche Aufklärung der Mitarbeiter sind wichtig, sie sind in der neuen Lebensmittelhygieneverordnung (LMHV) vorgeschrieben. Besondere Wichtigkeit zur Vermeidung infektiöser Risiken hat die Händehygiene (s. Kap. 2.5 und 5.2.5). Hilfreich sind dabei schriftlich zusammengefaßte Merkblätter (s. nachstehend). Die Kenntnisnahme durch den Mitarbeiter sollte bestätigt werden.

Küchenleitung/Sitzmann 6/94, 1/96, 3/98

....
(Name der/s Mitarbeiterin/s)

Persönliche Hygiene im Küchenbereich
Gemeinschaftskrankenhaus Herdecke
Ich bestätige hiermit, über die Einhaltung der nachfolgenden Hygienemaßnahmen in der Küche durch die Küchenleitung bzw. deren Vertretung belehrt worden zu sein. Ich verpflichte mich, diese korrekt einzuhalten. Über die rechtlichen Folgen bei deren Nichtbeachtung wurde ich unterrichtet.

....
Datum

....
Unterschrift des Mitarbeiters

1. Allgemeines
Die bedeutendsten Erregerverbreitungswege für Lebensmittelinfektionen sind:

- die Lebensmittel selbst (z.B. Salmonellen in Fleisch, Eiern, Bacillus cereus in Gewürzen),
- erkrankte Personen oder Mitarbeiter ohne Krankheitssymptome (z.B. Staphylococcus aureus im Nasen-Rachen-Raum oder in eitrigen Wunden, Haaren),
- die Arbeitsumgebung (Räume, Geräte, Kochutensilien usw.).

2. Persönliche Hygiene
- Die wichtigsten Maßnahmen sind das Händewaschen und die Händedekontamination, also das gleichzeitige Reinigen und Desinfizieren. Handbürsten sollten nur in Ausnahmefällen (stark verschmutzte Hände) verwendet werden. Fingernägel sind kurz zu halten.
- Benutzung des Händedekontaminationsmittels (Rutisept®):
- vor Dienstanfang,
- nach Verschmutzung (z.B. niesen, schnäuzen),
- vor Arbeitsplatzwechsel (z.B. vor der Speisenzubereitung, vor Essensausgabe am Band),
- nach den Pausen,
- nach Umgang mit Fleisch, Fisch, Geflügel, Eiern, Gemüse und Salat.

- Nach Benutzung der Toilette sind die Hände nach dem Waschen und gründlichen Abtrocknen mit einem alkoholischen Desinfektionsmittel (Sterillium® o.ä.) auf dem Küchenflur zu desinfizieren. Nur auf vollständig *trockene Hände* geben! Sorgfältige Händepflege hilfreich. Im Winter die Haut vor Kälte schützen.
- Schutzhandschuhe (aus Baumwolle, Vinyl (PVC) u.a.):
- dienen dem eigenen Schutz,
- vermeiden den direkten Kontakt der Hände mit den Lebensmitteln,
- machen Hautschutz unter den Handschuhen erforderlich.,
- Ausgabe von Essen mit Handschuhen *nur am Band* unter strenger Beachtung der Sauberkeit.
- Bei Hautausschlag, Abszessen, eitrigen Hautverletzungen o.ä. müssen wasserabweisender Verband, Handschuhe oder Fingerling getragen werden.
- Tragen von Schmuck (Ringe, auch Eheringe, Armreife, Armbanduhr) ist verboten (Unfallverhütungsvorschriften). Eine korrekte Reinigung der Hände ist sonst nicht möglich, Desinfektionswirkstoffe schädigen darunter eher.
- Geeignete Schuhe:
- sind aus Sicherheitsgründen erforderlich (Rutschgefahr),
- regelmäßige Reinigung ist selbst vorzunehmen.
- Kopfbedeckung: Sie muß verhindern, daß die Mitarbeiter gezwungen sind, während der Arbeit die Haare zu ordnen oder aus dem Gesicht zu streichen. Das Haar muß vollständig bedeckt sein; als Kompromiß wird die Hinterhaarbedeckung akzeptiert, solange keine langen Haarsträhnen aus der Bedeckung hängen.
- Arbeits- und Schutzkleidung:
- täglich wechseln,
- Kittelwechsel auch bei Arbeitsplatzwechsel erforderlich,
- zum Erkennen des jeweiligen Arbeitsplatzes bitte andersfarbige Arbeitskleidung in der Gemüseküche, beim Tablett abräumen, am Spülband = blaue Kleidung, weiß auf der reinen Seite und an den Kochkesseln tragen, rote Kleidung für die WC-Reinigung.
- bei Schmutzarbeiten (z.B. Gemüseputzen) sollte eine Gummischürze getragen werden,
- Schutzkittel müssen auch von Besuchern (Haustechnik u.a.) im Kochbereich getragen werden.

3. Betriebsärztlicher Dienst

Mitarbeiteruntersuchungen sind erforderlich (beachte: Röhrchen mit Begleitschein gibt Frau H... aus, Stuhlproben mit Begleitschein direkt an das Labor geben.):

Eine jährliche Wiederholungsuntersuchung zum Auffinden von Dauerausscheidern (in erster Linie von Typhuserregern), wie sie bis 1979 durch das BSeuchG vorgeschrieben war, wird durch das IfSG (Infektionsschutzgesetz, Entwurf § 43, (Anonym 1997c) als wenig effektiv angesehen. Auch die „zweimalige Stuhluntersuchung ... vor erstmaliger Aufnahme der Tätigkeit" wird nicht als „taugliches Mittel" angesehen, Epidemien durch kontaminierte Lebensmittel signifikant zu vermeiden (IfSG-Entwurf, Kommentar zu § 43). Vielmehr wird vor Beschäftigungsbeginn eine Bescheinigung vom Gesundheitsamt vorzulegen sein, in der die mündliche und schriftliche Belehrung über Tätigkeitsverbote und hygienische Verpflichtungen von Mitarbeitern im Lebensmittelbereich bestätigt wird. Weitergehend (§ 43 [4] IfSG-Entwurf) wird im Sinne der Lebensmittelhygieneverordnung (HACCP) erwartet, daß der Arbeitgeber seinen neuen Mitarbeiter vor Tätigkeitsbeginn und im weiteren jährlich über die Verhütung lebensmittelbedingter Infektionen und Intoxikationen mit Teilnahmedokumentation schult.

- bei Neueinstellung: mit Stuhluntersuchung,
- nach Auslandsaufenthalt in Ländern mit erhöhtem Infektionsrisiko (Ländern mit schwierigen hygienischen Verhältnissen): Stuhluntersuchung (möglichst vor Dienstantritt auf Enteritissalmonellen),
- bei Durchfall, Erbrechen und Übelkeit: ärztliche Untersuchung mit Stuhluntersuchung.

4. Verabredete Reinigungs- und Desinfektionsmaßnahmen
Siehe gesonderter Hygieneplan (Tab. 5.40).

Hygienerisiken: Gefährdungen bei der Herstellung

Wirksame Konzepte zur Eliminierung oder Prävention von Hygienegefahren setzen eine bis ins einzelne gehende Analyse der in Betracht kommenden Risiken voraus. Zu dem HACCP-Konzept (s. Kap. 6.6) gehört eine auf das einzelne Kochrezept ermittelnde Analyse von Gesundheits- und Verderbnisrisiken, bei denen regulierend eingegriffen werden kann. Es handelt sich um die sog. „kritischen Kontrollpunkte".

Neben den Kenntnissen über lebensmittelbedingte und mitarbeiterverursachte Hygienerisiken ist es erforderlich, Arbeitsanleitungen zum Umgang mit Reinigungs- und Desinfektionsarbeiten zum Thema von Mitarbeiterschulungen zu machen und sichtbar auszuhängen. Besonders bei der Verpflichtung von Fremdunternehmen für Spülküche, Reinigung usw. ist die sorgfältige Ausarbeitung, Abgrenzung der einzelnen Arbeitsbereiche und Kontrolle von Bedeutung. Absprachen müssen zu den in der Küche meist ausreichenden Reinigungsarbeiten und den im einzelnen erforderlichen Desinfektionsarbeiten getroffen werden. Für den Bereich der Gemüseküche mit dem Schälen von Kartoffeln, Putzen von Gemüse und Salat hat es sich gezeigt, daß eine tägliche Desinfektion der Flächen erforderlich ist, da sonst durch die eingeschleppten Erdmikroorganismen erhebliche Aufkeimungen in Abfluß und Kartoffelschälmaschine entstehen können. Als Desinfektionsmittel sollten nur DVG-gelistete Präparate angewendet werden, d.h. Präparate, die für den Lebensmittelbereich und seine unterschiedlich belasteten Bereiche geprüft sind.

Bei den täglichen Reinigungsarbeiten fallen in der Großküche eine große Zahl von Reinigungstüchern, Schwämmen und Pads an, die sorgfältig behandelt einer Wiederverwendung zugeführt werden können. Textile Reinigungstücher kurzfristig verwenden und dann wechseln, keinesfalls sollen sie, auf Heizungen o.ä. getrocknet, wiederverwendet werden. Ihre Aufkeimung ist enorm, sie werden hart und riechen schlecht. Wenn sie sofort in den Wäschesack gegeben werden, ist auf tägliches Wechseln des Sackes und Waschen zu achten. Bei feuchter Aufbewahrung bilden sich Schimmelpilze, meistens Penicilliumarten, die Zellulase bilden, also Baumwolle abbauen können und die sog. Stockflecken bilden (Wallhäußer 1995).

Auf Schaumgummischwämme mit Verstärkung und Kunststoffpads kann zur Verstärkung der mechanischen Reinigung meist nicht verzichtet werden, sie sollten nach Benutzung nicht in Desinfektionslösungen aufbewahrt werden. Auch hier bilden sich Schleimschichten, die es gramnegativen Keimen ermöglichen zu überleben. Die Schwämme können ausgedrückt in einem textilen Netzsack luftig und locker gesammelt werden und dann im Sack in der Waschmaschine bei 60 °C gewaschen, 2mal geschleudert und anschließend auf Normaltrocken im Wäschetrockner getrocknet werden. Sind die Schwämme nach mehrmaliger Behandlung unbrauchbar geworden, sind sie zu verwerfen.

Zur Sauberkeit der Salatschüssel kann Klein Erna einen Beitrag leisten:
„Klein Erna, Klein Erna!! Komm ra – auf, Füße waschen, Mamma braucht die Kumme gleich zu Sala – at!"

Hygienerisiken durch das Aufbewahren von Lebensmitteln

Sie sind zu ermitteln durch Temperatur- und Zeitmessungen, in Einzelfällen durch mikrobiologische Untersuchungen (s. auch Kap. 4.5).

Kalte Buffets sind problematisch. Oft sind die geforderten Lagertemperaturen nicht vorhanden. Abhilfe können kleine Chargen und die Kühlung (z.B. auf Eis bei Salaten und Desserts) schaffen. Kalte Platten, Feinkost und Rohkost sollte nicht länger als 2 h ausliegen. Die Kühltheke sollte bei der Ausgabe maximal 7 °C nicht überschreiten. Die Kerntemperatur darf bei Warmgerichten zur Ausgabe 65 °C nicht unterschreiten. Die Lebensrealität in Altenheim und Krankenhaus mit Verbrennungsgefahr bei bewußtseinsgestörten Patienten muß jedoch in Betracht gezogen werden.

Hygienische Relevanz des Umweltschutzes in der Großküche

Obwohl es zunächst scheint, daß Pflegende keinen oder nur wenig Einfluß auf den Lebensmitteleinkauf haben, soll dieses Thema angesprochen werden. Oft ist es erfolgreich, daß durch immerwährende entsprechende Hinweise der Pflegenden an die Küchenleitung pro oder kontra umweltschützende Aspekte entschieden wird. Nachfolgend sind einige ausgewählte Beispiele überwiegend einkaufsrelevanter Abfallreduzierungsmaßnahmen aus der Küche des Gemeinschaftskrankenhauses Herdecke (Tabelle 5.39) ausgeführt, die nur mit großem Engagement der Küchenmitarbeiter erreicht werden konnten.

Reinigungs- und Desinfektionsplan für die Krankenhausküche (Tabelle 5.40)

Bei Reinigungs- und Desinfektionsarbeiten sind jeweils saubere, ausgekochte und trockene Lappen oder Mop 1mal zu verwenden: nach Benutzung in Wäscheabwurf. Farbregelung: Rote Lappen – Küchenbereich, blaue Lappen – Spülküche.

Tabelle 5.39. Umweltschutz in der Krankenhausküche

Früher	Jetzt	Positive Auswirkungen und Schwierigkeiten
Wurst in Portions-packungen	Frischer Aufschnitt	Vermeidung von Folienverpackung, evtl. Kühlprobleme (HACCP) in der warmen Jahreszeit
Käse in Portions-packungen	Frischer Aufschnitt, Weichkäse in eßbaren Teigschälchen	Günstigere Einkaufspreise, Mit-arbeitereinsatz für Portionierung, höherer Preis durch Portionierung in eßbaren Teigschälchen, evtl. beeinträchtigter optischer Ein-druck bei Aufschnittkäse
Verwendung von Einweg-geschirr auf Dialyse-station und bei Infektions-kranken	Porzellangeschirr	Aus hygienischer Sicht gibt es keine Veranlassung für Einmal-geschirr
Quark im 10-Liter-Eimer	Weiterhin, Portionierung in Porzellan	Portionieraufwand
Dosenware (Gemüse) war bereits eingeschränkt	Frische Zubereitungsrate liegt bei etwa 90%	Teuer (Einkauf, Putzaufwand, Abfallanfall)
Kartoffeln wurden nie geschält eingekauft	Demeter- oder Bioland-Qualität	Aufwand für das Schälen, Reinigungs- und Desinfektions-aufwand in Gemüseküche
Vorzugsmilch für Patienten in 0,5-Liter-Pack oder 20-Liter-Kannen	Demeter-Milch in 1-Liter-Flasche	Portionieraufwand in Kaffee-kännchen, hohe Qualität
Kaffee in 250-g-Alufolien-verpackung	25 kg Juttesäcke	Mahlaufwand, Jutesäcke gehen an Händler zurück
Portionsverpackungen für Buter, Marmelade, Honig, Rübenkraut, ebenso für Kaffeesahne	Maschinell unterstützte Portionierung in eßbare Teigschälchen oder auf eßbare Teigschälchen oder auf Porzellan	Siehe bei Käse Mitarbeiteraufwand, auch am Portionierband
Joghurtportionspack	Eigene Herstellung, eigene Zubereitung	Herstellungsaufwand, Spülauf-wand, Portionieraufwand, hohe Qualität
Trinkbecher aus Plastik für Patienten und Mitarbeiter	Gläser	Spül- und Investitionsaufwand für Siebgitter und Transportwagen, Bruch
Essig und Öl in Blechdosen	Essig in Mehrwegkanistern	
Essensportionierung „frei nach Schnauze"	Portionierung mit abge-sprochenen Maßen	Verringerung der Essensreste als Schweinefutter
Reste aus der Küche werden alle dem Schwein verfüttert	Reste, die noch nicht beim Patienten waren, werden im Speiseplan aufgenommen	Verringerung der Essensreste als Schweinefutter
Gemüse (nach Möglich-keit) von regionalen Lieferanten	Auch heute	Zuverlässige langjährige Kontakte, insbesondere im Bioland- oder Demeterbereich
Verwerfen der Schwämme, Pads und Reinigungstücher	Sammeln im Netzsack: Aufbereitung in 60 °C und Waschmittel, schleudern und kurz trocknen	Kostenreduzierung und verbesserte Hygiene durch kurzfristigen Gebrauch

Tabelle 5.40. Hygieneplan Küche

Was?	Wann?	Wie?	Womit?	Wer?
Kleidung und Haarschutz	Tragen von Arbeits- und Schutzkleidung im Kochbereich, nicht im Wirtschaftsgang	Siehe: Verabredung Persönliche Hygiene 3/98	Kochbereich: weiße Kleidung Wirtschaftsbereich und Gemüseküche: blau Rot WC-Reinigung	Mitarbeiter GKH
	Schutzkittel im Kochbereich: Zutritt nur mit Schutzkittel im Küchenbereich	Besucherkittel hängen vor dem Kochbereich bereit	Wechsel bei Verschmutzung	Besucher (Haustechnik u.a.)
Hände		Siehe: Verabredung Persönliche Hygiene 3/98		
Kessel	Nach jeder Benutzung	Mit Wasser und Lappen (nach Arbeitsplan Küchenleitung)	Spülmittel, einige Spritzer auf 8 l Wasser	Mitarbeiter GKH
Kesselhähne	Nach Benutzung und Reinigung der Kessel reinigen,	Aus der Halterung nehmen, mit Wasser und Lappen, mit Finger einfetten	Etwas Berulub Fu5	Mitarbeiter GKH
Tische, Hordenwagen, Arbeitsflächen	Nach jeder Benutzung	Mechanisch mit Wasser, bei Hordenwagen mit Wasserstrahl	Spülmittel, einige Spritzer auf 8 l Wasser	Mitarbeiter GKH
	Nach Einsatz bei Frischfleisch, Frischgeflügel sowie TK-Geflügel		Septolit® 0,5% (40 ml = auf 8 l Wasser) Einwirkzeit 1 h	Mitarbeiter GKH
Aufschnittmaschine	Nach Benutzung	Auseinanderbauen, mit Wasser und Lappen reinigen	Spülmittel, einige Spritzer auf 8 l Wasser	Mitarbeiter GKH
Brotschneidegatter	Nach Benutzung	Mit Handfeger ausbürsten, trocknen		Mitarbeiter GKH
Convectomaten	Nach Benutzung	Innenraum auseinanderbauen, einsprühen und Gerät auf „Reinigung" schalten, Programm ablaufen lassen, danach mehrmals mit klarem Wasser nachspülen	Convectofix 3, unverdünnt	Mitarbeiter GKH
Boden und Rinnen	Täglich nach Küchenbetriebsende	Mit Reinigungsmaschine und Hand	Eigener Hygieneplan	Fremdreinigung Montag– Freitag; GKH: Samstag und Sonntag

Tabelle 5.40. (Fortsetzung)

Was?	Wann?	Wie?	Womit?	Wer?
Schmutzkörbe in den Rinnen	Täglich nach Küchenbetriebsende	Roste aufnehmen, Schmutzkörbe entleeren, mit dem Schrubber und Reinigungsmittel ausbürsten	Eigener Hygieneplan	Fremdreinigung
Schmutzkörbe in den Rinnen	1mal wöchentlich (Montag)	Roste aufnehmen, Schmutzkörbe entleeren, mit dem Schrubber und Desinfektionsmittel ausbürsten	Sumades DS 1%	Fremdreinigung
Boden und Rinnen der Gemüseküche	Täglich nach Küchenbetriebsende	Desinfektionsmittel aufbringen und abbürsten, am nächsten Morgen mit klarem Wasser gründlich spülen	Sumades DS 1%	Mitarbeiter GKH
Gemüseküche	Kartoffelschälmaschine und Band täglich	Desinfektionsmittel aufbringen und abbürsten, am nächsten Morgen mit klarem Wasser gründlich spülen	Sumades DS 1%	Mitarbeiter GKH
Wände	Täglich im Bereich der Kessel	Mechanisch mit Wasser reinigen	Spülmittel, wenige Spritzer auf 8 l Wasser	Mitarbeiter GKH
Wände	6monatliche Grundreinigung (Nachtarbeit)	Eigener Hygieneplan		Fremdreinigung
Wände und Fließband	Täglich nach Küchenbetriebsende	Mechanisch mit Wasser reinigen	dito	Mitarbeiter GKH und Fremdreinigung
Lappen und Schwämme	Täglich nach Küchenbetriebsende	Sammlung in Netzsack	Siehe eigene Verabredung 3/97, separates Waschen	Mitarbeiter GKH und Fremdreinigung
Decke	6monatliche Grundreinigung (Nachtarbeit)	Ausbau der einzelnen Deckenplatten, maschinelle Reinigung	Eigener Hygieneplan	Fremdreinigung
Kühlhaus	Boden täglich	Mit Wasser und Lappen reinigen	Spülmittel, einige Spritzer auf 8 l Wasser	Mitarbeiter GKH
Fleischkühlhaus	Boden täglich und zwischendurch nach Lagerung von großen Mengen Frischfleisch, Frisch- und TK-Geflügel	Mit Wasser und Lappen desinfizierend reinigen	Septolit® 1,5% (120 ml = auf 8 l Wasser)	Mitarbeiter GKH

Tabelle 5.40. (Fortsetzung)

Was?	Wann?	Wie?	Womit?	Wer?
Kühlhäuser	6monatlich nach gesonderter Absprache	Ausräumen der Kühlhäuser: Verdampfer und Wände sowie Fliesen, Regale und Böden nach „Sicherheitregeln BG" reinigen	Spülmittel, einige Spritzer auf 8 l Wasser	Mitarbeiter GKH (Küche und Haustechnik) mit Fremdreinigung
Kühlhäuserregale	Täglich	Mit Wasser und Lappen reinigen	Spülmittel, einige Spritzer auf 8 l Wasser	Mitarbeiter GKH
Trockenlager	Täglich	Auskehren mit Besen		Mitarbeiter GKH
Trockenlager	1mal wöchentlich	Mechanisch mit Wasser und Spülmittel reinigen	Einige Spritzer auf 8 l Wasser	Mitarbeiter GKH
Geschirrspender und Siebe	Nach jeder Benutzung	Mechanisch mit Wasser reinigen	Eigener Hygieneplan	Fremdreinigung
Geschirrspender und Siebe	Grundreinigung 1mal wöchentlich	dito	dito	Fremdreinigung
Essenwagen der Stationen	Nach jeder Rückkehr von den Stationen (innen und außen	Mechanisch mit Wasser und Lappen reinigen	Spülmittel, wenige Spritzer auf 8 l Wasser	Fremdreinigung
	1mal wöchentlich am Freitag	Grundreinigung mit Wasserstrahl (innen und außen) und Räder, anschließend Pflege	Mit Edelstahlpflege einreiben	Fremdreinigung
Küchenanlieferung Boden	Grundreinigung (täglich Montag–Freitag)	Mechanisch mit Scheuermaschine und Wasserstrahl	Eigener Hygieneplan	Fremdreinigung
Leergut- und Getränkelager	Nach Bedarf	Besenreinigung		Mitarbeiter GKH
Schweinefutterkühlraum	Täglich	Mit Wasserstrahl reinigen		Fremdreinigung
	1mal wöchentlich gründlich	Nach Ausräumen der Behälter mit Wänden		
Müll- und Speiserestebehälter	Täglich	Manuelle Naßreinigung, anschließend Aufbereitung in Topfspüle (Spülmaschine)	Medic Neutralreiniger	Fremdreinigung
240-Liter-Behälter für Schweinefutter	3mal wöchenlich	Saubere Behälter werden von Entsorger gestellt	Landwirt	

Tabelle 5.40. (Fortsetzung)

Was?	Wann?	Wie?	Womit?	Wer?
Müllpresse	1mal wöchentlich Grundreinigung	Ohne Spannung: mechanisch und mit Wasserstrahl (auf Küchenhof), desinfizierend	Septolit® 0,5% (40 ml = auf 8 l Wasser, Einwirkzeit 1 h)	Mitarbeiter GKH
Mitarbeiter-WC	3mal täglich: 9.00, 12.00, 15.00 Uhr	Mit eigener Dokumentation rote Kleidung	Reinigung	Fremdreinigung
Rückstellproben des Essens	Täglich von allen Zubereitungen, die 30 Portionen übersteigen	14 Tage bei −18 °C, beschriftet mit Datum	Tiefkühlhaus im vorgesehenen Tageseinschub	Mitarbeiter GKH
Grüner-Punkt-Müll Küchenhof	Abholung 2mal in 14 Tagen			Stadt Herdecke Fremdfirma

5.4 Zusammenfassung

Bereits ein Jahr nach seiner epochalen Entdeckung im Jahr 1928 erkannte Alexander Fleming, daß Penizillin zwar das Wachstum von Staphylokokken hemmte. Bei Kolibakterien wirkte das Antibiotikum aber nicht. Elf Jahre später fand Ernst Boris Chain heraus, woran das lag: Kolibakterien können ein Enzym bilden, mit dem sie Penizillin zerstören.

Noch eine weitere Beobachtung Flemings hätte die Mediziner bereits zu Beginn der 40er Jahre alarmieren müssen: Der Penizillinforscher berichtete, er habe Staphylokokken entdeckt, die genausowenig auf Penizillin reagierten wie die Kolibakterien (Eberhard-Metzger u. Ries 1996, S. 294)

Neben dieser Selektion, Vermehrung und Ausbreitung (multi-)resistenter und/oder hochvirulenter Keime gibt es weitere

- endogene Risiken von Patienten, eine nosokomiale Infektion zu erwerben (abhängig von Grundkrankheit sowie Alter und Ernährungszustand), und
- exogene Risikofaktoren, für die Mitarbeiter des Krankenhauses bei der Betreuung der Patienten sowie Hochrisikoeingriffe für die Häufung krankenhauserworbener Infektionen verantwortlich sind. Dazu gehören:
  - ein Wandel der Struktur der betreuten Patienten nach Alter und Grundkrankheit,
  - die Ausweitung der Indikationen für diagnostische und therapeutische Maßnahmen,
  - breite Anwendung spezieller, oft invasiver Techniken für Diagnostik und Therapie („apparativer Hospitalismus"),
  - neue Therapieformen (Immunsuppression, Zytostatika u.a.),
  - Schaffung neuer Bereiche mit erhöhter Infektionsgefährdung (Intensivpflege mit Dialyse usw.),

- Vernachlässigung elementarer Regeln der Anti- und/oder Aseptik, häufig auch durch Mangel an Mitarbeitern und schließlich
- eine falsche Einschätzung medizinisch-technischer Möglichkeiten.

Im einzelnen sind es z.B. die in Tabelle 5.41 beschriebenen Faktoren, die das Entstehen von NKI ermöglichen oder erleichtern.

Tabelle 5.41. Faktoren, die das Entstehen von NKI ermöglichen

Übergeordnete Faktoren	Genauere Beschreibung
Alter der Patienten	Entweder sehr jung oder sehr alt
Umgehung anatomischer und physiologischer Barrieren	Katheter (intravasal, Harnblase)
	Trachealtubus
	Verbrennungen
	Dermatitis
	Dekubitalulzera
	Traumata
Operative Eingriffe	Infektionsquote steigt mit:
	Präoperativer Verweildauer im Krankenhaus
	Bakterieller Kontamination des Operationsfelds
	Dauer der Operation
	Fortschreiten des Operationsprogramms
	Fortschreiten der Tageszeit
	Infektionsbegünstigend sind weiter:
	Elektrochirurgisches Messer
	Offene Drainagen
	Fremdkörper (Implantate)
	Rasur längere Zeit (>12 h) vor dem Eingriff
	Adipositas
Stoffwechselstörungen	Diabetes mellitus
	Azidose
Hämatologische und immunologische Faktoren	Leukämien
	Neoplasmen
	Unterernährung
	Therapie mit Immunsuppressiva
	Therapie mit Zytostatika
	Angeborene oder erworbene Defekte der Immunabwehr
Kardiovaskuläre Faktoren	Hypotension und Schock
	Schlechte Gewebsperfusion bei kardialer Dekompensation
	Vitium cordis (Herzfehler)
	Arteriosklerose
Respiratorische Faktoren	Intubation
	Vorbestehende Lungendefekte und -schädigungen
Neurologische Faktoren	Lähmungen
	Bewußtlosigkeit
Antibiotikatherapie	Änderung der normalen Flora
	Selektion resistenter Arten und Stämme
	Suppression der Immunabwehr
Dermatologische Faktoren	Änderung des chemischen Gleichgewichts
Psychosoziale Faktoren (Streß)	Schwächung der körperlichen Abwehr mit Auswirkung z.B. auf Keimbesiedelung der Geburtswege mit erhöhtem Risiko einer Frühgeburt

Weiterführende Literatur

Albrecht-Paffendorf B, Zegelin A (1995) Künstliche Ernährung. In: Bienstein C, Zegelin A (Hrsg) Handbuch Pflege. Verlag selbstbestimmtes Leben, Düsseldorf

Bach D, Panknin HT (1995) Pflege- und Hygieneprobleme beim katheterisierten Patienten. In: Bach D, Brühl P (Hrsg) Nosokomiale Harnwegsinfektionen: Prävention und Therapiestrategien bei Katheterismus und Harndrainage. Jungjohann, Neckarsulm

Bunzel B, Pauser G, Wisiak UV (1995) Psychische Führung des Intensivpatienten. In: Benzer H, Burchardi H, Larsen R, Suter PM (Hrsg) Intensivmedizin, 7. Aufl. Springer, Berin Heidelberg New York Tokyo

Fellinger K (1997) Schleimhautveränderungen. In: Margulies A, Fellinger K, Gaisser A, Kroner T (Hrsg) Onkologische Krankenpflege, 2. Aufl. Springer, Berlin Heidelberg New York Tokyo, S 471, 478

Geffers C, Rüden H (1997) Vorstellung der „Empfehlungen zur Prävention intravaskulärer katheterassoziierter nosokomialer Infektionen" des Hospital Infection Control Practices Advisory Committee (HICPAC). Infektionsepidemiol Forsch 1: 31–34

Grimm H-U (1997) Die Suppe lügt – Die schöne neue Welt des Essens. Klett-Cotta, Stuttgart

Hirschmann H, Wewalka G (1997) Periphere Venenverweilkanülen – Hygienemaßnahmen und Komplikationen. Hyg Med 22: 605–613

Hofmann F (1994) Arbeitsbedingte Belastungen des Pflegepersonals. Ecomed, Landsberg

Kappstein I (1997) Spezielle Epidemiologie nosokomialer Infektionen. In: Daschner F (Hrsg) Praktische Krankenhaushygiene und Umweltschutz. Springer, Berlin Heidelberg New York Tokyo, S 69

Krämer J et al. (1997) Hygieneleitfaden für die Gastronomie. INTERHOGA, Bonn

Krause M, Uhlmann B (1998) Eukalyptusöl-Blasenkompresse (2%ig) In: Sitzmann F (Hrsg) Pflegehandbuch Herdecke, 3. Aufl. Springer, Berlin Heidelberg New York Tokyo

NN (1996) Was tun bei möglicher HIV-Exposition durch Nadelstichverletzungen? Epidemiol Bull 13: 89–90

Nusser-Müller-Busch R (1995) Störungen der Nahrungsaufnahme und therapeutische Hilfen am Beispiel von Schluckstörungen. In: Bienstein C, Zegelin A (Hrsg) Handbuch Pflege. Verlag selbstbestimmtes Leben, Düsseldorf,

Rüden H, Daschner F, Schumacher M (1995) Nosokomiale Infektionen in Deutschland – Erfassung und Prävention (NIDEP-Studie). Nomos, Baden-Baden

Schweins M, Holthausen U (1993) Der Umgang mit Antibiotika: Standards und Gefahren. In: Schweins M et al. (Hrsg) Hygiene im chirurgischen Alltag. de Gruyter, Berlin, S 88

Sitzmann F (1995) Mit wachen Sinnen wahrnehmen und beobachten. Teil 1. RECOM, Basel Eberswalde

Sitzmann F (1996) Mit wachen Sinnen wahrnehmen und beobachten Teil 2. RECOM, Baunatal, ÜE 6.13

Sitzmann F (1998) Mundpflege und Nasenpflege. In: Sitzmann F (Hrsg) Pflegehandbuch Herdecke, 3. Aufl. Springer, Berlin Heidelberg New York Tokyo

Wolf H (1997) Prävention von Infektionen in der operativen Medizin. In: Daschner F (Hrsg) Praktische Krankenhaushygiene und Umweltschutz. Springer, Berlin Heidelberg New York Tokyo

Alles was Recht ist: Organisatorische und rechtliche Grundlagen

6

Inhaltsverzeichnis

6.1   Organisation der Krankenhaushygiene   419

6.2   Nichts soll Abfall werden, was verwertet werden kann   422

6.3   Bundesseuchengesetz   428

6.4   Thanatologie   429
6.4.1   Todesfeststellung   430
6.4.2   Umgang mit Verstorbenen – Aufbahrung Verstorbener   432
6.4.2   Recht zur Bestattung, Pflicht zur Bestattung: Von der Geburt eines toten Kindes   434

6.5   Hygienerelevante Auswirkungen des Mutterschutzgesetzes und der Gefahrstoffverordnung   437

6.6   Rechtliche Grundlagen der Lebensmittelhygiene   440

6.7   Zivilrechtliche und strafrechtliche Relevanz von Hygienemängeln   443

Weiterführende Literatur   446

6.1 Organisation der Krankenhaushygiene

Einführung

Oft wird im Zusammenhang mit der Krankenhaushygiene von einem „... Hygieneregime ..." gesprochen, das „... nur dann optimal funktionieren ..." kann, „... wenn es durch qualifizierte und engagierte Mitarbeiter engmaschig überwacht und sinnvoll organisiert wird ..." (Heicappell 1997, S. 32). Eine Erinnerung an totalitäre Regierungsformen mit Untertanen, die kontrolliert und überwacht werden, wird bei diesem Verständnis wach. Ergebnisfördernde Motivation der Mitarbeiter, vertrauensvolle Zusammenarbeit, gegenseitige Achtung der Arbeit – solche Gesichtspunkte moderner Arbeitswissenschaften bleiben auf dem Gebiet der Hygiene oft unberücksichtigt. Wenn dann noch die Keule der Gesetze,

Verordnungen und Richtlinien geschwungen wird, sind die Hürden oder Mauern hoch genug, um patienten- und ergebnisorientierte Zusammenarbeit zu verhindern. Allgemein gilt, daß die Organisation der Krankenhaushygiene sich nicht an starren Regeln orientieren kann, sondern wesentlich von der Struktur des Krankenhauses bestimmt werden muß.

Nachfolgend sollen nur Strukturen, wie sie in fast jedem Krankenhaus existieren, kurz dargestellt werden. Inhaltliche Gesichtspunkte, wie sie oben angedeutet wurden, können aus Platzgründen nicht weitergeführt werden.

Hygienekommission

Dieses in länderbezogenen Krankenhaushygieneverordnungen (z.B. Krankenhaushygieneverordnung NRW, Krankenhausbetriebsverordnung Berlin) vorgeschriebene Gremium für jedes Krankenhaus ist für die abschließende Beschlußfassung von Hygieneplänen und Regelungen zur Meldungen bei Krankenhausinfektionen verantwortlich sowie bei der Planung von Baumaßnahmen zu beteiligen. Als integrierendes Arbeitsgremium soll sie zur Beratung und Unterstützung der Leitung des Krankenhauses sowie der weiteren Mitarbeiter geschaffen werden. Keinesfalls sollte eine Hygienekommission z.B. einen Hygieneplan selbständig aufstellen, die Fachkompetenz der Mitarbeiter vor Ort sollte immer einbezogen werden. Es hat sich bewährt, wenn aus den in den Verordnungen vorgeschriebenen Kommissionsmitgliedern mit Funktionsträgern aus Pflege, Verwaltung, Mitarbeitervertretung, Technik, Ärzteschaft u.a. ein fachkundiges *Arbeitsgremium* gebildet wird, das sich kurzfristig routinemäßig und zu konkreten Arbeitsaufgaben trifft. Die Repräsentanz der Krankenhaushierarchie kann dann in weiteren Abständen zusammenkommen. Nur mit einer von der Anzahl der Personen beschränkten Zusammensetzung (z.B. Vertreter aus Apotheke, Bakteriologie, Haus- und Betriebstechnik, Hygienebeauftragten, Fachpflegenden für Krankenhaushygiene) und fachlicher Kompetenz und Akzeptanz vor Ort lassen sich Arbeitsergebnisse entwickeln, die dem Ziel entsprechen.

Fachkrankenschwestern/-pfleger für Krankenhaushygiene (HFK)

In dieser Funktion sollten engagierte und motivierte Pflegende mit langjähriger Erfahrung tätig werden. Vorwiegend eigenaktiv aus sachbezogener Motivation müssen diese Mitarbeiter in der Beratung und Entwicklung der Krankenhaushygiene tätig werden. Nicht nur beschränkt auf die Beratung von Pflegenden, sondern aller Berufsgruppen im Krankenhaus, verlangt diese Aufgabe Kompetenz in Menschenführung und Schulung der unterschiedlichsten Personen und Mitarbeitergruppen. Grundidee ist, daß die vorauszusetzende Fachkompetenz der Mitarbeiter beim Patienten durch das Hygieneverständnis der HFK unterstützend beraten wird. Die Position sollte sich nicht als Hygienepolizei, Alibifunktionär oder Bakterienjäger definieren, sondern als Helfer, Berater, Experte in Hygienefragen, Trouble-shooter, Hygienefeuerwehr. Die Vermittlung bezieht sich auf Mitarbeiter des ärztlichen Dienstes, denen durch das berufsständige Studium meist nur geringe hygienische Kenntnisse vermittelt wurden, Pflegende, Mitarbeiter des Reinigungsdienstes, der Küche, der übrigen patientenbezogenen unterstützenden Dienste. Die Spannbreite der Aufgabe und die Kompliziertheit der krankenhausinternen Stellung macht eine hohe Qualifikation erforderlich. Besondere Weiterbildungen sind inzwischen durch Richtlinien des RKI geregelt. Hilfreich ist, daß es sich hierbei um eine beratende Aufgabe als Stabsfunktion des Ärztlichen Direktors handelt, die Verantwortung für den hygienischen Standard bleibt bei dem einzelnen Mitarbeiter, die Gesamtverantwortung trägt der Ärztliche Direktor (beispielsweise laut Krankenhausbetriebsverordnung Berlin). Der bisher vorliegende Entwurf eines Infektionsschutzgesetzes (IfSG) sieht eine Erweiterung des Schulungsrahmens im Krankenhaus vor, z.B. für Mitarbeiter, die mit Lebensmitteln umgehen sowie die konsequente und frühzeitige Erfassung ausgewählter nosokomialer Infektionen mit Beratung, Information und Schulung der pflegerischen und ärztlichen Mitarbeiter.

Hygienebeauftragte

Diese im Gegensatz zum Fachpflegenden für Krankenhaushygiene in der Regel nebenamtliche Funktion sollte an erfahrene Ärzte übertragen werden, die über Kenntnisse in Hygiene oder Mikrobiologie verfügen – entweder bezogen auf eine Abteilung mit hohen Anforderungen an die Hygiene (s. Krankenhausbetriebsverordnung Berlin), oder es wird ein Arzt für das gesamte Krankenhaus (NRW) vom Ärztlichen Direktor bestellt. Eine Weiterbildung muß absolviert werden.

Desinfektoren

Diese Aufgabe wird wohl noch in vielen Krankenhäusern hauptamtlich besetzt, erforderlich ist jedoch nur, daß das Krankenhaus einen Desinfektor einsetzen können muß. Für den eingeschränkten Arbeitsbereich genügt es, im Lohnauftrag eine Beauftragung vornehmen (s. Kap. 3.3.4) zu können, beispielsweise auch mit einem benachbarten Krankenhaus.

Krankenhaushygieniker

Die Mitarbeit eines Arztes für Hygiene oder, mit entsprechender Weiterbildung, vom Arzt für medizinische Mikrobiologie und Infektionsepidemiologie sollte im Krankenhaus gesichert sein. Die Forderung der RKI-Richtlinien, diese Fachkompetenz bereits für Krankenhäuser ab 450 Betten hauptamtlich sicherzustellen, wird an ökonomischen Bedingungen korrigiert. Die Beratung und Unterstützung bei epidemiologischen Untersuchungen auf konsiliarischer Basis ist die Folge.

Die Schaffung neuer Funktionen und Aufgabenbereiche entbindet nicht von der persönlichen Einzelverantwortung und ersetzt insbesondere nicht die Vorbildfunktion und Konsequenz in hygienischen Fragestellungen der Schlüsselpersonen in der Krankenhaushierarchie.

> **?** ***Praxisanfrage der ärztlichen Mitarbeiter einer Chirurgischen Abteilung***
> Widersprechende Empfehlungen zur Hygiene in Operationsabteilungen werden in Fortbildungen und Fachliteratur geschildert, z.B. ein Artikel aus der Zeitschrift *Chirurg* 68: 941–944. Woran kann man sich halten?
>
> ***Antwort***
> An den gesunden Menschenverstand und sein oft zu befragendes Gewissen zur Verantwortung dem Patienten gegenüber sowie den zunächst gültigen hausinternen Hygieneverabredungen. Sie sind veränderbar, aber nicht im Tagesgeschehen des oft stressigen Alltags. Auf die Tagesordnung eines geplanten Besprechungstermins gebracht und mit guten Argumenten vertreten, können sie gemeinsam erarbeitet in eine neue Hygieneverabredung münden. Nur eine solche Form des Miteinanderumgehens entspricht Qualitätsforderungen (s. Kap. 5.3.2).
> Wer beispielsweise die Auseinandersetzungen um die vom Bundesminister für Gesundheit im April 1996 eingesetzte, im Oktober 1996 wieder aufgelöste (Bösenberg 1997, S. 10) und im Juni 1997 durch den Direktor des Robert-Koch-Instituts (RKI) neu berufene Kommission „Krankenhaushygiene und Infektionsprävention" am RKI (Scholz-Harheim 1998) verfolgte, ahnt, daß hier große Politik praktiziert wird. Ob Sachargumente, wissenschaftliches Datenmaterial, wirtschaftliche und politische Wünsche, Traditionen von Berufsgenerationen, Richtlinien des ehemaligen Bundesgesundheitsamtes Grundlage zukünftiger praxisorientierter Empfehlungen sind, muß beobachtet werden. Zu wünschen ist, daß die Verfasser sich dem Wohle des Patienten und der Mitarbeiter verpflichten und ökologische (und damit auch ökonomische) Gesichtspunkte bedenken.

6.2
Nichts soll Abfall werden, was verwertet werden kann

Kreislaufwirtschaft

Abfall vermeiden und wiederverwerten soll Vorrang haben vor dem Ablagern und Verbrennen von Abfall. Mit einem Kreislaufwirtschafts- und Abfallgesetz (KrW-/AbfG) aus dem Jahr 1996 soll auch für Krankenhäuser, Arztpraxen und Altenheime die vermehrte Verwertung von Abfällen durchgesetzt werden. Die Kreislaufwirtschaft soll sich an der Rangfolge Vermeidung – stoffliche Verwertung – energetische Verwertung (also Verbrennung mit Gewinnung von Energie) – Abfallbehandlung und Abfallentsorgung (Deponie) ausrichten.

Nicht nur in Krankenhäusern besteht Unsicherheit darüber, welche Abfälle getrennt vom Hausmüll erfaßt, gelagert und entsorgt werden müssen. Mikrobiologische Untersuchungen der Abfälle aus Arztpraxen verschiedener Fachgebiete haben beispielsweise gezeigt (Jager et al. 1990), daß die Keimkonzentrationen entweder deutlich unterhalb oder im Bereich der bei Haushaltsabfällen festgestellten liegen. Abfälle aus Krankenhäusern und Altenheimen können daher in der Regel als Hausmüll entsorgt werden. Sonderregelungen betreffen z.B. infektiöse Abfälle und Restmengen von Zytostatika, die nicht aufgelöst wurden.

Einteilung der Abfälle

Für das Gesundheitswesen sind wichtige Hinweise für den Umgang mit Abfällen aus dem Merkblatt der LAGA (1991) sowie aus den Richtlinien für Krankenhaushygiene und Infektionsprävention (RKI-Richtlinie; Anonym 1994) zu entnehmen.

Abfallgruppe A

Zu dieser Abfallgruppe zählen Hausmüll und ähnliche Abfälle, desinfizierte Abfälle der Gruppe C, hausmüllähnliche Gewerbeabfälle und schließlich Küchen- und Kantinenabfälle. Aus infektionspräventiver und umwelthygienischer Sicht sind an diese Abfälle keine besonderen Anforderungen zu stellen.

Abfallgruppe B

Das ist die krankenhausspezifische Gruppe. Es handelt sich um mit Blut, Sekret und Exkrementen behaftete Abfälle. Aus infektionsprophylaktischer Sicht sind innerhalb der Einrichtung entsprechende Anforderungen zu stellen. Das heißt, daß bei der Sammlung innerhalb des Hauses, beim Transport und bei der Lagerung hygienische Voraussetzungen einzuhalten sind. Wenn hingegen diese Abfälle das Krankenhaus verlassen haben, kann wie bei der Abfallgruppe A eine geordnete Deponie oder Müllverbrennung durchgeführt werden.

In jedem Fall sind bei der Abfallbehandlung Unfallverhütungsvorschriften zu berücksichtigen. Danach sind Gegenstände, die Verletzungen verursachen können (u.a. Kanülen, Lanzetten, Skalpellklingen) als Gruppe B in stich- und bruchfesten dichten Behältern zu sammeln, die dann verschlossen dem Hausmüll (Gruppe A) beigegeben werden dürfen. Örtliche Sonderverabredungen mit Müllverbrennungsanlagen, die beispielsweise diese spitzen Abfälle getrennt in baumustergeprüften Kunststofftonnen abgefüllt wünschen, müssen oft aufgrund fehlender Entsorgungsalternativen berücksichtigt werden (Sitzmann 1996, S. 18).

Abfallgruppe C

Hierunter versteht man besonders überwachungsbedürftige Abfälle. Die Gruppe C gehört von hygienischer Sicht aus zu der problematischen Kategorie. Innerhalb und außerhalb des Krankenhauses sind aus infektionsprophylaktischer Sicht zusätzliche Bedingungen einzuhalten. Es handelt sich um die sog. Infektionsabfälle, wobei nach § 10a BSeuchG einerseits Krankheitserreger vorhanden sein müssen und andererseits die Ausbreitung und Übertragung einer Krankheit zu befürchten ist.

Die Abfallgruppe C kann man auf ganz wenige Krankheiten und weiter auf einzelne infektionsgefährdende Abfälle beschränken: Seit Erscheinen des Artikels im Bundesgesundheitsblatt (Peters 1992, S. 28) ist es möglich, die C-Müllmenge drastisch zu reduzieren, z.B. Abfälle bei Virushepatitis B einschließlich Dialysemüll kostengünstig wie Hausmüll zu verbrennen (Sitzmann 1996, S. 18). Auch mikrobiologischer Abfall aus dem Labor empfiehlt sich, bereits im Labor thermisch zu desinfizieren, wonach er kostengünstiger als Hausmüll entsorgt werden kann.

Abfallgruppe D

Besonders überwachungsbedürftige Abfälle sind weiterhin die zur Gruppe D gehörenden Abfälle. An deren Entsorgung sind aus umwelthygienischer Sicht besondere Anforderungen zu stellen. Hier handelt es sich um chemische Abfälle (Quecksilber, Batterien, Chemikalienreste) sowie Chemikalien aus dem Röntgenbereich. Besonders bei den Entwicklerchemikalien können sinnvolle Verwertungsverfahren eingesetzt werden.

Es gehören ebenso einige Materialien aus der Herstellung von Zytostatikatherapien dazu. Wegen der großen Bedeutung soll dies umfassender geschildert werden.

Umgang mit Zytostatika. Viele Zytostatika sind

- mutagen, d.h., sie führen zu Veränderungen im Erbgefüge (Glatzel et al. 1992),
- teratogen, d.h., sie lösen Mißbildungen bei Embryo und Fötus aus (Kümmerer u. Al-Ahmad 1997, S.166),
- (ko-)karzinogen, d.h., sie führen zu bösartigen Geschwülsten,
- embryotoxisch oder fötotoxisch (Kümmerer et al. 1996, S.133).
- sie wirken lokal auf Haut und Schleimhaut ätzend und lebertoxisch durch Absorption durch die Haut (Schnur u. Sitzmann 1998).

Im Unterschied zum Patienten, für den die Risiken in therapeutischer Dosierung bekannt und im Einzelfall gegen den möglichen Nutzen abgewogen werden müssen, besteht die berufliche Exposition der Atemwege sowie Haut und Schleimhaut über viele Jahre in kleinen Dosen. Bei sachgemäßem Umgang ist eine gesundheitliche Gefährdung der Mitarbeiter nach dem heutigen Wissensstand nicht zu befürchten. Der Grad der Gefährdung hängt von der Intensität und Dauer des Kontakts sowie von der Giftigkeit der Substanz ab, die Gefährdung durch Abfall und Medikamentenreste von der physikalisch-chemischen Stabilität der Medikamentengruppe.

Da aber die Möglichkeit eines Zwischenfalls theoretisch besteht, gilt ein Beschäftigungsverbot mit Zytostatika für Schwangere, Stillende, Minderjährige und Pflegende in Ausbildung.

Zytostatikaaufbereitung. Die Notwendigkeit, das gesundheitliche Risiko für Personen mit einer beruflich bedingten Zytostatikaexposition zu minimieren, ist mittlerweile aus arbeitsmedizinischer Sicht unstrittig. Ziel muß es sein, beim Zubereiten von Zytostatika den direkten Hautkontakt und die Inhalation möglichst niedrig zu halten. Am ehesten ist dies durch einen zentralen Zytostatikaservice mit der Abgabe applikationsfertiger Zubereitungen an die Stationen zu erreichen. Mit der zentralen Einrichtung einer Laminar-Airflow-Werkbank kann optimaler hygienischer Schutz erreicht werden, ein stationsbezogener Arbeitsplatz mit lediglich persönlicher Schutzausrüstung kann immer nur Notbehelf sein. Weiterhin kann damit die Patientensicherheit verbessert werden. Auch für die Mitarbeiter ist die Gefährdung reduziert, da von Medikamentenzubereitungen geringere Gefahren zu befürchten sind als von Medikamentenkonzentrationen.

Das Essen, Trinken, Rauchen, Schminken, Aufbewahren von Eßwaren in der Nähe des Zubereitungsortes ist zu unterlassen. Zur persönlichen Schutzausrüstung und zum Vorgehen beim Aufziehen von Zytostatika wird auf einschlägige Literatur verwiesen (z.B. Schmid 1997, S. 728f). Zum Aufziehen soll eine puderfreie, gute OP-Qualität Latexhandschuhe getragen werden (evtl. 2 Paar übereinander).

Anhängen der Zytostatika. Um eine Hautkontamination zu vermeiden, soll das Anhängen der Zytostatika nur mit Latexhandschuhen, die mindestens 0,2 mm dick sind, erfolgen. Sie sind für Zytostatika weniger durchlässig als PVC-(= Vinyl-) Handschuhe. Aus Verträglichkeitsgründen sollten Latexhandschuhe keinesfalls über längere Zeit getragen werden. Um die Kontaminationsgefahr zu reduzieren, ist es sinnvoll, die intravenöse Leitung mit NaCl 0,9% zu füllen. Keinesfalls evtl. vorhandene Luft auf den Boden ablassen, sondern nur in eine Nierenschale, oder einen Tupfer als Tropfenfänger beim Anhängen und Entlüften verwenden.

Berufsrechtliche Fragestellung. Wegen der Gefährdung des Patienten durch Nebenwirkungen, die besonders zahlreich bei Zytostatika sind, sollten Pflegende diese Infusionen nicht routinemäßig, auch wenn ein intravenöser Zugang liegt und eine ärztliche Anordnung besteht, dem Patienten verabreichen (s. Kap. 6.7). Die Patienten haben ein Sicherheitsbedürfnis sowie ein Bedürfnis nach umfassender Pflege, das bei Übernahme pflegefremder Tätigkeiten durch die pflegerischen Mitarbeiter nicht erfüllt werden kann. Weiterhin ist der pflegerische Mitarbeiter für seine Tätigkeit strafrechtlich und zivilrechtlich verantwortlich und hat bei plötzlich eintretenden Komplikationen (z.B. anaphylaktische Reaktionen mit Schock, Herzrhythmusstörungen des Patienten) keine Handlungskompetenz. Er kann keine adäquate Therapie dieser Komplikationen einleiten.

Es kann nur eine Übertragung dieser ärztlichen Tätigkeit an einzelne qualifizierte Pflegepersonen geben, die damit einverstanden sein müssen und ausgebildet worden sind. Unter den angeführten Bedingungen obliegt dem Arzt die Anordnungsverantwortung, der jeweilig ausführenden Person (Arzt oder Pflegeperson) die Durchführungsverantwortung (Sitzmann 1986).

Handhabung des Abfalls. Verbesserungen der Sicherheit für die Umwelt und höhere Wirtschaftlichkeit kann durch eine sinnvolle Müllsortierung (Dettenkofer 1994, S. 18f; Sitzmann 1996, S. 13) erreicht werden. Nicht alle Materialien, die bei der Zubereitung und Anwendung von Zytostatika verwendet werden, müssen als D-Müll entsorgt werden.

- Im zentralen Zubereitungsraum: Da Abfälle mit unterschiedlicher Problematik anfallen, muß zwischen Restmüll (A-Müll), zytostatikakontaminiertem Abfall (B-Müll) und Restmengen von Zytostatika (D-Müll) unterschieden werden.
- Als Restmüll zählen Materialien, welche nicht in direkten Kontakt mit den Zubereitungen gekommen sind, z.B. Verpackungen der Arzneimittel oder Ver-

packung von Einmalartikel o.ä. Der Restmüll kann in Säcken gesammelt werden.

- Auf der Station anfallender Zytostasemüll (entleerte Infusionsflasche oder Perfusorspritze mit System) wird in einem extra dicken, gekennzeichneten Plastikbeutel gesammelt und dem B-Müll zugefügt. Auch Infusionsflaschen mit mehreren Milliliter Substanzresten sind mit im Stopfen abgebrochenem Infusionsbesteck in beschriftete dicke Plastikbeutel zu geben. Keinesfalls Kanülen beifügen, diese sind in den üblichen patientennahen Kanülenabwurf zu geben. Anschließend den Beutel dicht, z.B. die mehrmals umgefaltete Öffnung mit Klammergerät (Tacker) oder Klebestreifen, verschließen. Dieser Müll kann in der Regel außerhalb des Hauses dem A-Müll beigefügt werden.

Entsorgung der Rückstände. Die Ausscheidungen von Zytostasepatienten dürfen nur mit Handschuhen (gute, dickere Latexqualität) entsorgt werden, da Zytostatika z.T. unmetabolisiert, d.h. unverändert, von Patienten ausgeschieden werden. Über ihr Verhalten in der Umwelt ist derzeit nur wenig bekannt (Kümmerer et al. 1996, S. 133). Das Risiko für Mensch und Umwelt ist deshalb nicht einzuschätzen, eine Zunahme der Konzentrationen im kommunalen Abwasser durch Wassereinsparmaßnahmen und vermehrte ambulante Therapie ist zu erwarten. Trotzdem bleibt aktuell nichts anderes übrig, als Urin und Stuhl auf dem üblichen Weg in die Kanalisation zu geben. Erbrochener Mageninhalt mit Zellstoff o.ä. sollte aus Mitarbeiterschutzgründen dem krankenhausspezifischen B-Müll zugefügt werden. Grob verschmutzte, nasse Bettwäsche muß ebenso zum Schutz der Mitarbeiter in einen zusätzlichen umhüllenden Plastiksack gegeben werden.

Arbeitsmedizinische Anmerkungen. Für exponierte Mitarbeiter wird alle 3 Jahre eine arbeitsmedizinische Untersuchung empfohlen. Um einen hohen Standard an Sicherheit und Hygiene aufrechtzuerhalten, könnten regelmäßige gegenseitige Supervisionen und gründliche Einarbeitung von Neuankömmlingen helfen.

Abfallgruppe E

Die letzte Abfallgruppe E ist weder mit umwelthygienischen noch mit infektionsprophylaktischen Aspekten zu betrachten. Hierzu gehören Körperteile und Organabfälle. Ethische Bedenken sprechen für eine besondere Beseitigungsform. Die lange praktizierte entgeltliche Abgabe von Plazenten aus der Entbindungsabteilung zur industriellen Hormonpräparateverarbeitung war in dieser Hinsicht sicher nicht korrekt.

Das Prinzip der Abfallvermeidung als primäres Ziel der neuen Gesetze kann ohne Reduzierung hygienischer Vorstellungen in vielen Bereichen des Krankenhauses realisiert werden. Eine Reihe von Beispielen wurden in anderen Kapiteln (z.B. 3.1.4, 4.5, 5.3.4) behandelt.

Abfallwirtschaftskonzepte und Abfallbilanzen

Mit dem KrW-/AbfG wurde bundeseinheitlich die Verpflichtung zur Erstellung von Abfallwirtschaftskonzepten und -bilanzen geschaffen. Während vorher nur in einzelnen Bundesländern (z.B. NRW) durch ein Abfallwirtschaftskonzept Planungen des einzelnen Betriebes für die Vermeidung, Verwertung und Beseitigung von Abfällen angeregt und offengelegt werden mußten, besteht diese Verpflichtung nun bundesweit. Soll mit dem Abfallwirtschaftskonzept ein in die Zukunft gerichtetes Planungsinstrument verwirklicht werden, wird mit der Abfallbilanz eine Bestandsaufnahme ermöglicht. Verpflichtet zur Erstellung dieser Übersichten sind diejenigen Abfallerzeuger, bei denen jährlich

- mehr als 2000 kg besonders überwachungsbedürftige Abfälle oder
- mehr als 2000 t überwachungsbedürftige Abfälle je Abfallschlüssel anfallen.

Tabelle 6.1. Mülltrennung = Kostenreduzierung (besser ist Abfallvermeidung!)

Was?	Mit ungefähren Angaben der der „Entsorgungskosten"	Wohin?	Standort?
Glas (kostenlose Abholung)	Infusionsflaschen (ohne Besteck: im Stopfen abgebrochen)	Glastonne (ohne Sackeinlage)	Spülraum + Pflegezentrale
	Andere Glasflaschen Braunes/grünes/weißes Glasleergut von Medikamenten	Apothekenkiste	Pflegezentrale
	Übriges Glas (Ampullen, Scherben)	Restmülltonne (mit blauer Sackeinlage)	Pflegezentrale
Leichtstoffe (kostenlose Abholung: im Einkaufspreis enthalten)	Kunststoffflaschen, Folien-/ Papierkombinationen, Blisterverpackung, Metalldosen, Folien, Styropor, Yoghurtbecher, Aluminium *Keine Handschuhe, Spritzen, Infusionsbestecke!*	Leichtstofftonne mit Grünem Punkt-Symbol *(Ohne Sackeinlage)*	Pflegezentrale
	Salbentuben, Spraydosen (Medikamente)	Apothekenkiste	
Papier/Pappe (etwa 191 DM/t)	Medikamentenverpackung Benutzte Papierhandtücher Papier aus Sterilverpackung Altpapier, Zeitungen	Apothekenkiste Papiersammler mit weißem Netzsack	Pflegezentrale Pflegezentrale + Spülraum + Mitarbeiter WC
Restmüll (etwa 487 DM/t)	Infusionsbestecke ohne Dorne Handschuhe, Verbandmaterial Schmutziger Zellstoff, Kompostmaterial Spritzen	Restmülltonne (mit blauer Sackeinlage) Sackhalter mit blauem Sack	Pflegezentrale Spülraum
	Scherben, Ampullen	Restmülltonne (mit blauer Sackeinlage)	Pflegezentrale
Kanülen (etwa 3200 DM/t)	Kanülen direkt am Patienten: beste Hepatitis B- und HIV-Prophylaxe!	Kanülensammler 1 l Kanülensammler 6 l	Pflegezentrale + Patientenzimmer (zu bestellen von der Apotheke!)
	Braunülen, Butterfly, Überleitungsgeräte, Aufziehkanülen		Pflegezentrale

Zur Umweltmotivation sollten die Vorzüge einer Kostenrechnung auch auf die Abfallwirtschaft angewandt werden. Entsorgungskosten verursachungsgerecht je nach Einkaufsverhalten den Abteilungen zuzuordnen sowie den Einkaufsleiter auch für die Entsorgungskosten und das damit verbundene Budget verantwortlich zu machen, würde eine Umsetzung der Ziele des KrW-/AbfG innerhalb des Krankenhauses wirkungsvoller machen (Bazan 1996, S. 24). Eine Übersicht über die Entsorgungslogistik, hier auf eine Pflegestation bezogen, gibt Tabelle 6.1.

6.3
Bundesseuchengesetz

Mit dem Bundesseuchengesetz, das 1962 in Kraft trat, wurde versucht, verschiedene Maßnahmen, die bei ansteckenden Krankheiten ergriffen werden können, um eine Ausbreitung zu verhindern, gesetzlich zu regeln. In der Folge wurde es mehrfach geändert.

Es enthält eine Reihe von Definitionen (z.B. wer ist krank, krankheitsverdächtig, ansteckungsverdächtig, Ausscheider usw.), meldepflichtige Erkrankungen sowie die meldepflichtigen Personen. Der Bereich der Vorschriften zur Verhütung übertragbarer Krankheiten enthält die Rechtsgrundlage für die Liste des Robert-Koch-Instituts (RKI) bei behördlich angeordneten Entseuchungen (s. Kap.3.3.3), Schutzimpfungen, Tätigkeits- und Beschäftigungsverbote.

Ein Infektionsschutzgesetz – bisher liegt mit Datum März 1998 ein Referentenentwurf vor – will den neuen Erkenntnissen und Entwicklungen Rechnung tragen und eine Aktualisierung erreichen. Leitgedanke der Reform der bisherigen gesetzlichen Regelungen zum Schutz der Bevölkerung vor übertragbaren Krankheiten soll die Prävention sein. Als Schwerpunkte der seuchenrechtlichen Vorschriften werden aufgeführt:

- eine Verbesserung der Infektionsepidemiologie,
- die zentrale Koordinierung und Früherkennung durch das RKI,
- Aufbau eines epidemiologischen Informationsnetzes auf Bundesebene durch das RKI,
- Koordination länderübergreifender Maßnahmen durch das RKI zur Bekämpfung akuter Infektionen,
- Erfassung der in Krankenhäusern oder bei einer ambulanten medizinischen Maßnahme erworbenen nosokomialen Infektionen sowie die Resistenzentwicklung bestimmter Erreger,
- Entfallen von umfangreichen Untersuchungstätigkeiten durch Gesundheitsämter (als Tuberkuloseuntersuchung Röntgen und Tuberkulinprobe, lebensmittelhygienische Untersuchung von Küchenmitarbeitern mit Stuhluntersuchung), dafür Ersatz durch Belehrungen.

Gesetzliche Regelungen für Einrichtungen der Altenpflege

Bisher wurde durch § 48a (1) des Bundesseuchengesetzes (BSeuchG) die „seuchenhygienische Überwachung" von Altenheimen durch das zuständige Gesundheitsamt geregelt. Danach konnten im Rahmen von Begehungen durch den Amtsarzt nur Empfehlungen ausgesprochen oder eine Beratung durchgeführt werden. Verbindliche Anordnungen konnten nur formuliert werden, wenn eine konkrete gesundheitliche Gefahr der Bewohner drohte (§ 10a BSeuchG).

Nach dem Referentenentwurf eines Infektionsschutzgesetzes wird die „infektionshygienische Überwachung" § 36 (1) weiterhin durch das Gesundheitsamt übernommen. Es wird jedoch nach § 36 (3) IfSG eine Verpflichtungsmöglichkeit des Amtsarztes ausgesprochen, wodurch „den zur Verhütung von übertragbaren Krankheiten getroffenen Anordnungen Folge zu leisten" ist. Als übertragbare Krankheit ist auch die in Alten(pflege)heimen mögliche Verbreitung nosokomialer Erreger (z.B. Wundinfektionen durch MRSA, durch Nahrung übertragene Salmonellen-Enteritis-Erkrankungen durch die versorgende Altenheimküche) anzusehen. Vor oder unmittelbar nach der Aufnahme einer Person in ein Altenheim muß ein ärztliches Zeugnis darüber vorgelegt werden, daß „bei ihnen keine Anhaltspunkte für das Vorliegen einer ansteckungsfähigen Tuberkulose der Atmungsorgane vorhanden sind" (§ 36 [4] des IfSG-Entwurfs). Damit wird der besonderen Infektionsgefährdung älterer Menschen gegenüber der Tuberkulose Rechnung getragen.

6.4
Thanatologie

Der Begriff Thanatologie (griechisch) wird für mehrere Wortbedeutungen verwendet:

- Er wird verwendet für die sich mehr auf Soziologie und Psychologie beziehende Lehre von den psychischen und sozialen Wirkungen des Sterbens, z.B. die Todesangstproblematik und die damit zusammenhängenden Abwehrmechanismen (Rosemeier 1984, S. 215), soweit sie sich empirisch ermitteln lassen.
- Mit Beziehung zur Rechtsmedizin befaßt sie sich mit den komplexen Zusammenhängen der Vorgänge im Organismus vor dem Tod (Agonie), den Begriffen des Todes (Scheintod, klinischer Tod ...) sowie mit den Kriterien zur Todesfeststellung (sichere und unsichere Todeszeichen), mit Vorgängen nach dem Tod (frühe und späte Leichenveränderungen), mit der Untersuchung von Leichen (Leichenschau, Obduktion, Identifizierung) sowie mit den Todesarten.

Eine Beziehung zur Hygiene besteht in vielerlei Hinsicht. Beispielsweise sprechen Menschen oft von Ansteckungsängsten, die durch Sterbende und Verstorbene ausgelöst werden. Desweiteren will der Umgang mit Angehörigen von Sterbenden und Verstorbenen gelernt und erfahren sein. Im Sinne einer „Thanatohygiene" (Kanowski 1984, S. 260) werden die anschließenden Trauerreaktionen sowie präventive Möglichkeiten von der Vorbereitung der Angehörigen auf den nahenden Tod bestimmt. Bei pathologischen Trauerreaktionen von Angehörigen lassen sich immer biographieabhängige, „neurotische" Elemente als bedingende Faktoren nachweisen.

6.4.1
Todesfeststellung

Begriffe des Todes

„… Todesdefinitionen haben sich gewandelt. Früher geltende Todeszeichen wie Herzstillstand, Atemstillstand und Pupillenstarre werden aus dem Interesse an der Verfügung über transplantierbare Organe als nicht mehr genügend betrachtet. Sie werden ergänzt oder ersetzt durch die Messung der Hirnströme. Trotzdem sind diese 'Hirntodkriterien', nach denen ein Mensch tot sein soll, umstritten und stoßen nach wie vor auf Vorbehalte. (Birnbacher et al. 1993) Für den Menschen gibt es nur einen Tod. Die Bezeichnung 'Hirntod' ist in Frage zu stellen, da sie die Vorstellung aufkommen läßt, daß es mehrere Tode (‚Hirntod‘, ‚Herz-Kreislauf-Tod‘, ‚klinischer Tod‘, ‚sozialer Tod‘, ‚Teil-Hirntod‘, ‚biologischer Tod‘, ‚individueller Tod‘) gibt. Der vollständige und irreversible Funktionsausfall des Gehirns ist nur ein weiteres Kriterium für den Tod. Auch der Tod ist prozeßhaft. So scheint es, daß z.B. Haare und Nägel nach dem Tod noch eine Zeitlang weiterwachsen …"(Sitzmann 1996, S. 328)

Anmerkungen zum „Hirntod"

Statt „Hirntod" müssen wir von irreversiblem nekrotisierendem Hirnversagen sprechen: es sind schwerstkranke, sterbende Patienten, aber nicht Tote (Bavastro 1997, S. 236). Erst durch die Organentnahme endet das Leben dieses Sterbenden.

Anmerkungen zum klinischen Tod

Die Pupillen sind lichtstarr, oft erweitert, es besteht eine Muskelerschlaffung, die Reflexe fehlen, Spontanatmung sowie Herz- und Kreislauffunktion kommen zum Erliegen. Die Wiederbelebungszeit des Gehirns beträgt je nach Umgebungsbedingungen 5–10 min, auch der Herzmuskel reagiert empfindlich auf Sauerstoffmangel. Von diesem Moment sowie den letzten Phasen des Sterbens heißt es oft, daß der Patient „nicht ansprechbar sei". „Aus vielen Befragungen von Menschen, die klinisch tot waren und wiederbelebt wurden, wissen wir, daß der Mensch, auch wenn er von uns aus gesehen nicht bei Bewußtsein ist, alles hört. Der Hörsinn ist der letzte Sinn, der schwindet …" (Tausch-Flammer u. Bickel 1995, S. 41). Für unseren Umgang mit Sterbenden und Verstorbenen kann dieses Wissen nur bedeuten, daß der Mensch wohl von *uns* anzusprechen ist. Wir können mit ihm reden und sollten unsere Gespräche am Krankenbett darauf ausrichten.

Anmerkungen zum endgültigen Tod

Dem klinischen Tod folgt der endgültige Tod mit irreversiblem Sistieren von Kreislauf und Atmung und dem Auftreten von *sicheren Todeszeichen,* als frühe und spätere Erscheinungen.

Frühe Leichenveränderungen. Hierunter versteht man in der Reihenfolge des üblichen Auftretens:

- *Totenflecken:* Sie entstehen durch Absinken des Blutes aufgrund der Schwerkraft in tiefergelegene Kapillaren und kleine Venen. Zunächst fleckförmig, dehnen sie sich nach und nach aus. An den Aufliegestellen des Verstorbenen fehlen Totenflecken. Bei plötzlichem Tod sind erste Totenflecken frühestens nach 20–30 min zu erwarten, voll ausgeprägt sind sie erst nach 6–12 h.
- *Erkalten* ist abhängig von der Temperatur der Umgebung und von der Bekleidung. Die Körpertemperatur nimmt pro Stunde ungefähr um etwa 1 °C ab.
- *Totenstarre:* Sie beginnt bei dem Verstorbenen nach etwa 2–4 h und ist nach 6–8 h vollständig ausgeprägt. Diese Muskelstarre der quergestreiften und glatten Muskulatur beginnt zuerst an Nacken und Unterkiefer, geht dann auf Schultergürtel und die oberen Extremitäten über, zuletzt auf die unteren Gliedmaßen. Normalerweise löst sie sich nach 2–3 Tagen wieder, sie wird mit Auflösungserscheinungen erklärt.

Späte Leichenerscheinungen. Hierzu zählen:
- *Autolyse und Fäulnis:* Oft werden alle negativen, belastenden und eher düsteren Vorstellungen und Empfindungen, die mit dem Tod zusammenhängen, mit der Furcht vor dem „Leichengift" begründet. Manchmal wird eine Ansteckungsangst geschildert, daß man Angst davor habe, „als nächster zu sterben, wenn ich den Toten jetzt berühre". Als spätere Leichenerscheinung entsteht die Autolyse, die durch Eigenenzyme des Körpers hervorgerufen wird. Die Aufspaltung von Eiweißkörpern in Aminosäuren bei der Fäulnis bezeichnet man als Proteolyse. Vergiftungsgefahren durch Eiweißfäulnisprodukte (Ptomaine) beim Berühren von Verstorbenen bestehen nicht.

Anmerkungen zum Scheintod
Hier fehlen sichere Todeszeichen. Wichtige Lebensäußerungen sind nicht wahrnehmbar, nämlich

- Atmung,
- Puls,
- Körperwärme,
- Reflexe.

Man spricht von einer Vita reducta bis Vita minima. Die Ursachen können vielfältig sein, z.B. Unterkühlung, Alkohol, Narkotika, die verschiedenen Komaarten, Badeunfall.

Nach den Bestattungsgesetzen der Länder muß jeder Verstorbene zur Feststellung des Todes, der Todesart (natürlicher, nichtnatürlicher Tod) und der Todesursache von einem Arzt untersucht werden (Leichenuntersuchung oder „Leichenschau"). Jeder Krankenhausarzt ist zur Vornahme der Leichenuntersuchung nach den Verabredungen innerhalb des Hauses verpflichtet. Über die Untersuchung ist eine Todesbescheinigung auszustellen. Stellt der Arzt einen nichtnatürlichen Tod fest, muß er die Polizei benachrichtigen.

6.4.2
Umgang mit Verstorbenen – Aufbahrung Verstorbener

Das Antlitz eines Verstorbenen während der Aufbahrung schildert Thomas Mann in seinem „Zauberberg" (1993, S. 735): „Am nächsten Tage, in seinem seidenen Manschettenhemd, Blumen auf der Decke, ruhend in matter Schneehelligkeit, war Joachim noch schöner geworden als unmittelbar nach dem Übertritt. Jede Spur der Anstrengung war nun aus seinem Gesicht gewichen; erkaltet, hatte es sich zu reinster, schweigender Form befestigt. Kurzes Gekräusel seines dunklen Haares fiel in die unbewegliche, gelbliche Stirn, die aus einem edlen, aber heiklen Stoff zwischen Wachs und Marmor gebildet schien, und in dem ebenfalls etwas gekrausten Bart wölbten die Lippen sich voll und stolz."

In der Klinik

Der Tod eines nahen Menschen ist ein unwiederbringlicher Augenblick. Diese Vorstellung wird vielfach auch im pflegerischen Verhältnis erlebt. Alle Verstorbenen sollten im Krankenhaus oder Altenheim durch die Pflegenden der Station in besonders gestalteten Räumen aufgebahrt werden,

- um Angehörigen eine würdige Verabschiedung von ihrem Verstorbenen zu ermöglichen,
- um Menschen, die es wünschen, das Begleiten des Verstorbenen auch über drei Tage anzubieten,
- um den pflegerischen und therapeutischen Mitarbeitern zu ermöglichen, die Verabschiedung zu gestalten und
- den Verstorbenen beim Übergang der Individualität des Menschen in eine andere Daseinsform zu unterstützen (Sitzmann 1997a, S. 158).

Dies stellt auch eine hygienische Aufgabe zum Schutz vor dem Ausbrennen (burnout) der Mitarbeiter dar. Eine Aufbahrungskultur pflegt die Würde eines Menschen über den Tod hinaus. Nach ärztlicher Rücksprache wird im Krankenhaus zur Feststellung der Todesursache manchmal eine Sektion durchgeführt; auch danach ist eine Aufbahrung möglich.

Eine allgemeingültige Antwort zur Frage, ob ein Verstorbener gewaschen werden muß, kann es nicht geben. Es gibt viele Beispiele aus anderen Kulturen, aber auch aus Hospizen (Tausch-Flammer u. Bickel 1995, S. 76), daß Menschen ihren Verstorbenen z.B. für 24 h so liegen ließen, wie er gestorben war. „Er war im Schlaf, auf der Seite liegend, zusammengerollt, geborgen, ganz friedlich gestorben." (Tausch-Flammer u. Bickel 1995, S. 76) Schwierigkeiten für die Einsargung müssen bedacht werden, oft kann nicht bis zur Auflösung der Totenstarre gewartet werden.

Aus hygienischen Gründen ist es nicht erforderlich, einen Verstorbenen zu waschen. Für den Abschied der Angehörigen ist es jedoch bei einer längeren Agonie mit starkem Schwitzen, Verbluten oder Ersticken wichtig, den Verstorbenen zu säubern, desgleichen bei Inkontinenz von Stuhl und Urin. Die abschiednehmenden Menschen sollen durch schlechte Gerüche keine Abscheu erleben. Vielleicht besteht der Wunsch, den Verstorbenen zum letzten Mal zu berühren, ihn zu streicheln oder zu küssen. Eine Einmalwindel und evtl. ein frischer Verband bei entfernten Drainagen usw. sollten angelegt werden. Zum Schutz vor Kontaminationen sollten dabei die ausführenden Mitarbeiter wie bei Lebenden eine textile Schutzschürze und Handschuhe tragen. Hilfreich ist es meist auch, das Kinn mit einer Plastikkinnstütze hochzuhalten, keinesfalls jedoch mit einer Mullbinde hochzubinden. Nach Eintritt der Totenstarre bleiben dann Furchen, die wie Strangulationsmale aussehen. Mit einem vorsichtigen Einreiben eines ätherischen Öles (z.B. Lavendel an Stirn und Oberkörper) läßt sich die Pflege abschließen. Dem Toten eigene Kleidung anzuziehen, stellt vielleicht eher nochmals eine Verbindung zum Verstorbenen her als das vom Bestatter gelieferte Kunstfasertotenhemd mit Rüschen.

Zu Hause

Stirbt jemand zu Hause, kann der Verstorbene 36 h zu Hause aufgebahrt werden (Anonym 1980, § 7). Durch Antrag eines Angehörigen (Ehegatte, Eltern, Geschwister, Kinder) bei der örtlichen Ordnungsbehörde kann die Frist verlängert werden, wenn ein Arzt bescheinigt, daß dagegen keine (hygienischen) Bedenken bestehen. Keinesfalls ist es erforderlich, sofort den Bestatter zu benachrichtigen. Vielfach ist dann die Folge, daß der Verstorbene sofort abgeholt wird, obwohl die Angehörigen mehr Zeit gebraucht hätten, um Abschied zu nehmen.

Diese private Form der Aufbahrung ist auch dann möglich, wenn jemand im Krankenhaus oder Altenheim gestorben ist, d.h., es ist möglich, den Verstorbenen nach Hause oder in einen Aufbahrungsraum der eigenen Wahl zu bringen.

Als eine Störung der Totenruhe, bedenkenswert auch in strafrechtlicher Sicht, kann das von einigen Bestattern (Willems 1997: Ein Bestatter und Franz Sitzmann stellen ihre gegensätzliche Positionen dar) angebotene Embalming betrachtet werden. Eine Auseinandersetzung mit der Praxis und dem juristischen Hintergrund dieser Prozedur tut not! Durch Entnehmen der Körperflüssigkeiten nach dem Sterben, intravenösem Ersetzen mit Formalin und Karotin sowie umfangreichen weiteren Manipulationen von einigen Bestattern am Verstorbenen sollen

- bereits eingetretene farbliche Veränderungen während des Sterbevorgangs rückgängig gemacht werden,
- vorbeugend physiologische Veränderungen eines Verstorbenen (Leichenflecken, Verwesungsprozesse) verhindert werden,
- bei Auslandsüberführungen Verwesungsprozesse aufgehalten werden, um einen „ästhetischen Anblick der Toten" zu ermöglichen (Sitzmann 1997b, S. 19).

Um eine offene Aufbahrung zu ermöglichen, bestehen keinerlei (hygienischen) Notwendigkeiten.

6.4.2
Recht zur Bestattung, Pflicht zur Bestattung:
Von der Geburt eines toten Kindes

Stirbt ein Baby bereits in der Schwangerschaft, verbindet sich der Schmerz und die Trauer mit einer schmerzlichen Enttäuschung, mit Schuldgefühlen und Selbstwertzweifeln für die Mutter. Entscheidend ist, der Frau die Möglichkeit zum Kennenlernen des verstorbenen Kindes vor dem Abschiednehmen zu geben (Paul 1998, S. 53). Dazu müssen die Eltern ihr Kind gesehen und gehalten haben, am besten unmittelbar nach der Geburt, warm noch vom Mutterleib. Durch mitfühlende Begleitung durch Hebamme oder Geburtshelfer ist dieser wichtige Moment für Mutter und Vater zu erleben. Anschließend ist eine Aufbahrung auch des sehr kleinen Verstorbenen möglich, wenn die Mißbildungen oder Mazerationen bei zu lang vergangener Zeit nach dem Absterben nicht zu stark sind. Eine Hilfe kann es sein, wenn eine Bestattung erfolgen kann.

Die Personenstandsverordnung wurde mit dem 24. 3. 1994 geändert. Die für ein totgeborenes Frühgeborenes festgelegte Gewichtsgrenze wurde darin von 1000 g auf 500 g gesenkt. Den Eltern steht dadurch ein Bestattungs*recht* zu; erforderlich dazu ist lediglich eine ärztliche Bescheinigung mit dem Inhalt:

- daß es sich bei der Fehlgeburt um einen menschlichen Körper handelt und
- daß keine Anzeichen für eine mit Strafe bedrohte Handlung vorliegen. Eine Anmeldung beim Standesamt ist dabei erforderlich.

Haben die Eltern den Bestattungswunsch für das Totgeborene nicht, wird das Totgeborene vom Krankenhaus als totes Gewebematerial einer Verbrennung zugeführt (medizinische Abfälle mit besonderen ethischen Anforderungen an die Entsorgung: Körperteile und Organabfälle einschließlich gefüllter Blutbeutel und Blutkonserven, d.h. E-Abfälle). Bedenkenswert ist für diesen Fall, eine unkonventionelle anonyme Bestattung des totgeborenen Frühgeborenen auf einem eigens ausgewählten Feld des Friedhofes anzustreben.

Voraussetzung für eine Bestattungspflicht ist, daß die Person – zumindest kurz – gelebt hat.

> **?** *Praxisanfrage*
>
> Wir können in unserem Krankenhaus die Verstorbenen nicht offen aufbahren, da der Arzt erst nach 2h die Leichenschau ausführen darf. Durch die Belegungssituation (fast ausschließlich Dreibettzimmer) müssen wir den Verstorbenen für diese Zeit in das Badezimmer fahren und die Angehörigen dort Abschied nehmen lassen. Vorher darf der Arzt die Untersuchung nicht vornehmen, da man einen Scheintod ausschließen muß. Gibt es eine Lösung für diese belastende Situation der Angehörigen?

Antwort

Zur Leichenschau (besser, wenn auch ungebräuchlich: Untersuchung des Verstorbenen) ist jeder niedergelassene Arzt, selbstverständlich auch jeder Krankenhausarzt, verpflichtet. Die Regelungen sind nicht bundeseinheitlich, sondern durch Ländergesetzgebung (Anonym 1980, §3,2) geregelt. Danach hat der Arzt „… *unverzüglich* nach Erhalt der Anzeige über den Todesfall …“ die Leichenuntersuchung vorzunehmen. Die Todesbescheinigung darf erst nach persönlicher Besichtigung und Untersuchung ausgestellt werden. Diese *Unverzüglichkeit* ist aktuell unterstützt worden durch eine Neuregelung (Anonym 1997) beim Gebrauch der Todesbescheinigungen. Damit ist für Notärzte eine Regelung getroffen, wenn eine gründliche Leichenuntersuchung nicht möglich ist und die dringende Behandlung Lebender ansteht. Sie können die dringlichste ärztliche Leichenuntersuchung auf eine Feststellung des Todes beschränken („Teilleichenschau“) und einen zweiten Arzt zu einer vollständigen Leichenschau veranlassen. Grundsätzlich sollen dabei

- neben der Feststellung des sicheren Todes anhand mindestens eines sicheren Todeszeichens (Totenflecke, Totenstarre, Fäulniserscheinungen)
- die Todeszeit,
- die Todesart (natürlich oder nichtnatürlich),
- die zum Tode führenden Erkrankungen und die Todesursache
  anhand einer Untersuchung dokumentiert werden.

„Die Vorschrift, die Leichenschau *unverzüglich* durchzuführen (beispielsweise im Land Baden-Württemberg und NRW), hat wohl den Sinn, bei Scheintod noch Reanimationsmaßnahmen veranlassen zu können. Sie kann zu der Forderung im Widerspruch stehen, daß Todesbescheinigung/Leichenschauschein nur bei sicheren Zeichen des Todes auszustellen sind, deren Auftreten Zeit benötigt. Allerdings erscheinen Totenflecken schon bald nach dem Tode …“ (Reinhardt u. Mattern 1995, S. 249). In der Regel prägen sich die Totenflecke, in der Rückenlage des Verstorbenen zuerst in der Nackenregion, nach etwa 20–30 min aus (Du Chesne u. Brinkmann 1997).
Somit könnte eine offene Aufbahrung im eigens dafür eingerichteten Aufbahrungsraum nach der pflegerischen Vorbereitung des Verstorbenen, vielleicht zusammen mit den Angehörigen und der innerhalb der Station ausgeführten Leichenuntersuchung in einem zusammenhängenden Prozeß ausgeführt werden.

? Praxisanfrage (Leserbrief zu einem Beitrag des Verfassers)

„Aufbahrung, warum? Wir im Pflegebereich sollten froh sein, daß es die sog. Leichenhallen in den Krankenhäusern nicht mehr gibt. Sie sind durch entsprechende Kühlanlagen ersetzt, was wohl zur Hygiene dienlicher ist ...
Nach dem Gesetz müssen Exitus 2 h im Sterberaum bleiben, bevor sie in die Kühlanlage gebracht werden. Nach Notwendigkeit wird die Zeit verlängert, damit die Angehörigen Abschied nehmen können. Was nicht ausschließt, daß es oft am entsprechenden Raum fehlt; die Exitus müssen im Krankenzimmer bleiben. Was oft zu erheblichen Engpässen führt, wenn die Betten beziehungsweise Zimmer für Patienten gebraucht werden ...
Es ist wohl wichtiger, Sterbebegleitung zu bejahen. Trauerphase ist eine Zeit- und Gefühlssache. Sie hängt sehr davon ab, wie zu Lebzeiten die gegenseitige Zuwendung bestanden hat.“

Antwort

Hygiene heißt auch Förderung der seelischen Gesundheit. Deshalb ist eine Aufbahrung und Verabschiedung Verstorbener einerseits eine Kulturaufgabe, andererseits eine krankheitsvorbeugende pflegerische Aufgabe.
Zu den Argumenten:

- Vergiftungsgefahr durch Eiweißfäulnisprodukte (Ptomaine, sog. Leichengifte) beim Berühren von Leichen besteht nicht. Die Ptomaine sind basische Stoffe, ihre Berührung und Inokulation wird als ungefährlich angesehen (Reinhardt u. Mattern 1995). Trotzdem sind bei septischen Erkrankungen Vorschriften der Hygiene zu beachten. Seit dem segensreichen Wirken von Semmelweis besteht auch heute noch die Befürchtung, daß von Verstorbenen Infektionen, z.B. Kindbettfieber, übertragen werden. Das Kindbettfieber (Puerperalfieber) entsteht in industrialisierten Ländern nur noch selten als Sonderform der Sepsis, wenn A-Streptokokken (Streptococcus pyogenes) bei der Geburt in das Endometrium und die umgebenden Gewebe und von dort in die Lymphbahnen und die Blutbahn eingebracht werden. In Ländern der Dritten Welt ist sie immer noch ein großes Problem, die Erreger werden hauptsächlich durch die Geburtshelfer übertragen. In der Klinik kann aber von jedem Streptokokkeninfektionsherd eine Streptokokkensepsis ausgelöst werden.
- „Verstorbene müssen nach dem Gesetz 2 h im Sterberaum liegen.“ Diese immer wiederholte Zeitangabe ist unkorrekt. Jede menschliche Leiche ist von einem Arzt zu untersuchen. Die Bestimmungen über die Leichenuntersuchung sind durch Ländergesetzgebung geregelt, es liegt also keine einheitliche Fassung vor. Der Tod eines Menschen ist nach dem Personenstandsgesetz dem Standesamt anzuzeigen. Dazu ist der bei der Untersuchung ausgestellte Leichenschauschein/Todesbescheinigung vorzulegen.

Zur Unverzüglichkeit der Untersuchung des Verstorbenen siehe die Ausführungen zur obigen Anfrage.

> Im Referentenentwurf eines neuen Krankenhausgesetzes NRW (Stand 10. 6. 1997) heißt es unter § 3 (4): Die Würde der Patientinnen und Patienten ist über den Tod hinaus zu wahren. Hinterbliebene sollen angemessenen Abschied nehmen können.
> Sollen wir Pflegende in diesem wichtigen Bereich nur aus einer rechtlichen Verpflichtung heraus tätig werden?

6.5
Hygienerelevante Auswirkungen des Mutterschutzgesetzes und der Gefahrstoffverordnung

Die Beschäftigungsverbote des Mutterschutzgesetzes (MuSchG) in der Fassung vom 20. 12. 1996 allgemeiner Art sind bekannt. So darf eine Mutter 6 Wochen vor dem errechneten Entbindungstermin ihre Befreiung von der Arbeit fordern, freiwillig darf sie jedoch weiterarbeiten. Bis 8 Wochen nach der Entbindung darf sie nicht beschäftigt werden, bei einer Mehrlingsgeburt bis 12 Wochen.

Ein besonderes Beschäftigungsverbot wird nach § 4 Absatz 1 ausgedrückt. Nach dieser Regelung dürfen werdende Mütter nicht mit Arbeiten beschäftigt werden, bei denen sie schädlichen Einwirkungen von gesundheitsgefährdenden Stoffen ausgesetzt sind. Konkretisiert wird die Bestimmung, wenn Arbeiten erfaßt werden, bei denen Berufskrankheiten im Sinne der Unfallversicherung entstehen können. Noch gezielter wird die Vorschrift des Mutterschutzgesetzes durch die Verordnung über gefährliche Stoffe (Gefahrstoffverordnung – GefStoffV) formuliert. Darin wird in § 26 Absatz 5 Satz 3 dem Arbeitgeber untersagt, werdende und stillende Mütter mit Stoffen, Zubereitungen oder Erzeugnissen zu beschäftigen, die ihrer Art nach erfahrungsgemäß Krankheitserreger übertragen können und sie dabei den Krankheitserregern ausgesetzt sind. Dazu zählen Blut, Sekret und Speichel, mit denen Mitarbeiter in pflegenden und therapeutischen Berufen z.B. bei Punktionen oder Injektionen, aber auch bei anderen Gelegenheiten regelmäßig in Berührung kommen.

Seit dem 14. 4. 1997 regelt die Mutterschutzrichtlinien-Verordnung den Schutz werdender und stillender Mütter beim Umgang mit gefährlichen Stoffen und ersetzt damit die Regelungen durch die Gefahrstoffverordnung.

Ob sich zukünftig durch die Anwendung von Sicherheitskanülen (s. Kap. 5.2.6) das Risiko von blutbedingten Berufskrankheiten reduziert und damit der Einsatz von schwangeren Frauen für die Tätigkeitsbereiche der Punktion und Injektion wieder möglich ist, bleibt abzuwarten. Voraussetzung wäre, daß das Risiko einer Übertragung von Krankheitserregern lediglich dem Bereich des Restrisikos zuzuordnen wäre, gegen das zu schützen nicht Aufgabe der mutterschutzrechtlichen Beschäftigungsverbote sei.

„Von einem Restrisiko spricht man dann, wenn es nach den Maßstäben praktischer Vernunft ausgeschlossen ist, daß Schadensereignisse für die von der jeweiligen Rechtsnorm geschützten Rechtsgüter eintreten werden." (Schneider 1994, S. 159)

Eine Reihe von Beschäftigungsverboten oder -einschränkungen für schwangere Mitarbeiterinnen, die sich nicht nur aus infektiologischer Sicht ergeben, ist nachfolgend aufgeführt (modifiziert nach Hofmann 1994, S. 83).

Beschäftigungsverbote/-einschränkungen für schwangere Mitarbeiterinnen im Gesundheitsdienst gelten für:

- Infektionsstationen,
- den Kontrollbereich in radiologischen, nuklearmedizinischen und strahlentherapeutischen Einheiten,
- Dialysestationen (*nicht nur* für gelbe und gemischte Stationen),
- Operationsbereiche, in denen Operationen und Organentnahmen durchgeführt werden, die gefährliche Krankheitskeime enthalten können,
- Intensivpflegeeinheiten mit Infektionskranken,
- pädiatrische Abteilungen, wenn nicht ein sicherer Schutz vor den dort vorkommenden Infektionskrankheiten, insbesondere Röteln, besteht,
- mikrobiologische Labors,
- medizinische Labors, in denen Blut und Ausscheidungen hepatitisverdächtiger Patienten untersucht werden,
- Endoskopieeinheiten,
- unreine Seite von Zentralsterilisationseinheiten,
- Tierställe mit infizierten Tieren.

Beschäftigungsverbote/-einschränkungen für schwangere Mitarbeiterinnen beim Umgang mit Gefahrstoffen gelten für:

- Laboratorien aller Art, in denen gefährliche Arbeitsstoffe verwendet werden (wie z.B. Benzol, Methanol, radioaktive Stoffe etc.),
- Bereiche, in denen eine Einwirkung von Narkosegasen möglich ist, und zwar
  - in Operationsräumen, in denen die Narkosegase nicht an der Austrittsstelle so abgesaugt werden, daß eine Einwirkung praktisch ausgeschlossen ist,
  - in angeschlossenen Bereichen, z.B. im Aufwachraum, die keine Absaugvorrichtung haben,
- Zubereitung und Verabreichung von Zytostatika.

Verstöße gegen Beschäftigungsverbote stellen Ordnungswidrigkeiten dar und können mit Geldbuße und in besonders schwerwiegenden Fällen auch mit Freiheitsstrafe bedacht werden.

? ***Praxisanfrage des Mitarbeiters einer Pflegedienstleitung***

Zwei Mitarbeiterinnen der Dialyseabteilung sind schwanger. Die Mitarbeiterinnen wünschen keine Versetzung in einen Pflegebereich, in dem sie keiner Infektionsgefahr durch Blut ausgesetzt sind. Weiterhin würde in einem Team von 5 Mitarbeitern durch diese Versetzung ein empfindlicher Engpaß entstehen. Wie ist die rechtliche Situation?

Antwort

Im MuSchG sind zugunsten werdender Mütter eine Fülle von Vorschriften, z.B. als Beschäftigungsverbote, vorgesehen. Darüber hinaus enthält die GefStoffV Einschränkungen für besondere Arbeitsbereiche. Sie verfolgen den Zweck, die erwerbstätige Mutter und ihr ungeborenes Kind vor Gefahren am Arbeitsplatz zu schützen. Voraussetzung dafür ist, daß der Arbeitgeber und der Betriebsarzt von der Schwangerschaft Kenntnis haben. Sobald also die Pflegedienstleitung von der Schwangerschaft Kenntnis hat, sind die Beschäftigungsverbote und -einschränkungen zu beachten.

Aus einem Leitsatz des Bundesverwaltungsgerichts ist abzuleiten, daß bereits bei einer sehr geringen Infektionswahrscheinlichkeit ein mutterschutzrechtliches Beschäftigungsverbot besteht: „Für ein mutterschutzrechtliches Beschäftigungsverbot, mit dem der Gefahr einer Infektion mit Aids- oder Hepatitisviren vorgebeugt werden soll, genügt bereits eine sehr geringe Infektionswahrscheinlichkeit." (Bundesverwaltungsgericht 1993) Dieses Urteil hat für die tägliche Praxis hinsichtlich der Beschäftigung von schwangeren Mitarbeiterinnen erhebliche Auswirkungen. Eine werdende Mutter darf dann nicht mehr mit Blut oder sonstigen Ausscheidungen des menschlichen Körpers Kontakt haben, wenn sie dabei gleichzeitig mit schneidenden, stechenden (also z.B. kontaminierten Kanülen) oder scharfen Gegenständen umgeht. Dabei besteht sonst die Gefahr, daß die Wirkung der selbstverständlich immer vorzunehmenden Schutzmaßnahmen (wie z.B. Handschuhe) aufgehoben werden.

Ein weiterer Grundsatz zum Mutterschutzgesetz soll erläutert werden: Die Beschäftigungsverbote treten kraft Gesetzes ein. Sie bedürfen daher keiner gesonderten aufsichtsbehördlichen Verbotsverfügung (Kuhlmann 1995, S. 31). Auch ein gegenteiliger Wille der Mutter darf den Arbeitgeber nicht dazu veranlassen, diesen gesetzlichen Schutz des Lebens und der Gesundheit von Mutter und Kind, z.B. bei Infektionsgefahren, zu mißachten.

Ein mutterschutzrechtliches Beschäftigungsverbot hat für die Mitarbeiterin aber nicht zwangsläufig eine bezahlte Freistellung zur Folge. Eine andere zumutbare Beschäftigung, bei der eine Infektionsgefahr nicht besteht, darf übertragen werden.

6.6
Rechtliche Grundlagen der Lebensmittelhygiene

Auswirkungen der Verordnung über Lebensmittelhygiene (LMHV) auf die Praxis

Die LMHV, verkündet im Bundesgesetzblatt 1997, trat im Februar 1998 in Kraft. Teile der Verordnung, das Eigenkontrollkonzept und die damit verbundenen Schulungen der Mitarbeiter betreffend, müssen bis August 1998 umgesetzt sein.

Mit dieser bundeseinheitlichen Hygieneverordnung wird eine EG-Richtlinie 93/43/EWG in nationales Recht umgesetzt und löst das bislang geltende Länderrecht ab. Die Gestaltung der Verordnung folgt einer neuen Rechtspolitik: Die Lebensmittelsicherheit muß durch die *eigen*verantwortliche Festlegung geeigneter Maßnahmen gewährleistet sein. Sie gilt für alle Betriebe, die Lebensmittel *gewerbsmäßig,* d.h. gegen Entgelt, herstellen, behandeln und in Verkehr bringen. Damit ist jeder Lebensmittelbetrieb, von der kleinsten Imbißbude, der Schulküche, der Küche in Altenheim und Krankenhaus bis zum großen Nahrungsmittelkonzern, betroffen. Die landwirtschaftliche Urproduktion ist nicht betroffen, wohl aber die landwirtschaftliche Direktvermarktung, die ein Behandeln von Lebensmitteln (z.B. Um- und Abfüllen, Verpacken, Wiegen, Lagern, Befördern) darstellt.

Es werden 2 Grundpflichten hervorgehoben:

- Einhaltung hygienisch einwandfreier Bedingungen unter Beachtung von Mindestanforderungen und Rahmenbedingungen,
- Gewährleistung der Lebensmittelsicherheit durch eigenverantwortliche Festlegung geeigneter Maßnahmen unter Nutzung eines geeigneten Risikoanalysen- und Beherrschungskonzeptes – des HACCP-Konzeptes.

Das bereits zu Beginn der sechziger Jahre entwickelte Hazard Analysis and Critical Control Point-(HACCP-)Konzept muß genutzt werden. Die amtliche Lebensmittelüberwachung soll sich bei intensiveren Betriebsinspektionen auf die „Kontrolle der betrieblichen Eigenkontrolle" konzentrieren. Während sich viele Küchen früher darauf beschränkten, amtliche Hygienevorschriften zu erfüllen, werden heute zusätzliche Konzepte auf der Basis der HACCP-Prinzipien gefordert, um die gesundheitliche Unbedenklichkeit der Lebensmittel zu gewährleisten. Dieses HACCP-Konzept wurde in den USA zur Produktion sicherer Lebensmittel für das Raumfahrtprogramm genutzt. Mögliche Gesundheitsgefahren für die Astronauten, z.B. eine Durchfallerkrankung im luftleeren All, sollten ausgeschlossen werden.

Ein umfassendes Hygienekonzept läßt sich mit Strukturelementen eines Hauses (Abb. 6.1) vergleichen (Untermann u. Dura 1996, S. 701). Als Fundament stellen sich die räumlichen und technischen Voraussetzungen, Räumlichkeiten mit ihren notwendigen hygienischen Anforderungen entsprechenden Einrichtung, dar. Die teilweise jahrhundertealten grundsätzlichen Hygienemaßnahmen, die Basishygiene, stellen die Wände des „Hygienegebäudes" dar. Das Dach bilden

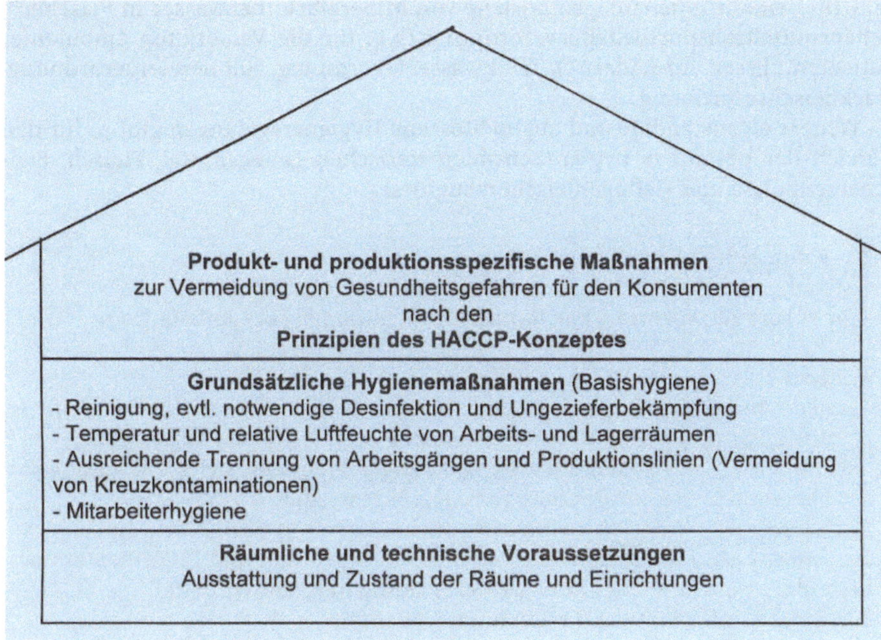

Abb. 6.1. Struktur eines Lebensmittelhygienekonzepts

dann die auf das spezifische Produkt und die auf das Rezept des Herstellungs-
prozesses formulierten Maßnahmen zur Vermeidung von Gesundheitsrisiken für
den Konsumenten.

Regelmäßige Mitarbeiterschulung

Bestandteil eines wirksamen HACCP-Systems ist die regelmäßige Mitarbeiter-
schulung, die auch durch externe sachkundige Personen vorgenommen werden
kann. Über die Häufigkeit und Intensität der Schulungsmaßnahmen wird keine
Aussage getroffen. Im Kommentar (Anonym 1997) zum Entwurf eines neuen
Infektionsschutzgesetzes § 43 (4) wird nach der Erstschulung vor Tätigkeitsauf-
nahme eine jährliche dokumentierte Schulung über die Verhütung lebensmittelbedingter Infektionen und Intoxikationen gefordert (s. Kap. 5.3.4).

Dokumentation

Eine Verpflichtung zur Dokumentation ist in der LMHV nicht ausdrücklich vorgeschrieben. Im Kommentar zur LMHV heißt es jedoch, daß die Dokumentation
durch das Führen eigener betrieblicher Aufzeichnungen aus Produkthaftungsge-
sichtspunkten „dringend empfohlen" wird.

Weitere Hygienevorschriften für den Lebensmittelbereich

Produktspezifische Hygienevorschriften, die ergänzend zur LMHV für Teilbereiche Lebensmittelhygiene regeln, sind z.B. die Getränkeschankanlagenverordnung

(z.B. für Trinkbrunnenanlagen anstelle von Mineralbrunnenwasser in Flaschen), Lebensmitteltransportbehälterverordnung (z.B. für die Versorgung ambulanter Patienten, „Essen auf Rädern"), Trinkwasserverordnung, Hühnereierverordnung, Hackfleischverordnung.

Weitere eigenständige und abgeschlossene Hygieneregelungen gibt es für den Bereich der besonders hygienesensiblen tierischen Lebensmittel, Fleisch, Fleischerzeugnisse und Geflügelfleischerzeugnisse.

Praxisanfrage

Gibt es eine Verpflichtung zur Temperaturmessung bei der Anlieferung?

Antwort

Praxiserfahrene Küchenberater gehen davon aus, daß die betriebseigene Temperaturmessung eine unbedingte Ergänzung zu den Anlieferungsangaben des Lieferanten sei. Sie sollen anfangs in häufiger Frequenz, bei Zuverlässigkeit des Lieferanten stichprobenartig durchgeführt werden.

Auch wenn eine Temperaturmessung nicht explizit in der LMHV aufgeführt sei, umfasse ein Eigenkontrollsystem diese Überprüfung und Dokumentation, besonders wenn die Intention der Verordnung beachtet wird, daß die Behörden ihren Kontrollaufwand reduzieren wollen.

Zur berührungslosen Temperaturmessung mit Infrarotthermometer ist jedoch ein wichtiger Hinweis zu beachten. Die Infrarotmessung mißt die Außentemperatur: wenn ein Tiefgefriergut beim Lieferanten bereits teilweise aufgetaut war und wieder tiefgefroren wird, hat es außen schneller die tiefe Temperatur als innen. Auf die Kerntemperatur kommt es jedoch an! Auch ein Quarkeimer, der beim Lieferanten längere Zeit auf der Rampe stand und dann im Kühlwagen transportiert wird, hat außen eine niedrigere Temperatur als innen – und auf die Innentemperatur kommt es an! Deshalb sollte man sich ein wirkungsvolles, schnell anzeigendes transportables Meßgerät mit Stichlanze anschaffen – inzwischen gibt es schon sehr preiswerte.

Praxisanfrage

Wann muß ich mit dem Aufbau eines Eigenkontrollkonzeptes anfangen?

Antwort

Die LMHV tritt 6 Monate nach ihrer Verkündigung in Kraft. In Artikel 3 ist geregelt, daß dann die Rechtsvorschriften der Länder außer Kraft treten. Zwölf Monate nach dem August 1997 treten die Vorschriften zur Durchführung der betriebseigenen Maßnahmen und Kontrollen einschließlich der Schulungsverpflichtung der Mitarbeiter (§ 4) sowie die Vorschrift zu den Ordnungswidrigkeiten (Strafen) in Kraft. Es bleibt also nicht mehr viel Zeit.

> **Fallbeispiel: Die verschobene Hochzeitsreise**
>
> *Mit 54 Gästen fand das Hochzeitessen in der Gaststätte „Zum grünen Baum"
> statt. Nach dem Essen erkrankte das frisch vermählte Paar und ein paar Gäste
> so heftig, daß sie ihre Flitterwochen erst 4 Tage später antreten konnten.*
>
> *Die Untersuchungen ergaben eine Salmonellenvergiftung, diese Keime ließen
> sich auch im als Nachtisch gereichten Pudding, der Puddingcreme und dem
> Vanilleeis nachweisen.*
>
> *Das Hochzeitspaar verlangte nun Schadensersatz, also die Rückzahlung der
> für das Hochzeitessen aufgewendeten Kosten und die verspätet angetretene
> Reise sowie Schmerzensgeld für Frau und Mann. Die durchgeführte Umge-
> bungsuntersuchung ergab, daß die Wirtin und ihre Tochter Salmonellenaus-
> scheider waren und den Nachtisch am Abend vor der Feier hergestellt haben.
> Nicht eindeutig geklärt werden konnte, ob die Salmonellen durch die Hände
> der Wirtin und ihrer Tochter in das Essen gelangt sind und ob die zum Abfül-
> len des Puddings benutzten Gefäße kontaminiert waren. Auch war nicht mehr
> zu klären, ob deshalb die Erkrankung entstanden sei, weil der Pudding nicht
> über 75 °C erhitzt worden ist.*
>
> *Jedenfalls wurde vom Bundesgerichtshof erklärt, daß auch Gastwirte der Pro-
> dukthaftung unterliegen und ein Schmerzensgeld zu zahlen sei. (Fallbeispiel
> beruht auf einer BGH-Entscheidung, Aktenzeichen VIZR 171/91, veröffentlicht
> in Frankfurter Allgemeine Zeitung vom 12. 3. 1992 Nr. 61, S. 16.)*

6.7
Zivilrechtliche und strafrechtliche Relevanz von Hygienemängeln

Verantwortung für hygienisches Arbeiten

Ebensowenig wie für andere Arbeitsbereiche der Arbeit im Krankenhaus, gibt es
auch kein einheitliches Hygienerecht. In vielen Einzelvorschriften sind hygiene-
rechtlich relevante Einzelvorschriften geregelt, z.B. für die Lebensmittelhygiene,
im Bundesseuchengesetz, in länderbezogenen Verordnungen zur Bestattung usw.

Bei Schäden, die Patienten durch Hygienefehler erleiden, sind die allgemeinen
Grundsätze des Bürgerlichen Gesetzbuches (BGB), evtl. auch des Strafgesetz-
buches (StGB) maßgebend. Relevante Gerichtsentscheidungen unter Einbezie-
hung von Gutachten fachspezifischer Sachverständiger entwickeln das Recht fort
und stellen für die Zukunft einen weiteren Bezugspunkt zur Klärung von Hygie-
neverantwortung dar.

Die Verantwortung liegt entsprechend der jeweiligen Situation entweder beim

- Krankenhausträger. Sie begründet sich aus den Krankenhausgesetzen sowie
  den Krankenhaushygieneverordnungen der Länder, in NRW aus der Krankenhaushygieneverordnung § 2 (Anonym 1989). Der Träger wird für den Bereich
  der Hygiene durch den Ärztlichen Direktor vertreten;
- behandelnden Arzt oder
- den Pflegenden oder anderen Mitarbeitern mit Patientenbeziehung.

Sorgfaltspflicht

Aufgrund des Vertragsabschlusses des Patienten mit dem Krankenhaus besteht die erforderliche Sorgfaltspflicht auch in bezug auf hygienisches Arbeiten. Erforderliche Sorgfalt heißt, daß eine Behandlung, aber auch pflegerische Arbeit, nach den geltenden Regeln der (ärztlichen) Kunst durchgeführt werden, wobei die Verpflichtung zur Fortbildung über neueste Methoden und Empfehlungen besteht. Wird diese erforderliche Sorgfaltspflicht verletzt und tritt für den Patienten ein Schaden ein, so kann dies zivil- oder strafrechtliche Folgen nach sich ziehen. Für den Bereich der Hygiene werden von der Rechtsprechung erhöhte Sorgfaltsanforderungen verlangt. Eine Reihe einschlägiger Urteile sind beispielhaft angeführt.

Zivilrecht

Im Zivilrecht oder bürgerlichen Recht wird die Ordnung der Rechtsbeziehungen des einzelnen im Verhältnis zu seinen Mitmenschen geregelt. Für die vorliegende Problematik handelt es sich im Zivilrecht primär um Haftungsansprüche, d.h. Schadensersatzleistungen infolge eines eingetreten Schadens Es geht somit um die materielle Entschädigung nach schuldhafter Körperverletzung. Der abgeschlossene Behandlungsvertrag zwischen dem Patienten einerseits und dem Krankenhaus oder Arzt andererseits sowie den weiterhin tätigen Mitarbeitern in Pflege und Therapie beinhaltet auch die die sog. Fürsorgepflicht. Grundsätzlich bedeutet dies, daß für den Patienten alles zu tun ist, was zur Besserung oder auch Linderung seiner Krankheit führen kann.

Einige auf die Hygiene bezogene Beispiele:

1. Versäumnisse des Krankenhausträgers können zur Haftung wegen Organisationsverschuldens führen: „Wird ein Krankenhauspatient an seiner Gesundheit geschädigt, weil die ihm verabreichte Infusionsflüssigkeit bei oder nach ihrer Zubereitung im Krankenhaus unsteril geworden ist, dann muß der Krankenhausträger dartun und beweisen, daß der Fehler nicht auf einem ihm zuzurechnenden Organisations- oder Personalverschulden beruht." (BGH, Urteil vom 3. 11. 1981, Aktenzeichen VIZR 119/80, kommentiert in: Sitzmann 1986, S. 41)

2. Umkehr der Beweislast: Grundsätzlich hat zwar der Patient die Beweislast für einen Behandlungsfehler. Etwas anderes gilt aber im Fall eines groben Behandlungsfehlers. Dann kann sich die Beweislast umkehren, so daß der Beklagte den Beweis dafür zu erbringen hat, daß der eingetretene Schaden nicht auf seinem groben Fehler beruht. Versäumt ein Arzt beispielsweise vor einer Gelenkinjektion die Desinfektion seiner Hände, stellt dies ein Verstoß gegen elementare Behandlungsregeln dar. Er muß dann den Nachweis führen, daß es sich um die im Anschluß an seine Behandlung aufgetretenen Infektionsfolgen nicht um eine auf mangelnde Desinfektion zurückzuführende Infektion handelt. (OLG Düsseldorf, Urteil vom 4. 6. 1987, Aktenzeichen8U 113/85)

„Eine wirksame Desinfektion vor einer Injektion setzt die Einhaltung einer Mindesteinwirkzeit des Desinfektionsmittels voraus." Dies um so mehr bei einem Patienten, dessen Abwehr geschwächt ist. (OLG Stuttgart, Urteil vom 20. 7. 1989, Aktenzeichen 14 U 21/88)

3. Haftung wegen Kompetenzüberschreitung: Zwischen Pflegenden und dem Krankenhauspatienten wird kein eigenständiger Behandlungsvertrag abgeschlossen, so daß eine vertragliche Haftung des Pflegenden in aller Regel nicht in Frage kommt. Übernimmt jedoch ein Pflegender eine Aufgabe, für die ihm letztlich die erforderliche ärztliche Qualifikation fehlt, haftet er wegen einer sog. „unerlaubten Handlung" nach §§ 823, 847 BGB, wenn es durch sein Fehlverhalten zu einer Gesundheitsschädigung bei dem Patienten kommt. Auch eine klare Grenzüberschreitung der Kompetenzen durch den Pflegenden („Übernahmeverschulden") rechtfertigt die Beweislastumkehr. (OLG Oldenburg, Urteil vom 9. 4. 1996, Aktenzeichen 5 U 158/95, veröffentlicht in: Bruns et al. 1997)

   Abgeleitet aus ständigen Fragen nach der Übernahme von Injektionen sollten Pflegende nicht routinemäßig z.B. Zytostatikainfusionen, auch wenn ein intravenöser Zugang liegt und eine ärztliche Anordnung besteht, dem Patienten verabreichen. Wegen der Gefährdung des Patienten durch Nebenwirkungen, die besonders zahlreich bei Zytostatika sind, sollte dies im eigenen Interesse beachtet werden (s. Kap. 6.2.2).

4. Recht zur Aufklärung über schlechte hygienische Verhältnisse in der Klinik: „Bestehen in einem Krankenhaus infolge Bauarbeiten oder aus anderen Gründen schlechte hygienische Zustände, die zu einer allgemeinen Erhöhung der Infektionsgefahr führen, so trifft die behandelnden Ärzte ... eine Aufklärungspflicht hinsichtlich dieser Umstände und der infolgedessen nicht einwandfreien Pflegebedingungen ..." (OLG Köln, Urteil vom 16. 3. 1978, Aktenzeichen 18 U 198/77)

5. Verschuldenshaftung eines zahlreiche Patienten mit Hepatitis B infizierenden Zahnarztes: „Erkranken zahlreiche Patienten eines Zahnarztes, der infektiös im Sinne eines Dauerausscheiders ist (Hepatitis-B-Viren), an Hepatitis B, so spricht der Beweis des ersten Anscheins dafür, daß der einzelne Patient sich beim Zahnarzt infiziert hat; das gilt jedenfalls dann, wenn der Zahnarzt ‚rissige Hände' hatte und zeitweise mit ungeschützten Händen arbeitete." (OLG Köln, Urteil vom 17. 12. 1984, Aktenzeichen 7 U 27/84)

6. Schadenersatzpflichtig ist ein Krankenhaus, wenn der Mitarbeiter eines Reinigungsunternehmens durch von einem Desinfektor ausgebrachte Desinfektionsmitteldämpfe gesundheitlich geschädigt wird. Dies trifft insbesondere zu, wenn eine überhöhte Menge eines Desinfektionsmittels versprüht wurde. (BGH Karlsruhe, Urteil vom 25. 9. 1990, Aktenzeichen VIZR 285/89)

Strafrecht

Das Strafrecht stellt die Gesamtheit der Rechtsgrundsätze dar, die bestimmte Handlungen oder Unterlassungen verbieten und für strafbar erklären. Es dient zum Schutz bestimmter Rechtsgüter, z.B. der körperlichen Unversehrtheit. Der für den Bereich der Pflege und Betreuung berufstypische Straftatbestand ist die fahrlässige Körperverletzung nach § 230 StGB. Es handelt sich dabei um schuldhaft rechtswidrige Gesundheitsschädigungen, die einen persönlichen strafrechtlichen Vorwurf auch gegenüber Pflegenden und anderen Mitarbeitern nach sich ziehen können.

Weiterführende Literatur

Bavastro P (Hrsg) (1997) Individualität und Ethik. Urachhaus, Stuttgart
Dettenkofer M (1994) Einteilung von Abfällen aus Einrichtungen des Gesundheitsdienstes. In: Daschner F (1994) Umweltschutz in Klinik und Praxis. Springer, Berlin Heidelberg New York Tokyo, S. 18f.
Sitzmann F (1998) Ethik des Sterbens – Würde des Lebens. Die Schwester / Der Pfleger 6:514–520

Literatur

1. Aufgabengebiete der Hygiene

Zu Kapitel 1.1:
Einführung

Domann E (1997) Infektionskrankheiten heute Ursachen für ihre Rückkehr. Dtsch Apotheker Z 40: 3478–3482

Exner M (1996) Risikobewertung und Risikovermeidung bei Infektionskrankheiten. Zentralbl Hyg Umweltmed 199: 188–226

Steiner R (1920) Die Hygiene als soziale Frage. Dornach 7.4.1920

Wrbitzky R, Drexler H, Letzel S, Gräf W, Lehnert G (1996) Umweltmedizin – eine Standortbestimmung. Dtsch Ärztebl 39: A-2456–2464

Zu Kapitel 1.2:
Einflüsse auf die Krankenhaushygiene

Blanck H (1976) Einführung in das Privatleben der Griechen und Römer. Wissenschaftliche Buchgesellschaft, Darmstadt, S 39

Böhm S (1997) Droht Verweiblichung der Natur? Forscher untersuchen den Einfluß der Östrogene auf die Umwelt. Medikament & Meinung 4/97

Bundesinstitut für gesundheitlichen Verbraucherschutz und Veterinärmedizin (BgVV) (1996) PVC-Weichmacher in Säuglingsnahrung – BgVV fordert Aufdeckung der Quellen und Minimierung der Belastung. Pharmazie in unserer Zeit 6: 115

EB (1997) Gefahr durch Antibiotika in der Tierzucht. Dtsch Ärztebl 17: B-878

Fakten zur Chemie – Diskussion Nr. 51 (9/1996) Umwelt-Östrogene

Glomp I (1997) Vitaminpillen können Gemüse nicht ersetzen – Krebsprävention durch Ernährung. Dtsch Ärztebl 5: B-183

Hoffmann S (1996) Estrogene in der Umwelt. Pharmaziezeitung 36: 65

Kappstein I (1997) Epidemiologie übertragbarer Krankheiten. In: Daschner F (Hrsg) Praktische Krankenhaushygiene und Umweltschutz. Springer, Berlin Heidelberg New York Tokyo, S 22

Koch K (1997) Gentransfer im Darm ist nicht ausgeschlossen – Gesundheitsrisiko von Gentechnik-Nahrung. Dtsch Ärztebl 20: B-1056

Lerchl A, Nieschlag E (1996) Gibt es eine Spermienkrise? Dtsch Ärztebl 39: A-2465–2468

Linden D (1997) Gespenst des Biologismus – Lehren aus der Vergangenheit. Dtsch Ärztebl 17: B-880–881

Rink C, Eckel H, Hüttemann U (1997) Geogene Belastung in den Mittelgebirgen. Dtsch Ärztebl 19: B-1002–1003

Seidel H-J (1995) Gesundheitsbildung und Krankheitsverhütung. In: Reinhardt G, Seidel H-J et al. (Hrsg) Ökologisches Stoffgebiet. Hippokrates, Stuttgart, S 178f.

Sitzmann F (1990) Pflege in Freiheit und Verantwortung – Pflegerische Elemente aus berufsethischer und rechtlicher Sicht. RECOM-Monitor 1: 22–24

Sonntag H-G, Hingst V (1995) Wohnhygiene. In: Reinhardt G, Seidel H-J et al. (Hrsg) Ökologisches Stoffgebiet. Hippokrates, Stuttagart, S 436

Vasold M (1994) Der ungleiche Tod – Europäische Erfahrungen mit großen Epidemien. FAZ v 5. 10. 1994, Nr 231, S N5

Wallhäußer KH (1995) Praxis der Sterilisation, Desinfektion – Konservierung, 5. Aufl. Thieme, Stuttgart, S 543

Wieland L (1997) Schwarze als „Versuchskaninchen" – Clinton entschuldigt sich. FAZ v 20. 5. 97, Nr 114, S 7

Zu Kapitel 1.3:
Gestaltungsaufgaben der Pflegenden

Bay F (1995) Menschenkundliche Grundlagen einer durch Anthroposophie erweiterten Pflege. In: Heine R, Bay F (Hrsg) Pflege als Gestaltungsaufgabe. Hippokrates, Stuttgart, S 29

Ising H, Kruppa B (1994) Zur Frage extraauraler Gesundheitsbeeinträchtigungen durch Arbeitslärm und Verkehrslärm. Bundesgesundheitsblatt 11: 446–449

Remschmidt H (1993) Zyklen der Gewalt: Anmerkungen zur Gewalttätigkeit junger Menschen. Dtsch Ärztebl 90: A1–2539–2544 (Heft 39)

Schützendorf E (1994) Die alltägliche Gewalt in der Pflege. Die Schwester/Der Pfleger 1: 54–58

Sitzmann F (1989) Pflege in Freiheit und Verantwortung: Euthanasie in unserer Gesellschaft. RECOM Monitor 4: 32–34

Sitzmann F (1995) Mit wachen Sinnen wahrnehmen und beobachten. Teil 1. RECOM, Basel Eberswalde, S 111f.

Sitzmann F (1997a) Mit wachen Sinnen ... auf Sprachhygiene achten. Elemente einer Sprachkultur in Pflege, Medizin und Gesellschaft. In: Zegelin A (Hrsg) Sprache und Pflege. Ullstein-Mosby, Wiesbaden

Sitzmann F (1997b) Aufbahrung und Abschiednehmen. Die Schwester/Der Pfleger 2: 157–162

Zu Kapitel 2.2:
Händehygiene

Büchmann G (1914) Geflügelte Worte. Paschke, Berlin

Buchrieser O, Neuhold G, Kristl A, Buchrieser V, Miorini T (1996) Schwachstellen bei der Durchführung der Händedesinfektion. Hyg Med [Suppl] 2: 12

Buchrieser O, Neuhold G, Kristl A, Buchrieser V, Miorini T (1996) Unzureichende Benetzung als Schwachstelle bei der Durchführung der hygienischen Händedesinfektion. Hyg Med 12: 670–673

CI (1997) Think Global! Zentr Steril 5: 248–258

Duden (1993) Zitate und Aussprüche. Dudenverlag, Mannheim Leipzig

Haley RW et al. (1981) Nosocomial infections in U. S. hospitals 1975–1976. Am J Med 70: 947–959

Kappstein I, Daschner F (1997) Standard-Hygienemaßnahmen. In: Daschner F (Hrsg) Praktische Krankenhaushygiene und Umweltschutz. Springer, Berlin Heidelberg New York Tokyo

Mäkelä P (1993) Gesunde Haut als Voraussetzung für eine effektive Händedesinfektion. In: Kramer A et al. (Hrsg) Klinische Antiseptik. Springer, Berlin Heidelberg New York Tokyo

Ogilvie H (1996) Das Neue Testament. Urachhaus, Stuttgart

RKI (1996) Richtlinie für Krankenhaushygiene und Infektionsprävention. Fischer, Stuttgart (Anlage zu Ziff. 7.2 S. 7)

Rimpau W (1996) Medizinethik – Vitzthum'sche Familienblätter. Eigenverlag, Herdecke

Sitzmann F (1994) Beherrsche deine Hände. Die Schwester/Der Pfleger 2: 83

Sitzmann F (1997) Der dauerhafte Konflikt Händehygiene. Die Schwester/Der Pfleger 36: 362–368

Der Spiegel (1988) Titelgeschichte: Die Pest ist besiegt, die Sepsis nicht. Der Spiegel 12: 60–92

Schmidt T, Kramer A (1996) Einfluß von Textil- und Papierhandtuch auf Hautparameter und Beziehungen zur Akzeptanz in einem Modellversuch und in der Praxis. Hyg Med 21: 393–411
Wallhäußer KH (1995) Praxis der Sterilisation, Desinfektions – Konservierung, 5. Aufl., Thieme, Suttgart
ZEIT Magazin Nr. 32 vom 4.8.95

Zu Kapitel 2.3:
Hautpflege zur Vermeidung von Dermatosen

Arnold M (1997) Küssen erlaubt: Long-Lasting-Lippenstifte. Öko-Test Magazin 12: 43–47
Bienstein C (1990) Pflegerische Aspekte der Haut. In: Bienstein C, Schröder G et al. (Hrsg) Dekubitus Prophylaxe Therapie. DBfK Frankfurt/Main, S 41
Heinhold H (1995) Auch intakte Haut braucht Pflege. Pflegezeitschrift 8: 459–462
Hunnius C (1966) Pharmazeutisches Wörterbuch. de Gruyter, Berlin
Mitchell G N (1989) Zur Vermeidung von Hautproblemen bei Handschuhträgern im Gesundheitsdienst. Arbeitsmed Sozialmed Präventivmed 24: 182–183
Sitzmann F (1995) Mit wachen Sinnen wahrnehmen und beobachten. Teil 1. RECOM, Basel Eberswalde, S 49

Zu Kapitel 2.4.1:
Latexallergie

Anonym (1997a) Bundesgesundheitsministerium: Auf Naturlatex nach Möglichkeit verzichten. Apotheker Z Nr. 17 vom 21.4.97
Anonym (1997b) Neue TRGS 540 – Ausgabe Dezember 1997. Bundesarbeitsblatt 12: 58–63
Baur X et al. (1997) Struktur und klinische Relevanz des Naturlatex-Hauptallergens Hevein. Dt Ärztebl 94: A 1499–1501
Heese A et al. (1996) Aktuelles zum Thema Latex-Allergie. Hautarzt 47: 817–824
Heese A (1997) Allergien gegen Latexhandschuhe. Ecomed, Landsberg
Krogh G von , Maibach HI (1981) The contact urticaria syndrome – an updated review. J Am Acad Dermatol 5: 328–342
Krogh G von, Maybach HI (1982) The contact urticaria syndrom. Semin Dermatol 1: 59–66
Mehrtens G (1997) Latexallergien auf dem Vormarsch. Informationsmappe der bgw, Hamburg
Nutter AF (1979) Contact urticaria to rubber. Br J Dermatol 101: 597–598
Projektgruppe „Latexallergie" (1997) Landesanstalt für Arbeitsschutz Nordrhein-Westfalen (Stand Mai 1997)
Rimmele-Schick E (1997) Die Latexallergie als berufsbedingte Erkrankung. Paul Hartmann AG, Heidenheim
SG (1997) Ministerium fordert Maßnahmen gegen Naturlatex-Allergien. Dtsch Ärztebl 24: B-1293
Thiel M, Müller M (1997) Der Handschuh. Ansell Medical Nr. 1, München
Wolf E (1997) Auf Latex kann man momentan nicht verzichten. Pharmazie Z 12: 58

Zu Kapitel 2.5:
Körperpflege

Abeck D et al. (1996) Onychomykosen: Epidemiologie, Pathogenese, Klinik, Mikrobiologie und Therapie. Dtsch Ärztebl 93: A-2027–2032
Anonym (1990) BGA-Empfehlung zu Fußsprühanlagen in Schwimmbädern und Saunen. Bundesgesundheitsblatt 9: 426–427

Anonym (1997) Hygienische Überwachung öffentlicher und gewerblicher Bäder durch die Gesundheitsämter (Amtsarzt) – Mitteilung der Badewasserkommission des Umweltbundesamtes. Bundesgesundheitsblatt 11: 435–440

Augstein F (1996) Reinheit, über alles. FAZ Nr. 123 v 29.5.96, S N5

Bergler R (1976) Psychologie der Sauberkeit: Ergebnis einer Vergleichsuntersuchung 1968/1976. Zentralbl Bakteriol Mikrobiol Hyg B 163: 268–310

Bergler R (1989) Körperhygiene und Sauberkeit im internationalen Vergleich. Zentralbl Bakteriol Mikrobiol Hyg B 187: 422–507

Blanck H (1996) Einführung in das Privatleben der Griechen und Römer (Die Altertumswissenschaft). 2. Aufl. Wissenschaftliche Buchgesellschaft, Darmstadt

Brödner E (1992) Die römischen Thermen und das antike Badewesen: eine kulturhistorische Betrachtung. Wissenschaftliche Buchgesellschaft, Darmstadt

Christ K (1994) Die Römer: eine Einführung in ihre Geschichte und Zivilisation. Beck, München

Goebel W, Glöckler M (1991) Kindersprechstunde. Urachhaus, Stuttgart

Heeg P, Christiansen (1993) Hautantiseptik. In: Kramer A et al (Hrsg) Klinische Antiseptik. Springer, Berlin Heidelberg New York Tokyo

Ippen H (1994) Nitromoschus. Bundesgesundheitsblatt b: 266–260

Kramer A et al. (1993) Körperhygiene. In: Kramer A et al. (Hrsg) Klinische Antiseptik. Springer, Berlin Heidelberg New York Tokyo

Neuhaus W (1961) Der Eigengeruch des Menschen, seine Wahrnehmung, Bedeutung und Beeinflussung. MMW 103: 1752–1755

Sitzmann F (1995) Mit wachen Sinnen wahrnehmen und beobachten. Teil 1. RECOM, Basel Eberswalde

Stüttgen G (1992) Skabies und Läuse heute. Dtsch Ärztebl 89: 1534–1546

Summers MM, Lynch PF, Black T (1965) Hair as a reservoir of staphylococci. J Clin Pathol 18: 13–15

Ulmer H-V (1995) Arbeits- und Sportphysiologie. In: Schmidt RF, Thews G (Hrsg) Physiologie des Menschen, 26. Aufl. Springer, Berlin Heidelberg New York Tokyo

Vaupel P, Ewe K (1995) Funktionen des Magen-Darm-Kanals. In: Schmidt R F, Thews G (Hrsg) Physiologie des Menschen, 25. Aufl. Springer, Berlin Heidelberg New York Tokyo

Voigt T F (1997) Läuse am Menschen und ihre Bekämpfung. Pharmazie Z 142: 4420–4424

Wallhäußer K H (1995) Praxis der Sterilisation, Desinfektion – Konservierung. Thieme, Stuttgart, S 174

Witthauer J, Schiller F (1993) Desodorierung. In: Kramer A et al. (Hrsg) Klinische Antiseptik. Springer, Berlin Heidelberg New York Tokyo, S 3

Zahn V (1994) Merkblatt der Umweltmedizinischen Beratungsstelle der Frauenklinik am Elisabeta Krankenhaus Straubing

Zu Kapitel 2.6:
Weit weg vom Schmutz ... vom Hygieneprinzip der Distanzierung

Anonym (1997) Fallbericht: Entbindung bei C.-burnetii-Infektion – Schutzmaßnahmen erforderlich. Epidemiol Bull 49: 349

Ayliffe GAJ (1991) Role of the Environment of the Operating Suite in Surgical Wound Infectin. Rev Infect Dis 13 [Suppl 10]: 800–804

Bienstein C, Fröhlich A (1994) Basale Stimulation in der Pflege, 5. Aufl. Verlag selbstbestimmtes Leben, Düsseldorf, S 89

Hansis M et al. (1997) Änderung des Hygienestandards und der Infektionsrate in einem neuen Operationstrakt. Hyg Med 22: 226–238

Kramer A et al. (1988) Grundlagen der Krankenhaushygiene. VEB Volk und Gesundheit, Berlin

Sitzmann F (1997) Mit wachen Sinnen pflegen – Pflegepraktische Konsequenzen unserer 12 Sinne. Vortrag anläßlich des Hessentages 1997 am 26.6.97 in Korbach

Steffen U et al. (1996) Das Tragen der Schutzkleidung als Arbeitspflicht. Die Schwester/Der Pfleger 35: 185–187

Unfallverhütungsvorschriften VBG 103 (Stand April 1986)

3.1
Professionelle Hausreinigung in Krankenhaus und Altenheim

Zu Kapitel 3.1.1
Wirkungen professioneller Hausreinigung

Anonym (1994) Beratungsservice – Tips vom Fachmann. Reinigung & Service 7+8: 6
Brandt I et al. (1997) Schwamm drüber – Umweltschonende und gesundheitsbewußte Reinigung in öffentlichen Einrichtungen. Landschaftsverband Westfalen-Lippe
Daschner F, Kropec A (1991) Desinfektion im internationalen Vergleich. Dtsch Ärztebl 88: B-1519f
FIGR (1990) Umweltbewußter Einkauf von Reinigungs- und Pflegemitteln für die Gebäudereinigung. Forschungs- und Prüfinstititut für Gebäudereinigungstechnik, Dettingen
Heyn D, Kober P (1992) Kontrollergebnisse von Desinfektionsmitteln im Gesundheitswesen. Hyg Med 17: 145–148
Hugentobler J (1992) Moderne Krankenhaus-Reinigung. Management & Krankenhaus 7–8: 289–292
Kappstein I et al. (1991) Routinemäßige Bettendesinfektion unnötig – Bettenzentrale unnötig? Klinikarzt 20: 566–574
Kappstein I (1997) Spezielle Epidemiologie nosokomialer Infektionen. In: Daschner F (Hrsg) Praktische Krankenhaushygiene und Umweltschutz. Springer, Berlin Heidelberg New York Tokyo
Rolff M (1997) Umweltschonende Hausreinigung. In: Daschner F (Hrsg) Praktische Krankenhaushygiene und Umweltschutz. Springer, Berlin Heidelberg New York Tokyo
Saunus C (1994) Die Kunst der Sanitärfuge. Reinigung & Service 1/2: 43–46
Sitzmann F (1995) Bettenpaternoster. In: Sitzmann F (Hrsg) Pflegehandbuch Herdecke. Springer, Berlin Heidelberg New York Tokyo
Sitzmann F (1996) Mit wachen Sinnen wahrnehmen und beobachten. Teil 2. RECOM, Baunatal
Steuer W (1992) Reinigung und Flächendesinfektion im Krankenhaus. In: Steuer W (Hrsg) Krankenhaushygiene. Fischer, Stuttgart

Zu Kapitel 3.1.2:
Unterstützung durch ätherischer Öle

Anonym (1993) Holz besser als Plastik. Der Spiegel Nr. 7: 207
Anonym (1993) Auf Holz haben Bakterien keine Überlebenschance. Die Welt v 12.2.1993
Franzke C (1990) Ätherische Öle. In: Franzke C (Hrsg) Lehrbuch der Lebensmittelchemie. Akademie, Berlin
Koedam A (1982) Antimkrobielle Wirksamkeit ätherischer Öle. In: Kubeczka K-H (Hrsg) Ätherische Öle. Thieme, Stuttgart
Rehm H-J (1980) Industrielle Mikrobiologie. Springer, Berlin Heidelberg New York
Schilcher H (1984) Ätherische Öle – Wirkungen und Nebenwirkungen. Dtsch Apotheker Z 29: 1433–1442

Zu Kapitel 3.1.3:
Reinigungschemie – einige Gesichtspunkte zur Wirkung und Bewertung

Brandt I et al. (1997) Schwamm drüber – Umweltschonende und gesundheitsbewußte Reinigung in öffentlichen Einrichtungen. Landschaftsverband Westfalen-Lippe, Münster, S 25f
Brinker L (1994) Was verschwindet im Abfluß? Krankenhaus Technik 6: 66–71
Grimm H-U (1997) Die Suppe lügt. Klett-Cotta, Stuttgart

Lutz W (1994) Umweltbewußter Einkauf von Reinigungs- und Pflegemitteln für die Gebäuder-
einigung. Forschungs- und Prüfinstitut für Gebäudereinigung, Dettingen
Seipp H-M (1996) Pflegefilmsanierung statt naßchemischer Reinigung. Krankenhaus Technik 2:
54–57
Sitzmann F (1995) Mit wachen Sinnen wahrnehmen und beobachten. Teil 1. RECOM, Basel
Eberswalde, S 90
Sitzmann F (1996) Abfallhandling im Klinikalltag. In: Bazan M, Biedermann H (Hrsg) Müll im
Krankenhaus. Fischer, Stuttgart Jena
Sonnberger B (1997) Enzyme in der Reinigung. Reinigung & Service 3: 42–44

Zu Kapitel 3.1.4
Hygienischer Umgang mit Wäsche (Bettwäsche, Windeln, Bauchtücher u.a.)

Carle R (1993) Ätherische Öle. WissVerlGes, Stuttgart, S 203
Daschner F (1993) Plastik oder Leinen: Nutzen, Kosten und Probleme. In: Schweins M et al.
(Hrsg) Hygiene im chirurgischen Alltag. de Gruyter, Berlin
Daschner F, Rüden H (1997) Hygiene in Operationsabteilungen – Empfehlungen des Nationalen
Referenzzentrums für Krankenhaushygiene. Chirurg 68: 941–944
Forschungsinstitut Hohenstein (1998) Untersuchungsbericht Nr. 97.1.4.0598 v. 8.1.98
Geiss HK, Frank S, Schmitt J (1997) Postoperative Blutungskomplikationen durch ungenügend
wiederaufbereitete Bauchtücher. Zentr Steril 5: 346–349
Goebel W, Glöckler M (1991) Kindersprechstunde. Urachhaus, Stuttgart
Holländer R (1992) Anforderungen an die Qualität der Wäsche für Station und Operationssaal.
In: Sander J, Sander U (1992) Umsetzung von Gesetzen, Verordnungen und Empfehlungen.
Schliehe, Osnabrück
Hunnius C (1966) Pharmazeutisches Wörterbuch. de Gruyter, Berlin
Kümmerer K, Dettenkofer M, Scherrer M (1996) Comparison of reusable und disposable lapa-
ratomy pads. Int J LCA 1: 67–73
Mezger H (1998) Recycling von Antithrombosestrümpfen. Pflege Aktuell 1: 28–29
Otalowa DIU, Holländer R (1996) Umweltverträgliches und hygienisch einwandfreies Waschen
von Krankenhauswäsche. Krkh Hyg & Inf. verh 18: 111–116
Rehm HJ (1980) Industrielle Mikrobiologie, 2. Aufl. Springer, Berlin Heidelberg
Scherrer M, Kümmerer K, Dettenkofer M (1996) Die Bedeutung von Ökobilanzen in Klinik und
Praxis. In: Fenner T (Hrsg) Öko-Management in Klinik und Praxis. Schattauer, Stuttgart
Sitzmann F (1995) Mit wachen Sinnen wahrnehmen und beobachten. Teil 1. RECOM, Basel
Eberswalde
UVV Unfallverhütungsvorschrift Wäscherei (VBG 7y) vom 1.10.1982 in der Fassung vom 1.1.1993

Zu Kapitel 3.2:
Hygiene, besonders auf den ersten Stationseinsatz bezogen

Schneider W, Sitzmann F (1981) Krankenbeobachtung. ROCOM Basel

Zu Kapitel 3.2.1:
Bettenmachen, Waschschüssel und Steckbecken – alltägliche pflegerische Maßnahmen und Hygiene

Bienstein C (1990) Pflegerische Aspekte der Haut. In: Bienstein C, Schröder G (Hrsg) Dekubitus
Prophylaxe Therapie. Krankenpflege, Frankfurt/Main
Gleich P, Ladenthin B (1997) Entsorgung gefüllter Absaugbeutel. Die Schwester/Der Pfleger 36:
1042–1043

Heine R (1995) Variationen zur Ganzkörperwaschung. In: Heine R, Bay F (Hrsg) Pflege als
Gestaltungsaufgabe. Hippokrates, Stuttgart
Ledwig A, Malitz E (1995) Pflegeprozeß und Pflegedokumentation. In: Sitzmann F (Hrsg) Pflegehandbuch Herdecke. Springer, Berlin Heidelberg New York Tokyo
Rentmeister M, Ullrich L (1992) Die Pflege der Haut, ein all-tägliches Problem. Die Schwester/Der Pfleger 7: 607–613
Schneider W, Sitzmann F (1981) Krankenbeobachtung – Ein Hilfsmittel zur Schulung der Beobachtungsfähigkeit. ROCOM, Basel
Sitzmann F (1996) Mit wachen Sinnen wahrnehmen und beobachten. Teil 2. RECOM, Baunatal

Zu Kapitel 3.2.2:
Putzen, scheuern, wischen – Umgang mit Desinfektionsmitteln

Arbeitsschutzgesetz (ArbSchG)
Merkblatt für den Umgang mit Reinigungs-, Pflege- und Desinfektionsmitteln Ausgabe 9.1996
Auflage 1996 ZH 1/187
TRGS 555 (1997) Betriebsanweisung und Unterweisung nach § 20 GefStoffV. Bundesarbeitsblatt
12: 49–58
Regeln für Sicherheit und Gesundheitsschutz bei Desinfektionsarbeiten im Gesundheitsschutz.
Berufsgenossenschaft Gesundheitsdienst und Wohlfahrtspflege ZH 1/31 (Stand August 1997)

Zu Kapitel 3.2.3:
Hygiene in der ambulanten Pflege und Altenpflege

Köther I, Gnamm E (1993) Altenpflege in Ausbildung und Praxis. Thieme, Stuttgart
Sitzmann F (1996) Mit wachen Sinnen wahrnehmen und beobachten. Teil 2. RECOM, Baunatal

Zu Kapitel 3.2.4:
Riechgalerie

Spranger C, Uhlmann B (1995) Äußere Anwendungen. In: Sitzmann (Hrsg) Pflegehandbuch Herdecke, 2. Aufl. Springer, Berlin Heidelberg New York Tokyo
Sitzmann F (1995) Mit wachen Sinnen, Teil 1. RECOM, Basel
Sitzmann F (1996) Mit wachen Sinnen, Teil 2. RECOM, Baunatal

Zu Kapitel 3.2.5:
Gezielte chemische Desinfektion

Bazlen U (1997) Unterstützung bei den ATL. In: Schäffler A, Menche N, Bazlen U, Kommerell T (Hrsg) Pflege heute. Fischer, Ulm
Falke D (1994) Epidemiologie der Virusinfektion. In: Hahn H, Falke D, Klein P (Hrsg) Medizinische Mikrobiologie. Springer, Berlin Heidelberg New York Tokyo
Hahn H (1994) Pseudomonas. In: Hahn H, Falke D, Klein P (Hrsg) (Hrsg) Medizinische Mikrobiologie. Springer, Berlin Heidelberg New York Tokyo
Korting HC (1994) Allgemeine Mykologie: Pilze. In: Hahn H, Falke D, Klein P (Hrsg) Medizinische Mikrobiologie. Springer, Berlin Heidelberg New York Tokyo
Leute E (1998) Wie erstelle ich einen Hygiene- und Desinfektionsplan? Tagungsscript: 2. Kurs und Intensivtraining für kosten- und umweltbewußtes Hygienemanagement im Krankenhaus. BZH Freiburg, April 1998

Mims CA, Playfair J, Roitt JM, Wakelin D, Williams R(1996) Medizinische Mikrobiologie. Ullstein-Mosby, Berlin
Schäffler A et al. (1997) Pflege heute. Fischer, Ulm

Zu Kapitel 3.2.6:
Vermeiden von Infektionen durch Kanülenstichverletzungen

Schnur M (1995) Die Venenverweilkanüle. Jungjohann, Neckarsulm

3.3
Desinfektionsverfahren

Zu Kapitel 3.3.1:
Ein paar unvermeidliche Definitionen

Daschner F (1989) Forum hygienicum. Medizinverlag Vieweg, München, S 213
Kappstein I (1997) Epidemiologie und Prävention von Aspergillosen. In: Daschner F (Hrsg) Praktische Krankenhaushygiene und Umweltschutz. Springer, Berlin Heidelberg New York Tokyo, S 155f.
Kramer A et al. (1993) Begriffsbestimmung der Antiseptik und Zielstellung der klinischen Anwendung von Antiseptika. In: Kramer A et al. (Hrsg) Klinische Antiseptik. Springer, Berlin Heidelberg New York Tokyo, S 3
Dettenkofer M, Daschner F (1997) Umweltschonende Sterilisation und Desinfektion. In: Daschner F (Hrsg) Praktische Krankenhaushygiene und Umweltschutz. Springer, Berlin Heidelberg New York Tokyo, S 201f.
Wallhäußer K H (1995) Praxis der Sterilisation, Desinfektion – Konservierung. Thieme, Stuttgart, S 186

Zu Kapitel 3.3.2:
Physikalische Desinfektionsmethoden

Christiansen B et al. (1995) Arbeitsbuch Hygiene für Pflegeberufe und andere Medizinalfachberufe. Fischer, Stuttgart Jena
Schwarzmüller E (1996) Desinfektionsmittel – Zusammensetzung, Wirkungsweise, Einsatzgebiete. PZ Prisma 3: 177–187

Zu Kapitel 3.3.3:
Nichts bleibt ungeregelt: Listen der DGHM, des RKI,
der DVG sowie eine HD-Liste und eine zur Tuberkulose

Traenhart O, Gerlich WH (1998) Viruswirksame Desinfektion. Dt Ärztebl 95: A-880–888

Zu Kapitel 3.3.4:
Gesichtspunkte zur Auswahl chemischer Desinfektionsmittel

Anonym (1996) Creutzfeldt-Jakob-Krankheit: Desinfektion und Sterilisation von chirurgischen Instrumenten. Epidemiol Bull 27: 182–184

Anonym (1997) Neue TRGS 540 Ausgabe Dezember 1997. Bundesarbeitsblatt 12: 58–63
Anonym (1998) Weniger Infektionen durch 30 Sekunden Händedesinfektion. Ärzte-Zeitung 1/98: 15
BGW (1996) Raumdesinfektion mit Formaldehyd. Hamburg (Bestellnummer GP3)
Bundesärztekammer (1987) Formaldehyd Stellungnahme des Wissenschaftlichen Beirates. Dtsch Ärztebl 45: B-2107–2112
Christiansen B, Grabowski B, Kirstein P (1995) Arbeitsbuch Hygiene. Fischer, Stuttgart Jena
Dettenkofer M, Daschner F (1997) Umweltschonende Sterilisation und Desinfektion. In: Daschner F (Hrsg) Praktische Krakenhaushygiene und Umweltschutz. Springer, Berlin Heidelberg New York Tokyo
Disch K (1992) Glucoprotamin – ein neuer antimikrobieller Wirkstoff. Hyg Med 17: 529–534
Frank U, Daschner F (1988) Wie sicher ist chemische Desinfektion? Klinikarzt 17: 23–29
Furtmayr-Schuh A (1994) Phenole als pflanzliche Waffen. FAZ 63: N3
Hingst V et al. (1995) Untersuchungen zur Epidemiologie mikrobieller Biozidresistenzen. Zentralbl Hyg Umweltmed 197: 232–251
Kaulfers P-M (1995) Epidemiologie und Ursachen mikrobieller Biozidresistenzen. Zentralbl Hyg Umweltmed 197: 252–259
Lifton R J (1988) Ärzte im Dritten Reich. Klett-Cotta, Stuttgart
Mann T (1993) Der Zauberberg. Fischer, Frankfurt/Main
Rödger J et al. (1982) Desinfektionswirkstoff Formaldehyd. Umwelt und Medizin, Frankfurt/Main
Rüden H, Kampf W-D (1994) Sterilisation und Desinfektion. In: Hahn H, Falke D, Klein P (Hrsg) Medizinische Mikrobiologie. Springer, Berlin Heidelberg New York Tokyo
Schäffler A et al. (Hrsg) (1997) Pflege heute. Fischer, Ulm Stuttgart
Schwarzmüller E (1996) Desinfektionsmittel – Zusammensetzung, Wirkungsweisen, Einsatzgebiete. PZ Prisma 3: 177–187
Schwenk M (1985) Formaldehyd Reizende Moleküle. Bild der Wissenschaft 8: 1–8
Szlezak N (1998) Gesündere Raumluft durch Schafwolle. Die Welt, vom 21.04.98
Wallhäußer K-H (1995) Praxis der Sterilisation, Desinfektion – Konservierung. Thieme, Stuttgart
Wandtner R (1997) Nebelhafte Wirkungen des Rauchens. FAZ 72: N2

Zu Kapitel 3.3.5:
Wirkstoffe zur Haut- und Schleimhautantiseptik

Christiansen B (1996) Zur Einwirkzeit und Applikationsform bei der Hautdesinfektion. Hyg Med 21: 639
Heeg P (1997) Einwirkzeiten bei der Hautdesinfektion. Poster BODE Chemie

Zu Kapitel 3.3.6:
Antiseptische Wundbehandlung

Becher B (1998) Zink und Wundheilung. Die Zinkblätter 3: 1–4
Becker S (1998) Moderne Verbandstoffsysteme. Krankenhauspharmazie 19: 167–176
Fiedler HP (1996) Lexikon der Hilfsstoffe für Pharmazie, Kosmetik und angrenzende Gebiete. 4. Aufl. Editio Cantor, Aulendorf
Hansis M et al. (1997) Änderungen des Hygienestandards und der Infektionsrate in einem neuen Operationstrakt. Hyg Med 22: 226–238
Heeg P et al. (1990) Klinische und hygienische Aspekte der Wundbehandlung. Hyg Med 15: 298–306
Hunnius C (1966) Pharmazeutisches Wörterbuch. 4. Aufl. des Gruyter, Berlin
Kallenberger A et al. (1991) Experimentielle Untersuchungen zur Gewebeverträglichkeit von Antiseptika. Hyg Med 16: 383–395

Kappstein I (1997) Epidemiologie und Prävention von postoperativen Infektionen im Operationsgebiet. In: Daschner F (Hrsg) Praktische Krankenhaushygiene und Umweltschutz. Springer, Berlin Heidelberg New York Tokyo, S 102

Kramer A et al. (1993) Vergleich der Toxizität von Lavasept und ausgewählten Antiseptika. Hyg Med 1: 9–16

Kramer A et al. (1993) Begriffsbestimmung der Antiseptik. In: Kramer A et al. (Hrsg) Klinische Antiseptik. Springer, Berlin Heidelberg New York Tokyo, S 4f.

Kramer et al. (1993) Wundantiseptik. In: Kramer A et al. (Hrsg) Klinische Antiseptik. Springer, Berlin Heidelberg New York Tokyo

Lansdown ABG (1996) Zinc in the healing wound. The Lancet 347: 706–707

Mitteilungen der Fachkommission Klinische Antiseptik (1992) Hyg Med 17: 168

Niedner R (1997) Medikamentöse Therapie der Wunde. In: Bienstein C, Schröder G, Braun M, Neander K-D (Hrsg) Dekubitus. Thieme, Stuttgart

Niedner R, Vanscheidt W (1993) Ulcus cruris. In: Sedlarik KM (Hrsg) Wundheilung. Fischer, Stuttgart, S. 213–244

Oberleas D et al. (1971) Effect of Zinc Deficiency on Wound Healing in Rats. Am J Surg 121: 566

Schmidt K, Bayer W (1996) Zink in der Medizin – aktueller wissenschaftlicher Erkenntnisstand. Vitaminspur 11: 159–185

Sedlarik K M (1993) Wundheilung. Fischer, Jena Stuttgart

Sellmer W (1998) Farbstoffe in der Dekubitustherapie. Die Schwester/Der Pfleger 37: 34–35

Tarnow P, Agren M, Steenfos H, Jansson JO (1994) Topical zinc oxide treatment increases endogenous gene expression of insulin-like growth factor-1 in granulation tissue from porcine wounds. Scand J Plast Reconstr Surg Hand Surg 28: 255–259

Turner TD (1993) Wundauflagen. In: Sedlarik KM (Hrsg) a.a.O., S. 311–328

Winter H (1988) Spurenelement Zink. Deutsche Apotheker Zeitung 128: 1040-1046

Zu Kapitel 3.4:
Kochtopf oder Autoklav: einiges zur Sterilisation

Adam W (1983) Sterilisation. In: Thofern E, Botzenhardt (Hrsg) Hygiene und Infektionen im Krankenhaus. Fischer, Stuttgart

Anonym (1997) Sie fragen, wir Antworten. ZSVA-Spiegel der BAG Lich, Ausgabe 11/97, Mai 1997, Register 7

Dettenkofer M, Daschner F (1997) Umweltschonende Sterilisation und Desinfektion. In: Daschner F (Hrsg) Praktische Krankenhaushygiene und Umweltschutz. Springer, Berlin Heidelberg New York Tokyo

Hingst V (1991) Hygienische Probleme bei der Sterilisation. In: Steuer W (Hrsg) Hygiene und Technik im Krankenhaus. Expert, Ehningen

Lewith S (1890) Über die Ursache der Widerstandsfähigkeit der Sporen gegen hohe Temperaturen. Ein Beitrag zur Theorie der Desinfektion. Arch Exp Pathol Pharmakol 26: 341–354

Widmer HR (1990) Sterilisation im Pharmabetrieb und Krankenhausbereich. Vortragsmanuskript, Bern

Zu Kapitel 3.5:
Isolierung von Patienten

Borower DC (1991) Seuchenbekämpfung durch Absonderung. FAZ Nr. 287 v 11.12.1991, S N 3

Daschner F (1992) Hygienerichtlinie des BGA, Teil II. führen & wirtschaften 1: 35–38

Geissler H (1990) Der Altar – Daten und Fakten im Überblick. In: Seidel M (Hrsg) Der Isenheimer Altar von Mathis Grünewald. Belser, Stuttgart, S 12

Hainzmann M (1975) Untersuchungen zur Geschichte und Verwaltung der stadtrömischen Wasserleitungen. Verband der wissenschaftlichen Gesellschaften Österreichs, Wien (Dissertation)

Kappstein I (1997) Isolierungsmaßnahmen. In: Daschner F (Hrsg) Praktische Krankenhaushygiene und Umweltschutz. Springer, Berlin Heidelberg New York Tokyo, S 231f.

Länder-Arbeitsgemeinschaft Abfall (LAGA) (1992) Merkblatt über die Vermeidung und Entsorgung von Abfällen aus öffentlichen und privaten Einrichtungen des Gesundheitsdienstes. Bundesgesundheitsblatt 35: 30–38

Militz M (1996) Antoniusfeuer, Mutterkorn und Isenheimer Altar. Pharmazie Z 9: 720–721

Mischlewski A (1990) Die Antoniter und Isenheim. In: Seidel M (Hrsg) Der Isenheimer Altar von Mathis Grünewald. Belser, Stuttgart, S 102

Peters J (1992) Abfälle aus Einrichtungen des Gesundheitsdienstes – Einteilung in Risikogruppen und Entsorgung. Bundesgesundheitsblatt 35: 27–38

Sitzmann F (1996) Abfallhandling im Klinikalltag. In: Bazan M, Biedermann H (Hrsg) Müll im Krankenhaus. Fischer, Stuttgart Jena, S 13f

Sitzmann F (Hrsg) (1998) Pflegehandbuch Herdecke, 3. Aufl. Springer, Berlin Heidelberg New York Tokyo

Zu Kapitel 3.5.3 Multi – Kulti: Multiresistente Staphylococcus-aureus-Stämme weltweit

Anonym (1996) Erste Resistenz gegen Mupirocin bei der Sanierung von MRSA-Trägern in Deutschland beobachtet. Epidemiol Bull 49: 337–338

Anonym (1997a) Multiresistente Staphylokokken – Ein ernstes Problem der Krankenhaushygiene. Pharmazie in unserer Zeit. 26: 256–257

Anonym (1997b) MRSA mit nur noch intermediärer Glykopeptidempfindlichkeit in Japan und in den USA. Epidemiol Bull 45: 314

Bienstein C, Zegelin A, Georg J (1997) Take care Pflegekalender 1998. Ullstein-Mosby, Wiesbaden

Dietze B et al. (1996) Kann durch die Einhaltung strikter Hygienemaßnahmen und umfassende Personaluntersuchungen eine MRSA-Epidemie beendet werden? Hyg Med 21: 412–423

EU-Verbot für Antibiotikum als Futtermittelzusatz. Neue Zürcher Z Nr. 25, v 31.1.1997, S 48

Kappstein I (1997) Multiresistente und andere nosokomiale Problemkeime. In: Daschner F (Hrsg) Praktische Krankenhaushygiene und Umweltschutz. Springer, Berlin Heidelberg New York Tokyo

Schwarzkopf A, Karch H (1994) Ein zweistufiges Isolierungssystem zur Bekämpfung nosokomialer Infektionen mit Oxacillinresistenten Staphylococcus aureus und anderen multiresistenten Erregern. Hyg Med 11: 595–601

Seipp H-M, Stroh A (1997) Multiresistente Staphylococcus aureus. Hyg Med 22: 285–303

Sonntag IIG (1997) Maßnahmen beim Auftreten von Methicillinresistenten Staphylococcus aureus (MRSA) in medizinischen Einrichtungen. Hyg Med 22: 271–273

Zu Kapitel 3.5.3:
Tuberkulose

acc. Multiresistente Tuberkulosestämme. Dtsch Ärztebl 1996; 26: B-1397

Anonym (1992) Roulett mit dem Erreger. Der Spiegel 50: 220–228

Anonym (1997a) Vorbeugende Tuberkulose-Schutzimpfung bei beruflicher Exposition? Epidemiol Bull 25/96: 171

Anonym (1997b) Teil 5: Tuberkulose-Situation in Deutschland 1996. Epidemiol Bull 36/97: 247–249

Anonym (1998) Teil 4. Tuberkulose-Situation in Deutschland 1997. Epidemiol Bull 16/98: 113–114

Arnold E (1990) Krankheiten der Atmungsorgane. In: Martin E, Junod J-P (Hrsg) Lehrbuch der Geriatrie. Huber, Bern, S 303–323

Blech J (1997) Arme sterben früher – Der Körper antwortet mit Krankheiten auf soziale Not. Die Zeit 43: 45

Deutsches Zentralkomitee zur Bekämpfung der Tuberkulose (Hrsg) (1997) Was man über die Tuberkulose wissen soll. DZK, Berlin

Domann E (1997) Infektionskrankheiten heute. Dtsch Apotheker Z 137: 3478–3482

FAZ (1997) Spuren von Tuberkulose aus dem alten Ägypten. FAZ vom 10.12.97, Nr. 287

Ferlinz R (196) Tuberkulindiagnostik. Dtsch Ärztebl 93: A-1199–1201

Ferlinz R (1996) Richtlinien für die Umgebungsuntersuchung bei Tuberkulose. Gesundheitswesen 58: 657–665

Forßbohm M (1997) Zur gegenwärtigen Struktur der Tuberkulosemorbidität in Deutschland – Erste Ergebnisse einer Studie des DZK. Epidemiol Bull 23: 155–156

Gesell O (1990) Infektionskrankheiten in der Geriatrie. In: Martin E, Junod J-P (Hrsg) Lehrbuch der Geriatrie. Huber, Bern, S 179–215

Griffith DE (1997) Außergewöhnlicher Tuberkuloseausbruch bei Krankenhauspersonal. TB Lett 3: 2

Haager J (1992) Die Tuberkulose im „Gelben Elend" 1950/54. Dtsch Ärztebl 89: B-2099–2100

Hofmann F (1994) Arbeitsbedingte Belastungen des Pflegepersonals. Ecomed, Landsberg, S 68–75

Hofmann F (1997) Arbeitsmedizin und Gesundheitsschutz im Krankenhaus. In: Daschner F (Hrsg) Praktische Krankenhaushygiene und Umweltschutz. Springer, Berlin Heidelberg New York Tokyo

Just H-M, Ziegler R (1996) Empfehlungen zur Infektionsverhütung bei Tuberkulose. pmi Verlagsgruppe, Frankfurt/Main

Kappstein I (1997) Prävention der Tuberkuloseübertragung im Krankenhaus. In: Daschner F (Hrsg) Praktische Krankenhaushygiene und Umweltschutz. Springer, Berlin Heidelberg New York Tokyo

Körner M M et al. (1997) Tuberkulose: Eine Gefahr für Herzempfänger. TB Lett 4: 2

Konietzko N (1990) Tuberkulose im Alter. Atemwegs-Lungenkrankht 16: 485–489

Kramer A (1997) Infektionsverhütung bei Tuberkulose in Gesundheits- und Sozialeinrichtungen. Hyg Med 22: 523–534

Mann T (1993) Der Zauberberg. Fischer, Frankfurt/Main

Müller R (1946) Medizinische Mikrobiologie. Urban & Schwarzenberg, München, S 252

Schader B (1987) Schwindsucht – zur Darstellung einer tödlichen Krankheit in der deutschen Literatur. Peter Lang, Frankfurt/Main

Schulze-Röbbecke R, Rüden H (1991) Infektionsprophylaxe. In: Gundermann K-O, Rüden H, Sonntag H-G (Hrsg) Lehrbuch der Hygiene. Fischer, Stuttgart

Sitzmann F (Hrsg) (1998) Pflegehandbuch Herdecke, 3. Aufl. Springer, Berlin Heidelberg New York Tokyo

Voigt J (1994) Tuberkulose – Geschichte einer Krankheit. VGS, Köln

Wallhäußer L (1995) Praxis der Sterilisation, Desinfektion – Konservierung, 5. Aufl. Thieme, Stuttgart

Weist K (1997) Krankenhaushygiene: State of the Art. Infektionsepidemiol Forsch III: 30–32

Zu Kapitel 3.5.4:
Alte und „neue" Infektionskrankheiten

Anonym (1997a) Weltgesundheitstag 1997: Alte und neue Infektionskrankheiten – die unterschätzte Gefahr. Epidemiol Bull 14: 91–92

Anonym (1997b) „Neue" Infektionskrankheiten. Infektionsepidemiol Forsch III: 56

Baumgarten R (1997) Das Spektrum erregerbedingter Krankheiten wächst. Heilberufe 49: 19

Bienz K (1989) Erreger viraler Infektionskrankheiten. In: Kayser F H et al. (Hrsg) Medizinische Mikrobiologie. Thieme, Stuttgart

Domann E (1997) Infektionskrankheiten heute. Dtsch Apotheker Z 137: 3478–3482

Exner M (1996) Risikobewertung und Risikovermeidung bei Infektionskrankheiten. Zentralbl Hyg Umweltmed 199: 188–226

Falke D (1994) Virusbedingte Gastroenteritis. In: Hahn, Falke D, Klein (Hrsg) Medizinische Mikrobiologie. Springer, Berlin Heidelberg New York Tokyo

Guenna B le (1997) Neue Seuchen durch hämorrhagische Viren. (Dossier: Seuchen) Spektrum der Wissenschaft 3: 58–65

Markl H (1996) Evolutionäre Perspektive der Medizin. FAZ Nr. 2, S. N1–2

Mims CA, Playfair J, Roitt JM, Wakelin D, Williams R (1996) Medizinische Mikrobiologie. Ullstein-Mosby, Berlin

Steiner R (1923) Vortrag vom 13.1.1923, gehalten für die Arbeiter am Goetheanumbau. Bibliographienummer 348

Zu Kapitel 3.5.5:
Schutz des Berufsnachwuchses

Anonym (1997) Vorbeugende Tuberkulose-Schutzimpfung bei beruflicher Exposition? Epidemiol Bull 25/96: 171

Griffith D E (1997) Außergewöhnlicher Tuberkuloseausbruch bei Krankenhauspersonal. TB Lett 3: 2

Hofmann F (1994) Arbeitsbedingte Belastungen des Pflegepersonals. Ecomed, Landsberg, S 68–75

Hofmann F (1997) Arbeitsmedizin und Gesundheitsschutz im Krankenhaus. In: Daschner F (Hrsg) Praktische Krankenhaushygiene und Umweltschutz. Springer, Berlin Heidelberg New York Tokyo

Zu Kapitel 4.1:
Einleitung

Mertens S (1996) Gentechnik im Nahrungsmittelbereich
– Kennzeichnungspflicht wird definiert. Dtsch Ärztebl 18: B-933

Mims CA et al. (1996) Medizinische Mikrobiologie. Ullstein-Mosby, Wiesbaden

Müller G (1983) Grundlagen der Lebensmittelmikrobiologie. Steinkopff, Darmstadt

Rehm H-J (1980) Industrielle Mikrobiologie. Springer, Berlin Heidelberg New York

Rüden H, Daschner F, Schumacher M (1995) Nosokomiale Infektionen in Deutschland – Erfassung und Prävention (NIDEP-Studie), Teil 1. Nomos, Baden-Baden, S 63

Schlegel HG (1992) Allgemeine Mikrobiologie. Thieme, Stuttgart

Wallhäußer KH (1995) Praxis der Sterilisation, Desinfektion – Konservierung. Thieme, Stuttgart, S 53

Zu Kapitel 4.2:
Formen und physiologische Grundlagen der Bakterien

Kayser FH et al. (1989) Medizinische Mikrobiologie. Thieme, Stuttgart

Klein P, Hahn H (1994) Die Bakterienkultur und ihre Grundlagen. In: Hahn H, Falke D, Klein P (Hrsg) Medizinische Mikrobiologie. Springer, Berlin Heidelberg New York Tokyo

Müller G (1983) Grundlagen der Lebensmittelmikrobiologie. Steinkopff, Darmstadt

Wallhäußer KH (1995) Praxis der Sterilisation, Desinfektion – Konservierung. Thieme, Stuttgart

Zu Kapitel 4.3:
Wichtige Erreger nosokomialer Infektionen

Daschner F (1992) Krankenhausinfektionen: Entstehung, Häufigkeit, Erreger, Übertragung. In: Daschner F (Hrsg) Praktische Krankenhaushygiene und Umweltschutz. Springer, Berlin Heidelberg New York Tokyo, S 70f.

Hahn H, Falke D, Klein P (Hrsg) (1994) Medizinische Mikrobiologie. Springer, Berlin Heidelberg New York Toyko, S 677

Kappstein J (1997) Spezielle Epidemiologie nosokomialer Infektionen. In: Daschner F (Hrsg) Praktische Krankenhaushygiene und Umweltschutz. Springer, Berlin Heidelberg New York Tokyo

Kayser FH, Bienz K A, Eckert J, Lindenmann J (1989) Medizinische Mikrobiologie. Thieme, Stuttgart

NN (1997) Zweifel an der Prionenhypothese. ABBOT Times 2: 4

NZZ (1997) Aids-Ansteckung durch Bluttransfusion in Bern. Neue Züricher Z Nr. 25 v 31.1.97, S 48

Rüden H et al. (1995) Nosokomiale Infektionen in Deutschland – Erfassung und Prävention (NIDEP-Studie). Nomos, Baden-Baden

Schlegel HG (1992) Allgemeine Mikrobiologie. Thieme, Stuttgart

Wallhäußer KH (1995) Praxis der Sterilisation, Desinfektion – Konservierung. Thieme, Stuttgart

Zu Kapitel 4.4:
Mikrobielle Normalbesiedlung des Menschen

Adam D, Daschner F (1984) Infektionsverhütung in der Chirurgie. Symposium der Hoechst AG, Frankfurt

Bär W (1994) Physiologische Bakterienflora. In: Hahn H, Falke D, Klein P (Hrsg) Medizinische Mikrobiologie. Springer, Berlin Heidelberg New York Tokyo, S 120f.

Hahn H, Vogt K (1994) Campylobacter und Helicobacter. In: Hahn H, Falke D, Klein P (Hrsg) Medizinische Mikrobiologie. Springer, Berlin Heidelberg New York Tokyo, S 341

Müller R (1946) Medizinische Mikrobiologie, 3. Aufl. Urban & Schwarzenberg, München, S 252

Noble WC (1975) Br J Dermatol 93: 477

Wallhäußer K H (1995) Praxis der Sterilisation, Desinfektion – Konservierung. Thieme, Stuttgart, S 174, 175

Zu Kapitel 4.5:
Widerstandsfähigkeit (Tenazität) von Mikroorganismen
und einige praktische hygienische Konsequenzen

Anonym (1997) Sie fragen – wir antworten. In: ZSVA-Spiegel der BAG Lich, Ausgabe 11/97, Mai 1997, Register 7

Dennhöfer E (1994) Verpackung zur Sicherheit der Sterilität. Zentr Steril 4: 245–251

Deverill C (1996) Überlegungen zur Lagerungsdauer dampfsterilisierter Medizinprodukte. Zentr Steril 5: 316–317

FAZ v. 1.11.95 Nr. 254, S. N3: Exotische Mikroben aus der Tiefe

Franzke C (1990) Lehrbuch der Lebensmittelchemie, Bd 2. Akademie, Berlin

Hahn H, Miksits K (1994) Streptokokken und Enterokokken. In: Hahn H, Falke D, Klein P (Hrsg) Medizinische Mikrobiologie. Springer, Berlin Heidelberg New York Tokyo, S 269

Hummel A, Unger G, Peters J (1993) Untersuchungen zur Lagerung von Sterilgutverpackungen. Hyg Med 9: 369–376

Kampf G, Jarosch R, Rüden H (1997) Wirksamkeit alkoholischer Händedesinfektionsmittel gegenüber Methicillin-resistenten Staphylococcus aureus (MRSA). Chirurg 68: 264–268

Kappstein I (1997) Epidemiologie und Prävention von Aspergillosen. In: Daschner F (Hrsg) Praktische Krankenhaushygiene und Umweltschutz. Springer, Berlin Heidelberg New York Tokyo, S 155f.

Kaulfers P-M (1995) Epidemiologie und Ursachen mikrobieller Biozidresistenzen. Zentralbl Hyg Umweltmed 197: 252–259

Korting HC (1994) Allgemeine Mykologie: Pilze. In: Hahn H, Falke D, Klein P (Hrsg) Medizinische Mikrobiologie. Springer, Berlin Heidelberg New York Tokyo, S 873f.

Losick R, Kaiser D (1997) Wie und warum Bakterien kommunizieren. Spektrum der Wissenschaft 4: 78–84

Luther M, Martiny H (1992) Untersuchungen über die mikrobielle Kontamination von Außenseiten von Sterilgut-Verpackungen in Abhängigkeit von der Lagerungsdauer. Hyg Med 6: 249–259

Michels W (1994) Qualitätssicherung bei der Aufbereitung – Dekontamination. Zentr Steril 4: 252–262

Mims CA et al. (1996) Medizinische Mikrobiologie. Ullstein-Mosby Wiesbaden, S 59

Müller G (1983) Mikrobiologie pflanzlicher Lebensmittel. Steinkopff, Darmstadt

Rink C, Hüttemann U, Eckel H (1997) Bazillen leben munter weiter. VDI Nachrichten vom 5.9.97

Rüden H (1977) Die Lagerfähigkeit von verpacktem Sterilgut. Das Krankenhaus 4: 145–148

Schiefer HG (1995) Pilz-Infektionen. In: Beck EG, Eikmann T (Hrsg) Hygiene in Krankenhaus und Praxis. Ecomed, Landsberg

Schlegel HG (1992) Allgemeine Mikrobiologie. Thieme, Stuttgart

Schwarzmüller E (1996) Desinfektionsmittel – Zusammensetzung, Wirkungsweise, Einsatzgebiete. Pharmazie Z Prisma 3: 177–187

Seipp H-M, Stroh A (1997) Multiresistente Staphylococcus aureus, Teil 3. Hyg Med 6: 285–305

Spicher G, Peters J (1997) Abhängigkeit der mikrobiologischen Befunde der Wirksamkeitsprüfung von Flächendesinfektionsmitteln von den Prüfungsbedingungen. Hyg Med 3: 123–140

Tilkes F (1995) Sanitation, Desinfektion, Sterilisation. In: Beck EG, Eikmann T (Hrsg) Hygiene in Krankenhaus und Praxis. Ecomed, Landsberg

Vogel F (1994) Zur aktuellen Definition, Pathogenese, Diagnostik und Therapie der Sepsis. Intensivmed im Dialog 4: 4–9

Wallhäußer KH (1995) Praxis der Sterilisation, Desinfektion – Konservierung. Thieme, Stuttgart

Zu Kapitel 4.6:
Entnahme und Zwischenlagerung von mikrobiologischem Untersuchungsmaterial

Großgebauer K, Hahn H, Klein P (1994) Gewinnung und Versand von mikrobiologischem Untersuchungsmaterial. In: Hahn H, Falke D, Klein P (Hrsg) Medizinische Mikrobiologie. Springer, Berlin Heidelberg New York Tokyo

Zu Kapitel 4.7:
Mikroorganismen als Waffen – biologische Kriegsführung

Deichmann U (1992) Biologen unter Hitler – Vertreibung, Karrieren, Forschung. Campus, Frankfurt/Main, S 211

Flöhl R (1995a) Rache des Regenwalds. FAZ 38: 33

Flöhl R (1995b) Das Ebolavirus – ein geheimnisvoller Killer. FAZ 114: N1–2

NN (1997) Neue Kampfgifte aus Rußland. Die Zeit Nr. 16 v. 11.4.97, S 35

Randow G v (1997) Eine neue Spirale des Schreckens. Die Zeit Nr. 49 v. 28.11.97, S 49

Ulfkotte U (1998) Ultraviolettaufnahmen aus Spionageflugzeugen. FAZ Nr. 26 v. 31.1.98

5.
Verhütung und pflegerische Beeinflussung krankenhauserworbener Infektionen (Nosokomialinfektionen – NKI)

Zu Kapitel 5.1.1:
Einführung

Beck EG (1995) Hygiene und Umweltmedizin. In: Beck EG, Eikmann T (Hrsg) Hygiene in Krankenhaus und Praxis. Ecomed, Landsberg, S I-1-3

Blech J (1997) Arme sterben früher – Der Körper antwortet mit Krankheiten auf soziale Not. Die Zeit 43: 45

Mims CA et al. (1996) Medizinische Mikrobiologie. Ullstein-Mosby, Wiesbaden
Saling E (1992) Frühgeburt durch Infektion. FAZ Nr. 174 v. 29.7.92, S N2
Schiefer HG (1995) Medizinische Mikrobiologie. In: Beck EG, Eikmann T (Hrsg) Hygiene in Krankenhaus und Praxis. Ecomed, Landsberg

Zu Kapitel 5.1.2:
Wichtige Erregerreservoire von Krankenhausinfektionen und ihre Übertragungswege

Anonym (1997) Schlafen auf Schafen – Baby-Schaffelle. ÖKO-TEST-Sonderheft „Kleinkinder"
Breum R (1997) Stillkissen – Schwach auf der Brust. ÖKO-TEST 12: 26–33
Carle R (1993) Ätherische Öle. WissVerlGes, Stuttgart
Daschner F (1992) Krankenhausinfektionen: Entstehung, Häufigkeit, Erreger, Übertragung. In: Daschner F (Hrsg) Praktische Krankenhaushygiene und Umweltschutz. Springer, Berlin Heidelberg New York Tokyo, S 69
DKG (1997) Mitnahme von Blindenführhunden bei Besuchen von Arztpraxen und Krankenhäusern. Rundschreiben Nr. 198/97 v. 20.10.97
Goebel W, Glöckler M (1991) Kindersprechstunde. Urachhaus, Stuttgart
Hunnius C (1966) Pharmazeutisches Wörterbuch. de Gruyter, Berlin
Kappstein I (1997) Spezielle Epidemiologie nosokomialer Infektionen. In: Daschner F (Hrsg) Praktische Krankenhaushygiene und Umweltschutz. Springer, Berlin Heidelberg New York Tokyo, S 69
Mims CA et al. (1996) Medizinische Mikrobiologie. Ullstein-Mosby, Wiesbaden, S 82
Sitzmann F (1995) Mit wachen Sinnen wahrnehmen und beobachten. Teil 1. RECOM, Basel Baunatal

Zu Kapitel 5.1.3:
Häufigkeit krankenhauserworbener Infektionen mit Hauptgruppen von NKI

Haley RW et al. (1981) SENIC-Studie: Nosocomial infections in U.S. hospitals, 1975–1976. Am J Med 70: 947–59
Rüden H, Daschner F, Schumacher M (1995) Nosokomiale Infektionen in Deutschland – Erfassung und Prävention (NIDEP-Studie). Nomos, Baden-Baden
Rüden H et al. (1997) Prävalenz der wichtigsten nosokomialen Infektionen in Deutschland – Ergebnisse der NIDEP-Studie. Bundesgesundheitsblatt 6: 198–203

Zu Kapitel 5.2.1:
Abteilungsübergreifende vorbeugende Maßnahmen am Beispiel der Harnwegsinfektionen

Bach D (1997) Suprapubische Harnableitung muß Methode der Wahl werden. Krankenhaus Arzt 70: 48–51
Bach D, Panknin HT (1995) Pflege- und Hygieneprobleme beim katheterisierten Patienten. In: Bach D, Brühl P (Hrsg) Nosokomiale Harnwegsinfektionen: Prävention und Therapiestrategien bei Katheterismus und Harndrainage. Jungjohann, Neckarsulm
Bär W (1994) Physiologische Bakterienflora. In: Hahn H, Falke D, Klein P (Hrsg) Medizinische Mikrobiologie. Springer, Berlin Heidelberg New York Tokyo
Belzner S (1997) Eukalyptusöl-Kompresse bei Harnverhalten. Pflege Aktuell 6: 386–387

Boege F, Schmidt-Rotte H, Scherberich JE (1993) Harnwegsdiagnostik in der ärztlichen Praxis. Dtsch Ärztebl 90: A1-1653-1667

Brühl P (1997) Baden mit Dauerkatheter? Hyg Med 10: 521

Brühl P, Kramer A, Klebingat KJ (1995) Die kathetervermittelte, nosokomiale Harnwegsinfektion. In: Bach D, Brühl P (Hrsg) Nosokomiale Harnwegsinfektionen: Prävention und Therapiestrategien bei Katheterismus und Harndrainage. Jungjohann, Neckarsulm

Haufe-Künkler U (1997) Intimhygiene und Intimpflege bei der Frau. Pflege Aktuell 11: 690-693

Kappstein I (1997) Epidemiologie und Prävention von Harnwegsinfektionen. In: Daschner F (Hrsg) Praktische Krankenhaushygiene und Umweltschutz. Springer, Berlin Heidelberg New York Tokyo

Komaroff AL (1986) Urine analysis and urine culture in women with dysuria. Ann Intern Med 104 (1986) 212-218.

Krause M, Uhlmann B (1998) Eukalyptusöl-Blasenkompresse (2%ig). In: Sitzmann F (Hrsg) Pflegehandbuch Herdecke, 3. Aufl. Springer, Berlin Heidelberg New York Tokyo

Rettberg H, Weidner W (1995) Harnwegskatheterismus und urologische Endoskopie. In: Beck EG, Eikmann T (Hrsg) Hygiene in Krankenhaus und Praxis. Ecomed, Landsberg

Sauer M (1993) Schulungsmappe zur Urinalversorgung. Lobbach

Sitzmann F (1996) Mit wachen Sinnen wahrnehmen und beobachten Teil 2. RECOM, Baunatal, ÜE 6.13

Sökeland J, Sulke J (1992) Harnwegsinfektionen, zunehmende Resistenzentwicklung – Strukturwandel der Patientenpopulationen. Dtsch Ärztebl 89: A1-3660-3665

Stöhrer M et al. (1994) Neurogene Blasenfunktionsstörungen aus urologischer Sicht. Dtsch Ärztebl 31/32: B-1576-1584

Wille B (1997) Nosokomiale Harnwegsinfektionen. Pflege Aktuell 6: 397-403

Zu Kapitel 5.2.2:
Pneumonie

Albrecht-Pfaffendorf B, Zegelin A (1995) Künstliche Ernährung. In: Bienstein C, Zegelin A (Hrsg) Handbuch Pflege. Verlag selbstbestimmtes Leben, Düsseldorf

Baumeister V (1998) Ätherische Öle für lungenpflegerische Maßnahmen. In: Sitzmann F (Hrsg) Pflegehandbuch Herdecke, 3. Aufl. Springer Berlin Heidelberg New York Tokyo

Bettecken F (1964) Nil nocere! Vergiftungssymptome bei Säuglingen nach Gebrauch mentholhaltiger Salben. MMW 106: 1218-1219

Bunzel B, Pauser G, Wisiak UV (1995) Psychische Führung des Intensivpatienten. In: Benzer H, Burchardi H, Larsen R, Suter PM (Hrsg) Intensivmedizin, 7. Aufl. Springer, Berin Heidelberg New York Tokyo

Bux E, Kappstein J (1997) Prävention von Infektionen in der Intensivmedizin und Anästhesiologie. In: Daschner F (Hrsg) Paktische Krankenhaushygiene und Umweltschutz. Springer, Berlin Heidelberg New York Tokyo

Detert E (1998) Tracheostomapflege. In: Sitzmann F (Hrsg) Pflegehandbuch Herdecke, 3. Aufl. Springer, Berlin Heidelberg New York Tokyo

Epidemiologisches Bulletin (1997) Infektionsgefahren durch unzureichend desinfizierte Inhalationsgeräte. Epidemiol Bull 38: 265

Fagon JY, Chastre J, Vuagnat A et al. (1996) Nosocomial pneumonia and mortality among patients in intensiv care units. JAMA 275: 866-869

Galts J-M, Droll L, Vangerow B (1997) Standards in der Intensivpflege. Fachverlag für Pflegepublikationen, Hannover, S 53

Grieb G (1991) Bakterielle Pneumonie im Krankenhaus. Krankenhauspharmazie 10: 472

Grossart B (1998) Epidemiologie und Prävention von Legionellosen. Vortrag 2. Kurs und Intensivtraining Hygienemanagement. Würzburg, April 1998

Guerin JM et al. (1992) Nosokomiale Nebenhöhlenentzündungen infolge nasotrachealer Intubationen. Hyg Med 17: 272-274

Hecker E (1987) Integrierter Arbeitsplatz Intensivbett ein Anforderungsprofil. In: Lawin P (Hrsg) Aktuelle Aspekte und Trends der respiratorischen Therapie. Springer, Berlin Heidelberg New York Tokyo

Hobom B (1995) Mikrobenabwehr auf der Zunge. FAZ v 7.6.95, Nr. 130, S N2

Jaspersen D (1996) Reflux-assoziierte Atemwegserkrankungen. Dtsch med Wochenschr 121: 449–452

Jaspersen D, Micklefield G (1997) Gastroösophagealer Reflux und assoziierte Atemwegserkrankungen. Dtsch Ärztebl 94: A-915–916

Kappstein I (1997) Epidemiologie und Prävention von Pneumonien. In: Daschner F (Hrsg) Praktische Krankenhaushygiene und Umweltschutz. Springer, Berlin Heidelberg New York Tokyo, S 83f. (incl. NNIS-Daten)

Kayser FH (1989) Grundlagen der medizinischen Mikrobiologie. In: Kayser FH, Bienz KA, Eckert J, Lindenmann J (Hrsg) Medizinische Mikrobiologie, 7. Aufl. Thieme, Stuttgart, S 9

Kelch J, Rechlin M, Hölscher U (o.J.) Kosteneffizienz und Ergonomie in der Intensivmedizin. Drägerwerk AG, Lübeck

Kleemann PP (1989) Tierexperimentelle und klinische Untersuchungen zum Stellenwert der Klimatisierung anästhetischer Gase im Narkosekreissystem bei Langzeiteingriffen. Wiss. Verl. Abt. Abbott, Wiesbaden

Kleemann PP (1994) Bakterienfilter in der künstlichen Beatmung. Der Anästhesist [Suppl 1]: H 1.3

Klotz C (1997) Pflanzenvergiftungen bei Kindern. Westfälisches Ärztebl 10: 12

Krause M, Uhlmann B (1998) Äußere Anwendungen. In: Sitzmann F (Hrsg) Pflegehandbuch Herdecke, 3. Aufl. Springer, Berlin Heidelberg New York Tokyo

Kuchling H (1989) Taschenbuch der Physik. Harri Deutsch Thun, Frankfurt/Main

Larsen R (1987) Anästhesie und Intensivmedizin für Schwestern und Pfleger. Springer, Berlin Heidelberg New York Tokyo

Lawin P (1989) Praxis der Intensivbehandlung. Thieme, Stuttgart

Lottko B (1997) Komplikationen und Notfallsituationen bei tracheotomierten Patienten. Die Schwester/Der Pfleger 8: 650–655

Mims CA et al. (1996) Medizinische Mikrobiologie. Ullstein-Mosby, Wiesbaden, S 163f.

Mutschler E (1986) Arzneimittelwirkungen. WissVerlGes, Stuttgart

Neander K-D (1992) Ätherische Öle für lungenpflegerische Maßnahmen? Dtsch Krankenpflege Z 4: 269–272

Nusser-Müller-Busch R (1995) Störungen der Nahrungsaufnahme und therapeutische Hilfen am Beispiel von Schluckstörungen. In: Bienstein C, Zegelin A (Hrsg) Handbuch Pflege. Verlag selbstbestimmtes Leben, Düsseldorf, S 87

Nusser-Müller-Busch, R (1997) Therapie des Facio-Oralen Traktes (FOTT) zur Behandlung facio-oraler Störungen und Störungen der Nahrungsaufnahme. Forum Logopädie 2: 1–4

Opferkuch W, Tauchnitz C (1994) Pneumonien. In: Hahn H, Falke D, Klein P (Hrsg) Medizinische Mikrobiologie. Springer, Berlin Heidelberg New York Tokyo, S 522f.

Pasch T (1995) Intubation und Tracheotomie. In: Benzer H, Burchardi H, Larsen R, Suter PM (Hrsg) Intensivmedizin. Springer, Berlin Heidelberg New York Tokyo, S 395

Schultz B, Sitzmann F (1998) Verabreichen von Sondenkost über eine transnasale Sonde und eine Gastrostomie (PEG). In: Sitzmann F (Hrsg) Pflegehandbuch Herdecke, 3. Aufl. Springer, Berlin Heidelberg New York Tokyo

Sitzmann F (1995) Mit wachen Sinnen wahrnehmen und beobachten. Teil 1. RECOM, Basel Eberswalde

Sitzmann F (1996) Mit wachen Sinnen wahrnehmen und beobachten, Teil 2. RECOM, Baunatal (Arbeitspapier zur Übungseinheit 4.1.2)

Sitzmann F (1997) Mit wachen Sinnen pflegen – Pflegepraktische Konsequenzen unserer 12 Sinne. Dokumentation des hess. Gesundheitsministeriums eines Vortrages anläßlich des Hessentages 1997 am 26.6.97 in Korbach

Sitzmann F (1998) Ernährung über eine transnasale Gastrointestinal-Sonde. In: Sitzmann F (Hrsg) Pflegehandbuch Herdecke, 3. Aufl. Springer, Berlin Heidelberg New York Tokyo

Stevensen C (1997) Aromatherapie. In: Rankin-Box D (Hrsg) Handbuch alternative, erweiterte Pflegepraxis. Ullstein-Mosby, Wiesbaden

Striebel W (1994) Anästhesie und Intensivmedizin für Studium und Pflege. Schattauer, Stuttgart
Thews G (1995) Lungenatmung. In: Schmidt R F, Thews G (Hrsg) Physiologie des Menschen, 26. Aufl. Springer, Berlin Heidelberg New York Tokyo
Wallhäußer K H (1995) Praxis der Sterilisation, Desinfektion – Konservierung. Thieme, Stuttgart, S 240
Wendt M (1994) Gestaltung intensivmedizinischer Arbeitsplätze ... In: Kelch J, Rechlin M, Hölscher U: Kosteneffizienz & Ergonomie in der Intensivmedizin. Drägerwerk AG, Lübeck)

Zu Kapitel 5.2.3:
Postoperativen Wundinfektionen

Alexander WJ et al. (1983) The influence of hair-removal methods on wound infections. Arch Surg 118: 347–352
Breuniger H et al. (1990) Klinische und hygienische Aspekte der Wundbehandlung. Hyg Med 15: 298–306
Christiansen B et al. (1995) Arbeitsbuch der Hygiene. Fischer, Stuttgart Jena
Cruse P, Foord R (1980) The epidemiology of wound infection: a 10 year prospective study of 62939 wounds. Surg Clin North Am 60: 27–40
Daschner F, Rüden H (1997) Hygiene in Operationsabteilungen – Empfehlungen des Nationalen Referenzzentrums für Krankenhaushygiene. Chirurg 68: 941–944
Gröschel A (1993) Antiseptik bei Intensiv- und Malignompatienten. In: Kramer A et al. (Hrsg) Klinische Antiseptik. Springer, Berlin Heidelberg New York Tokyo
Kappstein I (1993) Chirurgische Waschzeremonie und Patientenvorbereitung. In: Schweins M et al. (Hrsg) Hygiene im chirurgischen Alltag. de Gruyter, Berlin
Kappstein I (1997) Epidemiologie und Prävention von postoperativen Infektionen im Operationsgebiet. In: Daschner F (Hrsg) Praktische Krankenhaushygiene und Umweltschutz. Springer, Berlin Heidelberg New York Tokyo
Robert-Koch-Institut (1994) Anforderungen der Hygiene beim ambulanten Operieren in Krankenhaus und Praxis. Fischer, Stuttgart Jena, S 45
Schweins M (1993) Hygiene im chirurgischen Alltag – Standortbestimmung und Standards 1992. In: Schweins M et al. (Hrsg) Hygiene im chirurgischen Alltag. de Gruyter, Berlin, S 153f.
Schweins M, Holthausen U (1993) Der Umgang mit Antibiotika: Standards und Gefahren. In: Schweins M et al. (Hrsg) Hygiene im chirurgischen Alltag. de Gruyter, Berlin, S 88
Sitzmann H (1997) God shave the Queen...In: Bienstein C, Zegelin A, Jürgen G (Hrsg) Take care Pflegekalender '98. Ullstein-Mosby, Wiesbaden
Sitzmann F (Hrsg) (1998) Pflegehandbuch Herdecke, 3. Aufl. Springer, Berlin Heidelberg New York Tokyo
Wolf H (1997) Prävention von Infektionen in der operativen Medizin. In: Daschner F (Hrsg) Praktische Krankenhaushygiene und Umweltschutz. Springer, Berlin Heidelberg New York Tokyo
Zegelin A (Hrsg) (1996) Pflegerituale. Ullstein-Mosby, Wiesbaden

Zu Kapitel 5.2.4:
Sepsis

Bach A (1995) Prävention von Infektionen durch zentralvenöse Katheter mittels einer Antibiotika- oder Antiseptika-Beschichtung. Hyg Med 4: 191–204
Baumann L, Bürger D (1997) Individuelle parenterale Ernährung für die Pädiatrie. Krankenhauspharmazie 18: 333–339
Brandes J (1994) Infektionen durch Katheter. FAZ Nr 231 v 5.10.94, S N3
Bux E, Kappstein I (1997) Prävention von Infektionen in der Intensivmedizin und Anästhesiologie. In: Daschner F (Hrsg) Praktische Krankenhaushygiene und Umweltschutz. Springer, Berlin Heidelberg New York Tokyo, S 456

Geffers C, Rüden H (1997) Vorstellung der „Empfehlungen zur Prävention intravaskulärer katheterassoziierter nosokomialer Infektionen" des Hospital Infection Control Practices Advisory Committee (HICPAC). Infektionsepidemiol Forsch 1: 31–34

Haindl H (1993) Technische Komplikationen. In: Haindl H, Müller H, Schmoll E (Hrsg) Portkathetersysteme: Praxisnahe Information zu Indikation, Implantationstechnik, Handhabung. Springer, Berlin Heidelberg New York Tokyo

Hirschmann H, Wewalka G (1997) Periphere Venenverweilkanülen – Hygienemaßnahmen und Komplikationen. Hyg Med 22: 605–613

Kappstein I (1997) Epidemiologie und Prävention von Bakteriämie/Sepsis. In: Daschner F (Hrsg) Praktische Krankenhaushygiene und Umweltschutz. Springer, Berlin Heidelberg New York Tokyo, S 121f.

Maki DG (1991) Infection caused by intavascular devices: pathogenesis, strategies for prevention. In: Maki DG (ed) Improving catheter site care. Royal Society of Medicine Services, London New York

Peters G (1986) „Plastikinfektionen" durch koagulasenegative Staphylokokken. Fortschr antimikrob antineoplast Chemotherap 5–8: 1341–1345

Peters G (1988) „Plastikinfektionen" durch Staphylokokken. Dtsch Ärztebl 6: B-234–239

Rüden H, Daschner F, Schumacher M (1995) Nosokomiale Infektionen in Deutschland – Erfassung und Prävention (NIDEP-Studie). Nomos, Baden-Baden, S 125f.

Rüden H et al. (1997) Prävalenz der wichtigsten nosokomialen Infektionen in Deutschland – Ergebnisse der NIDEP-Studie. Bundesgesundheitsblatt 6: 198–203

Schnur M (1998) Umgang mit dem zentralvenösen Port. In: Sitzmann F (Hrsg) Pflegehandbuch Herdecke, 3. Aufl. Springer, Berlin Heidelberg New York Tokyo

Semsroth M (1995) Parenterale Ernährung. In: Benzer H, Burchardi H, Larsen R, Suter PM (Hrsg) Intensivmedizin. Springer, Berlin Heidelberg New York Tokyo

Smith & Nephew: Anwendungsbroschüre für Opsite IV 3000

Volkert R (1991) Fremdkörperinfektionen. Intensivmed Dialog 12: 2–4

Tauchnitz C (1994) Sepsis. In: Hahn H, Falke D, Klein P (Hrsg) Medizinische Mikrobiologie. Springer, Berlin Heidelberg New York Tokyo, S 501

Vetter C (1997) Wechselwirkungen häufiger als gedacht. Dtsch Ärztebl 94: B1700

Weber LW, Sato N, Zimmermann C, Fliedner TM (1997) Untersuchungen zur Dichtigkeit von medizinischen Schutzhandschuhen nach Gebrauch am Patienten bzw. im Labor. Krh-Hyg & Inf verh 19: 52–59

Wehn R (1997) Prozeßsteuerung – ein wichtiges Instrument. Marburger Bund – Ärztl Nachrichten vom 22.08.97, Nr. 12: 6

Zegelin-Abt A (1997) Alles Quark? Die Schwester/Der Pfleger 3: 188–194

Zu Kapitel 5.2.5:
Gastrointestinale Infektionen

Albrecht-Paffendorf B, Zegelin A (1995) Künstliche Ernährung. In: Bienstein C, Zegelin A (Hrsg) Handbuch Pflege. Verlag selbstbestimmtes Leben, Düsseldorf

Anonym (1997a) Entwurf eines Gesetzes zur Verhütung und Bekämpfung von Infektionen beim Menschen (Infektionsschutzgesetz-IfSG) Stand 7.7.1997

Anonym (1997b) Zum Auftreten von EHEC-Infektionen in Niedersachsen. Epidemiolog Bull 46: 319–32

Anonym (1997c) Lebensmittelintoxikation durch enterotoxinbildenden S. aureus in Schwarzwälder Schinken. Epidemiolog Bull 10: 65–66

Aspöck Ch, Breuer M, Koller W et al. (1996) Diarrhöen im Krankenhaus – auch ein krankenhaushygienisches Problem. Hyg Med [Suppl] 2: 65

Bansemir K (1996) Personalhygiene in der Großküche. Hyg Med 21: 51–56

Bux E, Kappstein I (1997) Prävention von Infektionen in der Intensivmedizin und Anästhesiologie. In: Daschner F (Hrsg) Praktische Krankenhaushygiene und Umweltschutz. Springer, Berlin Heidelberg New York Tokyo

Gerigk K, Teufel P (1990) Lebensmittelinfektionen und -intoxikationen. Bundesgesundheitsblatt 3: 89–93

Hofmann F (1994) Arbeitsbedingte Belastungen des Pflegepersonals. Ecomed, Landsberg
Horn H (1963) Über die Bedeutung des Toilettenpapiers für Prophylaxe und Bekämpfung infektiöser Darmerkrankungen. Z gesamte Hyg Grenzgeb 9: 321–333
Kappstein I (1997) Epidemiologie und Prävention von Pneumonien. In: Daschner F (Hrsg) Praktische Krankenhaushygiene und Umweltschutz. Springer, Berlin Heidelberg New York Tokyo
Mims CA et al. (1996) Medizinische Mikrobiologie. Ullstein-Mosby, Berlin Wiesbaden
Nusser-Müller-Busch R (1995) Störungen der Nahrungsaufnahme und therapeutische Hilfen. In: Bienstein C, Zegelin A (Hrsg) Handbuch Pflege. Verlag selbstbestimmtes Leben, Düsseldorf
Rolff M (1997) Prävention von Infektionen bei der Endoskopie. In: Daschner F (Hrsg) Praktische Krankenhaushygiene und Umweltschutz. Springer, Berlin Heidelberg New York Tokyo
Schultz B (1998) Verbandwechsel bei einem Patienten mit Gastrostomie (PEG). In: Sitzmann F (Hrsg) Pflegehandbuch Herdecke, 3. Aufl. Springer, Berlin Heidelberg New York Tokyo
Schultz B, Sitzmann F (1998) Enterale Ernährung. In: Sitzmann F (Hrsg) Pflegehandbuch Herdecke, 3. Aufl. Springer, Berlin Heidelberg New York Tokyo
Seher C, Thefeld W (1997) Helicobacter pylori: Gastritis, Ulkus und Magenkarzinom – derzeitiger Erkenntnisstand. Infektionsepidemiol Forsch 3: 6–14
Sinell H-J (1994) Vom Tier über Lebensmittel auf den Menschen übertragbare Infektionen. Bundesgesundheitsblatt 2: 60–65

Zu Kapitel 5.2.6:
Durch Blut übertragbare Infektionen

Anonym (1997a) Rezidivierender Abszeß nach Verletzung mit BCG-Nadel. Wie würden Sie behandeln? TB Lett 8: 4
Anonym (1997b) Hepatitis-B-Ausbruch in einem Werkstattbetrieb mit Wohnheim für Behinderte. Epidemiol Bull 44: 306–307
Anonym (1997c), US-amerikanische Empfehlungen zum Vorgehen nach beruflich bedingter Hepatitis-C-Exposition. Infektionsepidemiol Forsch III: 78
Berger A (1997) Neue Perspektiven in der Epidemiologie der Viruskrankheiten. Infektionsepidemiol Forsch 1: 29–30
Bühler M (1992) Nur einhändiges Kanülen-Recapping. Die Schwester/Der Pfleger 2: 202
Burger R et al. (1998) GB-Virus Typ C (GBV-C). Bundesgesundheitsblatt 41: 88–90
Caspari G, Gerlich WH, Kühnl P (1996) Durch Blut übertragbare Infektionskrankheiten. In: Mueller-Eckhardt C (Hrsg) Transfusionsmedizin. Springer, Berlin Heidelberg New York Tokyo
dvv (1997) HGV ist nicht die Ursache einer Non-A-E-Hepatitis. Hyg Med 11: 550
Epidemiologisches Bulletin (1997) Q-Fieber-Ausbruch, ausgehend von einer Lehr- und Forschungsstation für Tierzucht in Hessen. RKI 49: 347–349
Epidemiologisches Bulletin (1997) Fallbericht: Entbindung bei C.-burnetii-Infektion – Schutzmaßnahmen erforderlich. RKI 49: 349
Exner M, Matz B, Eis-Hübinger AM (1996) Berufsbedingte durch Blut übertragene Infektionen: Hepatitis B und Hepatitis C. Hyg Med 21: 346–359
Falke D, Gerken G (1994) Virushepatitis. In: Hahn H, Falke D, Klein P (Hrsg) Medizinische Mikrobiologie. Springer, Berlin Heidelberg New York Tokyo
Fenner T (1992) Spezielle Isolierungsmaßnahmen bei ausgewählten Virusinfektionen. In: Daschner F (Hrsg) Praktische Krankenhaushygiene und Umweltschutz. Springer, Berlin Heidelberg New York Tokyo, S 331f
Hofmann F (1994) Arbeitsbedingte Belastungen des Pflegepersonals. Ecomed, Landsberg
Hofmann F (1997) Arbeitsmedizin und Gesundheitsschutz im Krankenhaus. In: Daschner F (Hrsg) Praktische Krankenhaushygiene und Umweltschutz. Springer, Berlin Heidelberg New York Tokyo, S 309
Kappstein I, Daschner F (1997) Standard-Hygienemaßnahmen. In: Daschner F (Hrsg) Praktische Krankenhaushygiene und Umweltschutz. Springer, Berlin Heidelberg New York Tokyo
KCH (1997) Was tun bei Stich mit HIV-kontaminierter Nadel? Dtsch Ärztebl 94: B-20-B-21

Kekulé A S, Frösner GG (1997) Molekularbiologie und Pathogenese des Hepatitis-G-Virus. Dtsch Ärztebl 94: A-2064–2068 (Heft 31–32)

Kröner B (1995) Q-Fieber – auch in Großstädten eine Gefahr. Dtsch Ärztebl 92: A-601–604

Mims CA et al (1996) Medizinische Mikrobiologie. Ullstein-Mosby, Berlin Wiesbaden

NN (1996) Was tun bei möglicher HIV-Exposition durch Nadelstichverletzungen? Epidemiol Bull 13: 89–90

Rasenack J (1995) Virale Hepatitis Diagnostik. Foundation, Freiburg

RKI (1994) Richtlinie Krankenhausinfektion Lieferung 12 (Oktober 1994) Gustav, Stuttgart Jena, S 187f

RKI (1996) Überlegungen zur medikamentösen Postexpositionsprophylaxe nach beruflicher HIV-Exposition. Epidemiol Bull 43: 291–295

RKI (1997) Liste der vom Robert-Koch-Institut geprüften und anerkannten Desinfektionsmittel und -verfahren. Bundesgesundheitsblatt 9: 344–361

Schnur M (1995) Die Venenverweilkanüle. Jungjohann, Neckarsulm

Scholz R (1997) Prävention von Infektionen in Einrichtungen der Transfusionsmedizin. In: Daschner F (Hrsg) Praktische Krankenhaushygiene und Umweltschutz. Springer, Berlin Heidelberg New York Tokyo

Sitzmann F (1991) Arbeitssicherheit und Umweltschutz. Die Schwester/Der Pfleger 11

Sitzmann F (1996) Abfallhandling im Klinikalltag. In: Bazan M, Biedermann H (Hrsg) Müll im Krankenhaus. Fischer,Stuttgart Jena

Zu Kapitel 5.2.7:
Pflegerische Unterstützung der Infektionsprävention in Therapie- und Bewegungsbecken

Anonym (1997) Hygienische Überwachung öffentlicher und gewerblicher Bäder durch die Gesundheitsämter (Amtsarzt) – Mitteilung der Badewasserkommission des Umweltbundesamtes. Bundesgesundheitsblatt 11: 435–440

Bundesgesundheitsamt (1990) BGA-Empfehlung zu Fußsprühanlagen in Schwimmbädern und Saunen. Bundesgesundheitsblatt 33: 426–427

Bux E, Daschner F (1997) Prävention von Infektionen bei der Physiotherapie. In: Daschner F (Hrsg) Praktische Krankenhaushygiene und Umweltschutz, 2. Aufl. Springer, Berlin Heidelberg New York Tokyo

Daschner F, Rabbenstein G, Langmaack H (1980) Flächendekontamination zur Verhütung und Bekämpfung von Krankenhausinfektionen. Deutsche Medizinische Wochenschrift 105: 325–328

Fiedler K (1995) Hygiene/Präventivmedizin/Umweltmedizin systematisch. UNI-MED, Lorch/ Württemberg

Janitschke K (1994) Trichomonas. In: Hahn H, Falke D, Klein P (Hrsg) Medizinische Mikrobiologie. 2. Aufl. Springer Berlin Heidelberg

3M Tegaderm® Transparentverbände: Tips & Tricks Informations- und Anwendungsbroschüre

Weber M (1996) Antike Badekultur. Beck München

Zu Kapitel 5.2.8:
Prävention von Infektionen bei Patienten mit Tumorkrankheiten

Fellinger K (1997) Schleimhautveränderungen. In: Margulies A, Fellinger K, Gaisser A, Kroner T (Hrsg) Onkologische Krankenpflege, 2. Aufl. Springer, Berlin Heidelberg New York Tokyo, S 471, 478

Fintelmann V et al. (Hrsg) Phytotherapie-Manual. Hippokrates, Stuttgart

Fuhr H-G (1994) Besonderheiten bei neutropenischen Patienten. In: Engelhardt D et al. (Hrsg) Nosokomiale Pneumonie. Thieme, Stuttgart

Hehemann H (1997) Was ist Mundpflege bei onkologischen Patienten? Pflege 10: 199–205

Kappstein I (1997a) Epidemiologie übertragbarer Krankheiten. In: Daschner F (Hrsg) Praktische Krankenhaushygiene und Umweltschutz. Springer, Berlin Heidelberg New York Tokyo, S 32

Kappstein I (1997b) Epidemiologie und Prävention von Aspergillosen. In: Daschner F (Hrsg) Praktische Krankenhaushygiene und Umweltschutz. Springer, Berlin Heidelberg New York Tokyo, S 156

Kappstein I (1998) Epidemiologie und Prävention von Aspergillosen. In: Daschner F (Hrsg) aaO, S. 156

Krause M, Uhlmann B (1998) Äußere Anwendungen. In: Sitzmann F (Hrsg) Pflegehandbuch Herdecke, 3. Aufl. Springer, Berlin Heidelberg New York Tokyo

Ludwig H, Kofer E (1997) Knochenmarkdepression. In: Margulies A, Fellinger K, Gaisser A, Kroner T (Hrsg) Onkologische Krankenpflege, 2. Aufl. Springer, Berlin Heidelberg New York Tokyo, S 408

Margulies A (1997) Hautveränderungen. In: Margulies A, Fellinger K, Gaisser A, Kroner T (Hrsg) Onkologische Krankenpflege, 2. Aufl. Springer, Berlin Heidelberg New York Tokyo, S 447, 449

Pitten FA, Kramer A (1997) Hygiene in Einrichtungen der Altenpflege und Geriatrie. In: Beck EG, Eikmann T, Tilkes F (Hrsg) Hygiene in Krankenhaus und Praxis. Ecomed, Landsberg/Lech

Schwarze K (1997) Neue Pflegephilosophie bei Knochenmarktransplantationen. Die Schwester/Der Pfleger 36: 1022–1028

Sitzmann F (1996) Mit wachen Sinnen wahrnehmen und beobachten. Teil 2. RECOM, Baunatal (Übungseinheit 5.2.3)

Sitzmann F (1998) Mundpflege und Nasenpflege. In: Sitzmann F (Hrsg) Pflegehandbuch Herdecke, 3. Aufl. Springer, Berlin Heidelberg New York Tokyo

Verres R (1996) Psychosoziale Onkologie für MTA. MTA 11: 389–393

Vormann A (1997) Abwehrgeschwächte Patienten müssen vor Keimen geschützt werden. Pflegezeitschrift 10: 585–589

Weber G (1995) Wickel und Auflagen in der anthroposophisch erweiterten Praxis. In: Heine R, Bay F (Hrsg) Pflege als Gestaltungsaufgabe. Hippokrates, Stuttgart, S 171

Wolf H (1997) Prävention von Infektionen bei immunsupprimierten Patienten. In: Daschner F (Hrsg) Praktische Krankenhaushygiene und Umweltschutz. Springer, Berlin Heidelberg New York Tokyo, S 531

Zu Kapitel 5.3.1:
Anästhesie und Hygiene

Anonym (1997) Verleihung des Hygienepreises der Rudolf-Schülke-Stiftung. Hyg Med 22: 600–601

Bux E, Kappstein I (1997) Prävention von Infektionen in der Intensivmedizin und Anästhesiologie. In: Daschner F (Hrsg) Praktische Krankenhaushygiene und Umweltschutz. Springer, Berlin Heidelberg New York Tokyo

cod (1996) Wunden heilen besser, wenn Kranke im OP warm gehalten werden. Ärzte Z 6: 13

Hirschmann H, Wewalka G (1997) Periphere Venenverweilkanülen – Hygienmaßnahmen und Komplikationen. Hyg Med 22: 605–613

Killmer H, Krüger S, Michels W (ohne Datum) Reinigung und Desinfektion von Anästhesie-Instrumentarium. Miele, Gütersloh/Dr. Weigert, Hamburg

Kleemann P P (1994) Bakterienfilter in der künstlichen Beatmung. Der Anaesthesist 43 [Suppl 1]: H 1.3

Wehn R (1997) Prozeßsteuerung – ein wichtiges Instrument. Marburger Bund Ärztliche Nachrichten Nr. 12 v. 22.8.97, S 6

Zu Kapitel 5.3.2: Operationsabteilung

Bühlmann J, Käppeli S (1997) „Vom Bett auf den Tisch". Pflege 10: 258–261
Daschner F, Rüden H (1997) Hygiene in Operationsabteilungen – Empfehlungen des Nationalen Referenzzentrums für Krankenhaushygiene. Chirurg 68: 941–944
Holst D, Rudolph P (ohne Datum) Die Bedeutung der Bereichskleidung für die Keimmigration in aseptische Operationsbereiche. Hohensteiner Report 55: 47–52
Kramer A, Jülich W-D (1992) Bericht über die 2. Arbeitstagung der Fachkommission Klinische Antiseptik. Hyg Med 17: 168–169
Sedlarik K M, Johnson A (1993) Aus der Geschichte der Wundheilung und Wundbehandlung. In: Sedlarik K M (Hrsg) Wundheilung. Fischer, Jena Stuttgart
Sitzmann F (1997) Mit wachen Sinnen auf Sprachhygiene achten. In: Zegelin A (Hrsg) Sprache und Pflege. Ullstein-Mosby, Wiesbaden
Thönnissen E (1998) Einarbeitung neuer Mitarbeiter in den Instrumentierdienst. Die Schwester/Der Pfleger 37: 10–13
Tunevall TG (1991) Postoperative Wound Infections and Surgical Face Masks. World J Surg 15: 383–388
Wolf H (1997) Prävention von Infektionen in der operativen Medizin. In: Daschner F (Hrsg) Praktische Krankenhaushygiene und Umweltschutz. Springer, Berlin Heidelberg New York Toyko

Zu Kapitel 5.3.3:
Sinnvolle Hygiene- und Desinfektionsmaßnahmen in Geburtshilfe und Pädiatrie

afp (1997) Vorwürfe gegen Babymilch-Konzerne. Dtsch Ärztebl 94: B-352
Bär W (1994) Physiologische Bakterienflora. In: Hahn H, Falke D, Klein P (Hrsg) Medizinische Mikrobiologie. Springer, Berlin Heidelberg New York Toyko
Der Spiegel (1969) Trick mit Trapez. 49: 100–101
dvv (1997) Stillen, Immunität und Impfungen. Hyg Med 22: 600
Falke D (1994) Herpes-Gruppe. In: Hahn H, Falke D, Klein P (Hrsg) Medizinische Mikrobiologie. Springer, Berlin Heidelberg New York Tokyo, S 792f
Franzke C (1990) Milch und Milcherzeugnisse. In: Franzke C (Hrsg) Lehrbuch der Lebensmittelchemie. Akademie, Berlin
fwt (1998) Gestille Babys sind auch später gesünder. Frankfurter Rundschau Nr. 38 vom 14.02.98
Grüning-Molls C (1998) Stillbrief. In: Sitzmann F (Hrsg) Pflegehandbuch Herdecke, 3. Aufl. Springer, Berlin Heidelberg New York Tokyo
Hassauer W (1988) Die Geburt der Individualität – Menschwerdung und moderne Geburtshilfe. Urachhaus, Stuttgart
Hemer J (1994) Bakterielle Kontamination abgepumpter Muttermilch. Hyg Med 19: 15–32
Kappstein I (1997) Prävention von Infektionen in der Pädiatrie. In: Daschner F (Hrsg) Praktische Krankenhaushygiene und Umweltschutz. Springer, Berlin Heidelberg New York Toyko
Kohl F (1997) Im Kampf gegen das Kindbettfieber: Ignaz Semmelweis. Pharmazie Z 142: 3682–3686
Ludwig A-C (1992) Sinnvolle Hygiene- und Desinfektionsmaßnahmen in der Geburtshilfe. Die Schwester/Der Pfleger 31: 1134–1139
Przyrembel H (1996) Stillen – heute noch empfehlenswert oder nicht? Bundesgesundheitsblatt 9: 343–347
RKI (1980) Richtlinie für Krankenhaushygiene und Infektionsprävention (RKI – Richtlinie) Nr. 4.4.5 und 6.3
Speer CP, Hein-Kreikenbaum H (1993) Immunologische Bedeutung der Muttermilch. Monatsschr Kinderheilkd 141: 10–20
Wernicke F, Michels W (1995) Maschinelle Aufbereitung von Babyflaschen und Flaschensaugern. Hyg Med 20: 309–314

Wiesinger-Eidenberger G, Merl M, Hohenauer L (1997) Kann Muttermilch eine Infektionsquelle für kleine Frühgeborene sein? Hyg Med 22: 614–618

Zu Kapitel 5.3.4:
Lebensmittelhygiene und hygienisches Verhalten in der Küche

Anonym (1997a) Fallbericht: Botulismus nach Verzehr von Räucherfisch. Epidemiolog Bull 25: 167–168

Anonym (1997b) Erkrankungen durch EHEC – Örtliche Häufung von EHEC-Infektionen – unpasteurisierte Milch verdächtig. Epidemiol Bull 39: 273

Anonym (1997c) Entwurf eines Gesetzes zur Verhütung und Bekämpfung von Infektionen beim Menschen (Infektionsschutzgesetz-IfSG, Stand März 1998)

Anonym (1997d) Resistente Bakterien aus dem Geflügelstall. In: FAZ Nr. 287 vom 10.12.1997, S. N1

Brede H D (1993) Salmonellosen. Bioforum 1–2: 2–5

Christ K (1994) Die Römer: eine Einführung in ihre Geschichte und Zivilisation. Beck, München

DGKH (1997) Empfehlungen zur Errichtung und Betrieb von Trinkbrunnen ... (Trinkbrunnen-Empfehlung der Deutschen Gesellschaft für Krankenhaushygiene). In: Beck EG et al. (Hrsg) Hygiene in Krankenhaus und Praxis. Ecomed, Landsberg

Dott W (1991) Herstellung und Vertrieb einschließlich Herstellungsverfahren. In: Gundermann K-O et al. (Hrsg) Lehrbuch der Hygiene. Fischer, Stuttgart

Engst R (1990) Zusatzstoffe und Kontaminanten. In: Franzke C (Hrsg) Lehrbuch der Lebensmittelchemie. Akademie, Berlin

Franzke C (1990a) Fischfleisch. In: Franzke C (Hrsg) Lehrbuch der Lebensmittelchemie. Akademie, Berlin

Franzke C (1990b) Eier und Eiererzeugnisse. In: Franzke C (Hrsg) Lehrbuch der Lebensmittelchemie. Akademie, Berlin

Franzke C (1990c) Trinkwasser. In: Franzke C (Hrsg) Lehrbuch der Lebensmittelchemie. Akademie, Berlin

Gerigk K, Teufel P (1990) Lebensmittelinfektionen und -intoxikationen. Bundesgesundheitsblatt 3: 89–93

Grimm H-U (1997) Die Suppe lügt – Die schöne neue Welt des Essens. Klett-Cotta, Stuttgart

Hainzmann M (1975) Untersuchungen zur Geschichte und Verwaltung der stadtrömischen Wasserleitungen. Verband der wissenschaftlichen Gesellschaften Österreichs, Wien

Heeg P (1997) Wasser als Ursache nosokomialer Infektionen. Zentr Steril 5: 278–284

Hemuth R et al. (1997) Resistenzen durch die Anwendung von Tierarzneimitteln und Futterzusatzstoffen. Bundesgesundheitsblatt 11: 428–431

HK (1997) WHO warnt vor Antibiotika in der Tierzucht. Dtsch Ärztebl 46: B-2496

Krämer J et al. (1997) Hygieneleitfaden für die Gastronomie. INTERHOGA, Bonn

Kühne P (1997) Lebensmittel 2000 – Wie sehen unsere Ernährungsgewohnheiten im nächsten Jahrtausend aus? Das Goetheanum 25/26: 322–324

Levetzow R (1990) Hygiene der Gemeinschaftsverpflegung. Bundesgesundheitsblatt 3: 87–89

Müller G (1983a) Mikrobiologie pflanzlicher Lebensmittel. Steinkopff, Darmstadt

Müller G (1983b) Grundlagen der Lebensmittelmikrobiologie. Steinkopff, Darmstadt

Roesner B, Fries R (1995) Besiedlung von Hühnereiern durch S. enterididis PT4 nach äußerlicher Kontamination. Arch Lebensmittelhyg 46: 68–70

Rolff M (1997) Prävention von Infektionen und Intoxikationen ausgehend von Krankenhausküchen. In: Daschner F (Hrsg) Praktische Krankenhaushygiene und Umweltschutz. Springer, Beriln Heidelberg New York Tokyo

Rosner H, van Egmond HP (1995) Mykotoxin-Höchstmengen in Lebensmitteln. Bundesgesundheitsblatt 12: 467–473

Schubert RHW (1997) Definition der Krankheitserreger im Trinkwasser. Hyg Med 22: 431–438

Vorholz F (1997) Auf dem Trockenen. Die Zeit Nr. 30 vom 18.7.97

Wallhäußer KH (1995) Praxis der Sterilisation, Desinfektion – Konservierung. 5. Aufl. Thieme, Stuttgart

Zu Kapitel 5.4:
Zusammenfassung

Eberhard-Metzger C, Ries R (1996) Verkannt und heimtückisch – Die ungebrochene Macht der Seuchen. Birkhäuser, Basel Boston

6. Alles was Recht ist:
Organisatorische und rechtliche Grundlagen der Hygiene

Zu Kapitel 6.1:
Organisation der Krankenhaushygiene

Bösenberg H (1997) Richtlinien und Qualitätssicherung für Wäsche in Medizinischen Versorgungseinrichtungen. Hohensteiner Report 4-10
Daschner F, Rüden H (1997) Hygiene in Operationsabteilungen – Empfehlungen des Nationalen Referenzzentrums für Krankenhaushygiene. Chirurg 68: 941–944
Heicappell B (1997) Das Hygieneregime im Krankenhaus. Heilberufe 49: 32–33
Krankenhaushygieneverordnung NRW, Stand 1.1.1990
Scholz-Harzheim (1998) Rundschreiben 13/98 der Deutschen Krankenhausgesellschaft vom 15.1.98
Verordnung über die Errichtung und den Betrieb von Krankenhäusern (Krankenhausbetriebsverordnung Berlin) v. 22.7.1995

Zu Kapitel 6.2:
Nichts soll Abfall werden, was verwertet werden kann

Anonym (1994) Anforderungen der Hygiene an die Abfallentsorgung – Richtlinien für Krankenhaushygiene und Infektionsprävention (RKI-Richtlinie) Bundesgesundheitsblatt 10: 437–439
Bazan M (1996) Kreislauf oder Teufelskreis für Krankenhäuser? Management & Krankenhaus 4: 20–24
Daschner F, Schaaf D (1992) Derzeitige Praxis der Zytostatikaentsorgung. führen & wirtschaften 6: 466ff.
Dettenkofer M (1994) Einteilung von Abfällen aus Einrichtungen des Gesundheitsdienstes. In: Daschner F (1994) Umweltschutz in Klinik und Praxis. Springer, Berlin Heidelberg New York Tokyo, S. 18f.
Glatzel M, Oestreicher U, Stephan G (1992) Zytogenetische Untersuchungen an zytostatikaexponierten Krankenschwestern. Arbeitsmed. Sozialmed Präventivmed 27: 269–275
Jager E, Xander L, Rüden H (1990) Medizinische Abfälle. 2. Mitteilung: Vergleichende Untersuchungen über die mikrobielle Kontamination von Abfällen aus Arztpraxen verschiedener Disziplinen sowie von Haushaltsabfällen. Zentralbl Hyg Umweltmed 190: 188–206
Kümmerer K et al. (1996) Verhalten des Zytostatikums Epirubicin-Hydrochlorid in der aquatischen Umwelt. Umweltmed Forsch Prax 3: 133–137
Kümmerer K, Al-Ahmad A (1997) Biodegradability of the anti-tumor agents 5-fluorouracil, cytarabine and gemcitabine: Impact of the chemical structure and synergistic toxicity with hospital effluent. Acta hydrochim hydrobiol 25: 166–172
LAGA-AG (1991) Entsorgung von Abfällen aus öffentlichen und privaten Einrichtungen des Gesundheitsdienstes. Bundesgesundheitsblatt S 1992: 30–38
Peters J (1992) Abfälle aus Einrichtungen des Gesundheitsdienstes – Einteilung in Risikogruppen und Entsorgung. Bundesgesundheitsblatt 35: 27–38

Schaaf D (1991) Umweltschonende Entsorgung von Altarzneimitteln und Zytostatikaabfällen. Die Schwester/Der Pfleger 8: 740 ff.

Schmid B (1997) Schutzmaßnahmen beim Umgang mit Zytostatika. In: Margulies A et al. (Hrsg) Onkologische Krankenpflege. Springer, Berlin Heidelberg New York Tokyo

Schnur M, Sitzmann F (1998) Zytostatika-Aufbereitung und Behandlung von Zytostatika-Abfall. In: Sitzmann F (Hrsg) Pflegehandbuch Herdecke, 3. Aufl. Springer, Berlin Heidelberg New York Tokyo

Sitzmann F (1986) Recht in Pflege und Betreuung – Ausgewählte Probleme zu den Rechten des Patienten und der Angehörigen von Gesundheitsberufen. Bibliomed, Melsungen

Sitzmann F (1996) Abfallhandling im Klinikalltag. In: Bazan M, Biedermann H (Hrsg) Müll im Krankenhaus. Fischer, Stuttgart Jena

Zu Kapitel 6.4:
Thanatologie

Anonym (1980) Ordnungsbehördliche Verordnung über das Leichenwesen vom 7.8.1980 § 7, Nordrhein-Westfalen

Anonym (1997) Runderlaß des Ministeriums für Arbeit, Gesundheit und Soziales NRW vom 11.12.1996 (VB3–0261.1) (zitiert aus dem Westfälischen Ärzteblatt April 1997, S 11–13)

Bavastro P (Hrsg) (1997) Individualität und Ethik. Urachhaus, Stuttgart

Birnbacher D, Angstwurm H, Eigler FW, Wuermeling H-B (1993) Der vollständige und endgültige Ausfall der Hirntätigkeit als Todeszeichen des Menschen. Dtsch Ärztebl 44: B-2170-B-2173

Du Chesne A, Brinkmann B (1997) Zur Dokumentation des eingetretenen Todes. Westfälisches Ärztebl 11: 17–18

Kanowski S (1984) Altern und Tod – medizinische Überlegungen. In: Winau R, Rosemeier HP (Hrsg) Tod und Sterben. de Gruyter, Berlin

Leserbrief von F. P., Lichtenfels (1997) Die Schwester/Der Pfleger 6: 523 (auf einen Beitrag von F. Sitzmann zum Thema „Aufbahrung und Abschiednehmen" in der Ausgabe 2/97)

Mann T (1993) Der Zauberberg. Fischer, Frankfurt/Main

Paul S (1998) Totenhemd statt Taufkleid – Wenn Kinder sterben, bevor sie geboren werden. Die Zeit 3: 53

Pschyrembel Klinisches Wörterbuch. 257. Aufl. de Gruyter, Berlin, S 1266

Reinhardt G, Mattern R (1995) Leichenschau und Obduktion. In: Reinhardt G, Seidel H-J, Sonntag H-G, Gaus W, Hingst V, Mattern R (Hrsg) Ökologisches Stoffgebiet, 2. Aufl. Hippokrates, Stuttgart

Rosemeier H P (1984) Untersuchungen zur Psychologie der Todeskonzepte. In: Winau R, Rosemeier HP (Hrsg) Tod und Sterben. de Gruyter, Berlin

Sitzmann F (1996) Mit wachen Sinnen wahrnehmen und beobachten, Teil 2. RECOM, Baunatal

Sitzmann F (1997a) Aufbahrung und Abschiednehmen. Die Schwester/Der Pfleger 2: 157–162

Sitzmann F (1997b) Ein fast vergessener Brauch: Verabschiedung und Aufbahrung Verstorbener (Teil II). Der Wegbegleiter 4: 17–21 (Zeitschrift der IGSL)

Tausch-Flammer D, Bickel L (1995) Wenn ein Mensch gestorben ist – wie gehen wir mit dem Toten um? Herder, Freiburg

Willems P (1997) Pro und contra Embalming. VDT-Journal 4: 28–30

Zu Kapitel 6.5:
Hygienerelevante Auswirkungen des Mutterschutzgesetzes
und der Gefahrstoffverordnung

Bundesverwaltungsgericht vom 27.5.1993, Aktenzeichen 5 C 42/89

Hofmann F (1994) Arbeitsbedingte Belastungen des Pflegepersonals. Ecomed, Landsberg

Kuhlmann C (1995) Beschäftigungsverbot für werdende Mütter. Westfälisches Ärztebl 3: 30–31
Mutterschutzgesetz (1997) Leitfaden zum Mutterschutz. Bundesministerium für Familien, Senioren, Frauen und Jugend, Bonn
Mutterschutzrichtlinien-Verordnung (1997) Bundesgesetzblatt Nr. 23, Teil 1
Schneider A (1994) Mutterschutz bei infektionsgefährlichen Arbeiten. Hyg Med 19: 155–161

Zu Kapitel 6.6:
Rechtliche Grundlagen der Lebensmittelhygiene

Anonym (1997) Entwurf eines Gesetzes zur Verhütung und Bekämpfung von Infektionen beim Menschen (Infektionsschutzgesetz-IfSG) (Stand 7.7.1997)
Borneff M et al. (1997) Empfehlungen zu Errichtung und Betrieb von Trinkbrunnen ... (Trinkbrunnen-Empfehlung). Hyg Med 22: 145–150
Untermann F, Dura U (1996) Das HACCP-Konzept: Theorie und Praxis. Fleischwirtschaft 76: 700–706

Zu Kapitel 6.7:
Zivilrechtliche und strafrechtliche Relevanz von Hygienemängeln

Anonym (1989) Krankenhaushygiene-Verordnung v. 23.11.1989, veröffentlicht im Gesetz- und Verordnungsblatt für das Land NRW Nr. 63 vom 19.12.1989
Bruns W et al. (1997) Haftung wegen Kompetenzüberschreitung. Die Schwester/Der Pfleger 36: 1035–1037)
Sitzmann F (1986) Recht in Pflege und Betreuung – Ausgewählte Probleme zu den Rechten des Patienten und der Angehörigen von Gesundheitsberufen. Bibliomed, Melsungen

Sachverzeichnis

A

Abdecken von Betten 92
Abfall 419, 422
– Einteilung 423
Abfallbilanz 426
Abfallgruppe A 423
Abfallgruppe B 423
Abfallgruppe C 423
Abfallgruppe D 424
Abfallgruppe E 426
Abfallvermeidung 89, 427
Abfallwirtschaftskonzept 426
Abklatschtest
– mikrobiologischer 30
Absaugen
– endotracheales 284
Absauggerät 286
Absterbekinetik 226
Abszeßpunktat 233
Abtötungszeit 158
Abwehr
– körpereigene 242
Ackerboden 197
Aero-Flow®-Katheter von Sherwood 285
Aflatoxin 404
Afterreinigung 327
Aktivsauerstoffverbindung 139
Aldehyd 136
Alkohol 134
Alltagsethik 20
Altenheim 108
Altenpflege 108, 428
Alterstuberkulose 174
ambulante Pflege 108
Ameise 77
Anästhesie 365
Anästhesiematerial 370
Anheizzeit 158
Ansteckungsangst 18
Antibiotikaresistenz 196
Antisepsis 127, 371

– Prinzip 371
antiseptische Wundbehandlung 146
Antithrombosestrumpf 95
Antoniter 163
Arbeitskleidung 62
Arbeitsmedizin 2
Arbeitswissenschaft 419
Aromatherapie 291
Arzneimittelrückstand 11
ärztlicher Direktor 421
Asepsis 127
– Prinzip 371
Aspergillose 228
Aspergillus 210
Aspiration 246
Atemgas 282
Atemgasanfeuchtung 282
Atemgaskonditionierung 280
Atemtherapie 296
Atemtraining 289
Atemwege
– Funktion 270
ätherisches Öl 81, 291
attachement 128
atypische Mykobakteriose 337
Aufbahrung Verstorbener 432
Aufwachraum 369
Autoklav 155
Autolyse 103, 431

B

Babyschaffell 252
Baden 54
Badewanne 122
Bakteriämie 304
Bakterienjäger 420
Bakteriostase 223
Bakterium 197
– Kugelbakterium 199

Bakterizid 223
Bauarbeiten 356
Bauchtuch 90, 93
Baumaßnahme 228
Baumwollwindel 96
Begriff des Todes 430
Behandlung
– naturlatexfreie 43
Bereichskleidung 64, 365, 373, 379
beruflich bedingte Blutexposition 338
Berufsdermatose 79
Berufskleidung 62
Berufsnachwuchs 192
Beschäftigungsverbot 437
Bestatter 433
Bestattungsgesetz 431
Bestattungsrecht 434
Bestattungswunsch 434
Betreuung Verstorbener 10
Betten
– Abdecken von 92
Bettenaufbereitung 74
Bettenkategorie 74
Bettenmachen 91, 97
Bettenzentrale 74
Bettwäsche 90
Beutelsystem 100
Bewegungsbad 268
Bewegungsbecken 346
Bezugspflege 182
BGB (s. Bürgerliches Gesetzbuch)
Billroth, Christian 146
Biofilm 249
Bioindikator 227
biologische Kriegsführung 237
biologische Waffe 237
biologischer Kampfstoff 237
Biotop 211
Blasenpunktionsurin 236
Blumen 102
Blutentnahme 308, 344
Blutexposition
– beruflich bedingte 338
Blutkultur 232
Braunüle® 308
BSE 190
BSE-Prionen 213
Buffet
– kaltes 410
Bundesseuchengesetz 419, 428
Bürgerliches Gesetzbuch (BGB) 443
burn-out 432

C

call-Out 315
Candida-Spezies 207
Chemikaliengesetz 37
chemisches Desinfektionsmittel 133
chemisches Desinfektionsverfahren 129
Chemotherapie
– hochdosierte 351
Chirurgie
– minimalinvasive 227
C-Müll 183
Compliance 24, 176
Conveen® 263
Convenienceprodukt 398
Coxiella-burnetii-Infektion 341
CPAP-Therapie 290
Creutzfeld-Jakob-Krankheit 188

D

Dampf
– gesättigter 159
– gespannter 159
– strömender 159
– ungesättigter 159
Dampfsterilisation 157
Darmbakterium 248
Dauerkatheter 264
Dèbridement 152
Definition 126
– Antisepsis 127
– Asepsis 127
– Dekontamination 127
– Desinfektion 127
– Infektion 127
– Kolonisation 127
– Kontamination 127
– Sterilisation 128
Dekontamination 127
Dekontaminationsmaßnahme 121
Dermatose 32
Desinfektion 126, 127
– laufende 128
– mit Mikrowellen 131
– mit UV-Strahlen 131
– thermische 130
Desinfektionslücke 30
Desinfektionsmethode
– chemische 129
– physikalische 128
Desinfektionsmittel 103

– chemisches 133
– Umgang 103
Desinfektionsplan 117
– Altenheim 111
Desinfektor 421
DGHM-Liste 131
Diabetes mellitus 188
Direktor
– ärztlicher 421
Disperser 219
Distanzierung 60
Dosiertabelle 107
Durchfallerkrankung 320, 324
Duschen 54
DVG-Liste 131

E

Ei 400
Eigenblutspende 342
Eigenkontrollkonzept 442
Eingriff
– septischer 378
Einmalflockenwindel 96
Einmalhandschuh 42
Einmalkatheter 263
Einteilung der Abfälle 423
Eiter 233
Elternschule 383
embalming 433
emerging disease 187
endgültiger Tod 430
Endoplastitis 224
endotracheales Absaugen 284
Endotrachealtubus 369
Entbindungsraum 383
Enteritis 325
Enterokokken 203
Entlüftungszeit 158
Entwicklungsland 6
Entzündungsreaktion 242
Epicharmus 23
Epidemiologieprotokoll 166
Epiktet 20
Epithelisierung 149
Erbrechen 327
Ergotismus 163
Ernährungshygiene 2
Ernährungspumpe 330
Ernährungssituation 10
Erregerreservoire 246
erster Stationseinsatz 96

Erwärmung
– von Lebensmitteln 229
Escherichia coli 202
Essen 101
ethischer Handlungskonflikt 20
ethischer Hemmungsmechanismus 21
Ethylenoxidsterilisation 161
Eukalyptusöl 82
Eukalyptusöl-Blasenkompresse 266
Eukalyptus-Reinigungszusatz 83
Expositionsprophylaxe 164
exulzerierendes Hautinfiltrat 360

F

4 F 319
Fabriknahrung 398
Fachabteilung 108
– geriatrische 108
Fachkrankenpfleger
– für Krankenhaushygiene 420
Fachkrankenschwester
– für Krankenhaushygiene 420
Fallkostenpauschale 3
Farbstoff 142
Feinstaubmaske 183
Fell 251
Feuchtwischmethode 69
Filzlaus 78
Fisch 401
Flächenreinigungsverfahren 70
Fleisch 402
Fliege 77
Floh 6
Fluorosept-Test 30
foetor ex ore 49
Folienverband 308, 347
Formaldehyd 136
Formaldehydsterilisation 161
Frauenmilch 389
Fraxiparin® 340
Funktion der Atemwege 270
Fußbodendesinfektion 70
Fußmykose 57
Fußpilzerkrankung 48, 57
Fußpilzprophylaxe 57, 350
Fußwarze 48, 247

G

Gallotannine 22
Ganzkörperwaschung 100

gastrointestinale Infektion 318
Gastrointestinalsonde
– transnasale 329
Geburt eines toten Kindes 434
Geburtshilfe 382, 384
Gefahrenhinweis 105
Gefahrstoffkennzeichen 104
Gefahrstoffverordnung 37, 419, 437
Gefriergeflügel 402
Gemüseküche 409
Generationszeit 242
Gentechniknahrung 11
gentechnisch veränderte Organismen (GVO) 196
Gentransfer 11
Geräuschpegel 16
Gerbqualität 251
geriatrische Fachabteilung 108
Geruchsschwelle 51
Geruchssinn 292
gesättigter Dampf 159
Geschmackssinn 398
Geschmacksverstärker 398
gesetzliche Regelung 428
Gesichtsmaske 375
gespannter Dampf 159
Gesundheitsbegriff 8
Gesundheitsschädigung 445
Gesundheitsstrukturgesetz 3
Getränkeschankanlagenverordnung 441
Gewaltanwendung 14
Gleitmittel 262
Glucoprotamin 141
Glutaraldehyd 136
Goethe, Johann Wolfgang von 23
Goldgeist forte® 81
Gramfärbung 199
Granulation 149
Großküche 409
Grundlage
– rechtliche 419
Grünewald, Matthias 164
Gruppenisolierung 165

H

Haar 53
Haarentfernung
– präoperative 298
Haarentfernungscreme 299
Haartracht 55
HACCP-Konzept 409, 440
Haftung

– wegen Kompetenzüberschreitung 445
Halogen 140
Handbad 101
Händedekontamination 30
Händedesinfektion 26, 28
– hygienische 28
– vor operativen Eingriffen 374
Händehygiene 19, 327, 384
– Abtrocknen 25
– Bedingungen 24
– Bettenmachen 97
– Compliance 24
– Desinfektionslücken 30
– grob verschmutzte Hände 28
– Händedekontamination 29
– Händedesinfektion, hygienische 26
– Händedesinfektion, präoperative 29, 374
– Händewaschung 23, 374
– Hautpflege 32, 349
– Hautschäden 29, 32
– Hautschutz 33
– Mund-Nasenschutz 375
– Normalfall 23
– Reduktionsfaktoren 24
– Schutzhandschuhe 37, 376
Handlungskonflikt
– ethischer 20
Harndrainage
– suprapubische 260
Harnwegsinfektion 256
Haushaltsabfall 422
häuslich erworbene Pneumonie 275
häusliches Kleinlebewesen 76
Hausreinigung 68
Haut 46
– Fußpilzprophylaxe 350
– Haare 53
– Haut- und Schleimhautantiseptik 143
– Intimtoilette 98
– Körperpflege 49, 100
– Mikroflora 46, 54
– Wundbehandlung, antiseptische 146
Hautantiseptik 143
Hautinfektion 358
Hautinfiltrat
– exulzerierendes 360
– malignes 360
– nekrotisierendes 360
Hautpartikel 218
Hautpflege 24, 32
Hautschaden 29
Hautschuppe 247

Hautschutz 33
Hautsinn 32
Hautzustand 33
heat and moisture exchanger (HME) 283
Heißluftbad 48
Heißluftsterilisator 160
Hemmungsmechanismus
– ethischer 21
Hennastrauch 22
Hepatitis B 335
Hepatitis C 335
Hepatitis D 336
Hepatitis G 336
Herpes simplex 361
Herpes zoster 361
Herpes-labialis-Bläschen 397
Hickman-Broviac-System 310
Hirntod 430
Hitzeresistenz 230
Hitzeresistenzstufe 158
HME (s. heat and moisture exchanger)
H-Milch 403
hochdosierte Chemotherapie 351
Hodentumor 11
home care 108
Hospitalismus 9
– infektiöser 109
– physiologischer 109
– psychischer 109
Hospitalkeim 197
Hospiz 432
Hotelbett 75
Hüftgelenkstuberkulose 174
humanes Immundefizienzvirus (HIV) 336
Hygieia 1
Hygiene 1
– Altenpflege 108
– ambulante Pflege 108
– Anästhesie 365
– Ansteckungsängste 18
– ätherische Öle 81
– Baden, Duschen 54, 297, 346
– Blutentnahme 344
– Bundesseuchengesetz 428
– Definition 1
– Desinfektion, gezielte 121
– Dienstanweisungen 21
– Distanzierungsprinzip 60
– Geburtshilfe 382
– Haare 53, 298
– Händehygiene 19
– Hausreinigung 68

– Hospitalismusformen 109
– Hygienemängel 443
– Intimtoilette 265
– Kanülenstichverletzung, Vermeidung 125
– Kleidung 62
– Kommunikationsprobleme, Beatmung 287
– Körperpflege 49, 297
– Kreißsaal 384
– Küche 400
– Mundhygiene 357
– OP 370
– Pädiatrie 382
– Patientenbett 372
– Perinealhygiene 266
– persönliche 17, 18
– psychoonkologische 365
– Säuglingsnahrung 388
– Sozialstation 108
– Sterilisation 155
– Thanatologie 429
– Verhalten, Bedeutung 2, 18
– vorbeugende 18
– Wasch- und Reinigungsmittel 85
Hygienebeauftragter 421
Hygienedefizit 3
Hygienekommission 420
Hygienekultur
– mitteleuropäische 22
Hygienemangel 419
Hygienepolizei 420
Hygieneschädling 76
hygienische Händedesinfektion 28

Immundefizienzvirus
– humanes (HIV) 336
Immunreaktion 242
Immunsupression 246
Implantat 224
Infektabwehr 242
Infektion 127
– durch Blut übertragbare 334
– gastrointestinale 318
– Schritte einer 242
Infektionen, nosokomiale 241
– Antibiotikaresistenzen 4
– Bakteriämie 304
– bakterielle Translokation 272
– Bauarbeiten 356
– Bedeutung 3

- blutübertragbare Infektionen 334, 379
- Erregerreservoire 246
- fäkal-oral übertragene 318
- gastrointestinale 318
- Händehygiene 19, 373
- Harnwegsinfektion 256
- Häufigkeit 252
- Hausreinigung 68
- Hospitalkeime 197
- Infektionsarten 254
- Infektionsrisiko Gegenstände 249
- Infektionsschutz 243
- Isolierung 163
- Lebensmittelinfektionen 320
- Magen-Darminfektionen 318
- MRSA 169
- Neugeboreneninfektion 246
- NIDEP-Studie 254
- Onkologie 351
- physiologischer Schutz 241
- Pneumonie 269
- Sectio 367
- Sepsis 304
- Thanatologie 429
- Thrombophlebitis, oberflächliche 312
- Tumorkrankheiten 351
- ‹bertragungswege 246
- Virämie 304
- Wundbehandlung 146
- Wundinfektionen, postoperative 296
Infektionskrankheit
- neue 187
Infektionspatienten
- Isolierung von 163
Infektionsrisiko 249
Infektionsschutzgesetz 421
infektiöser Hospitalismus 109
Infusionstherapie 309
Ingestion 246
Inhalation 247, 290
Injektion 309, 316
- Aufbewahrung 316
Inkontinenzhilfsmittel 260
Inkubator 15
Inokulation 247
Instillagel® 263
Intensivbettplatz 287
Intensivtierhaltung 4
Interdigitalmykose 57
Intimpflege 258
Intimtoilette 98, 265
Intimwäsche 266

Isolierung 60
- protektive 165
- strikte 165
- von Infektionspatienten 163
Isolierungsmaßnahmensystem
- kategoriespezifisches 165

J

Juckreiz 363

K

Kaiser Vespasian 6
Kakerlake 78
kaltes Buffet 410
Kältetoleranz 222
Kampfstoff
- biologischer 237
Kampher 83
Kanalisation 22
Kandidose 207
Kanülenabstreifen 339
Kanülenstichverletzung 125, 338
Karies 49
Kartoffelsalat 403
kategoriespezifisches Isolierungsmaßnahmen-
  system 165
Katheter
- suprapubischer 266
- zentralvenöser 307
Katheterisierung 256
Katheterlegen 262
Katheterpfleger 258
Katheterset 262
Kind
- Totgeburt 434
Kinderonkologie 293
Kittel 63
Klebsielle 206
Kleiderlaus 78
Kleinlebewesen 76
- häusliches 76
Klimaanlage 354
klinischer Tod 430
Knochenmark metastasierender Tumor 351
Knochenmarkdepression 351
Knochenmarktransplantation 351
Koch, Robert 6, 146
Kocher, Emil 146
Kohlblatt-Auflage 360

Kokken 199
Kolonisation 127
Kommission Krankenhaushygiene und Infektionsprävention am RKI 422
Kommunikationsproblem 287
Kompetenzüberschreitung
– Haftung 445
Kontakt 246
Kontaktdermatitis 39
Kontakturtikaria 37
Kontamination 127
Kontaminationsfaktor 216
Kontaminationsgrad 301
Kontaminationsschutz 101
Kontaminationsstufe 74
Kontrollpunkt
– kritischer 409
Kopflaus 58, 78
körpereigene Abwehr 242
Körpergeruch 49
Körperpflege 46, 100
Körperrasur 299
Körperreinigung 47, 297
Körperwaschung 100
Kotinfektion
– orale 327
Krankenhausbetriebsverordnung 421
Krankenhaushierarchie 420
Krankenhaushygiene
– Anästhesie 365
– Arbeitsbereiche 10
  Desinfektion 121
– Einflüsse 5, 11
– Geburtshilfe 382
– Gefahrstoffe 104, 437
– Hausreinigung 68
– Haut- und Schleimhautantiseptik 143
– Hospitalkeime 197
– Isolierung 163
– Krankenhausküche 398
– Kreißsaal 384
– Küche 398
– Lebensmittelhygiene 398
– Milchküche 390
– Muttermilch 388
– Mutterschutzgesetz 437
– OP 370
– Organisation 419
– Pädiatrie 382
– rechtliche Grundlagen 419
– Säuglingsnahrung 388
– Scheuer-Wischdesinfektion 70

– Sterilisation 155
– Teilgebiete 2
– Therapiebecken 346
– Umgang Sterilgut 162, 225
– Wundantiseptika 150
Krankenhaushygieneverordnung NRW 420
Krankenhaushygieniker 421
Krankenhausküche 410
Krankenhauswäsche 90
Krankheitsbegriff 8
Kreislaufwirtschaft 422
Kreißsaal 385
Kreuzreaktion 37
Kriegsführung
– biologische 237
kritischer Kontrollpunkt 409
Kugelbakterium 199
Kühlung von Lebensmitteln 229
Kuhmilch 391
Kulturaufgabe bei Verstorbenen 15
künstliche Nase 284
Kurzhaar 54

L

Lagerdauer von Medizinprodukten 225
Lagerung 279
Lagerungsfell 250
laminar-air-flow-isolator 354
Langhaar 54
Langzeitkatheter 310
Larynxmaske 369
Latexallergie 40
Latexalternative 41
Latexhandschuh 37
Latexsensibilisierung 38
laufende Desinfektion 128
Lauge 141
Laus 6, 58
Lausart 59
Lavasept 152
Lavendel 82
Lebenserwartung 5
Lebensmittel
– Erwärmung 229
– Kühlung 229
Lebensmittelhygiene 2, 398, 399, 419
Lebensmittelhygienekonzept 441
Lebensmittelhygieneverordnung (LMHV) 407
Lebensmittelinfektion 320
Lebensmittelvergiftung 320

Legionelle 209, 275
Leichengift 103
Leichenuntersuchung 431
Leichenveränderung 430
Leistungsförderer 11
Leitbild 89
Lichtschutz 316
life islands 354
Liquor 232
Lister, Joseph 146
LMHV (s. Lebensmittelhygieneverordnung)
LoFric®-Katheter 263
Ludwig XIV. 22
Luftkeim 248
Luftkontamination 375
Lungenpunktionsmaterial 233

M

Machtausübung 14
malignes Hautinfiltrat 360
Mann, Thomas 185
Maske 375
Massenvernichtungswaffe 237
Maus 78
Medizinprodukte
– Lagerdauer 225
Mehrwegbauchtuch 94
Mendel-Mantoux-Tuberkulintest 179
Meningitis
– tuberkulöse 178
Menthol 83
Metall als Desinfektionswirkstoff 142
methicillinresistenter Staphylococcus aureus
    (MRSA) 169
Miasmenlehre 371
Miele 226
mikrobielle Zytoadhärenz 128
mikrobiologischer Abklatschtest 30
mikrobiologisches Material
– Zwischenlagerung 236
Mikroflora 217
Mikroorganismen
– Aspergillen 210
– biologische Kriegsführung 237
– BSE 190
– Candida-Spezies 207
– Coxiella-burnetii 341
– Diagnostik 231
– Enterokokken 203
– Entnahme Untersuchungsmaterial 231
– Escherichia coli 202

– Fliegen 77
– Fußpilz 57
– Hautpilze 99
– HAV 323
– HBV 335
– HCV 335
– HDV 336
– HEV 323
– HGV 336
– HIV 336
– HSV 361
– Hygieneschädlinge 78
– Insekten 76
– Isolierung von Infektionspatienten 163
– Karies 49
– Killerviren 187
– Klebsiellen 206
– Kopfhaut 53
– Läuse 58
– Legionellen 209
– methicillinresistenter Staphylococcus aureus
    (MRSA) 169
– Mykobakterien 172
– Normalbesiedlung Mensch 213
– Pneumonie 275
– Proteus mirabilis 209
– Pseudomonas aeruginosa 205
– Rotavirus 190
– Schaben 77
– Staphylokokken 203
– Streptokokken 208
– TBC 172
– Tenazität 219
– Testkeime Desinfektion 227
– Testkeime Sterilisation 158
– Überlebensfähigkeit 225
– Untersuchungsmaterial 231
– Viren 211
– Wachstumsbedingungen 213
– Widerstandsfähigkeit 219
Milbe 79
Milch 403
– pasteurisierte 403
– ultrahocherhitzte 403
Milcherzeugnis 403
Milchküche 395
Miliartuberkulose 178
Mindesteinwirkzeit 145
minimalinvasive Chirurgie 227
Mischinfusion 314
Mitarbeiter
– Umkleiden der 373

Mitarbeiterverhalten 20
mitteleuropäische Hygienekultur 22
Mittelstrahlurin 234
Morbus Crohn 188
Motivation 419
MRSA 228
Müllaufkommen 3
Mülltrennung 427
multiresistente Tuberkulose 176
Mundgeruch 49
Mund-Nasen-Schutz 23, 375
Mundpflege 49, 100, 276, 357
Musik 15
Muttermilch 388
Mutterschutzgesetz 419, 437
Mutterschutzrichtlinien-Verordnung 437
Mykobakteriose
– atypische 337
Mykotoxinbildung 404

N

Nabelpflege 383
Nadelstichverletzung 338
Nährstoffanspruch 221
Nahrungsmittelvergiftung 204
Narkosegerät 368
Narkosemaske 368
Narkosezubehör 368
Nase
– künstliche 284
Nasenabstrich 233
naturlatexfreie Behandlung 43
Nebenhölenentzündung 292
nekrotisierendes Hautinfiltrat 360
neue Infektionskrankheit 187
Neugeborenes 383
Nichtrückatmungsbeutel 369
NIDEP-Studie 254
non-infection 18
Normalbesiedlung 213
Normalflora 213
– des Respirationstrakts 271
nosokomiale Pneumonie 275
Nosokomialinfektion 241
Notfallmedikament 367
Notsectio 380
Novel-Foods 11
Nullnahrung 398

O

oberflächenaktive Substanz 140
Ökohammer 79
Öl 35
– ätherisches 81, 291
– pflanzliches 35
Öl-in-Wasser-Emulsion 35
OP
– Verhalten im 370
OP-Abdecksystem 94
OP-Bekleidungssystem 94
Operationshandschuh 376
Operationstisch 372
operativer Bereich
– Umweltschutz 381
Opsite IV 3000® 308
OP-Textilie 94
orale Kotinfektion 327
Organisation der Krankenhaushygiene 419
Organismen
– gentechnisch veränderte (GVO) 196
Ösophagitis 359

P

Pädiatrie 382
Partikelfilter 310
Pasteur 202
pasteurisierte Milch 403
Paternostersystem 74
Patient
– Umgang mit dem Patient 13
Patientenbett 372
Patientenzimmer 13
PCR/LCR® (s. Polymerase-Ligase-Kettenreaktion)
PEG-Verbandwechsel 332
Perinealhygiene 266
periphere Verweilkanüle 308
perkutane endoskopische Gastrostomie (PEG)
  328
Peroxidverbindung 138
Persilschein 49
Personenstandsverordnung 434
Pferchungsdruck 3
pflanzliches Öl 35
Pflege 108
– ambulante 108
– psychoonkologische 365
Pflegeintensität 108
Pflege-Jargon 13
Pharaoameise 77

Phenol 138
Phenolkoeffizient 83
physikalische Desinfektionsmethode 128
physiologischer Hospitalismus 109
Picasso, Pablo 173
Piercing 58
Pilatus 19
Pilz 197
Pilzsporen 228
Plantarwarze 56
Plasmasterilisation 161
Pneumocystis-carinii-Pneumonie 337
Pneumonie 269
– häuslich erworbene 275
– nosokomiale 275
Polymerase-Ligase-Kettenreaktion (PCR/LCR®)
  178
Port-Punktion 312
Portsystem 310
Postexpositionsprophylaxe 339
postoperative Wundheilung 297
postoperative Wundinfektion 296
präoperative Haarentfernung 298
Prävention 10
– primäre 10
– sekundäre 10
– tertiäre 10
primäre Prävention 10
Primärheilung 147
Primärherd 177
Primärkomplex 177
Prinzip
– der Antisepsis 371
– der Asepsis 371
Prinzip der Distanzierung 23
Prinzip der non-infection 18
Prionen 197
Prionenhypothese 213
Produktanalyse 94
Protectiv Plus® 308
protektive Isolierung 165
Proteus mirabilis 209
Protozoen 197
Pruritus 362
Pseudomonas aeruginosa 205
psychischer Hospitalismus 109
Psychohygiene 2
Psychoneuroimmunologie 246
psychoonkologische Pflege 365
Ptomaine 436

Q

Q-Fieber-Kontakt 341
Quarantänelagerung 227
Quarkbehandlung 312
Querschnittsgelähmter 117

R

Rachenabstrich 233
Radiotherapie 362
Rasur 53
Ratte 5, 78
Raumluftverbesserung 84
recapping 339
Receptal® 286
rechtliche Grundlage 419
Rechtsmedizin 429
Reduktionsfaktor 24
re-emerging disease 187
Regelung
– gesetzliche 428
Rehabilitation 10
Reinigungschemie 84
Reinigungsmittel 85
Reinigungsplan 117
– Altenheim 111
Reinraumwerkbank 317
Respiflo H® 282
Respirationstrakt
– Normalflora 271
Riechgalerie 120
Ring 58
Ringerlösung 152
Rippenfellentzündung
– tuberkulöse 178
Ritualbad 47
RKJ-Liste 131
Rohmilch 403
rooming-in 382
Rosmarinöl 82
Rotavirus 190, 325
Rutisept® 407

S

Sandelholzöl 82
Sanitärbereich 73
Sarstedt-Monovetten® 344
Sauerstoffinsufflation 282

Sauger 391
Säuglingsnahrung 388
Sauna 48
Säure 142
säurefestes Stäbchen 186
scalded-skin-Syndrom 204
Schabe 77
Schadstoff 2
Schafwolle 251
Scharlach 18
Scheintod 431
Scheuer-Wisch-Desinfektion 70
Schimmelpilz 26
Schlauchsystem 368
Schleimhautantiseptik 143
Schleimhautinfektion 358
Schlußdesinfektion 128
Schmutzwäsche 90
Schnittentbindung 383
Schnitzler, Arthur 185
Schürze 63
Schutzhandschuh 37
Schutzisolation 353
Schutzkleidung 63
– für Angehörige 64
scinfood 349
SDD 279
Sectio 367
Seelenqualität 12
Seife 48
Seifenrest 101
sekundäre Prävention 10
Sekundärheilung 148
Selbstauflösung 103
Selbstdisziplin 23
Semmelweis, Ignaz 21, 146
Sepsis 304
septischer Eingriff 378
Septolit® 412
Seuchenfall 73
Sicherheitskanüle 437
Sicherheitsratschlag 105
Sicherheitsspritze 340
Silberfischchen 77
Sinner-Kreis 77
Sitzbadewanne 123
Sondenkost 329
Sondenkosternährung 280, 328
Sondenlage 328
Sonderküche 395
Sorgfaltspflicht 444
Sozialhygiene 2, 8

Sozialmedizin 2, 8
Soziologie 2
Spermienqualität 11
Spondylitis
– tuberkulöse 174
Sporenbildung 220
Sprachhygiene 2
Sprühdesinfektion 79
Spülküche 409
Sputum 233
Stäbchen 199
– säurefestes 186
Stammzelltransplantation 351
Standardisolierung 165
Standesamt 434
Standortflora 213
Staphylococcus aureus 203
Stationseinsatz
– erster 96
Staubentwicklung 68
Steigezeit 158
Steiner, Rudolf 5, 191
Sterben 10
Sterbender 15
Sterbeprozeß 110
steril assurance level 157
Sterilbetteinheit 354
steriles geschlossenes Urindrainagesystem 260
Sterilgutlager 225
Sterilisation 128, 155
– mit ionisierenden Strahlen 160
Sterilisierzeit 158
Sterilwassersystem 293
Sterilzelt 354
Sterilzone 376
StGB (s. Strafgesetzbuch)
Stillkissen 251
Stoffhandtuchspender 26
Stomatitis 359
Strafgesetzbuch (StGB) 443
Strahlentherapie 351
Streptokokken 208
Streß 3
Streßimmunologie 246
Streßulkusprophylaxe 279
strikte Isolierung 165
strömender Dampf 159
Stuhlkeim 19
Stuhlkultur 233
Stutenmilch 388
Styrol 251
Substanz

- oberflächenaktive 140
suprapubische Harndrainage 260
suprapubischer Katheter 266

T

Talgdrüsendichte 144
TBC (s. Tuberkulose) 172
Tegaderm® 266, 347, 348
Tegaderm® HP 308
Teilgebiet 2
Temperaturabhängigkeit 222
Temperaturtoleranz 223
Tenazität 219
Terpentinöl 82
tertiäre Prävention 10
Thanatohygiene 429
Thanatologie 419, 429
Therapiebecken 346
thermische Desinfektion 130
Thrombophlebitis 312
Thymianöl 82
Thymol 83
Tiermilchart 389
Tod
- Begriff 430
- endgültiger 430
- klinischer 430
Todesbescheinigung 435
Todesfeststellung 430
Toilettenbesuch 23
Toilettenpapier 327
Tonsillenabstrich 233
Totenflecken 431
Totenstarre 431
toxic-shock-Syndrom 204
Trachealkanüle 288
Trachealsekret 233
Tracheotomie 288
transnasale Gastrointestinalsonde 329
Trauerreaktion 429
Trinkbrunnen 406
Trinken 101
Trinkwasser 6, 11, 405
Trinkwasserbelastung 11
Trinkwasserepidemieerreger 405
Trockenreinigungsverfahren 69
Tröpfchenkern 176
Tuberkulintest 177
Tuberkulin-Tine-Test 179
Tuberkulose (TBC) 172
- multiresistente 176

tuberkulöse Meningitis 178
tuberkulöse Rippenfellentzündung 178
Tuberkuloseerreger 177
Tuberkuloseinfektion 177
tuberkulöse Spondylitis 174
Tuberkulostatika 174
Tumor 351
- Knochenmark metastasierender 351

U

Überempfindlichkeitsreaktion 80
Überlebensfähigkeit 225
Übertragungsart 247
ultrahocherhitzte Milch 403
Ultraschallvernebler 394
Umgang
- mit dem Patienten 13
- mit Desinfektionsmitteln 103
Umkehrisolation 165, 353, 354
Umkleiden der Mitarbeiter 373
Umkleideraum 63, 341
Umweltbundesamt 11
Umwelthygiene 2
Umweltproblem 5
Umweltschutz 2
- im operativen Bereich 381
- in der Großküche 410
- in der Krankenhausküche 411
ungesättigter Dampf 159
Unterhaltsreinigung 70
Untersuchungsmaterial 231
Uricult® 263
Uricult®-Untersuchung 235
Urinabnahme 235
Urindiagnostik 233
Urindrainagesystem
- steriles geschlossenes 260
Urinprobe 265

V

Vaporisator® 391
Vario-TD®-Verfahren 226
Verbandstechnik 301
Verbandwechsel 302
- PEG 332
Verhalten im OP 370
Verhaltensbarriere 3
Vernebler 283
Verordnung über Lebensmittelhygiene (LMHV)
  440

Versachlichung 246
Verschuldenshaftung 445
Verstorbener
– Aufbahrung 432
Verweildauerverlängerung 3
Verweilkanüle
– periphere 308
Vier-Augen-Kontrolle 315
Virämie 304
Virus 197, 211
Vollwertküche 11

W

Wachstumsförderer 399
Waffe
– biologische 237
Wärme- und Feuchtigkeitsaustauscher (WFA)
  283
– als künstliche Nase 368
Wärmematte 366
Wärmeschutz 101
Wärmetoleranz 222
Warze 56
Wäsche 90
Wäschereduktion 91
Waschlotion 25
Waschmittel 85
Waschschüssel 124
Wassergebrauch 94
Wasser-in-Öl-Emulsion 35
Wasserspülung 6
Watzlawick, Paul 30
Weizsäcker, Viktor von 9
WFA (s. Wärme- und Feuchtigkeitsaustauscher)
Wickeltischauflage 83, 384
Widerstandsfähigkeit 219
Windel 90
Windelsystem 96
Wochenfluß 383

Wohnhygiene 5
Wollfett 251
Wundabstrich 233
Wundantiseptika 149
Wundbehandlung
– antiseptische 146
Wundform 148, 299
Wundheilung 147
– postoperative 297
Wundheilungsphase 149
Wundheilungsstörung 148
Wundinfektion
– postoperative 296
Wundreinigung 152, 303
Wundtherapeutika 149

Z

Zahnfäule 49
Zahnpflege 357
zentralvenöser Katheter 307
Zeugungsfähigkeit 11
Ziehl-Neelsen 178
Ziliarmotorik 281
Zilienbewegung 281
Zimmerreinigung 70
Zimmerschmuck 13
Zimtöl 82
Zivilrecht 444
ZNS-Toxoplasmose 337
Zoonose 246
Zuhören 14
Zusammenarbeit 419
Zwischenlagerung mikrobiologischen Materials
  236
Zytoadhärenz 128
– mikrobielle 128
Zytomegalievirus-(CMV)-Infektion 337
Zytostatika 423
Zytostatikaaufbereitung 424
Zytotoxizität 152

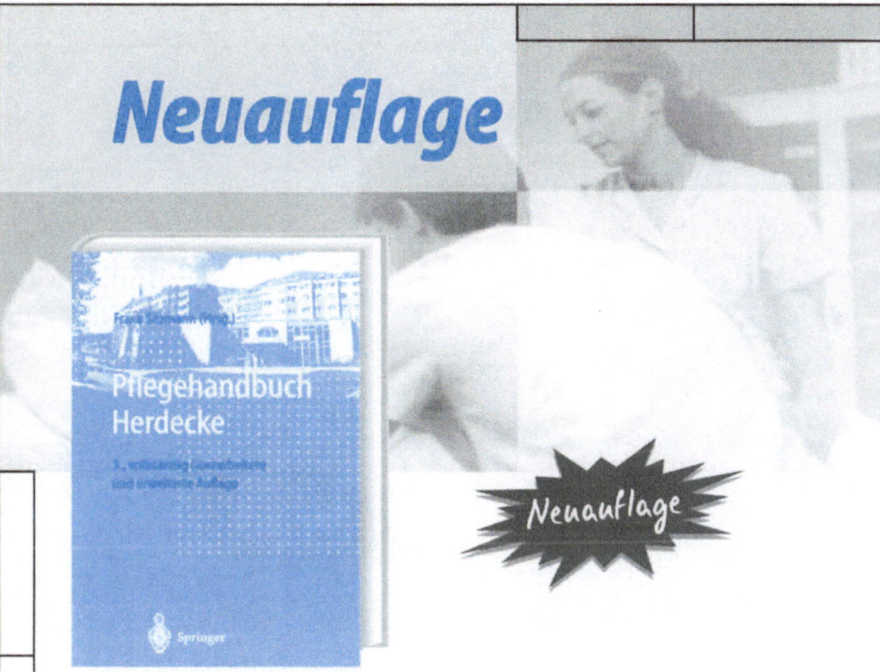

F. Sitzmann, Herdecke (Hrsg.)

Pflegehandbuch Herdecke

3., vollst. überarb. u. erw. Aufl. 1998. Etwa 450 S. 101 Abb., 36 Tab. Geb. **DM 59,-;** öS 431,-; sFr 54,-ISBN 3-540-64534-9

Nach wie vor besteht großes Interesse am Thema ganzheitliche Pflege und den Möglichkeiten ihrer Umsetzung. Am Beispiel des Gemeinschaftskrankenhauses Herdecke werden Organisation und praktische Durchführung der Pflege unter diesem Aspekt beschrieben.

Das Autorenteam hat die Kapitel zur Organisation des Pflegebereichs, zur prä- und postoperativen Pflege sowie zu den äußeren Anwendungen vollständig überarbeitet und aktualisiert.

Völlig neu konzipiert wurde das Kapitel zu den besonderen Pflegeproblemen, die nun konsequent anhand der "Aktivitäten und existentiellen Erfahrungen des Lebens" (AEDL) beschrieben werden. Neu aufgenommen wurde das Thema Umweltschutz. Damit ist auch eine quantitative Zunahme einhergegangen.

Springer-Verlag • Postfach 14 02 01 • D-14302 Berlin
Tel.: 0 30 / 82 787 - 2 32 I http://www.springer.de
Bücherservice   Fax 0 30 / 82 787 - 3 01 • e-mail: orders@springer.de
Zeitschriftenservice Fax 0 30 / 82 787 - 4 48 • e-mail: subscriptions@springer.de

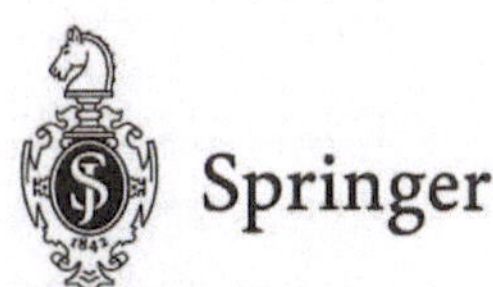

Springer